ERGEBNISSE DER INNEREN MEDIZIN UND KINDERHEILKUNDE

HERAUSGEGEBEN VON

L. HEILMEYER
ULM/DONAU — FREIBURG/BRSG.

A.-F. MULLER
GENÈVE

A. PRADER
ZÜRICH

R. SCHOEN
GÖTTINGEN

NEUE FOLGE

NEUNUNDZWANZIGSTER BAND

MIT 57 ABBILDUNGEN

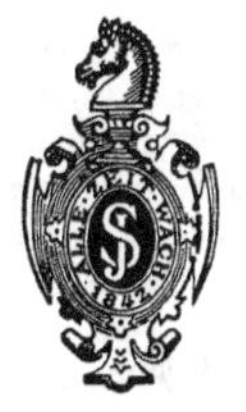

SPRINGER-VERLAG
BERLIN · HEIDELBERG · NEW YORK
1970

ISBN-13: 978-3-642-95139-8   e-ISBN-13: 978-3-642-95138-1
DOI: 10.1007/978-3-642-95138-1

Inhaltsverzeichnis

Aus dem Pathologischen Institut der Universität Göttingen
(Direktor: Prof. Dr. med. A. J. Linzbach)

Der Herzbeutel und seine Bedeutung für das Herz

Waldemar Hort

Mit 16 Abbildungen

Inhalt

Literatur

Ackerknecht: Kreislauforgane, In: E. Joest· Spezielle pathologische Anatomie der Haustiere, Bd. IV. Berlin 1925.

Adamkiewicz, A., u. H. Jacobson: Über den Druck im Herzbeutel. Zbl. medicin. Wissensch. 11, 483—484 (1873).

D'Agata, J.: Experimenteller Beitrag zur Chirurgie und Physiopathologie des Perikards. Arch. klin. Chir. **98**, 460—481 (1912).

Agrawal, G., P. Silk, E. Glotfelty, and B. S. Levowitz: Effect of epicardiectomy on myocardial function. Surgery **61**, 399—406 (1967).

Amerio: zit. nach Beck u. Moore.

Azar, G. J.: Acute nonspecific pericarditis complicated by the development of constrictive pericarditis. Two case reports. Amer. Heart J. **65**, 474—481 (1963).

Badeer, H. S.: Role of the pericardium in the application of the Starling mechanism to unanesthetized animals. Amer. Heart J. **63**, 427—428 (1962).

Baker, W. P., H. A. Schlang, and F. P. Ballenger: Congenital partial absence of the pericardium. Amer. J. Cardiol. **16**, 133—136 (1965).

Bargmann, W.: Histologie und mikroskopische Anatomie des Menschen. Stuttgart 1962.

Barnard: The functions of the pericardium J. Physiol. **22**, 43—48 (1898).

Baumgartl, F., u. S. Tarbiat: Zur traumatischen Ruptur des Herzbeutels und Luxation des Herzens. Zbl. Chir. **90**, 1854—1857 (1965).

Beck, S. C., and W. V. Cox: The effect of pericardiostomy upon the mechanics of the circulation. Amer. J. Physiol. **93**, 632—633 (1930).

—, and E. Holman: The physiological response of the circulatory system to experimental alterations. II. The effect of variations in total blood volume. J. exp. Med. **42**, 681—692 (1925).

—, and R. L. Moore: The significance of the pericardium in relation to surgery of the heart. Arch. Surg. **11**, 550—577 (1925).

Berglund, E., S. Sarnoff, and J. Isaacs: Role of the pericardium in regulation of cardiovascular hemodynamics. Circulation Res. **3**, 133 (1955).

Bijlsma, U., u. J. le Heux: Die Bedeutung des Perikards für die Dynamik des Säugetierherzens. Arch. exp. Path. Pharm. **159**, 12 (1931).

Bjoerk, V. O., J. Gjessing u. H. J. Hilty: Hernia pericardiaca postoperativa. Thoraxchirurgie 8, 567—572 (1961).

Blechschmidt, E.: Zur Architektur des Perikards. Z. Zellforsch. **20**, 427—431 (1934).

Böhme, W.: Über den aktiven Anteil des Herzens an der Förderung des Venenblutes. Ergebn. Physiol. **38**, 251 (1936).

Boxall, R.: Incomplete pericardiasac, escape of heart into left pleural cavity. Trans. obstet. Soc. London. **28**, 209—210 (1887).

Brauer, L., u. H. Fischer: Herzbeutel- und Herzchirurgie. Handb. norm. path. Physiol. Bd. 7/2, 1836—1902. Berlin 1927.

Braunwald, E., E. C. Brockenbrough, C. J. Frahm, and J. Ross: Left atrial and left ventricular pressures in subjects without cardiovascular disease. Observations in eighteen patients studied by transseptal left heart catheterisation. Circulation **24**, 267—269 (1961).

Braus, H.: Anatomie des Menschen, Bd. II, S. 674ff. Berlin: Springer 1924.

Brecher, G. A.: Venous return. New York 1956.

—, u. P. M. Galletti: Functional anatomy of cardiac pumping. Handbook of Physiology, Sect. 2, Vol. 2. Baltimore 1963.

Brookhart, J. M., and T. E. Boyd: Local differences in intrathoracic pressure and their relation to cardiac filling pressure in the dog. Amer. J. Physiol. **148**, 434—444 (1947).

Brücke, E.: Vorlesungen über Physiologie, Wien 1875, S. 166.

Bruing, E. G. H.: Congenital defect of the pericardium. J. clin. Path. **15**, 133—135 (1962).

Brunner, L., H. E. Hoffmeister, J. Koncz u. K. Stapenhorst: Pericarditis constrictiva. Pathophysiologie und Differentialdiagnose. Med. Klin. **61**, 1133—1137 (1966a).

— — — — Fehldiagnosen bei Pericarditis constrictiva. Überblick über ein Krankengut von 27 Fällen. Med. Klin. **61**, 1283—1286 (1966b).

Bryant, L. R.: Replacement of tracheobronchial defects with autogenous pericardium. J. thorac. cardiovasc. Surg. **48**, 733—740 (1964).

Buhl, H.: Pericarditis calculosa. Münch. med. Wschr. **107**, 1938—1946 (1965).

Burch, G. E., and C. T. Ray: Studies on the rate of transfer of Rb 86, K 39, Na 23, Na 24, Cl 36 and Cl 35 across the pericardium of dogs. Circulat. Res. **6**, 755—758 (1958).

— —, and J. A. Cronvich: Certain mechanical peculiarities of the human cardiac pump in normal and diseased states. Circulation **5**, 504—513 (1952).

BÜRGER, M., u. H. KNOBLOCH: Die Biomorphose (Alternswandlungen) der elastischen Elemente verschiedener Gewebe (Haut, Lunge, und Gefäße). Z. Alternsforsch. 14, 94—112 (1960).

BURTON, A. C.: Relation of structure to function of the tissues of the wall of blood vessels. Physiol. Rev. 34, 619 (1954).

CARLETON, H. M.: Delayed effects of pericardial removal. Proc. roy. Soc. B 105, 230—247 (1929).

CHAMBLISS, J. R., E. J. JARUSZEWSKI, B. L. BROFMAN, and H. FEIL: Chronic cardiac compression (chronic constrictive pericarditis). A critical study of sixty-one operated cases with follow up. Circulation 4, 816 (1951).

CHANG, C. H., and T. F. LEIGH: Congenital partial defect of the pericardium associated with herniation of the left atrial appendage. Amer. J. Roentgenol. 86, 517—522 (1961).

CLARKE, C. P., B. G. BARRATT-BOYES, and F. H. SIMS: The fate of preserved homograft pericardium and autogenous pericardium within the heart. Thorax 23, 111—120 (1968).

COHNHEIM, J.: Vorlesungen über allgemeine Pathologie. 2. Aufl. 1882.

COLERIDGE, C. G., and R. J. LINDEN: The measurement of effective atrial pressure. J. Physiol. 126, 304—318 (1954).

COLLINS, H. A., L. P. WOODS, and R. A. DANIEL: Late results of pericardiectomy. Chronic constrictive pericarditis. Arch. Surg. 89, 921—928 (1964).

CROWDEN, G. P., and H. A. HARRIS: Effect of obstructed respiration on heart and lungs. Brit. med. J. 1929 I, 439.

DAHL, E.: Et tilfelle av medfodt pericarddefect diagnostisert after anleggav venstresidig pneumothorax. Med. Rev. (Bergen) 54, 312 (1937).

DEBRUNNER, W.: Struktur und Funktion des menschlichen Herzbeutels. Z. Anat. Entwickl.-Gesch. 119, 512—537 (1956).

— Beitrag zur Morphologie, Physiologie und Klinik des menschlichen Herzbeutels. Langenbecks Arch. klin. Chir. 285, 239—257 (1957).

DINES, D. E., J. E. EDWARDS, and H. B. BURCHELL: Myocardial atrophy in constrictive pericarditis. Proc. Mayo Clin. 33, 93—99 (1958).

DOCK, W.: Inspiratory traction on the pericardium. Arch. intern. Med. 108, 837—840 (1961).

— Some paradoxes in the history of pulsus paradoxus. Amer. J. Cardiol. 11, 569—571 (1963).

EGERTON, W. S., and M. F. WINDSOR: Assessment of autogenous and prosthetic materials in the right ventricular outflow tract. Aust. N. Z. J. Surg. 1965, 3563—3571.

EISLER, P.: Der intrathorakale Sog und seine Wirkung auf das Herz. Anat. Anz. 69, 420—428 (1930).

ELLENBERGER, W., u. H. BAUM: Systematische und topographische Anatomie des Hundes, S. 358. Berlin 1891.

ELLIS, K., N. E. LEEDS, and A. HIMMELSTEIN: Congenital deficiencies in the parietal pericardium. Amer. J. Roentgenol. 82, 125—137 (1959).

ENERSON, D. M., R. CLEVENGER, and H. BERMAN: Diffusion respiration and electrolyte composition of mitral valves, aortic valves and pericardium. Surgery 61, 443—447 (1967).

EVANS, C. L., and Y. MATSUOKA: The effect of various mechanical conditions on the gaseous metabolism and efficiency of the mammalian heart. J. Physiol. 49, 378—405 (1914/15).

FALLER, A.: Strukturgefüge des Körpers und ihre Baugesetze. Schweiz. med. Wschr. 1945, 1125—1128.

FANFANI, M., and G. DE BIASE: Le agenesie del pericardio. Arch. De Vecchi Anat. pat. 22, 1003 (1954).

FELIX, W.: Herzbeutel und Herztätigkeit. Dtsch. Z. Chir. 190, 178 (1925).

FINEBERG, M. H.: Functional capacity of the normal pericardium. Amer. Heart J. 11, 749—751 (1936).

FLECKENSTEIN, A.: Herzstoffwechsel bei Koronarverschluß und Herzstillstand. In: Herzinsuffizienz. Hämodynamik und Stoffwechsel. Internat. Symp. Würzburg 1963, S. 221—238

FRANKE, H.: Indikation und Behandlung der Pericarditis constrictiva. Dtsch. med. J. 14, 101—495 (1903).

FRATER, R. W., J. BERGHUIS, A. L. BROWN, and F. H. ELLIS: The experimental and clinical use of autogenous pericardium for the replacement and extension of mitral and tricuspid valve cusps and cordae. J. cardio-vasc. Surg. 6, 214—228 (1965).

Friedberg, Ch. K.: Diseases of the heart. Philadelphia-London: W. B. Saunders Comp. 1949.

Gerok, W., u. P. Schölmerich: Diagnose und Differentialdiagnose der Perikarditis constrictiva. Med. Welt **52**, 2631—2638 (1963).

Glaser, H.: Die Bedeutung der Ventilebenenverschiebung für den Kompensationsmechanismus bei Pericarditis constrictiva. Verh. dtsch. Ges. Kreisl.-Forsch. **16**, 259—260 (1950).

Göthman, B., L. Johansson, and T. Silander: Post-traumatic constrictive pericarditis. Acta chir. scand. **125**. 77—80 (1963).

Goldstein, S., and P. N. Yu: Constrictive pericarditis after blunt chest trauma. Amer. Heart J. **69**, 544—550 (1965).

Grant, R. T.: Congenital pericardial deficiency; an observation on the function of the pericardium. Heart **13**, 371—379 (1926).

Hallén, A., F. Intonti u. S. Nordlund: Hernia pericardiaca postoperativa. Thoraxchirurgie **11**, 649—656 (1964).

Hamelmann, H.: Die konstriktive Perikarditis und die Ergebnisse ihrer operativen Behandlung (mit einem tierexperimentellen Beitrag über die Einengung der Hohlvenen). Ergebn. Chir. Orthop. **44**, 144—200 (1962).

Hamilton, L. C.: Congenital deficiency of the pericardium. A case report of complete absence of the left pericardium. Radiology **77**, 934—986 (1961).

Hamperl, H.: Lehrbuch der Allgemeinen Pathologie und der Pathologischen Anatomie. 18./19. Aufl., S. 138. Heidelberg: Springer 1950.

Hartwig, J.: Untersuchungen über den Einfluß der totalen Perikardektomie auf das Meerschweinchenherz. Med. Diss. Göttingen 1967.

Haubrich, R.: Röntgenkymographische Studie an operierten Panzerherzen. Acta radiol. (Stockh.) **37**, 543—553 (1952).

Hauffe, G.: Die Bedeutung des Herzbeutels für den Blutumlauf. Münch. med. Wschr. **73**, 1702—1706, 1749—1753, 1801—1805 (1926).

v. Hayek, H.: Die Lunge. In: Handbuch der Zoologie, Bd. 8, 5. Teil, Beitrag 8. Berlin: W. de Gruyter 1965.

Hefner, L. L., H. C. Coghlan, W. B. Jones, and T. J. Reeves: Distensibility of the dog left ventricle. Amer. J. Physiol. **201**, 97—101 (1961).

Henderson, Y.: Acapnia and shock. II. A principle underlying the normal variations in the volume of the blood stream, and the deviation from this principle in shock. Amer. J. Physiol. **23**, 345—373 (1909).

—, and A. L. Prince: The systolic discharge and the pericardial volume. Amer. J. Physiol. **35**, 116—118 (1914).

Henle, J.: Handbuch der systematischen Anatomie des Menschen. Bd. 3/1, Gefäßlehre. Braunschweig 1876.

Hering, A. C., J. S. Wilson, and R. E. Ball Jr.: Congenital deficiency of the pericardium. J. thorac. Surg. **40**, 49—55 (1960).

Higginson, J. F.: Block dissection in pneumonektomy for carcinoma. J. thorac. Surg. **25**, 582—599 (1953).

Holt, J. P., E. A. Rhode, and H. Kines: Pericardial and ventricular pressure. Circulat. Res. **8**, 1171—1181 (1960).

Hopper, C. L., P. D. Berk, and E. L. Howes: Strength of esophageal anastomoses repaired with autogenous pericardial grafts. Surg. Gynec. Obstet. **117**, 83—86 (1963).

Hort, W.: Morphologische und mikrometrische Untersuchungen an totenstarren und dilatierten, lebensfrischen und postmortal veränderten Herzen. Habilitationsschrift Marburg/Lahn 1960.

— Makroskopische und mikrometrische Untersuchungen am Myokard verschieden stark gefüllter linker Kammern. Virchows Arch. path. Anat. **333**, 523—564 (1960a).

— Untersuchungen zur funktionellen Morphologie des Bindegewebsgerüstes und der Blutgefäße der linken Herzkammerwand. Virchows Arch. path. Anat. **333**, 565—581 (1960b).

— Untersuchungen über die Lebenswandlungen der unteren Hohlvene und ihre Veränderungen unter pathologischen Kreislaufverhältnissen. Virchows Arch. path. Anat. **336**, 165—193 (1962a).

— Untersuchungen über die Lebenswandlungen der Pfortader und Milzvene und ihre Veränderungen bei portaler Hypertonie. Virchows Arch. path. Anat. **336**, 194—208 (1962b).

HORT, W.: Hämorrhagische Infarzierung des Herzens bei angeborenem Herzbeuteldefekt. Zbl. Path. **103**, 392—399 (1962 c).
— Herzbeutel und Herzgröße. Arch. Kreisl.-Forsch. **44**, 21—35 (1964 a).
— Morphologische und physiologische Untersuchungen am Herzbeutel. Med. Welt **1964** b, Nr. 13/14, 1—28.
— Angeborene Fehlbildungen des Perikards. In: Handb. d. Kinderheilkunde, Bd. VII, S. 801—805. Berlin-Heidelberg-New York: Springer 1966.
— Elektronenmikroskopische und lichtmikroskopische Untersuchungen am Peritoneum. In: Peritonealdialyse, S. 4—15. München-Berlin-Wien: Urban & Schwarzenberg 1967 a.
— Funktionelle Morphologie der akuten Herzinsuffizienz. Verh. dtsch. Ges. Path. **51**, 114—123 (1967b).
—, u. H. BRÄUN: Untersuchungen über Größe, Wandstärke und mikroskopischen Aufbau des Herzbeutels unter normalen und pathologischen Bedingungen. Arch. Kreisl.-Forsch. **38**, 1—22 (1962).
—, u. H. HORT: Funktionell-morphologische Untersuchungen an akut dilatierten Meerschweinchenherzen. Z. Kreisl.-Forsch. **56**, 1076—1092 (1967).
—, u. P.-J. SCHINDLER: Druck-Volumen-Untersuchungen an menschlichen Herzbeuteln. Arch. Kreisl.-Forsch. **41**, 26—42 (1963).
HUXLEY, A. G., and L. PEACHEY: The maximum length for contraction in vertebrate striated muscle. J. Physiol. **156**, 150—165 (1961).
ISAAKS, J. P., E. BERGLUND, and S. J. SARNOFF: Ventricular function. III. The pathologic physiology of acute cardiac tamponade studied by means of ventricular function curves. Amer. Heart J. **48**, 66 (1954).
JOHNSON, A. S.: Rupture of the pericardium with complete extrusion of the heart resulting from a steering wheel injury. Amer. J. Surg. **91**, 605—607 (1956).
KENNER, H. M., and E. H. WOOD: Intrapericardial, intrapleural and intracardiac pressures during acute heart failure in dogs studied without thoracotomy. Circulat. Res. **19**, 1071—1079 (1966).
KLEPZIG, H., u. P. FRISCH: Über die diastolische Schlagvolumenreserve des menschlichen Herzens. Ärztl. Forsch. **17**, 305—309 (1963).
KLOSE, H.: Die reine Synechie und der plastische Ersatz des Herzbeutels. II. Pathologischanatomischer Teil. Arch. klin. Chir. **119**, 455—466 (1922).
KLOSTER, F. E., R. L. CRISLIP, J. D. BRISTON, R. H. HERR, L. W. RITZMANN, and H. E. GRISWOLD: Hemodynamic studies following pericardiectomy for constrictive pericarditis. Circulation **32**, 415—424 (1965).
KNEBEL, R., u. W. WICK: Über die Bestimmung des transmuralen Druckes des Herzens und der intrathorakalen Gefäße. Z. Kreisl.-Forsch. **46**, 271 (1957).
KUNO, Y.: The significance of the pericardium. J. Physiol. **50**, 1 (1915/16).
KUSSMAUL: Über schwielige Mediastinoperikarditis und den paradoxen Puls. Berl. klin. Wschr. **1873**, Nr. 37.
LAUR, A., u. G. SPRÜTH: Akutes Cor pulmonale durch Lungenembolie. Röntgen-Fortschr. **99**, 271—283 (1962).
LAZARIDES, D. P., D. G. ARGOUSTAKIS, D. LEKOS, and G. B. MICHAELIDES: Evaluation of radical pericardiectomy for constrictive pericarditis. A clinical hemodynamic and electrocardiographic study of twenty cases. J. thorac. cardiovasc. Surg. **51**, 821—833 (1966).
LEWIS, T.: Studies on the relationship between respiration and blood pressure. Part I: The effect of changes of intra-pericardial pressure on aortic pressure. J. Physiol. **37**, 213—232 (1908).
VAN LIERE, E. J.: The effect of anoxemia on the size of the heart as studied by the X-ray. Amer. J. Physiol. **82**, 727—732 (1927).
—, and G. CRISLER: The influence of the pericardium on acute cardiac dilatation produced by vagal stimulation. Amer. J. Physiol. **93**, 695—696 (1930).
LINDELL, S. E., A. SVANBORG, B. SODERHOLM, and H. WESTLING: Haemodynamic changes in chronic constrictive pericarditis during exercise and histamine infusion. Brit. Heart J. **25**, 35—41 (1963).
LINZBACH, A. J.: Die Pathologische Anatomie der Herzinsuffizienz. In: Handb. der Inneren Medizin. 4. Aufl. 9. Bd./1. Teil, S. 706—800. Berlin-Göttingen-Heidelberg, Springer 1960.

Loogen, F.: Pericarditis (Ätiologie und Pathophysiologie). Cardiologia (Basel) **48**, 302—317 (1966).

Lüth, G.: Morphologische und experimentelle Untersuchungen am Herzbeutel bei verschiedenen Tierarten, Dissertation Göttingen 1963.

Mazzone, F.: Contributio sperimentale alla pericardiectomia. Zbl. Chir. **39**, 1046 (1912).

McDonough, M. T., and W. L. Winters: Clinical aspects and hemodynamics of pericardial diseases. Mod. Treatment **4**, 125—134 (1967).

McGaff, C. J., J. A. Haller, Jr. L. Leight, and B. T. Towery: Subvalvular pulmonary stenosis due to constriction of the right ventricular outflow tract by a pericardial band. Amer. J. Med. **34**, 142—146 (1963).

McHenry, M. M., J. W. Ord, R. R. Jonston, and J. A. Shoener: Exercise performance and stroke volume changes in two patients with constrictive pericarditis. Amer. Heart. J. **70**, 180—185 (1965).

Metcalfe, J., J. W. Woodbury, V. Richards, and C. S. Burwell: Studies in experimental pericardial tamponade. Effects on intravascular pressure and cardiac output. Circulation **5**, 518—523 (1952).

Meyer, F.: Bemerkungen zum Problem der Kreislaufstauung und über die Funktion des Herzbeutels. Verh. dtsch. Ges. Kreisl.-Forsch. **16**, 127 (1950).

Mönckeberg, J. G.: Die Erkrankungen des Herzbeutels. Handb. der speziellen pathologischen Anatomie und Histologie, hrg. von F. Henke u. O. Lubarsch, Bd. II, S. 565. Berlin 1924.

Mohiuddin, A. B.: Constrictive pericarditis. An analysis of 17 cases. Dis. Chest **51**, 298—303 (1967).

Moore, R. L.: Congenital deficiency of the pericardium. Arch. Surg. **11**, 765—777 (1925).

Moore, T., and H. Shumacker: Congenital and experimentally produced pericardial defects. Angiology **4**, 1—11 (1953).

Moreau-Rizzo: zit. nach Baumgart u. Tarbiat.

Morgan, B. C., W. G. Guntheroth, and D. H. Dillard: Relationship of pericardial to pleural pressure during quiet respiration and cardiac tamponade. Circul. Res. **16**, 493—498 (1965).

Mounsey, P.: Annular constrictive pericarditis, with an account of a patient with functional pulmonary mitral and aortic stenosis. Brit. Heart J. **21**, 325—334 (1959).

Muhar, F., u. E. Strahberger: Über funktionelle Auswirkungen bei Erweiterung der Lungenresektion auf Perikard und Vorhof. Thoraxchirurgie **14**, 21—29 (1966).

Musshoff, K., u. H. Reindell: Dtsch. med. Wschr. **1956**, 1001.

Natvig: zit. nach Klepzig u. Frisch.

Nelemans, Fr. A.: Die Funktion des Perikards. Arch. néerl. Physiol. **24**, 337—390 (1940).

Nerlich, W. E.: Determinations of impairment of cardiac filling during progressive pericardial effusion. Circulation **3**, 377—383 (1951).

Page, S. G., and H. E. Huxley: Filament lengths in striated muscle. J. Cell Biol. **19**, 369—390 (1963).

Parlavecchio, G.: Experimentelle Perikardektomie und ihre möglichen therapeutischen Anwendungen. Dtsch. Z. Chir. **98**, 126—140 (1909).

Parsi, R. A., W. Geissler u. F. Kanehl: Hämodynamik der Perikarditis constrictiva vor und nach Perikardektomie. Zbl. Chir. **90**, 1361—1364 (1965).

Perosa, L., V. Caputo, L. Colonna, and G. Ricciardi: Sulle funzioni del pericardia. Richerche sperimentali. Folia cardiol. (Milano) **16**, 211—220 (1957).

Pfuhl, W.: Die mechanischen Aufgaben des Herzbeutels und seine Rolle bei der Wechselwirkung von intrathorakaler Saugkraft und Herzkraft. Anat. Anz. **67**, 337—353 (1929).

Popa, Gr.-T., et E. Lucinescu: La mécanostructure du péricarde. C. R. Soc. Biol. (Paris) **82**, 445—446 (1930).

Portal, R. W., E. M. M. Besterman, R. J. Chambers, T. H. Sellors, and W. Somerville: Prognosis after operation for constrictive pericarditis. Brit. Med. J. **1966**, 563—569.

Pritchard, E. K., J. S. Wright, and J. B. Jonston: The effect of beta-propiolactone on the tensile properties of human pericardium. J. thorac. cardiovasc. Surg. **52**, 232—235 (1966).

PROUNDFIT and EFFLER: zit. nach SCHWARTZ et al.

REINDELL, H., E. DOLL, H. STEIM, R. BILGER, W. GEBHARDT u. J. EMMRICH: Zur Pathophysiologie der pulmonalen Hypertonie und des chronischen Cor pulmonale. Arch. Kreisl.-Forsch. **43**, 3—85 (1964).

—, K. MUSSHOFF u. H. KLEPZIG: Physiologische und pathophysiologische Grundlagen der Größen- und Formveränderungen des Herzens. In: Handb. Innere Medizin. 4. Aufl. Bd. 9/1, S. 801 ff. Berlin-Göttingen-Heidelberg: Springer 1960.

REHN, L.: Zur experimentellen Pathologie des Herzbeutels. Arch. klin. Chir. **102**, 1—14 (1913).

REIN, H., u. M. SCHNEIDER: Physiologie des Menschen. 12. Aufl. Berlin 1956.

ROBERTS, J. T., and C. S. BECK: The effect of chronic cardiac compression on the size of the heart muscle fibers. Amer. Heart J. **22**, 314—320 (1941).

ROBERTSON, R., and C. R. ARNOLD: Acute constrictive pericarditis. J. thorac. cardiovas. Surg. **49**, 91—102 (1965).

RÖSSLER, R., u. K. UNNA: Die Bedeutung des Perikards für das geschädigte Herz. Arch. exp. Path. Pharm. **177**, 288 (1935).

ROKITANSKY, C.: Lehrbuch der pathologischen Anatomie. 3. Aufl., 2. Bd., S. 232. Wien 1856.

ROMBERG, E.: Lehrbuch der Krankheiten des Herzens und der Blutgefäße. Stuttgart 1906.

O'ROURKE, R. A., D. P. FISCHER, E. E. ESCOBAR, V. S. BISHOP, and E. RAPAPORT: Effect of acute pericardial tamponade on coronary blood flow. Amer. J. Physiol. **212**, 549—552 (1967).

ROWLING, J. TH.: Pathological changes in mummies. Proc. roy. Soc. Med. **54**, 409—415 (1961).

RUSHMER, R. F.: Shrinkage of the heart in anesthetized thoracotomized dogs. Circulat. Res. **2**, 22 (1954).

SABISTON, D. C., P. A. EBERT, G. C. FRIESINGER, R. S. ROSS, and B. SINCLAIR-SMITH: Proximal endarterectomy, arterial reconstruction for coronary occlusion at aortic origin. Arch. Surg. **91**, 758—764 (1965).

SAPHIR, O.: Spezielle Pathologie. Bd. I/1, S. 89. Stuttgart 1959.

SAUERBRUCH, F., u. W. FELIX: Chirurgie des Herzens, seines Beutels und der großen Blutgefäße in der Brusthöhle. Handb. der prakt. Chirurgie, 6. Aufl., Bd. II/2, S. 282—378 (1931).

SAUVAGE, L. R., S. J. WOOD, K. E. BERGER, and A. A. CAMPBELL: Autologous pericardium for mitral leaflet advancement. Findings in the human after 56 months. J. thorac. cardiovasc. Surg. **52**, 849—854 (1966 b).

— — A. H. BILL, G. A. LOGAN, and P. G. DEANE: Pericardial autografts in clinical cardiac surgery. Surgery **53**, 213—221 (1963).

— — P. DEANE, W. H. MERRIT, and G. A. LOGAN: Autogenous pericardium as graft for the ventricular septum. Technic and evaluation in 14 cases. Amer. J. Surg. **32**, 535—537 (1966 a).

SCHMIEDEN, V.: Neue Ergebnisse bei der Exstirpation des Herzbeutels. Verh. dtsch. Ges. Chir. 49. Tgg., 1925, S. 552—564.

SCHÖLMERICH, P.: Erkrankungen des Perikard. In: Handb. Innere Medizin, 4. Aufl., Bd. 9/II. Berlin-Göttingen-Heidelberg: Springer 1960.

SCHÖNLEIN, K.: Beobachtungen über Blutkreislauf und Respiration bei einigen Fischen. Z. Biol. **32**, 533—547 (1895).

SCHORN, J.: Concretio pericardii (Pericarditis constrictiva). In: Pathologie der Herzhüllen. In: Das Herz des Menschen. Band II, S. 865—893. Hrg. von W. BARGMANN u. W. DOERR. Stuttgart 1963.

SCHÜTZ, E.: Physiologie des Herzens. Berlin 1958.

SCHUHMACHER, C. A., and J. R. DERRICK: Congenital absence of the left pericardium with surgical correction. Amer. J. Cardiol. **19**, 452—456 (1967).

SCHWARTZ, M. J., H. R. NAY, and H. F. FITZPATRICK: Pericardial biopsy. Arch. intern. Med. **112**, 917—923 (1963).

SIMON, E., u. W. W. MEYER: Das Volumen, die Volumendehnbarkeit und die Druck-Längen-Beziehungen des gesamten aortalen Windkessels in Abhängigkeit von Alter, Hochdruck und Arteriosklerose. Klin. Wschr. **36**, 424 (1958).

SONNENBLICK, E. H., D. SPIRO, and H. M. SPOTNITZ: The ultrastructural basis of Starling's law of the heart. The role of the sarcomere in determining ventricular size and stroke volume. Amer. Heart J. **68**, 336—346 (1964).

SOUTHWORTH, H., and C. S. STEPHENSON: Congenital defects of pericardium. Arch. intern. Med. **61**, 223 (1938).

SPEE, Graf: Bemerkungen betreffend Spannung, Bewegung, Nomenklatur der Brustorgane des Menschen. Erg.-H. Anat. Anz. **34**, 169—178 (1909).

STAEMMLER, M.: Die Kreislauforgane. In: Lehrbuch der speziellen pathologischen Anatomie, begründet von E. KAUFMANN, 11. und 12. Aufl., hrsg. von M. STAEMMLER. Bd. I/1. Berlin 1955.

STARLING, E. H.: An adress on some heart problems. Lancet **201**, 1199—1202 (1921).

STAUBESAND, J., u. W. SCHMIDT: Zur Histophysiologie des Herzbeutels. I. Mitteilung Elektronenmikroskopische Beobachtungen an den Deckzellen des Peri- und Epikards. Z. Zellforsch., **53**, 55—68, (1960).

STOKES, W.: Die Krankheiten des Herzens und der Aorta. Übersetzt von J. LINDWURM. Würzburg 1855.

SUDAK, F. N.: Intrapericardial and intracardiac pressures and the events of the cardiac cycle in Mustelus canis (Mitchill). Comp. Biochem. Physiol. **14**, 689—705 (1965).

SUNDERLAND, S., and R. J. WRIGHT-SMITH: Congenital pericardial defects. Brit. Heart J. **6**, 167 (1944).

SUTTON, G. CR., J. R. TOBIN, R. T. FOX, R. J. FREEARK, and J. F. DRISCOLL: Study of the pericardium and ventricular myocardium. Exploratory mediastinotomy and biopsy in unexplained heart disease. J. Amer. med. Ass. **185**, 786—788 (1963).

TABAKIN, B. S., J. S. HANSON, J. P. TAMPAS, and E. J. Caldwell: Congenital absence of the left pericardium. Amer. J. Roentgenol. **94**, 122—128 (1965).

TJIA, CH. R.: Experimentelle pericardresecties. Diss. Utrecht 1934.

TROMBETTA, A., and S. ROSA: Perforations of tympanic membrane and tympanoplasty, closure by pericardium, a preliminary report of 9 cases. Arch. Otolaryng. **77**, 81—84 (1963).

VISANI, A.: La funzione del pericardio nel determinismo dell forma del cuore nell'ipertensione arteriosa. Cardiologia (Basel) **2**, 279 (1938).

VOEGTLIN, R., J. ROUSSEL et F. HESSEL: La capacité du coeur en diastole. Le rôle du péricarde. Strasbourg med. **15**, 375—382 (1964).

VOLKMANN, J.: Kontrastdarstellung des Herzbeutels. Experimentelle und anatomische Untersuchungen. Bruns Beitr. klin. Chir. **194**, 87—105 (1957).

WALLRAFF, J.: Der menschliche Herzbeutel, sein Bau und seine Bedeutung für den Kreislauf. Morph. Jb. **80**, 355—429 (1937a).

— Über den Bau und die Kreislauffunktionen des menschlichen Herzbeutels. Klin. Wschr. **16**, 1665—1696 (1937b).

WEGLICKI, W. B.: Infundibular pulmonic stenosis due to a pericardial band. Amer. J. Cardiol. **16**, 262—266 (1965).

WIGGERS, C. J.: Die pathologische Physiologie des Kreislaufs bei Klappenerkrankungen des Herzens. Ergebn. Physiol. **29**, 250—369 (1929).

— M. N. LEVY, and G. GRAHAM: Regional intrathoracic pressures and their bearing on calculation of effective venous pressures. Amer. J. Physiol. **151**, 1—12 (1947).

WILSON, J. A., and W. J. MEEK: The effect of the pericardium on cardiac distention as determined by the X-Ray. Amer. J. Physiol. **82**, 34—46 (1927).

WOLFF, L., u. O. GRUNFELD: Pericarditis. New Engl. J. Med. **268**, 419—426 (1963).

YAMADA, M.: Über die Bedeutung des Perikardiums. Mitteil. a. d. med. Fakultät d. kaiserl. Universität zu Tokyo **16**, 527—537 (1917).

ZOLLINGER, FR.: Zur experimentellen Pathologie und Therapie der akuten Aorteninsuffizienz. Arch. exp. Path. Pharm. **61**, 193—209 (1909).

I. Einleitung

Der Herzbeutel ist ein Stiefkind der Kardiologen. Seine Existenz wird dem Kliniker vor allem unter pathologischen Umständen bewußt, z. B. wenn bei der Pericarditis constrictiva oder bei der Herzbeuteltamponade schwere Störungen der Herzfunktion eintreten.

Für den Morphologen ist es reizvoll, die Ergebnisse über die Funktion des Herzbeutels unter normalen und pathologischen Bedingungen auf der Grundlage einer funktionellen Betrachtung der Morphologie zu erörtern. Dieser Versuch soll hier unternommen werden.

II. Morphologie des Herzbeutels
1. Einige makroskopische Befunde

Der Herzbeutel umgibt allseitig das Herz als eine in Grenzen dehnbare, bindegewebige Kapsel, die durch den Perikardialspalt von der Herzoberfläche getrennt ist. Einige Funktionen des Perikards werden schon aus seiner makroskopischen Betrachtung verständlich.

Der Herzbeutel ist als Scheidewand zwischen Herz und Lungen eingeschaltet und vermag deshalb das Übergreifen entzündlicher Veränderungen von Lungen und Mediastinum auf das Herz zu verhindern oder zumindest zu erschweren.

Das Perikard ist breit mit dem Zwerchfell verbunden. Besonders fest ist es in einem ventralen, schmalen, quergestellten Saum mit dem Diaphragma verwebt. Hier sind die Muskelfasern des Zwerchfelles am kürzesten und deshalb die Atemexkursionen am geringsten (WALLRAFF, 1937a). Bei sehr starken Atembewegungen kann das Zwerchfell einen geringgradig verformenden Einfluß auf den Herzbeutel ausüben, auf den neuerdings besonders DOCK (1961) hingewiesen hat. Im Gegensatz zu der bewegten Zwerchfellfläche des Herzbeutels bildet die hintere vertikale Fixationslinie zwischen oberer und unterer Hohlvene einen ruhenden Pol. Hier fehlt eine Verschieblichkeit ganz oder ist nur sehr gering. Das Perikard ist nicht nur mit dem Zwerchfell, sondern durch weitere Bänder oder flächenhaft angeordnete Faserzüge mit der Trachea, Aorta, Sternum und Thymus verbunden (s. DEBRUNNER, 1956; VOLKMANN). Diese Bänder sind oft nur spärlich ausgebildet (WALLRAFF, 1937a), besonders die zum Sternum hinziehenden.

Die Verankerung des Herzbeutels am Zwerchfell und im Mediastinum hält ihn und damit auch das Herz in seiner Lage. Dieser Lagekonstanz kommt eine Bedeutung bei plötzlicher Änderung der Körperlage oder Bewegungsrichtung (PFUHL) oder bei seitendifferentem Druck im Pleuraraum (SCHÖLMERICH) zu.

Die glatte innere Oberfläche des Perikards bietet als seröse Membran dem Herzen eine Gleitfläche mit sehr geringem Reibungswiderstand. BRAUER und FISCHER bezeichneten das Perikard als Gleitschiene und STOKES verglich die Perikardhöhle mit einem Gelenk. Aber der Herzbeutel erschöpft sich nicht in der Funktion einer serösen Membran. DEBRUNNER (1956) hob mit Recht hervor, daß dafür eine geringere Wandstärke, z. B. wie die der Pleura, genügen würde. Die wesentlich größere Wandstärke des Herzbeutels weist auf weitere mechanische Funktionen hin.

Vergleichend-anatomisch (s. v. HAYEK) ist interessant, daß der ontogenetisch und phylogenetisch dem Zwerchfell und dem Sternum anliegende Herzbeutel sich bei den meisten Säugern mit Verlängerung des Thorax und Caudalverschiebung des Zwerchfelles vom Diaphragma entfernt. Beim Hund inseriert lediglich die Herzbeutelspitze über das Lig. pericardiaco-phrenicum am Zwerchfell nahe dem Sternum (ELLENBERGER u. BAUM). Bei langem Thorax kann die Herzachse beinahe mit der Längsachse des Rumpfes zusammenfallen (beim Marder) und bei tiefem Brustkorb kann sie beinahe parallel zum Zwerchfell verlaufen. Mit Vergrößerung der dorso-ventralen Ausdehnung des Thorax schieben sich die Pleurahöhlen zwischen Herzbeutel und Sternum. In extremen Fällen, so beim Marder und Meerschweinchen, liegt der Herzbeutel nur von Lungengewebe umgeben frei im Thorax, und zum Sternum und Zwerchfell ziehen lediglich zarte Pleurahäutchen. Die Unterschiede in der Topographie des Herzbeutels bei verschiedenen Tierarten und beim Menschen mahnen zur Kritik beim Übertragen experimenteller Befunde auf das menschliche Herz.

2. Herzbeutelgröße

Schon ROKITANSKY erkannte, daß sich die Größe und Gestalt des Herzbeutels zunächst nach der Größe und Gestalt des Herzens richtet und daß die erworbene Erweiterung des Perikards häufig eine Folge der Volumenzunahme des Herzens, besonders aber von krankhaften Ergüssen sei.

Bei pathologischer Erweiterung des Herzens ist an eine plastische Dehnung des Herzbeutels gedacht worden (z. B. MEYER). Schon NELEMANS vermutete aber, daß beim Cor bovinum auch Wachstumserscheinungen eine Rolle spielen können. WALLRAFF (1937 b) hatte den Eindruck, daß der Herzbeutel die Fähigkeit zum Wachstum (z. B. bei Herzvergrößerung) im höheren Alter einbüße. Dafür ergab sich bei eigenen Untersuchungen aber kein sicherer Hinweis. HORT u. BRÄUN haben planimetrisch die Größe von 200 abpräparierten, entspannten menschlichen Herzbeuteln ermittelt, die an den Umschlagstellen von den großen Gefäßen abgetrennt worden waren. Sie umfaßten alle Altersklassen (vom 15 cm langen Feten bis zum 95. Lebensjahr) und stammten von normalgewichtigen und pathologisch vergrößerten Herzen.

Es fand sich, daß der Herzbeutel während des physiologischen und pathologischen Wachstums in guter Annäherung wie die Oberfläche des Herzens wächst (s. Abb. 1). Seine Größe (y) verhält sich zum Herzgewicht (x) wie $y = K \cdot x^{2/3}$. Diese Formel drückt das Oberflächenwachstum eines formkonstanten Körpers in Beziehung zur Volumenvergrößerung aus. Als Faustregel kann gelten, daß das (entspannte) Perikard bei einem normalgewichtigen Herzen von 300 g knapp 300 cm² groß ist.

Auch im Greisenalter wurde keine Schrumpfung des Herzbeutels beobachtet. Er war im entspannten Zustand zumindest genauso groß wie bei jüngeren Individuen oder sogar ein wenig größer. Bei jugendlichen Erwachsenen erschien der abpräparierte, entspannte Herzbeutel etwas kleiner als bei den übrigen Erwachsenen. Dieser Befund erklärt sich daraus, daß der abgetrennte Herzbeutel von Kindern und jugendlichen Erwachsenen wegen seines reich entwickelten und voll funktionstüchtigen elastischen Faserwerkes besonders stark zusammengeschnurrt ist (s. S. 20). Damit steht in gutem Einklang, daß bei sehr niederen Füllungsdrucken die Kapazität des Herzbeutels im frühen Lebensalter geringer als im Greisenalter ist (s. S. 20).

Unter pathologischen Bedingungen wird der Herzbeutel dem Herzen genausowenig wie während des physiologischen Wachstums zu eng. Selbst bei stärkster Vermehrung des Herzgewichtes folgt seine Größe weiter in guter Annäherung der Zweidrittel-Potenz des Herzgewichtes. Bei Herzen mit Dilatation einer oder mehrerer Höhlen ließ das Perikard eine zusätzliche Vergrößerung in der Regel vermissen. Dieses Ergebnis mag damit zusammenhängen, daß die Erweiterung

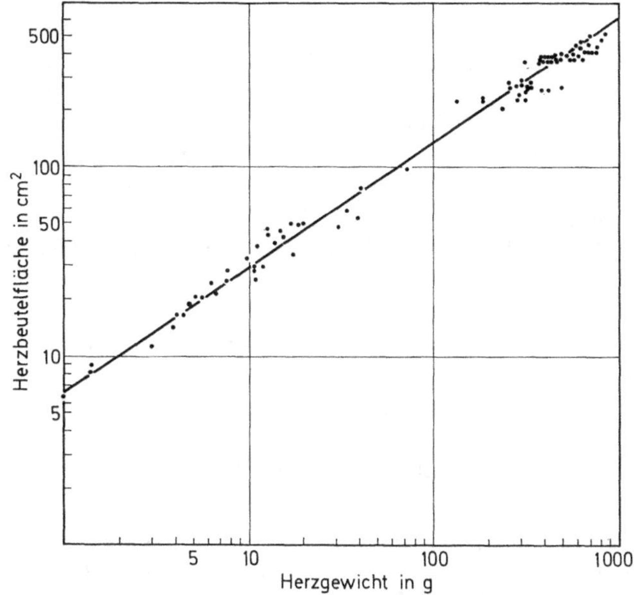

Abb. 1. Größe des abgetrennten, entspannten menschlichen Herzbeutels in Abhängigkeit vom Herzgewicht. Darstellung im doppelt-logarithmischen Raster. Die eingezeichnete Gerade entspricht der Funktion $y = K \cdot x^{2/3}$ (aus HORT u. BRÄUN)

einer Herzhöhle das Gesamtvolumen des Herzens (einschließlich seiner Muskulatur) nur gering erhöht. Ob eine Adaptation der Herzbeutelgröße an eine extreme Herzdilatation erfolgt, ist bisher nicht genügend untersucht, aber wahrscheinlich. DEBRUNNER (1957) gewann bei seinen Kapazitätsmessungen an insgesamt 6 Herzen den Eindruck, daß sich der Herzbeutel bei Hypertrophie mit geringer Dilatation nur wenig vergrößere, also dem Herzen relativ enger werde. Dafür ergaben unsere Befunde keinen Anhaltspunkt (s. auch S. 19).

Bei vergleichend-anatomischen Untersuchungen zeigte es sich (HORT u. BRÄUN), daß bei Herzen von Kaninchen, Hund, Schwein, Kalb und Pferd mit Gewichten zwischen 6 g bis 4000 g die Herzbeutelgröße ebenfalls in sehr guter Annäherung der Zweidrittel-Potenz des Herzgewichtes entsprach. Auffällig war aber, daß der menschliche Herzbeutel ein wenig größer als der gleich schwerer untersuchter Tierarten (Schwein, Kalb, Hund) war. Dieser Befund paßt gut zu den Kapazitätsmessungen von LÜTH, der bei den untersuchten Tierarten ein etwas geringeres Fassungsvermögen des Perikards als beim Menschen fand (s. S. 22). Für diese Diskrepanz ist vielleicht die breite Befestigung des menschlichen Herzbeutels am Zwerchfell mit der lokalen Ausbildung von kleinen Rezessus verantwortlich.

Bei hochgradiger Atrophie des Herzens beobachtete ROMBERG und auch MÖNCKEBERG reichlich Flüssigkeit im Perikardialspalt, die sie als Hydrops e vacuo deuteten. Bei einer eigenen Beobachtung war bei einer Verstorbenen mit ausgeprägter psychogener Magersucht der Herzbeutel für das hochgradig atrophische Herz (Gewicht 130 g) relativ zu groß. Diese Beobachtungen dürften darauf hinweisen, daß eine Verkleinerung des Herzbeutels langsamer erfolgt als die des Herzens.

FALLER wies daraufhin, daß bei plötzlicher Abmagerung oder Wasserverlust ein „Bindegewebsschlottern" auftritt, weil die Bindegewebsfasern in den bindegewebigen Kapseln des Organismus nun verhältnismäßig zu lang sind.

Mit einer nachhinkenden Verkleinerung des Herzbeutels erklärt sich vielleicht auch die bei beträchtlicher Atrophie des Herzens auftretende Gallertatrophie des epikardialen Fettgewebes. Sonst tritt lediglich im Knochenmark ein Ersatz des Fettgewebes durch ein entsprechendes Flüssigkeitsvolumen ein und HAMPERL hat bereits auf die grundsätzlich ähnlichen Verhältnisse bei der Gallertatrophie an beiden Standorten hingewiesen. Am Knochen ist das Volumen der Markräume wegen der starren Wände annähernd konstant. Bei der Atrophie des Herzens dürfte sich wegen der nachhinkenden Verkleinerung des Herzbeutels der intrathorakale Sog stärker auf die Herzoberfläche auswirken (vgl. S. 23) als in der Norm und zum Flüssigkeitsersatz des abgebauten Fettgewebes führen.

3. Wanddicke des Herzbeutels

Die Wanddicke des Herzbeutels wurde von HORT und BRÄUN unter dem Gesichtspunkt geprüft, ob sich bei zunehmender Herzgröße eine Verdickung des Perikards und damit Hinweise auf eine mechanische Funktion des Herzbeutels ergeben.

Bei Blutgefäßen ist z. B. die Wanddicke der Lichtungsweite angepaßt. Dadurch können sie der Wandspannung Widerstand leisten, die dem Blutdruck (P) und dem Gefäßradius (r) proportional ist. Für eine Hohlkugel gelten für die tangentiale Wandspannung (S) dieselben Bedingungen: $S = \dfrac{P \cdot r}{2}$ (vgl. BURCH et al.; LINZBACH).

Der Herzbeutel kann einer Wandspannung ausgesetzt sein, die aus dem intrathorakalen und dem intraperikardialen Druck resultiert (s. S. 27). Schon bei der Betrachtung mit bloßem Auge fallen Dickenunterschiede des Perikards bei verschieden großen Herzen auf. Die Herzbeutel von kleinen Tierarten, z. B. Maus und Ratte, sind durchscheinend und hauchdünn, bei großen Tierarten (z. B. Pferd) und auch beim erwachsenen Menschen aber ziemlich dickwandig und undurchsichtig.

Bei mehreren größeren Tierarten (Hund, Schwein, Pferd) war die Wandstärke des Perikards proportional dem Radius des Herzbeutels (Abb. 2). Unter der Voraussetzung gleicher transperikardialer Drucke ergibt sich für diese Tierarten eine einfache Proportionalität zwischen Wandspannung und Wanddicke, ein Befund, der gut mit der Annahme einer mechanischen Beanspruchung (einer leichten Dehnung, s. S. 29) des Herzbeutels während der Herztätigkeit zu vereinbaren ist.

Aus dem Rahmen fallen die Herzbeutel der Wiederkäuer. Schon ACKERKNECHT war aufgefallen, daß der Herzbeutel bei Pflanzenfressern undurchsichtig und grauweißlich ist. LÜTH fand bei 1 Ziege, 2 Kälbern und 3 Schafen die Wandstärke des Herzbeutels doppelt so groß wie bei ungefähr gleichschweren Herzen von Hunden und Schweinen (HORT u. BRÄUN). Bei den Wiederkäuern entsteht beim Ruminieren ein beträchtlicher Unterdruck im Thorax, und vielleicht schützt die Verdickung der Herzbeutelwand gegen den dabei auftretenden starken Sog.

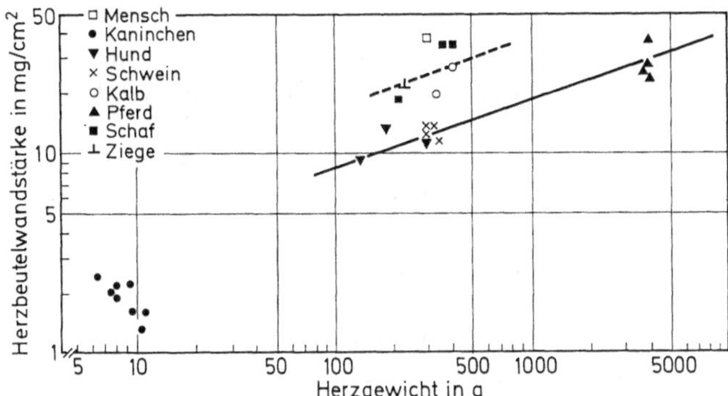

Abb. 2. Wandstärke des Herzbeutels (in mg/cm²) beim Menschen und verschiedenen Tierarten in Abhängigkeit vom Herzgewicht. Der Anstieg der eingezeichneten Geraden ist der 3. Wurzel aus dem Herzgewicht proportional. Um die obere Gerade gruppieren sich die Herzbeutel der Wiederkäuer. Die größte Wandstärke hat der menschliche Herzbeutel (aus HORT, 1964)

Der menschliche Herzbeutel nimmt beim Vergleich mit den untersuchten Tierarten eine Sonderstellung ein. Er ist etwa doppelt so dick wie bei gleichschweren Hunde- und Schweineherzen, und seine Wandstärke übertrifft sogar die der untersuchten Wiederkäuerherzen und des Pferdeherzens, das gut zehnmal so viel wiegt wie ein normalgewichtiges Erwachsenenherz. Es ist sehr unwahrscheinlich, daß für die ausgesprochene Dickwandigkeit des menschlichen Herzbeutels ein besonders großer transperikardialer Druck verantwortlich ist. Eher spielt die breite Fixierung am Zwerchfell eine Rolle, die zusätzliches Baumaterial erfordert, um dem Perikard den Zwerchfellzug mitzuteilen. Im Gegensatz zu vielen Tierarten ist der menschliche Herzbeutel nicht nur den Kräften ausgesetzt, die vom Herzen und von den Lungen auf ihn einwirken.

Beim Menschen sind die individuellen Schwankungen der Herzbeuteldicke ausgeprägt und z. B. wesentlich größer als die Variationen der Wanddicke der Kammermuskulatur. Dabei könnten unterschiedlich intensive Zwerchfellbewegungen und vielleicht auch Variationen im transperikardialen Druck eine Rolle spielen. Darüber hinaus variiert die Wanddicke des Herzbeutels über den verschiedenen Abteilungen des Herzens. WALLRAFF (1937a) schloß aus der Zeit, die bis zum Eintrocknen verstreicht, auf die Wanddicke und beschrieb, daß sich der Herzbeutel den muskelschwachen Vorhöfen durch eine größere Wanddicke anpaßt. Über dem rechten Ventrikel sei er dünner, am dünnsten aber über dem vorderen Umfang des linken Ventrikels.

Während des Wachstums nimmt die Wandstärke des menschlichen Herzbeutels zu. Schon Debrunner (1956) erkannte, daß die Wanddicke vom Säuglingsalter bis zum 2. Lebensjahr stark, bis zum 5. nur noch geringgradig zunimmt und dann ziemlich konstant bleibt. Eigene Untersuchungen (Hort u. Bräun) ergaben ähnliche Befunde. In der Fetalzeit und in der frühen Kindheit nimmt die Wandstärke des Perikards rasch zu. Sie wächst in gleichem Maße wie die Oberflächengröße des Herzbeutels, also wesentlich schneller als der Herzradius. Zu dieser positiven Allometrie dürfte etwas der Kernreichtum des Perikards in diesem Lebensalter beitragen. Vielleicht wird der Herzbeutel durch das rasche Wachstum in der Fetalzeit auch schon auf die postnatalen Kreislaufverhältnisse und den Einfluß der Atmung vorbereitet.

Im späten Kindes- und Erwachsenenalter ändert sich die Wanddicke des Herzbeutels nicht mehr wesentlich. Beim Erwachsenen wiegt nach dem Abpräparieren des außen anhängenden lockeren Bindegewebes und Fettgewebes 1 cm^2 eines regelrecht großen, entspannten Herzbeutels im Durchschnitt gut 30 mg. Für 20—59jährige ergab sich ein Mittelwert von 33,3 mg $\pm$ 6,84 mg/cm^2, für 70jährige dagegen ein deutlich geringerer von 27,1 mg $\pm$ 7,72 mg/cm^2. Diese statistisch gesicherte Atrophie läßt sich nicht durch eine Abnahme des Körper- oder Herzgewichtes im Greisenalter erklären. Sie hängt wahrscheinlich mit einer Wasserverarmung der Gewebe im hohen Alter und vielleicht auch mit einer geringen Erweiterung des Greisenherzbeutels zusammen (s. S. 10). Bei krankhaft vergrößerten Herzbeuteln wurde eine deutliche Zunahme der Wanddicke vermißt. Es ist aber nicht auszuschließen, daß sich ein geringer Zuwachs hinter der starken Streuung der Einzelmeßwerte verbirgt.

4. Mikroskopische Befunde

Der vom anhängenden Fettgewebe und lockeren Bindegewebe sowie den einstrahlenden Faserzügen befreite Herzbeutel wiegt beim normalgewichtigen Erwachsenenherzen im Durchschnitt nur 10 g. Eine straffe Anordnung der Bindegewebsfasern in seiner fibrösen Hauptschicht erlaubt ihm mit einem Minimum an Masse ein Maximum an Funktion (Debrunner, 1956).

Der Herzbeutel wird unterteilt in die Tunica serosa und die Tunica fibrosa, an die sich nach außen lockeres Bindegewebe (s. o.) anschließt. Die Tunica serosa besteht aus der kontinuierlichen Deckzellschicht, die ihr die glatte Oberfläche verleiht und die einem recht regelmäßigen Gitterfasernetz aufliegt. Die Deckzellen sind elektronenmikroskopisch (Staubesand u. Schmidt) ziemlich flach, entsprechen weitgehend den Deckzellen anderer seröser Häute (s. Hort, 1967b) und sind den Endothelzellen ähnlich. An der Oberfläche haben sie einen Besatz von Mikrovilli (Abb. 3). Im Cytoplasma liegen relativ wenige Mitochondrien und ein spärliches endoplasmatisches Reticulum, und Cytopempsisbläschen an den Cytoplasmamembranen kommen recht reichlich vor. Ihnen wird eine Bedeutung für den transcellulären Stofftransport beigemessen. Im Intercellularspalt sind zur Unterstützung des Zusammenhaltes benachbarter Zellen Desmosomen und Schlußleisten ausgebildet. Alle Stoffe, die aus der Perikardhöhle resorbiert werden, müssen die serösen Deckzellen passieren. Rehn berichtete schon 1913 anhand der Untersuchungen von Homuth und Klose, daß wasserlösliche Substanzen vom

Herzbeutel so rasch wie aus dem Unterhautzellengewebe resorbiert werden.
Nach 5 min waren sie schon im Urin nachweisbar. Auch größere Blutmengen
wurden in kurzer Zeit spurenlos resorbiert. BURCH und RAY fanden bei Isotopen-
untersuchungen, daß das Perikard eine sehr aktive seröse Membran ist und ein
sehr gutes Studienobjekt für die Austauschkinetik von Elektrolyten durch lebende
Membranen darstellt. Der Transfer von Na 24 und Cl 36 war etwa gleichgroß,

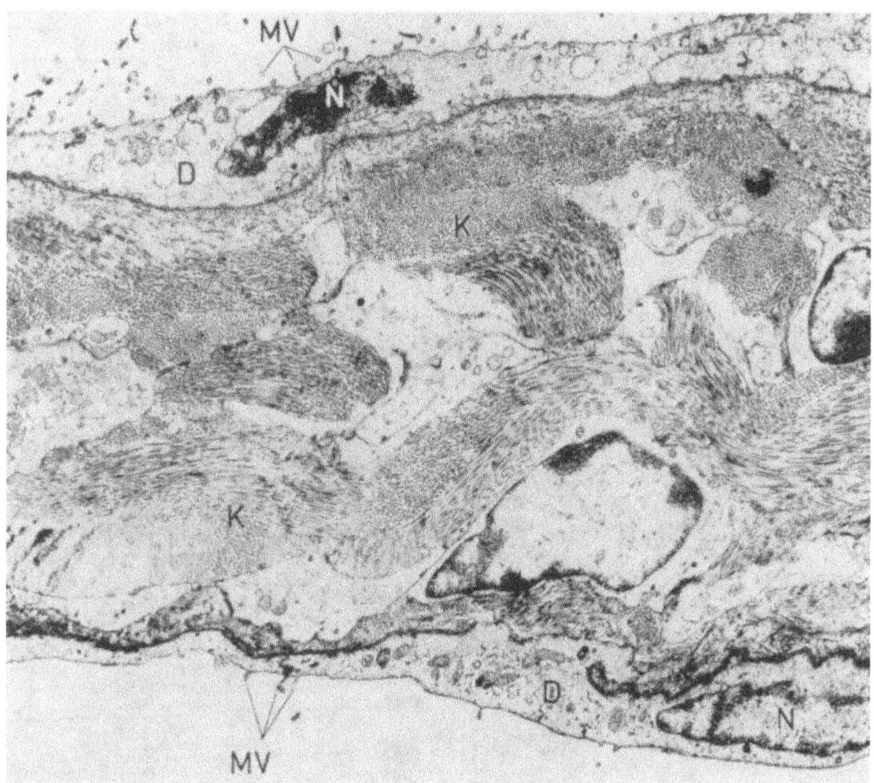

Abb. 3. Querschnitt durch den Herzbeutel vom Meerschweinchen. D = Deckzellen an der
pleuralen und an der dem Epikard zugewandten Seite. MV = Mikrovilli. N = Zellkern.
K = kollagene Fibrillen. Elektronenmikroskopisches Übersichtsbild, 6300mal vergrößert

der von Rb 86 größer. LÜTH zeigte, daß der Herzbeutel sich wie eine semipermeable
Membran verhalten kann: Ein schlaffer Herzbeutel mit etwas eingefüllter konzen-
trierter Rohrzuckerlösung nahm Wasser aus dem Gefäß auf, in das er eingehängt
war und wurde allmählich straff.

Der Hauptbestandteil des Perikards wird von der Tunica fibrosa gebildet.
Ihre tiefste, der Serosa folgende Lage besteht aus sehr feinen kollagenen Fasern,
die hauptsächlich in der Richtung von der Herzbasis zum Zwerchfell verlaufen
(WALLRAFF, 1937a; DEBRUNNER, 1956). In der mittleren und oberflächlichen
Schicht sind die kollagenen Fasern verhältnismäßig dick, verlaufen nach WALL-
RAFF (1937c) schräg und überkreuzen sich an der Vorderfläche des Herzens

(s. Abb. 4, 5). Wallraff (1937a) betont selbst, daß sich die Faserschichten durch-
flechten und daß dadurch ihre Dreischichtung verwischt werden könne. Debrunner (1956) hielt das Wallraffsche Faserverlaufsschema für allzu vereinfacht.
Popa und Lucinescu sahen in den verschiedenen Faserverlaufsrichtungen des
Erwachsenenherzbeutels eine Mechanostruktur, die sie auf von außen und von
innen angreifende Faktoren zurückführten. Die longitudinale und transversale

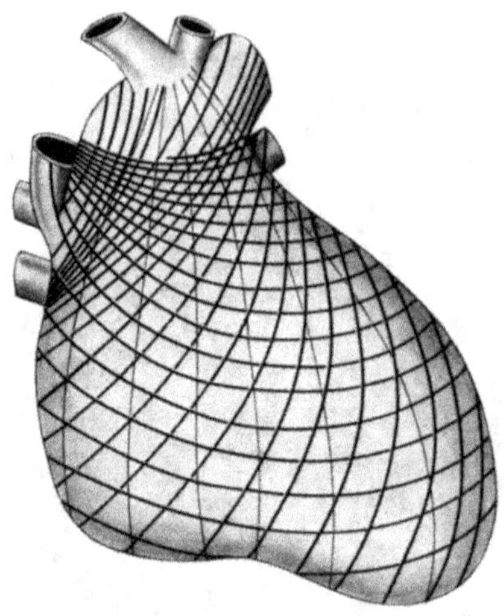

Abb. 4. Schematische Darstellung der Hauptverlaufsrichtungen der kollagenen Fasern in drei
übereinander gelegenen Schichten auf der Vorderseite des Herzbeutels. Dicke schwarze Linien:
oberflächliche Schicht. Dicke graue Linien: mittlere Schicht. Dünne graue Linien: tiefe
Schicht (Abb. 4 aus Wallraff, 1937a)

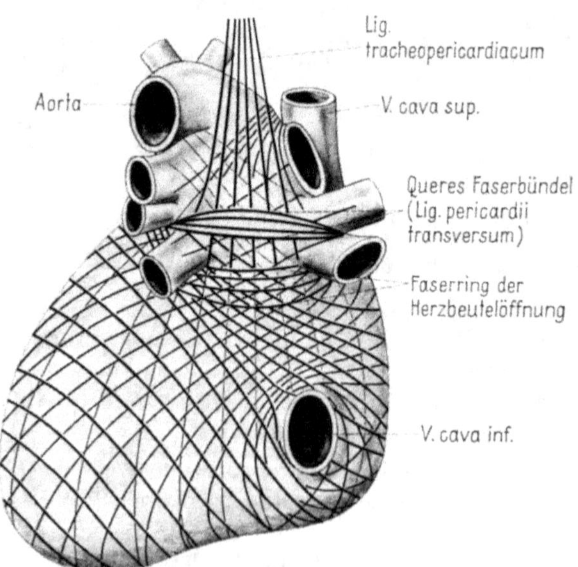

Abb. 5. Schematische Darstellung der Hauptverlaufsrichtung der kollagenen Fasern im hinteren Wandabschnitt des Herzbeutels (Abb. 4 aus Wallraff, 1937a)

Orientierung der kollagenen Fasern sei durch die Atembewegungen des Zwerchfelles und den Lungenzug im Hilusniveau bedingt, die zirkuläre Orientierung durch das Herz.

In der Fetalzeit mit ihren ausgiebigen Körper- und Atembewegungen ist das Perikard einfacher konstruiert als beim Erwachsenen. Es herrschen langgezogene Fasermaschen vom Zwerchfell nach oben vor (BLECHSCHMIDT).

Die kollagenen Fasern verlaufen in jeder Schicht nach DEBRUNNER (1956) nicht streng parallel zueinander, sondern sie weichen in scherengitterartiger Anordnung oft spitzwinklig von der Hauptverlaufsrichtung ab. Parallel zu ihrer Hauptverlaufsrichtung ziehen reichlich dreidimensionale, langmaschige elastische Netze. Die elastischen Fasern verzweigen sich überwiegend dichotomisch und spitzwinklig und sind den kollagenen Fibrillenbündeln angelagert oder verlaufen zwischen den Faserschichten.

Die elastischen Fasern sind für die Wellung der kollagenen Fasern verantwortlich (s. Abb. 7), die sich an herausgeschnittenen Herzbeutelstückchen, am abpräparierten, entspannten Perikard und auch am intakten, schwach gefüllten Herzbeutel erkennen läßt. Die Wellen liegen in einer Ebene und stehen quer zur Faserverlaufsrichtung (WALLRAFF, 1937a).

Das elastische Fasernetz und die Wellung der kollagenen Fasern ermöglichen es dem Herzbeutel, in jeder Phase der Herzaktion dem Herzen eng anzuliegen, und sie lassen auch größere Volumenschwankungen zu. Bei einem intraperikardialen Füllungsdruck von 20—25 mm Hg verlaufen die kollagenen Fasern vollständig gestreckt (s. DEBRUNNER, 1957). Ihrer Entwellung kommt ohne Zweifel die größte Bedeutung für eine plötzliche Vergrößerung des Perikards zu. Dahinter tritt eine Entfaltung des Scherengitters ganz zurück, die zudem keine allseitige Vergrößerung des Herzbeutels zuließe.

Im Laufe des Lebens ändert sich die Feinstruktur des Perikards. Fetale Herzbeutel enthalten reichlich Bindegewebszellen, bei Erwachsenen kommen sie in der Flächeneinheit wesentlich spärlicher vor (HORT u. BRÄUN). Nach dem Abschluß des Wachstums bleibt ihre Dichte in guter Annäherung konstant.

Die Wellung der kollagenen Fasern weist in dem abpräparierten, entspannten Herzbeutel in verschiedenen Lebensaltern charakteristische Unterschiede auf (s. Abb. 7). Bei Feten mit einer Gesamtlänge von 15—21 cm vermißten wir (HORT u. BRÄUN) wie auch DEBRUNNER (1956) sie gänzlich. Ihr gestreckter Verlauf erklärt sich aus dem Fehlen elastischer Fasern. Mit deren Auftreten in der späteren Fetalzeit stellt sich eine Wellung der kollagenen Fasern ein, die mit zunehmender Entwicklung elastischen Gewebes ein Maximum bei jugendlichen Erwachsenen erreicht und im hohen Lebensalter wieder deutlich abnimmt. Die abnehmende Wellung im Greisenalter beruht nicht auf einer Abnahme der elastischen Fasern, ihre Anzahl ist im Gegenteil vermehrt, ähnlich wie in großen Körpervenen (HORT, 1962a, b). Funktionell dürften sie aber minderwertiger als im jüngeren Lebensalter sein (s. auch BÜRGER u. KNOBLOCH). Bei den über 80jährigen fanden sich zudem in der Mehrzahl degenerative Veränderungen in den inneren Schichten der Tunica fibrosa mit hyaliner Umwandlung von kollagenen und Vermehrung elastischer Fasern, z. T. mit Verklumpung.

Der mikroskopische Aufbau des Perikards gibt uns den Schlüssel zum Verständnis der Druck-Volumenkurven und ihrer altersabhängigen Variationen.

III. Experimentelle Druck-Volumenbestimmungen am Herzbeutel

Früher herrschte die Meinung vor, daß das Perikard praktisch undehnbar sei (Barnard; Wilson u. Meek; Wiggers; Starling). Barnard verglich den Herzbeutel mit der Adventitia der Arterien.

Zollinger dagegen erkannte dem Perikard eine gewisse Elastizität zu, und Cohnheim hielt es für ein sehr dehnbares Organ. Den exakten Beweis für die Elastizität des Herzbeutels erbrachte aber erst Wallraff (1937a). An Streifenpräparaten von Erwachsenen-Herzbeuteln beobachtete er eine stärkere Dehnbarkeit bei jugendlichen Erwachsenen und beschrieb, daß alle Herzbeutelstreifen selbst nach starker Dehnung wieder nahezu vollständig zu ihrer ursprünglichen Länge zurückkehrten. Daraus schloß er, daß die Herzbeutelwand vollkommen elastisch im physikalischen Sinne sei. Nelemans sah an Streifenpräparaten vom Katzenherzbeutel bei geringer Belastung einen völligen Ausgleich der Längenänderungen, bei stärkeren Belastungen wurde dagegen der Ausgangspunkt nicht mehr erreicht, die Elastizitätsgrenze war überschritten.

Eleganter und physiologisch interessanter als Messungen an Streifenpräparaten sind Untersuchungen des ganzen Herzbeutels. Bei Streifenpräparaten könnte die Verlaufsrichtung der kollagenen Fasern in dem herausgeschnittenen Stück die Dehnbarkeit beeinflussen und zudem fand Wallraff (1937a) regionäre Unterschiede: Aus dem oberen Drittel des vorderen Wandabschnittes entnommene Streifen waren geringer dehnbar als aus dem unteren Drittel herstammende.

Als erste führten Henderson und Prince Druck-Volumenuntersuchungen an sechs menschlichen Herzbeuteln durch. Sie fanden, daß bei einem Füllungsdruck von 50 cm H_2O nur 10% mehr Flüssigkeit in den Herzbeutel hineinging als bei 20 cm H_2O. Das maximal mögliche Volumen (bei 50 cm H_2O), d. h. die Summe aus dem im Herzen verbliebenen Blut und der in den Herzbeutel eingefüllten Flüssigkeit, lag bei den drei untersuchten männlichen Herzen zwischen 620—700 ml, bei den drei weiblichen zwischen 350—633 ml. Leider gaben die Autoren die Herzgewichte nicht an. Aus ihren Messungen folgerten sie, daß der Herzbeutel offenbar größere Exkursionen erlaube, als das Herz sie jemals mache.

Wallraff (1937a) pumpte 26 menschliche Herzbeutel mit Luft auf. Bis zum Entfalten des Perikards fand er eine Herzbeutelkapazität zwischen etwa $^1/_2$—$^3/_4$ l, bei maximaler Dehnung der Wand von etwa 1 l. Die Füllungsdrucke bestimmte er nicht.

Debrunner (1957) führte an sechs menschlichen Herzbeuteln Druck-Volumenmessungen mit zahlreichen Füllungsdrucken durch. Bis zu einem Druck von 20 mmHg war die Dehnung weitgehend reversibel. Die Dehnungsgrenze lag bei 150 mmHg. Bei einem Füllungsdruck von 30 mmHg enthielten die Herzbeutel 90% des maximalen Volumens, bei einem intraperikardialen Druck von 2 mmHg bereits 60%.

Die Druck-Volumenkurve des Perikards weist einen charakteristischen Verlauf auf: Sie hat einen flachen Anfangsteil und einen steilen Endteil (s. Abb. 6). Bei niederen Füllungsdrucken entspricht einem kleinen Druckzuwachs eine große Volumenzunahme, bei hohem Füllungsdruck dagegen nur noch ein kleiner Volumenanstieg.

Nach den Messungen von VOEGTLIN et al. an 18 im weitgehend intakten Thorax aufgefüllten Herzbeuteln liegt der Übergang vom flachen zum steilen Kurventeil im Durchschnitt bei 14 cm H_2O, ein Wert, der uns nach eigenen Messungen ein wenig hoch erscheint. Bei einem Füllungsdruck von 20 cm H_2O, den sie als physiologischen Grenzwert ansehen, betrug die durchschnittliche Wasserverdrängung des Herzens (Myokard einschl. der großen Gefäßstümpfe) 422 ml, und für das vom Herzbeutel umschlossene Volumen errechnen wir aus ihren Angaben 940 ml.

HORT und SCHINDLER untersuchten 102 unversehrte Herzbeutel aller Altersklassen. Die Kapazität des Perikards in Beziehung zum Herzgewicht blieb vom Ende der Fetalzeit bis zum Greisenalter, bei normalem und pathologisch vermehrtem Herzgewicht in guter Annäherung gleich. Das Fassungsvermögen betrug bei einem effektiven Füllungsdruck von 5 cm H_2O im Mittel 225% vom Herzgewicht. Dies entspricht einer Gesamtkapazität der Herzhöhlen von $^5/_4$ des Herzgewichtes. Eine Musterkurve für ein normalgewichtiges Herz ist in Abb. 6 wiedergegeben. Die Druck-Volumenkurven von Herzbeuteln krankhaft vergrößerter Herzen stimmten in ihrem Verlauf gut mit denen normalgewichtiger Herzen überein.

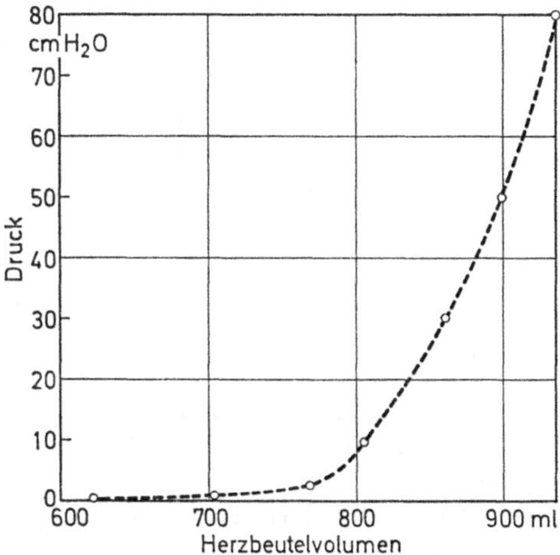

Abb. 6. Druck-Volumenkurve des Herzbeutels eines 34jährigen Mannes, der an den Folgen einer Schlafmittelvergiftung verstarb. Herzgewicht 310 g (aus HORT u. SCHINDLER)

Im flachen Kurven-Anfangsteil ergaben sich charakteristische Veränderungen in Abhängigkeit vom Lebensalter (Abb. 7). Die Volumendehnbarkeit bei niederen Füllungsdrucken war bei Frühgeborenen relativ gering, bei Neugeborenen etwas größer und am größten bei Kindern und Jugendlichen. Mit zunehmendem Alter nahm sie wieder signifikant ab. Der Kurvenanfangsteil verlief also bei Frühgeborenen, Neugeborenen und Greisen steiler als bei Kindern und Jugendlichen (s. Abb. 7), bei denen der flachste Verlauf (d. h. die stärkste Volumendehnbarkeit) gefunden wurde. Die zunehmende Dehnbarkeit des Herzbeutels bei Kindern und Jugendlichen, die schon WALLRAFF (1937a) an Streifenpräparaten aufgefallen war, läßt sich durch eine fortschreitende Ausbildung des elastischen Fasernetzes erklären (s. S. 17). Das reich entwickelte elastische Gewebe dürfte auch dafür

2*

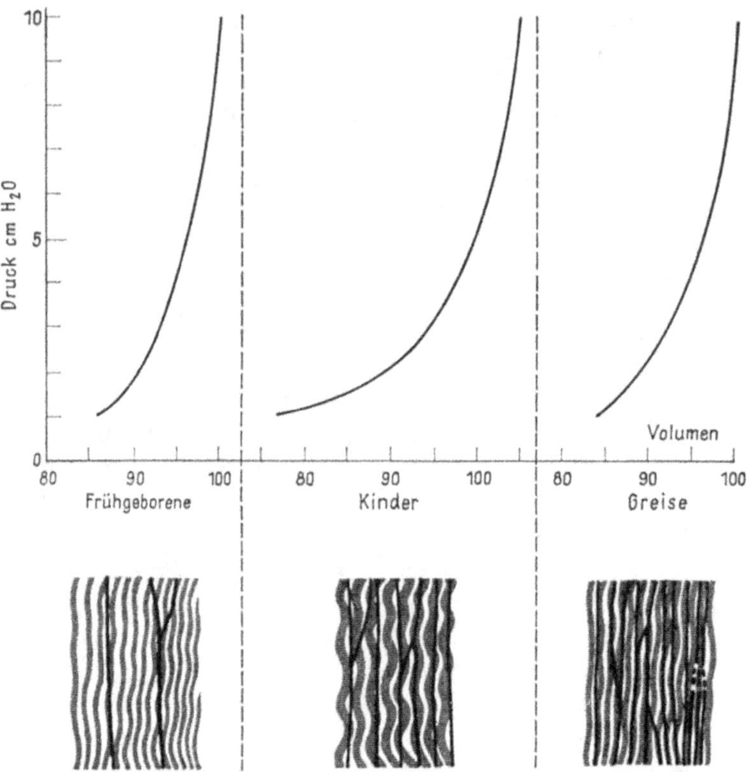

Abb. 7. Einfluß des Lebensalters auf den Verlauf des Anfangsteiles der Druck-Volumenkurve des menschlichen Herzbeutels und — schematisch darunter gezeichnet — auf die Struktur des Perikards. Die Schemata stellen herausgeschnittene, entspannte Herzbeutelstückchen dar. Die kollagenen Fasern sind blaß und gewellt, die elastischen Fasern dunkel und dünn dargestellt. Im Greisenalter sind degenerative Veränderungen der elastischen Fasern angedeutet (angelehnt an Hort, 1964b)

verantwortlich sein, daß sich bei Kindern und Jugendlichen der Herzbeutel dem Herzen — selbst dem totenstarren (s. S. 29) — besonders eng anschmiegt. Dies kommt auch in der Herzbeutelkapazität zum Ausdruck. Während sie bei einem Füllungsdruck von 5 cm H_2O bei Feten, Kindern und Jugendlichen sowie Greisen im Durchschnitt nur wenig schwankte (223—228% vom Herzgewicht), war bei einem Füllungsdruck von 1 cm H_2O die Kapazität des Herzbeutels bei den 1—19jährigen geringer (175%) als bei Feten (202%) und den 60jährigen(196%). Bei Kindern und Jugendlichen leistet das reich entfaltete elastische Netzwerk schon bei niederen Füllungsdrucken einen deutlichen Widerstand und drosselt die Kapazität des Perikards.

Der großen Ähnlichkeit der Kurvenanfangsteile bei Feten und Greisen stehen quantitative Differenzen in der Ausbildung des elastischen Gewebes gegenüber. Bei Feten finden sich spärlich, im Greisenalter reichlich elastische Fasern. Zu dem weitgehend übereinstimmenden Kurvenverlauf paßt die Vorstellung, daß die elastischen Fasern im hohen Alter funktionell minderwertig sind, und es bietet sich der Vergleich mit ausgeleierten Gummibändern an.

Es ist interessant, daß die Aorta im Lauf des Lebens ähnliche Dehnbarkeitsunterschiede wie der Herzbeutel aufweist (Simon u. Meyer). Aus dem Vergleich der physiologischen und morphologischen Untersuchungen (s. Abb. 7) läßt sich (ganz ähnlich wie an Blutgefäßen, s. Burton) ablesen, daß der flache Anfangsteil der Druck-Volumenkurven in allererster Linie von den elastischen Fasern bestimmt wird. Für den steilen Endteil sind dagegen die kollagenen Fasern verantwortlich. Im flachen Anfangsteil sind sie noch gewellt, im steilen Endteil jedoch gestreckt und können nach der Entwellung nur noch geringfügig gedehnt werden (s. Bargmann). Der sehr ähnliche Verlauf des steilen Endteils in allen Altersklassen deutet darauf hin, daß die kollagenen Fasern im allgemeinen keine die Funktion beeinträchtigenden Altersveränderungen erleiden.

Die geschilderten Untersuchungen an menschlichen Herzbeuteln sind alle postmortal durchgeführt worden, in der Regel etwa einen Tag nach dem Tode. Hort (1959) und später Lüth ermittelten an lebensfrischen Hundeherzen innerhalb der ersten Viertelstunde nach dem Herausschneiden Druck-Volumenkurven des Perikards in niederen Druckbereichen. Eine Wiederholungsmessung am folgenden Tage ergab eine gute Übereinstimmung. Da der Hundeherzbeutel eine ganz ähnliche Feinstruktur wie der menschliche aufweist (Lüth), wird man daraus schließen dürfen, daß sich die postmortal gewonnenen Befunde über die physikalischen Eigenschaften des Herzbeutels auch auf das lebende menschliche Herz übertragen lassen. Dieser Befund überrascht bei dem sehr einfachen Aufbau des Herzbeutels nicht. Seine Stoffwechselaktivität ist wegen seines fast ausschließlichen Aufbaues aus Bindegewebsfasern und wegen seiner Zellarmut gering. Im Warburg-Apparat lag der O_2-Verbrauch des Hundeperikards mit $0{,}21 \pm 0{,}13$ Mikroliter/h/mg Trockengewicht deutlich unter dem der Aorta und wesentlich unter dem der Mitralis (Enerson et al.). Die Widerstandsfähigkeit der Bindegewebsfasern ist auch aus anderen Untersuchungen bekannt: Kollagene Fasern waren z. B. in mikroskopischen Präparaten ägyptischer Mumien am besten erhalten (Rowling).

Ein isolierter, in Flüssigkeit schwebender Herzbeutel kann sich ungehindert nach allen Seiten ausdehnen. Deshalb kann seine Kapazität etwas größer als in situ sein. Vor allem wirkt auf den isolierten Herzbeutel inspiratorisch nicht der Zug des Zwerchfells ein. Dock (1961) wies an der Leiche (vgl. auch Voegtlin et al.) nach, daß sich bei aufgefülltem Herzbeutel der intraperikardiale Druck erhöht, wenn das Zwerchfell gesenkt wird. Der Effekt war besonders deutlich bei hohem intraperikardialen Druck und trat z. T. auch beim Heben des Sternums ein. Er erklärt sich aus der Verformung des Herzbeutels, die ihn länger und schmaler macht und das Volumen zu verkleinern trachtet. Aus dieser Beobachtung schloß Dock (1961), daß der Druckabfall beim Austreiben von Flüssigkeit aus einem ovoiden Sack verhindert oder umgekehrt werden kann, wenn der Sack gleichzeitig verformt wird, z. B. bei tiefer Inspiration.

Bei hohen Füllungsdrucken kommt zur elastischen Dehnung des Perikards eine plastische hinzu, die im Gegensatz zur elastischen Dehnung nicht in angemessener Zeit reversibel ist. Die plastischen Eigenschaften lassen sich leicht demonstrieren. In einem unter hohem Druck mit einer großen Flüssigkeitsmenge aufgefüllten Herzbeutel sinkt der Druck allmählich etwas ab (vgl. Kenner u. Wood; Brecher u. Galletti). Entleert man einen unter hohem Druck aufgefüllten Herzbeutel und schließt sofort eine zweite Druck-Volumenbestimmung an, so macht sich ein Dehnungsrückstand bemerkbar. Die zweite Kurve ist gegenüber der ersten etwas nach rechts verschoben (s. auch Morgan et al.). Füllt man in den Herzbeutel sofort wieder dieselbe Menge ein wie beim ersten Versuch, so erhält man einen geringeren Druck. Bei der Katze fand Nelemans eine beträchtliche Volumenzunahme bei einem 11 min anhaltenden Druck von 89 mmHg. Auch bei kurzdauernder rhythmischer Dehnung durch Lufteinblasen in den Herzbeutel mit einer Frequenz von 200/min kam es zu einer plastischen Dehnung des Perikards, wenn der Druck 30 mmHg übertraf. Bei langdauernden Versuchen, z. B. nach 6 Std, stellte sich eine ansehnliche Volumenzunahme des Herzbeutels ein.

Bei dem in situ schlagenden Herzen dürfte es zu einer plastischen Dehnung des Perikards nur dann kommen, wenn der venöse Rückstrom und der enddiastolische Druck stark ansteigen (Brecher u. Galletti). Das Substrat der plastischen Dehnung dürften die kollagenen Fasern sein.

Auch bei Tieren zeichnet sich die Druck-Volumenkurve des Herzbeutels durch einen flachen Anfangsteil und ein steiles Endstück aus (Messungen am Hund: Isaaks et al.; Holt et al.). Lüth fand im Verlauf der Druck-Volumenkurven charakteristische Unterschiede bei verschiedenen Tierarten. Bei Ziege und Schaf war der Kapazitätsspielraum (in Beziehung zum Herzgewicht) bei Füllungsdrucken zwischen 1—80 cm H_2O größer als bei Hund und Katze. Auch verlief bei Ziege und Schaf der Endteil der Kurven etwas flacher als bei den anderen Tierarten. In gutem Einklang mit diesem Kurvenverlauf enthielt der Herzbeutel bei Ziege und Schaf besonders reichlich elastische Fasern.

Die Kapazität der Herzbeutel der untersuchten Tierarten war in Lüths Untersuchungen in physiologischen Druckbereichen geringer als beim Menschen. Während bei einem Füllungsdruck von 5 cm H_2O beim Menschen das vom Herzbeutel umschlossene Volumen 223—228% vom Herzgewicht betrug (Hort u. Schindler), ergaben sich für die untersuchten Tierarten unter gleichen Versuchsbedingungen folgende Durchschnittswerte: 6 Hunde: 182%; 6 Katzen: 216%; 2 Ziegen: 175%; 1 Schaf: 180% (Erörterung der Befunde s. S. 11). Holt et al. sowie Berglund et al. haben für den Hund eine größere Herzbeutelkapazität gemessen und Fineberg gab sogar an, daß sie das Herzgewicht um das 2,9fache übertreffe. Die Ursache für die Differenz gegenüber Lüths Werten ist nicht ganz klar. Bei Berglund et al. bestand, wie aus dem Versuchsprotokoll hervorgeht, sicher eine Vordehnung des Herzbeutels. Lüths Werte stimmen recht gut mit eigenen Erfahrungen und mit den gemeinsam mit Bräun durchgeführten Flächenbestimmungen des Herzbeutels überein (s. S. 11). Auch diese vergleichenden Untersuchungen sollten davor warnen, am Tier erhobene Befunde uneingeschränkt auf den Menschen zu übertragen.

IV. In situ auf den Herzbeutel einwirkende Kräfte

1. Vorbemerkungen

In situ herrschen kompliziertere Verhältnisse als am isolierten Präparat. Der Herzbeutel ist von einem leicht subatmosphärischen Druck innerhalb des Thorax umgeben, und seine Füllung erfolgt nicht über den intraperikardialen

Spalt, sondern durch Auffüllen der Herzhöhlen. Als weiteres komplizierendes Moment tritt die Herzaktion mit den ständig wechselnden Volumina der einzelnen Herzhöhlen hinzu.

Wir wollen an einem einfachen Modell zunächst in Gedanken einige wesentliche Gesichtspunkte herausarbeiten. Das Modell (s. Abb. 8) bestehe aus einem einkammerigen, nicht schlagenden Herzen, das über sein einziges Gefäß mit dem

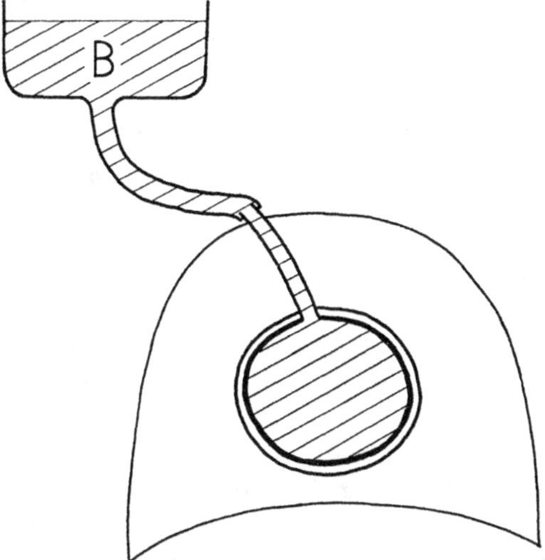

Abb. 8. Modell zur Erläuterung einiger Herzbeutelfunktionen. Erläuterungen im Text

Vorratsbehälter B verbunden sei und unter Ruhe-Dehnungsbedingungen aufgefüllt werde. Das Herz ist vom Herzbeutel umgeben. Im Thoraxraum herrsche ein leicht subatmosphärischer Druck.

Die am isolierten Präparat gewonnene Druck-Volumenkurve des Herzbeutels behält auch in situ ihre Gültigkeit. Im Experiment ist der aus dem Thorax herausgelöste Herzbeutel in Flüssigkeit eingetaucht oder von atmosphärischem Druck umgeben. Der Füllungsdruck entspricht dem intraperikardialen Druck. In situ trägt aber — unter Ruhe-Dehnungsbedingungen — auch ein subatmosphärischer Druck zur Dehnung des Herzbeutels bei. Das Perikard wird weiter gestellt als bei umgebendem atmosphärischen Druck. Der in situ für den Herzbeutel wirksame Füllungsdruck entspricht dem transperikardialen Druck, d. h. der Differenz zwischen intra- und extraperikardialem Druck. Es ist für das Perikard in unserem Modell z. B. gleichgültig, ob intra- und extraperikardialer Druck bei $+2$ cm H_2O und -6 cm H_2O liegen oder $+6$ cm H_2O bzw. -2 cm H_2O betragen. Die Differenz ist beide Male gleich (8 cm H_2O), und deshalb ist auch das vom Herzbeutel umschlossene Volumen dasselbe. Bei konstantem intraperikardialen Druck variiert das vom Herzbeutel umgebene Volumen mit dem extraperikardialen Druck, bei konstantem extraperikardialen ändert es sich mit dem intraperikardialen Druck. Ein negativer intraperikardialer Druck ist erst dann zu erwarten, wenn das Herz nicht jenen Raum einnimmt, der ihm im Herzbeutel unter dem herrschenden subatmosphärischen Druck zur Verfügung steht. Als Beispiel denken wir uns in dem Modell das Gefäß abgeklemmt. Das vom Herzbeutel umschlossene Volumen bleibt nun unverändert. Bei einem Absinken des intrathorakalen Druckes, z. B. bei tiefer Inspiration, fällt der Druck im Perikardialspalt entsprechend ab und wirkt sich als Sog an der Herzoberfläche aus. Wird die Abklemmung gelöst, strömt infolge des Sogs an der Herzoberfläche solange Flüssigkeit ins Herz ein, bis sich das neue Gleichgewicht eingestellt hat.

Auch bei einer Kontraktion des Modellherzens muß der intraperikardiale Druck absinken. Im physiologischen Bereich des flachen Anfangsteiles der Druck-Volumenkurve sind dadurch jedoch nur recht geringe Schwankungen zu erwarten.

2. Intrathorakaler Druck

Der negative Druck im Thorax hat viel Verwirrung angerichtet, und über den Einfluß des Lungensogs auf das im Herzbeutel befindliche Herz sind temperamentvolle Kontroversen geführt worden.

Graf SPEE vertrat die Ansicht, daß bei konstanter Lungenspannung das Kaliber des Herzbeutels und die Summe der Weiten der Herzhöhlen ebenfalls konstant bleiben müßten. Der Herzbeutel stelle von außen betrachtet eine vollkommen ruhige Masse dar, in der sich die Herztätigkeit abspiele. HAUFFES Vorstellung deckte sich damit weitgehend. Er stellte sich vor, daß der Herzbeutel wegen der Anspannung durch den thorakalen Unterdruck eine relativ starre Membran sei, die ein zeitlich fast gleich großes Volumen umschließe.

Diese Auffassungen können wir heute nicht mehr teilen. Es ist zwar richtig, daß der Lungensog anspannend auf den Herzbeutel wirken kann. Aber nicht er allein ist für das Herzvolumen verantwortlich, sondern auch der intrakardiale (vor allem enddiastolische) Druck. Zudem muß das Herz nicht unter allen Umständen so groß sein, wie es ihm das Perikard bei dem bestehenden subatmosphärischen Druck gestatten würde (s. S. 31).

Der Herzbeutel ist kein starres Gehäuse, das dem Herzen Änderungen seines Gesamtvolumens verbietet. Selbst bei der physiologischen Herzaktion treten geringe Volumenänderungen innerhalb des Herzbeutels auf, vor allem eine Verkleinerung während der Ventrikelsystole. Eine rasche systolische Ventrikelentleerung wäre bei einer Volumenkonstanz kaum möglich. Darüber hinaus sind stärkere physiologische Schwankungen des Herzvolumens ganz geläufig, z. B. in Abhängigkeit von der Körperstellung (s. S. 30).

EISLER vertrat die Auffassung, daß der Lungensog das Herz überhaupt nicht erreiche, weil er vermutlich durch die Spannung des Mediastinums unwirksam gemacht werde. Heute wissen wir zwar aus experimentellen Untersuchungen (s. S. 28), daß der intraperikardiale Druck nicht unbedingt negativ sein muß (s. S. 28). Wenn er aber negative Werte erreicht, z. B. inspiratorisch, so lassen sich diese nur über den negativen intrathorakalen Druck erklären.

Eine andere extreme Ansicht verfocht PFUHL. Er meinte, daß die intrathorakale Saugkraft so auf das Herz einwirke, als sei ein Herzbeutel gar nicht vorhanden, und er errechnete für ein normal großes Herz eine Saugkraft entsprechend einem Gewichtszug von 3,5—4,5 kg bei ruhiger Atmung. Der Herzbeutel setze lediglich unter extremen Bedingungen der Erweiterung des Herzens eine Grenze. Diese Auffassung läßt sich nicht mehr aufrecht erhalten, weil der intraperikardiale Druck vom extraperikardialen verschieden ist. Er übersteigt ihn nach neueren Untersuchungen (s. S. 28). Der Lungensog wird unter physiologischen Bedingungen zumindest zum großen Teil zum Ausdehnen des Herzbeutels verbraucht.

Auch die Bedeutung des Lungensogs für die Pumpfunktion des Herzens wurde lebhaft diskutiert. Das Herz arbeitet nicht nur als Druck-, sondern gleichzeitig auch als Saugpumpe. Während der Ventrikelsystole wird Blut in die Vorhöfe angesaugt, es strömt mit erhöhter Geschwindigkeit zum Herzen hin (BÖHME; BRECHER).

Eine wesentliche Rolle für die Saugwirkung kommt dem Tiefertreten der Ventilebene (Graf SPEE) zu.

Schon BRÜCKE äußerte den Gedanken, daß bei dem im Herzbeutel schlagenden Herzen — ähnlich wie in einer knöchernen Umhüllung — mit der Kammerkontraktion eine Ansaugung des Blutes aus den großen Venen zum Vorhof erfolgen müsse.

Graf SPEE verglich die Ventilebene mit einem Pumpenstempel, der sich in dem volumenkonstanten, also sozusagen starren Herzbeutel bewege. Beim Tiefertreten des Stempels während der Ventrikelkontraktion werde von der venösen Seite ebenso viel Blut angesaugt wie an der arteriellen ausgestoßen werde. Auch nach HAUFFE komme es beim Tiefertreten der Ventilebene bei konstanter Gesamtfüllung des Herzbeutels lediglich zu einer unterschiedlichen Inhaltsverteilung in den einzelnen Herzhöhlen. Herz und Herzbeutel gemeinsam bildeten eine Maschine in Form einer Membran-Saug- und Druckpumpe.

Wir betrachten heute den Herzbeutel trotz gleichbleibenden intrathorakalen Druckes nicht mehr als ein ziemlich starres Gehäuse mit konstantem Volumen. Dennoch gibt es gute Argumente für eine Förderung der Saugpumpenwirkung durch den intrathorakalen Sog.

Durch die Kontraktion eines Herzabschnittes wird das Gleichgewicht zwischen intrathorakalem Sog und Spannung des Herzbeutels gestört. Ein Sog wirkt solange auf den erschlafften Herzabschnitt, bis das Gleichgewicht wiederhergestellt ist (DEBRUNNER, 1957).

Frühsystolisch kommt es, wie HOLT et al. zeigten, zu einem Druckabfall im Herzbeutel. Eine Druckverminderung an des Außenseite des rechten Vorhofes bewirkt auch eine Druckminderung in seinem Inneren. Dadurch vergrößert sich der Druckgradient zu den großen Venen, und der Bluteinstrom wird gefördert. BRECHER fand, daß die Beschleunigung des Blutstromes zum rechten Vorhof nach Eröffnen des Perikards geringer wird. Diese Beobachtung weist auf die Bedeutung des Herzbeutels für die Pumpenfunktion des Herzens hin.

BRAUER u. FISCHER dürften wohl über das Ziel hinausgeschossen sein mit ihrer Folgerung, daß dem Herzbeutel keine Bedeutung für die Saugfunktion zukomme. Sie zogen diesen Schluß aus der Beobachtung, daß bei der Dekortikation das unter atmosphärischem Druck arbeitende Herz ohne seinen Herzbeutel keine störende Beeinträchtigung der Herzleistung erkennen lasse.

BECK u. COX beschrieben dagegen beim Hund, dessen Herz nach Schlitzen des Perikards dem atmosphärischen Druck ausgesetzt war, einen Abfall des arteriellen Druckes und des Minutenvolumens.

Bei Haien fand schon Schönlein nach dem Eröffnen des Perikards ein Absinken des Blutdruckes und des Pulsvolumens. Für eine Blutaspiration in den Vorhof unter dem Einfluß des subatmosphärischen Druckes im Herzbeutel lieferte Sudak durch seine Druckmessungen im Herzbeutel und im Herzen von Haien gute Argumente. Während der Ventrikelsystole verstärkt sich die Negativität des intraperikardialen Druckes und der Druck im Vorhof sinkt ab. Bei den Selachiern, zu denen die Haie gehören, ist der Herzbeutel besonders groß und flach, das Herz füllt ihn nur zum geringen Teil aus. Die Perikardwände sind nach Schönlein bei dieser Tierart nicht gerade starr, aber doch unnachgiebig genug, um einem gewissen Zug zu widerstehen.

Es ist nicht leicht zu entscheiden, ob das Tiefertreten der Ventilebene oder die Erniedrigung des intraperikardialen Druckes die Vorhofsfüllung stärker begünstigen (Brecher u. Galletti). Die treibende Kraft für beide stellt offensichtlich die Kontraktion der Ventrikelmuskulatur dar.

Der durch den Herzbeutel übertragene Anteil des intrathorakalen Sogs begünstigt die Vorhofsfüllung. Ein sehr starker Sog, z. B. bei extremer Inspiration, kann aber für die Herzarbeit auch Nachteile haben: Er schwächt die Kraft der Kammer- und der Vorhofs-Systole (Debrunner, 1956).

Der intrathorakale Druck ist nicht an allen Stellen gleich. Darüber liegen verschiedene Messungen am Hund vor. Wiggers et al.; Brookhart u. Boyd; sowie Coleridge u. Linden zeigten, daß der Druck in der Umgebung des Perikards weniger stark negativ ist als in den lateralen Pleuraspalten. Coleridge u. Linden fanden ihn in den medialen Pleuraspalten (z. B. um das Perikard herum) bei ruhiger Atmung im Durchschnitt um 3 cm höher als in den lateralen Pleuraspalten, in denen −6,5 cm H_2O gemessen wurde. Bei tiefer Atmung erhöhte sich die Differenz auf 8 cm.

Auch an der äußeren Oberfläche des Herzbeutels ist der Druck nicht einheitlich, im hinteren Mediastinum liegt er z. B. beim Hund kaum unter Null (Coleridge u. Linden). Zur Ermittlung eines genauen Durchschnittswertes wären eigentlich (technisch bisher unmögliche) Serienmessungen um das ganze Herz herum nötig (Coleridge u. Linden).

Der negative intrathorakale Druck kommt durch ein Zurückbleiben des Lungenwachstums gegenüber dem knöchernen Thorax zustande. Den weniger stark negativen Druck im medialen Pleuraspalt beziehen Brookhart u. Boyd auf eine Deformierung der Lungen durch das Herz.

3. Intraperikardialer Druck

Eine wesentliche Determinante des intraperikardialen Druckes ist der intrakardiale. Auch das Herz setzt der Dehnung einen Widerstand entgegen, und ein Teil des Füllungsdruckes wird für die Dehnung des Myokards verbraucht, der Rest für die Dehnung des Perikards. Der für die Ventrikelwände effektive[1] — als transmyokardial oder transmural bezeichnete — Füllungsdruck ist gleich

---

[1] Der effektive Füllungsdruck ist von Henderson anders definiert worden. Er verstand darunter die Differenz zwischen dem intrakardialen Druck und dem negativen intrapleuralen Druck. Dem letzteren zogen Brookhart u. Boyd den extraperikardialen Druck (an der äußeren Oberfläche des Perikards) vor. Der so definierte effektive Füllungsdruck bezieht sich auf das Herz mit Herzbeutel.

der Differenz zwischen intraventrikulärem und intraperikardialem Druck (s. Holt et al.). Mit diesem effektiven Füllungsdruck erreicht das isolierte, vom Herzbeutel befreite Herz dasselbe Volumen wie das Herz in situ unter seinem höheren intraventrikulären Druck. Der effektive (transmyokardiale) Füllungsdruck ist nur gering für jene Volumina, die der Herzbeutel dem Herzen erlaubt. Er geht beim Hund, wie Holt et al. zeigten, über einige mmHg nicht hinaus.

In Abb. 9 sind grob-schematisch die Druck-Volumenkurven für das Hundeherz im Perikard, das isolierte Perikard und das isolierte Herz (ohne Herzbeutel) dargestellt. Der Kurve für das Perikard liegen Befunde von Holt et al. und eigene

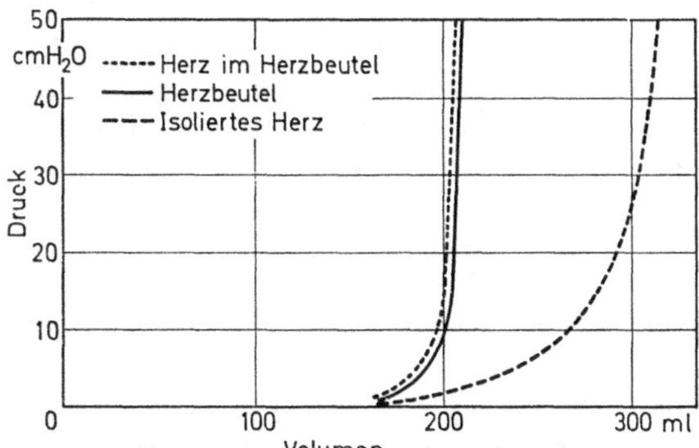

Abb. 9. Grobschematische Darstellung der Ruhe-Dehnungskurven des isolierten Hundeherzens, des Perikards und des Hundeherzens im Herzbeutel (aus Hort, 1964)

Messungen zugrunde, der Druckvolumenkurve des Herzens im Perikard Angaben von Holt et al., ebenso dem Anfangsteil der Kurve für das isolierte Hundeherz. Der weitere Verlauf der letzteren Kurve folgt der Beobachtung von Hort (1960), nach der das lebensfrische Hundeherz unter Ruhe-Dehnungsbedingungen bei Füllungsdrucken zwischen 5 und 63 mmHg nach dem Entfernen des Herzbeutels durchschnittliche Volumenzunahmen um knapp 50% erfährt. Aus der Abb. 9 geht hervor: Die Druck-Volumenkurven des Perikards und des Herzens im Herzbeutel verlaufen wegen des geringen effektiven (transmyokardialen) Füllungsdruckes fast parallel zueinander und eng benachbart.

Bei gleichen Füllungsdrucken ist das im Herzbeutel befindliche Herz nur wenig kleiner als der isolierte Herzbeutel, aber erheblich kleiner als das isolierte Herz — abgesehen von minimalen Füllungsdrucken. Bei gleichen Volumina ist der Druck im isolierten Herzen am geringsten, beim Herzen im Herzbeutel am größten. Im steilen Kurvenendteil muß beim Herzen im Herzbeutel der intraperikardiale Druck fast um denselben Betrag zunehmen wie der intrakardiale, weil das Herzvolumen und damit auch der effektive transmurale Druck nur sehr wenig ansteigen.

Die Angaben über die Höhe des intraperikardialen Druckes variieren etwas. Dafür können z. T. methodische Gründe verantwortlich sein: Nicht immer dürfte die Einführungsstelle der Sonde im Herzbeutel hermetisch gegen den Intrapleuralspalt abgeschlossen gewesen sein, und außerdem läßt die Festsetzung der Nullinie bei der Bestimmung des intraperikardialen Druckes der Willkür einen kleinen

Spielraum. Die ältesten intraperikardialen Druckmessungen stammen von ADAMKIEWICZ u. JACOBSON (1873), die mit Hilfe eines in den Herzbeutel eingestochenen Troicarts bei allen untersuchten Tierarten (Schaf, Hund, Kaninchen) negative Drucke ermittelten (−3 bis −5 mmHg), ähnlich HAUFFE beim Hammel (−4,5 cm H_2O). LEWIS beschrieb bei Katzen leicht negative oder wenig positive intraperikardiale Drucke. Die in jüngerer Zeit beim Hund gemessenen Werte von HOLT et al. bewegen sich dicht um die Nullinie, ebenso die von MORGAN et al. in der exspiratorischen Phase gemessenen.

Über Faktoren, die den intraperikardialen Druck beeinflussen, liegen eine Reihe von experimentellen Befunden vor. HOLT et al. zeigten bei Hunden mit Plethora bzw. Blutverlust, wie eng intraventrikulärer und intraperikardialer Druck miteinander verknüpft sind. Der intraperikardiale Druckanstieg betrug beim anaesthesierten Hund etwa 85% vom Druckanstieg im rechten Ventrikel bzw. 78% des Druckanstieges im linken Ventrikel. Dementsprechend nahm der effektive transmyokardiale Füllungsdruck nur wenig zu. Er betrug z. B. bei einem intraventrikulären enddiastolischen Druck von 25 mmHg für die rechte Kammerwand nur 4 mmHg und für die linke nur 5 mmHg.

Während des Herzcyclus ist der intraperikardiale Druck rhythmischen Schwankungen unterworfen. Frühsystolisch fällt er ab (HOLT et al.; MORGAN et al.,) weil das vom Herzbeutel umschlossene Volumen etwas vermindert wird.

Atemsynchrone Schwankungen des intraperikardialen Druckes beschrieben MORGAN et al. Bei ruhiger In- und Exspiration bestand beim Hund eine enge Korrelation zwischen intraperikardialem und pleuralem Druck. Die durchschnittliche Fluktuation an beiden Meßstellen betrug 7 mmHg. In dem inspiratorischen Absinken des intraperikardialen Druckes sehen wir einen Hinweis darauf, daß das Hundeherz inspiratorisch keine merkliche Vergrößerung erfährt. Dadurch kann sich die Zunahme des negativen intrathorakalen Druckes bei der Einatmung vollständig auf den intraperikardialen Druck auswirken.

Bei der experimentellen Herzbeuteltamponade kommt es stets zu einem Anstieg des intraperikardialen Druckes, wenn genügend Flüssigkeit in den Herzbeutel eingefüllt wird (vgl. MORGAN et al., s. auch S. 47). Die respiratorischen intraperikardialen Druckschwankungen sind bei der Tamponade ähnlich stark wie bei den Kontrollen (MORGAN et al.).

Auch bei der Plethora nimmt mit vermehrtem Herzvolumen der intraperikardiale Druck zu. Beim Hund steigt er nach Infusion von 30 ml/kg um 2−5 mmHg an (MORGAN et al.).

Bei akuter Rechts- oder Linksinsuffizienz des Hundeherzens (hervorgerufen durch partielle Obstruktion der A. pulm. bzw. Aortenverschluß) vermißten KENNER u. WOOD einen gleichsinnigen Anstieg des intraperikardialen Druckes. Dieser unerwartete Befund ist schwer zu deuten. Vielleicht erklärt er sich durch eine starke Verkleinerung des nicht insuffizienten Ventrikels (vgl. S. 35).

Wenn hohe endsystolische Ventrikeldrucke verbunden sind mit hohen enddiastolischen Füllungsdrucken, ist auch systolisch der intraperikardiale Druck erhöht, u. U. stark. Der im Ventrikel gemessene Druck ist dann die Summe aus dem von der Ventrikelmuskulatur erzeugten und dem intraperikardialen Druck (HOLT et al.). Das angespannte Perikard kann also zur Druckentwicklung in den Herzkammern mit beitragen. Bei vermehrter Füllung des Herzens gibt der angespannte Herzbeutel zu Beginn der Kammersystole gespeicherte Energie ab. Damit erfüllt er eine Windkesselfunktion (DEBRUNNER, 1957).

V. Herzbeutel und Herzgröße

Die Frage, ob das Herz den Herzbeutel ausfülle, wurde vor allem früher gestellt, als das Perikard noch für (weitgehend) undehnbar gehalten wurde. Es liegen darüber Beobachtungen am totenstarren und am lebenden Herzen vor.

HENLE beschrieb, daß der Herzbeutel dem toten Herzen anliege wie ein nasses, faltiges Gewand dem Körper. Dieser plastische Vergleich erfreute sich großer Beliebtheit und führte ein zähes Leben. Er wurde von BRAUS übernommen (s. auch PFUHL). Nach SAUERBRUCH u. FELIX soll der Herzbeutel sogar dem lebenden Herzen in den Recessus wie ein nasses Hemd anliegen.

Im Gegensatz dazu vermißte EISLER am Leichenherzen Falten im Bereich des Pleuroperikards. Damit stimmen unsere eigenen Beobachtungen weitgehend überein. Nur selten sahen wir bei der Obduktion bei der Besichtigung des Brustsitus einzelne kleine faltige Erhebungen des Pleuroperikards bei stark atrophischen Herzen oder bei weitgehender Entleerung der Vorhöfe, besonders des rechten. Die Faltenbildungen bei atrophierten Herzen könnten daher rühren, daß der Herzbeutel sich langsamer verkleinert als das Herz (s. S. 12).

Vielleicht erklärt sich die Beobachtung der älteren Anatomen daraus, daß ihnen überwiegend abgezehrte Leichen zur Verfügung standen.

Bei den allermeisten totenstarren menschlichen Herzen fanden wir den Herzbeutel nicht nur faltenlos dem Herzen angeschmiegt, sondern konnten sogar zeigen, daß das Perikard über dem totenstarren Herzen in situ noch unter einer geringen Spannung steht. Über dem Kammerseptum herausgeschnittene, markierte Herzbeutelstreifen verkürzten sich in der 4. Lebensdekade im Durchschnitt um 19,8%, in der 8. Dekade dagegen nur um 7,4% (HORT, 1965b). Diese Befunde passen gut zur schwachen Wellung der kollagenen Fasern im entspannten Herzbeutel des Greisenalters (s. S. 17). Ähnliche Verminderungen des Retraktionsvermögen treten auch bei herausgeschnittenen Teilstückchen von Blutgefäßen auf (HORT, 1962a, b).

LÜTHs Befunde an Herzen verschiedener Tierarten decken sich mit unseren Beobachtungen an menschlichen Herzen. Er fand bei Hund, Katze, Ziege und Schaf den Herzbeutel dem totenstarren Herzen faltenlos und leicht gespannt anliegen. Mit der Pinzette abgehobene Falten glichen sich in kurzer Zeit wieder aus.

Am lebenden Hund sah FELIX, daß das Herz aus dem angeschnittenen Perikard gleichsam herausquillt, und er schloß daraus, daß der Herzbeutel der rechten Kammer ein kleineres Volumen aufzwinge, als es ihrem größten Fassungsvermögen entspreche. Gleichartige Beobachtungen machten SAUERBRUCH u. FELIX am menschlichen Herzen bei der Operation. Auch NELEMANS sah das Katzenherz aus dem angeschnittenen Perikard herausquellen, und er erbrachte weitere Argumente dafür, daß das Herz den Herzbeutel ausfüllt: Bei Katzen mit entferntem Großhirn und eröffnetem Thorax injizierte er 2 ml Röntgenkontrastmittel in den Herzbeutel und beobachtete, wie es sich im Rhythmus des Herzschlages aus dem kleinen Einschnitt wieder entleerte und nach 3 min praktisch verschwunden war. Diese Beobachtungen zeigen, daß der Herzbeutel vom lebenden Herzen bei offenem Thorax sozusagen vollständig ausgefüllt wird und es nicht wie ein schlaffes, zu weites Gewand umgibt. Dieser Befund war zu erwarten, weil sich selbst dem totenstarren Herzen mit seinen weitgehend entleerten Kammern der Herzbeutel in der Regel anschmiegt.

Das Herz in situ ist anderen Bedingungen unterworfen als mit offenem Brustkorb. Bei eröffnetem Thorax schrumpft es, wie Rhusmer zeigte. Wenn es dabei dennoch aus dem angeschnittenen Herzbeutel herausquillt, liegt der Gedanke nahe, daß es auch bei geschlossenem Thorax einen durch den geringen subatmosphärischen Druck leicht vergrößerten Herzbeutel ausfüllt.

Da wir heute die elastischen Eigenschaften des Herzbeutels, vor allem seine Volumen-Dehnbarkeit kennen, interessiert für das lebende Herz nicht mehr so sehr die Frage, ob es den Herzbeutel „ausfüllt", sondern in welchem Dehnungsbereich des Perikards es arbeitet.

Diese Frage läßt sich für das menschliche Herz annähernd beantworten, wenn man die röntgenologischen Größenbestimmungen des Herzens mit den Druck-Volumenuntersuchungen am Herzbeutel vergleicht. Die Herzgröße im Röntgenbild ist abhängig von der Körperlage. Im Stehen ist z. B. das Herzvolumen wegen orthostatischer Einflüsse bei Männern im Durchschnitt um 20% kleiner als im Liegen (Musshoff u. Reindell). Unter physiologischen Bedingungen ist es im Liegen am größten und beträgt bei gesunden erwachsenen Männern im Durchschnitt 710—759 ml (s. Reindell, Musshoff u. Klepzig). Die Herzgewichte dieser Kollektive sind unbekannt, wir schätzen einen Mittelwert von 350 g. Für gut ernährte Männer ist der gern angeführte Wert von 300 g zu gering. Für das Perikard eines 350 g schweren Herzens ergibt sich nach unseren Messungen (Hort u. Schindler) bei einem Füllungsdruck von 5 cm H_2O eine durchschnittliche Kapazität von 784 ml. Addiert man das Gewicht des Herzbeutels hinzu, der ebenfalls zum Herzschatten beiträgt, so erhält man knapp 800 ml, ein Wert, der nur wenig über der röntgenologisch ermittelten Herzgröße liegt. Die Übereinstimmung wird noch besser, wenn man bedenkt, daß die Umschlagsfalte des Perikards, die am experimentell aufgefüllten Herzbeutel die obere Grenze bildet, höher liegt als die Begrenzungslinie, die der Röntgenologe seiner Herzgrößenbestimmung zugrunde legt. Die Differenz der Volumina dürfte etwa 10% betragen.

Ein transperikardialer Druck in der Größenordnung von 5 cm H_2O erscheint unter physiologischen Bedingungen durchaus möglich. Die transperikardiale Druckdifferenz ist bisher beim Menschen nicht gemessen worden. Der Druck im lateralen Pleuraspalt beträgt —2,6 bis —6 cm H_2O (s. Rein u. Schneider; Knebel u. Wick). Im medialen Pleuraspalt sowie im Mediastinum ist er beim Menschen nicht bekannt. Analog zu den Messungen beim Hund schätzen wir ihn auf —1 bis —4 cm H_2O. Auch der physiologische intraperikardiale Druck ist beim Menschen bisher nicht ermittelt worden. Der diastolische Druck in der rechten Kammer beträgt normalerweise 1—3 mmHg, im linken Vorhof etwa 3 mmHg (s. Schütz). Nach Braunwald et al. ist er im linken Vorhof um 3 bis 4 mm höher als rechts. Der effektive transmyokardiale Füllungsdruck ist für das menschliche Herz unbekannt, ebenso der Verlauf der Ruhedehnungskurve. Grundsätzliche Unterschiede sind wegen des gleichartigen mikroskopischen Aufbaues aber im Vergleich zu anderen Säugerarten nicht zu erwarten. Am menschlichen Herzen fanden wir z. B. postmortal ähnliche, aber etwas geringere Volumenzunahmen des Herzens nach dem Entfernen des Perikards wie beim Hund (HORT, 1964a). Ein ganz knapp positiver intraperikardialer Druck ($+1$ bis $+2$ cm H_2O) ist bei dem geringen Füllungsdruck und dem nur geringfügig negativen extraperikardialen Druck wahrscheinlich.

Nach den geschilderten Befunden und Überlegungen besteht kaum ein Zweifel daran, daß das menschliche Herz unter physiologischen Bedingungen im flachen Anfangsteil der Druck-Volumenkurve des Herzbeutels arbeitet. Der transperikardiale Druck dürfte um einige Zentimeter H_2O nach unten und oben um 5 cm H_2O pendeln.

Eine Druckerniedrigung um 1 cm H_2O ($=$ von 5 auf 4 cm H_2O) würde am isolierten Herzbeutel im hier diskutierten Beispiel eine Volumenverminderung um etwa 15 ml ($= 2\%$) bedingen. Bei einer Druckerhöhung beginnt sehr bald der steile Anfangsteil der Druck-Volumenkurve des Herzbeutels, und eine Druckerhöhung von 5 auf 30 cm H_2O hätte nur eine Volumenvermehrung um 13% zur Folge. Wenn diese Vorstellung richtig ist, dürfte dem normalen Herzen nur eine geringe Größenzunahme (bezogen auf die Herzgröße im Liegen) möglich sein.

Im guten Einklang damit stehen die folgenden klinischen Beobachtungen. Beim Hochlagern der Beine, beim Müllerschen Saugversuch (KLEPZIG u. FRISCH) und bei akuter körperlicher Arbeit (s. REINDELL, MUSSHOFF u. KLEPZIG) tritt im Liegen keine sicher nachweisbare Herzvergrößerung ein. Auch bei der Herzbeuteltamponade kann sie fehlen (s. S. 48) und bei akuter schwerer Lungenembolie beobachteten LAUR u. SPRÜTH nur bei jedem 3. Patienten eine deutliche Größenzunahme des Herzens um >1 cm.

Der Herzbeutel setzt der Dehnung des Herzens obere Grenzen, aber er zwingt es nicht, jene diastolische Größe zu erreichen, die er ihm unter den herrschenden Druckverhältnissen im Thoraxraum gestattet. Darauf weist die reduzierte Herzgröße beim Stehenden hin. Sie macht es auch begreiflich, daß z. B. beim Müllerschen Saugversuch im Stehen eine deutliche Vergrößerung des Herzschattens eintritt (CROWDEN u. HARRIS; NATVIG).

VI. Herzbeutel und akute Herzdilatation

Nach den vorhergehenden Ausführungen setzt der Herzbeutel normalerweise dem Herzvolumen eine recht enge obere Grenze. Es fragt sich deshalb, ob er ihm überhaupt eine akute Dilatation gestattet.

Die akute Erweiterung einer Herzhöhle ist bei regelrecht großem Herzschatten trotz des Herzbeutels ohne weiteres auf Kosten der anderen Herzkammern möglich (s. S. 35). Hier interessiert aber die akute Vergrößerung des gesamten Herzvolumens, klinisch also die Vergrößerung der Herzsilhouette. Darüber gibt es bisher nur wenige exakte klinische Messungen, z. B. die von LAUR u. SPRÜTH (s. o.).

Eine akute Herzvergrößerung ist bei gesteigertem enddiastolischen Füllungsdruck möglich. Im elastischen Dehnungsbereich des Perikards sollte sie nur ein begrenztes Ausmaß annehmen können. Ein vermehrter Füllungsdruck kann tatsächlich bei akuter Lungenembolie oder bei akuter Herzinsuffizienz infolge von

Myokarditis eintreten. Da aber selbst einer sehr starken Zunahme des Füllungsdruckes von 5 auf 30 cm H_2O nur eine Kapazitätssteigerung des Herzbeutels um 13% entspricht, wäre im Röntgenbild bei homogener Vergrößerung des Herzens nur eine lineare Verbreiterung des Herzschattens um 4% zu erwarten oder um 7%, falls man von einem anfänglich niedrigeren transperikardialen Druck von 2 cm H_2O ausgeht. Selbst eine Verbreiterung um 7% springt aber nicht ins Auge und dürfte dem Kliniker kaum als deutliche akute Dilatation imponieren, wenn der die Röntgenbilder mit früheren, im Liegen angefertigten Kontrollaufnahmen vergleicht.

Exakte klinische Untersuchungen über Häufigkeit und Ausmaß der Herzvergrößerungen bei akuter Dilatation liegen bisher kaum vor. REINDELL et al. haben bei einem Patienten mit rezidivierenden Lungenembolien Größenzunahmen des Herzens bei jedem neuen Schub beobachtet, aber hier scheint kein Paradebeispiel für eine akute Herzdilatation vorzuliegen, sondern ein chronisch-rezidivierendes Geschehen, bei dem eine unvollständige Rückbildung der Herzbeutelvergrößerung vom vorhergehenden Schub die Herzerweiterung begünstigt haben kann.

Wenn ein erfahrener Kliniker eine akute Herzdilatation diagnostiziert, dann dürfte sie in der Regel die Grenzen überschreiten, die der Kapazität des Herzbeutels im Bereich der elastischen Dehnung gesteckt sind. In diesen Fällen könnte eine plastische Dehnung im Spiele sein, die sich bei stark erhöhtem Füllungsdruck einer elastischen Dehnung aufpfropfen kann (s. S. 21). NELEMANS beobachtete an Katzenherzen bei akuter Dilatation z. B. Volumenzunahmen um etwa 20%. Plastische Dehnungen dürften sich vermutlich erst innerhalb von Stunden entwickeln, falls nicht exzessiv hohe intraperikardiale Drucke eintreten. Einer perakuten Herzdilatation bei intaktem Herzbeutel stehen wir nach unseren bisherigen Kenntnissen der physikalischen Eigenschaften des Perikards sehr skeptisch gegenüber. Hier wären weitere exakte klinische oder experimentelle Beobachtungen sehr erwünscht.

Noch schwerer zu deuten sind jene Fälle von akuter Herzdilatation, die ohne akute Herzinsuffizienz auftreten (z. B. bei akuter Poliomyelitis oder anderen Myokarditiden, s. SCHÖLMERICH). Es liegt nahe, hierbei eine gesteigerte Dehnbarkeit des Herzbeutels, z. B. durch entzündliche Auflockerung anzunehmen. Bei einem Herzbeutel mit frischer fibrinöser Entzündung vermißten wir aber in physiologischen Druckbereichen eine vermehrte Dehnbarkeit. Lediglich bei einer Patientin mit Marfan-Syndrom fiel eine abnorm hohe Dehnbarkeit des Perikards auf (HORT, 1964a).

Im Gegensatz zu den Verhältnissen bei unversehrtem Thorax läßt sich experimentell eine beträchtliche akute Herzdilatation leicht erzeugen, wenn man zuvor den Herzbeutel entfernt.

Aus zahlreichen Untersuchungen ist bekannt, daß die Kapazität des isolierten Herzens größer als die des Herzens im Herzbeutel ist (Abb. 10). Schon BARNARD der sich als erster im Experiment mit dem Einfluß des Herzbeutels auf das Herzvolumen beschäftigte, fand, daß Katzenherzen bei konstantem Druck im Herzbeutel erheblich kleiner waren als ohne Perikard. Am Menschenherzen kam er zu demselben Befund.

Auch STARLING betonte, daß die Füllung des Herzens in erster Linie vom Perikard begrenzt werde. BECK u. HOLMAN demonstrierten, daß bei Hunden mit offenem Thorax bei Blutinfusion eine weitere Zunahme des Herzdurchmessers nach Perikardektomie erfolgt.

v. LIERE beschrieb bei Hunden und Katzen 2 Std nach Perikardektomie bei Anoxie eine deutliche Herzdilatation, und v. LIERE u. CRISLER beobachteten bei Hunden mit Herzstillstand nach Vagusreiz eine geringfügige Herzvergrößerung. v. LIERE folgerte aus seinen Befunden, daß eine protektive Wirkung des

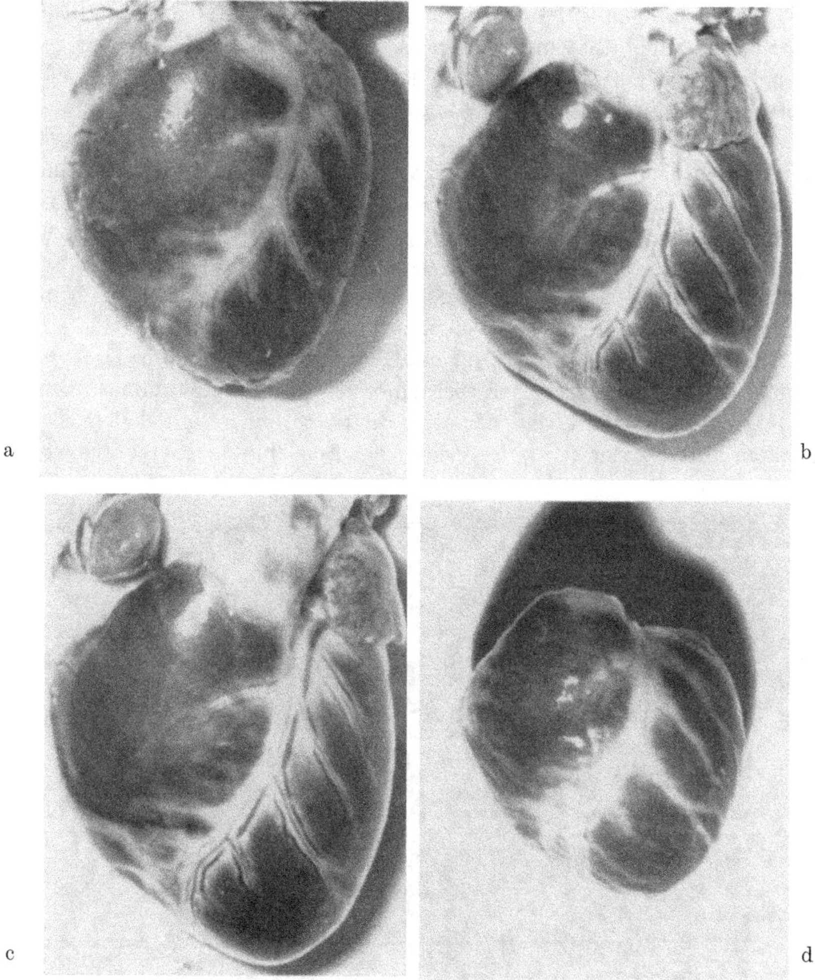

Abb. 10a—d. Hundeherz im lebensfrischen Zustand mit und ohne Herzbeutel sowie totenstarr. a Lebensfrisch, mit (durchscheinendem) Herzbeutel, durch die untere Hohlvene und eine Lungenvene unter einem Druck von 6 mmHg mit Tyrodelösung aufgefüllt (Gesamtvolumen: 312 ml). b Ohne Herzbeutel unter demselben Druck aufgefüllt (Gesamtvolumen· 446 ml). c Ohne Herzbeutel, aufgefüllt unter einem Druck von 40 mmHg (Gesamtvolumen: 570 ml). d Kammerteil desselben Herzens am folgenden Tage im totenstarren Zustand. Das Herz stammt von einem 20,5 kg schweren Schäferhund. Alle Abbildungen sind auf die Hälfte verkleinert (aus HORT, 1960b)

Herzbeutels beim normalen Tier wahrscheinlich keine Rolle spiele, sondern höchstens bei extremem Stress wirksam werde.

An lebensfrischen Hundeherzen zeigte Hort (1960), daß unter Ruhe-Dehnungsbedingungen das Volumen des isolierten Herzens bei Füllungsdrucken zwischen 5—62 mmHg um etwa 50% größer als innerhalb des Herzbeutels ist. Hefner et al. fanden beim lebenden Hund (mit offenem Thorax), daß die mit Dehnungsmeßstreifen gemessene Dehnbarkeit des linken Ventrikels bei intaktem Perikard viel geringer als nach Entfernen des Herzbeutels war, unterhalb eines Füllungsdruckes von 10 mmHg war der Effekt aber nicht ausgeprochen. Da bei diesen Untersuchungen lediglich der linke Ventrikel berücksichtigt und über den linken Vorhof aufgefüllt wurde, kann es sein, daß sich bei geringen Füllungsdrucken der linke Ventrikel auf Kosten des rechten ausdehnte, und den dehnungsbegrenzenden Einfluß des Herzbeutels noch nicht zur Geltung kommen ließ. Dafür sprechen auch die älteren Untersuchungen von Wilson u. Meek, die beim Hund nach dem Durchtrennen des Lig. pericardiaco-diaphragmaticum einen hemmenden Einfluß schon bei einem Druck von 0 cm H_2O im rechten Ventrikel beschrieben. Die hemmende Wirkung nahm graduell bei steigendem Füllungsdruck zu.

Auch bei den Experimenten von Holt et al. machte sich ein hemmender Einfluß des Herzbeutels schon bei geringsten Füllungsdrucken bemerkbar, erkenntlich an dem zunehmenden intraperikardialen Druck.

Der dehnungsbegrenzende Herzbeutel verhindert im akuten Tierexperiment eine gleichzeitige Dilatation der rechten und linken Herzkammer. Berglund et al. zeigten beim Hund, daß der akut dilatierte linke Ventrikel (z. B. bei ansteigendem Aortenwiderstand) die diastolische Ausdehnung des rechten Ventrikels

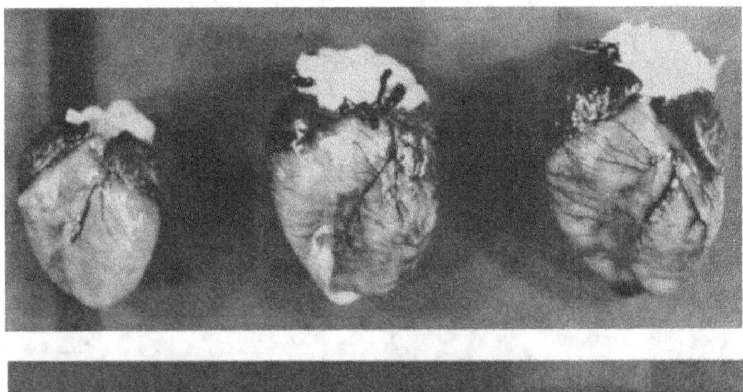
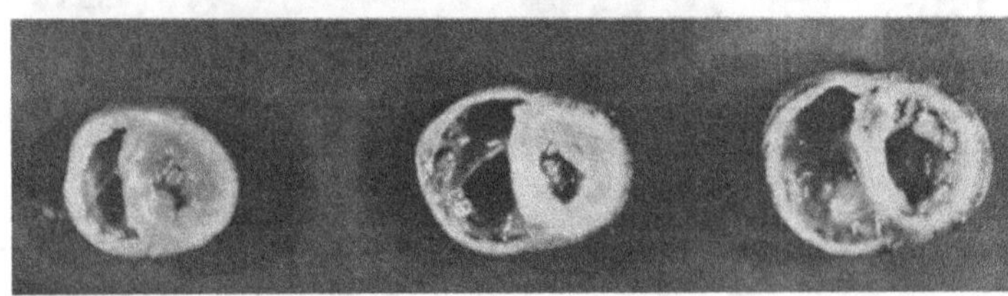

Abb. 11. Einfluß des Herzbeutels bei akuter Dilatation des Meerschweinchenherzens. Links: totenstarres Herz, Mitte: Asphyxie mit Herzbeutel, rechts: Asphyxie ohne Herzbeutel, oben: Ansicht von vorn, unten: Querschnitte durch den Kammerteil. Besonders auffallend ist die geringe Erweiterung des linken Ventrikels bei dem asphyktischen Herzen mit Herzbeutel (Mitte). Tiergewicht: 270 g, 280 g, 265 g. Die Abbildungen sind 1,3 mal vergrößert (aus Hort, 1967 b)

begrenzt. Ähnliches fanden HORT u. HORT für den rechten Ventrikel bei akuter Lungenembolie: Einem dilatierten rechten Ventrikel steht ein englumiger linker Ventrikel gegenüber. Auch bei akuter Asphyxie (Abb. 11), die am perikardlosen Herzen zu einer maximalen Dilatation beider Ventrikel führt, ist am Herzen im Perikard in der Regel nur die rechte Kammer stark erweitert (HORT u. HORT). Den dehnungsbegrenzenden Einfluß des Herzbeutels bei Asphyxie hatte vorher schon FLECKENSTEIN aufgezeigt.

VISANI beobachtete postmortal bei Herzen mit arterieller Hypertonie bei dilatierten und hypertrophierten linken Ventrikeln normal große linke Vorhöfe, die er auf den dilatationsbegrenzenden Einfluß des Herzbeutels bezog. Heute wissen wir aber, daß das Perikard sich durch Wachstum (s. S. 11) einer pathologischen Herzvergrößerung anpassen kann (s. S. 11).

Wie in allen anderen Hohlorganen werden auch im Herzbeutel und im Herzen die Grenzen der Dehnbarkeit durch die zugfesten kollagenen Fasern bestimmt. Die für das Herz dilatationsbegrenzende Wirkung des Perikards läßt sich leicht aus dem Vergleich mikroskopischer Präparate vom Perikard und Epikard ableiten. Im Herzbeutel sind die kollagenen Fasern sozusagen kürzer als im Epikard (HORT, 1964a), in dem ein wesentlicher Teil des Herzbindegewebes konzentriert ist.

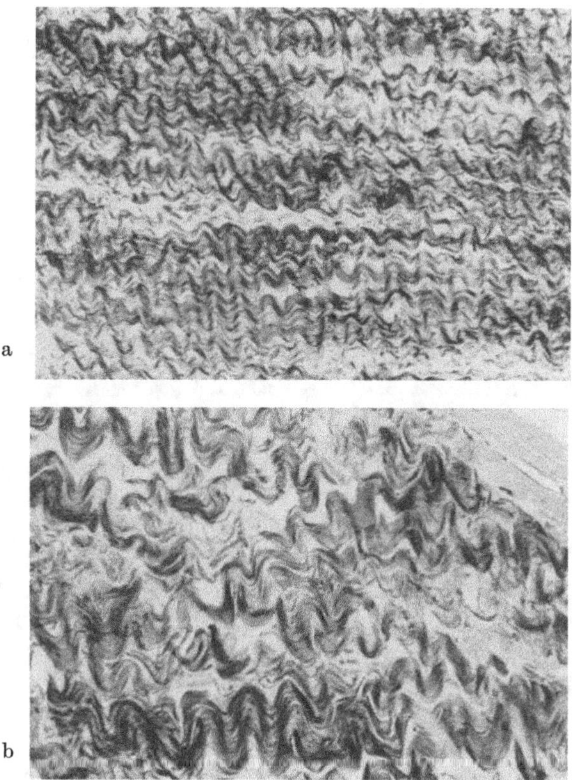

Abb. 12a u. b. Wellung der kollagenen Fasern im Perikard (a) und im Epikard (b) des totenstarren Herzens eines 11jährigen Mädchens, das an akuter Leukämie verstarb (aus HORT, 1964a), 180mal vergrößert

Beim totenstarren, eng kontrahierten Herzen sind die kollagenen Fasern im Perikard deutlich schwächer gewellt als im Epikard (s. Abb. 12). Das Herz im Herzbeutel läßt sich nur soweit auffüllen, bis die kollagenen Fasern im Perikard gestreckt sind und keine Dehnung mehr zulassen. Bei gleichmäßiger Auffüllung der Ventrikel sind die kollagenen Fasern im Epikard dann noch schwach gewellt. Bei starker Dilatation eines Ventrikels, z. B. des rechten bei akuter Lungenembolie, verlaufen die kollagenen Fasern im Epikard der rechten Kammerwand genauso wie im Herzbeutel gestreckt, in der linken Kammerwand dagegen deutlich gewellt (s. Abb. 13).

Nach dem Entfernen des Herzbeutels kann das isolierte Herz sich weiter ausdehnen, bis seine eigenen gestreckten kollagenen Fasern, vor allem im Epikard,

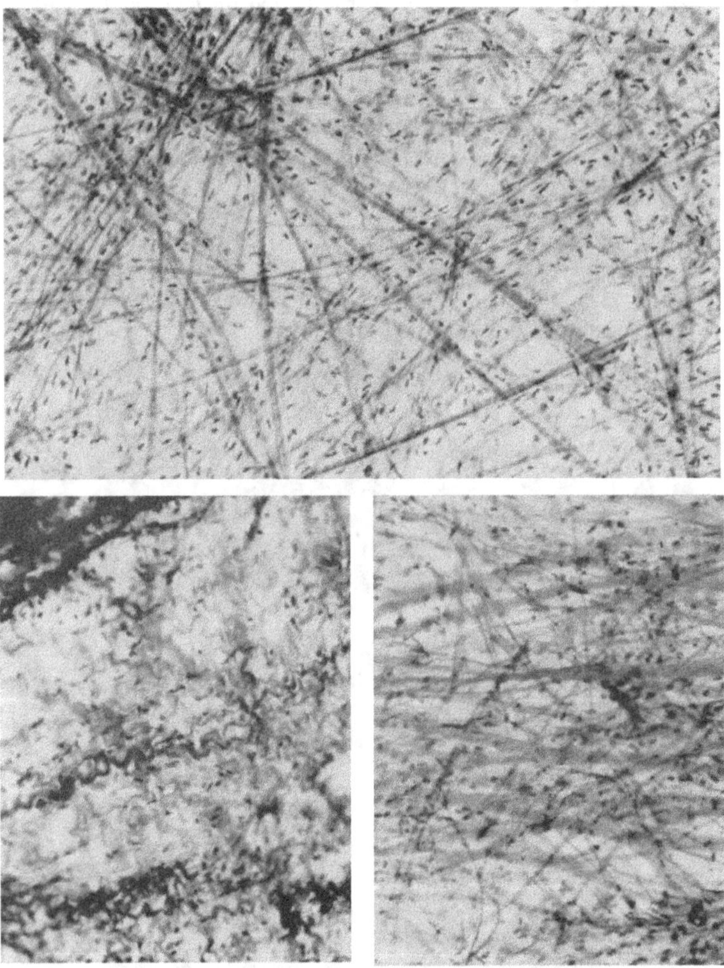

Abb. 13. Verlauf der kollagenen Fasern in einem akut asphyktischen Herzen. Oben: Herzbeutel mit vollständig gestreckten Fasern, unten: epikardiale Fasern, links: gewellte kollagene Fasern über der englumigen linken Kammer, rechts: gestreckte Fasern über der dilatierten rechten Kammerwand. Alle Abbildungen sind 115mal vergrößert (aus HORT, 1967a)

der Dehnung Einhalt gebieten (Abb. 14). Nach Entfernen des Epikards scheint es nach AGRAWAL et al. zu einer vermehrten diastolischen Füllung im Hundeherzen zu kommen. Es sind dann aber immer noch die intramyokardialen kollagenen Fasern vorhanden.

Selbst bei hochgradiger Ventrikelerweiterung besteht aber noch keine gefährliche Überdehnung der Muskelfasern. HORT u. HORT fanden in stark dilatierten rechten Kammerwänden von Meerschweinchenherzen, die z. T. vom Perikard befreit waren, durchschnittliche Sarkomerenlängen von 2,2–2,24 μ. Diese Werte liegen noch im Bereich des Gipfels des Längen-Spannungsdiagrammes (SONNENBLICK et al.). Selbst das Bindegewebe des Herzens vermag demnach die Muskelfasern noch vor einer gefährlichen Überdehnung zu bewahren, wenn die erste

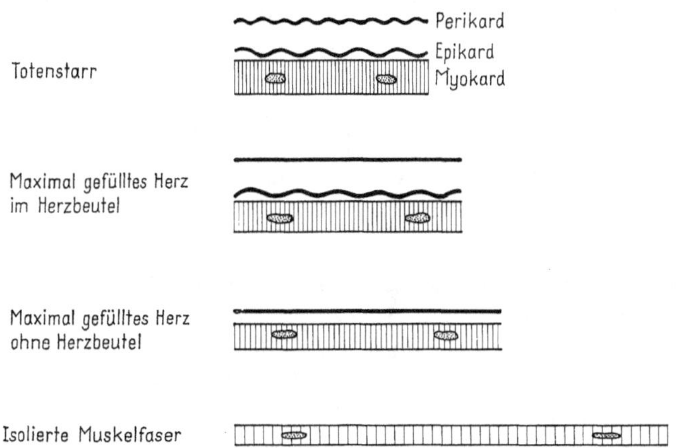

Abb. 14. Schematische Darstellung der Muskelfaserdehnung und der Wellung der kollagenen Fasern bei verschiedenen Füllungszuständen des Herzens. Die isolierte Muskelfaser sei bis zur Kontraktionsunfähigkeit (entsprechend einer Sarkomerenlänge von 3,6 μ) gedehnt. Gezeichnet ist stets dasselbe Teilstück, Abbildung in Anlehnung an Abb. 2 bei HORT, 1964b

Barriere – der Herzbeutel – bereits entfernt ist. Die isolierte Muskelfaser kann noch wesentlich stärker gedehnt werden. An der Skelet-Muskelfaser zeigten HUXLEY u. PEACHEY, daß eine Kontraktionsunfähigkeit erst dann eintritt, wenn die Actin- und Myosinfilamente in den Sarkomeren sich nicht mehr überlappen. Dann besteht eine Sarkomerenlänge von 3,5–3,6 μ (HUXLEY u. PEACHEY; vgl. PAGE u. HUXLEY), die eine gesunde Herzmuskelfaser während des Lebens in situ wegen der schützenden Bindegewebshüllen niemals erreichen kann.

VII. Herz ohne Perikard

Weitere Aufschlüsse über die Bedeutung des Herzbeutels für das Herz sind von Beobachtungen an Herzen ohne Perikard zu erwarten. Zur Auswertung stehen zur Verfügung experimentelle akute und chronische Versuche an Tieren nach Perikardektomie sowie Beobachtungen an Menschen mit angeborenen Herzbeuteldefekten.

1. Einfluß der Perikardektomie auf die Herzarbeit im akuten Experiment

Der Einfluß des Herzbeutels auf die Herzarbeit wurde überwiegend am Herz-Lungen-Präparat untersucht, zuerst von Kuno in Starlings Laboratorium. Er fand, daß — abgesehen von extremen Bedingungen — nach dem Eröffnen des Herzbeutels die Herzleistung anstieg (s. auch Evans u. Matsuoka). Der venöse Druck fiel bei eröffnetem Perikard in den dilatierten Herzen ab, und die ausgeworfene Blutmenge nahm zu. Das Herz ohne Herzbeutel konnte ein größeres Schlagvolumen fördern als das im Perikard eingeschlossene Herz. Bei stark vermehrtem venösen Einstrom kam es jedoch zu einer Überdehnung des Herzens mit schnell einsetzender Insuffizienz und Dauerschäden: Es stellten sich Insuffizienzen der Herzklappen, besonders der AV-Klappen und Blutungen im Myokard, vor allem in den Innenschichten ein. Die im Herzbeutel belassenen Herzen blieben von der Überdehnung verschont und dank der protektiven Wirkung des Herzbeutels warfen sie bei stark vermehrtem venösen Zustrom z. T. ein größeres Minuten-Volumen aus als die Herzen ohne Perikard. Bei stark gesteigertem venösen Zustrom waren die vom Herzbeutel umgebenen Herzen demnach im Vorteil. Nach Perikardektomie gerieten die Herzen sogar schon in Gefahr, wenn der venöse Druck nur $^1/_3$ bis $^1/_2$ des unter normalen Bedingungen gemessenen betrug.

Bijlsma u. le Heux untersuchten Herz-Lungenpräparate von der Katze. Beim Abklemmen der Aorta erzeugten die Herzen mit Perikard oft eine höhere absolute Kraft (isometrische Maxima) als die perikardlosen Herzen. Die systolischen Maxima fielen bei höheren diastolischen Drucken nicht oder nur gering ab, während sie bei offenem Perikard nach dem Überschreiten der isometrischen Maxima absanken und der diastolische Druck weiter anstieg. Bei stark erhöhtem arteriellen Widerstand konnte das vom Perikard umgebene Herz selbst dann noch ein (vermindertes) Minutenvolumen auswerfen, wenn das perikardlose Herz insuffizient geworden war und nichts mehr zu fördern vermochte. Auch bei vermehrter venöser Zufuhr erreichte das Herz mit intaktem Herzbeutel oft ein größeres Minutenvolumen als das isolierte Herz. Bijlsma u. le Heux folgerten aus ihren Untersuchungen, daß dem vom Herzbeutel umgebenen Herzen zwar eine „Dilatationsreservekraft" fehle, daß dafür aber der an seiner Dilatation gehinderte linke Ventrikel imstande sei, bei erhöhtem diastolischen Druck einen höheren systolischen Druck zu entwickeln (er verfüge über eine „Anfangsdruckreservekraft").

Rössler u. Unna bestätigten am Herz-Lungen-Präparat des Hundes zunächst Befunde von Kuno: Bei hohem Füllungsdruck fiel nach dem Eröffnen des Perikards der Vorhofsdruck ab, und das Aortenstromvolumen nahm zu. Bei experimentell geschädigten Herzen mit verminderter Leistungsfähigkeit nach Barbituratgaben oder Beatmung mit 10% CO_2 führte dagegen der Wegfall des Perikards zu einer akuten Linksinsuffizienz mit Lungenstauung. Die Leistung des rechten Herzens war gesteigert, und der linke Ventrikel vermochte das vermehrt zuströmende Blut nicht mehr auszuschöpfen. Der intakte Herzbeutel hielt dagegen die Leistung beider Herzkammern im Gleichgwicht und verhinderte eine Linksinsuffizienz. Untersuchungen am ganzen Tier brachten grundsätzlich übereinstimmende Ergebnisse.

Aus den geschilderten Befunden geht hervor, daß bei extremer Belastung (stark gesteigerter venöser Zufuhr oder erhöhtem arteriellen Widerstand oder experimenteller Myokardschädigung) das Perikard einen Vorteil für das Herz bedeutet. Es verhindert eine gefährliche Überdehnung und befähigt das Herz noch zum Arbeiten in Bereichen, in denen es ohne Perikard bereits insuffizient ist. Diese Befunde gelten zumindest für das Herz-Lungen-Präparat. Ob sie auch auf das in situ schlagende Herz (bei geschlossenem Thorax) zu übertragen sind, ist nicht genügend geklärt. Detaillierte Untersuchungen darüber an perikard-ektomierten Tieren fehlen.

Die meisten klassischen Untersuchungen zur Herzdynamik, z. B. zum Starling-schen Gesetz, wurden am isolierten Herzen ohne Herzbeutel durchgeführt, bei dem sich die Ventrikel ungehindert ausdehnen konnten. Auch aus diesem Grunde können diese Befunde nicht auf das Herz in situ übertragen werden (MEYER; BADEER), abgesehen von der fehlenden nervösen und hormonalen Steuerung.

Vergleichbare Ventrikelvolumina wie am Herzen im Perikard bestehen am isolierten Herzen nur bei einem minimalen Füllungsdruck. Für den Hund betonten HOLT et al., daß bereits ein enddiastolischer transmuraler Druck von 3 mmHg unphysiologisch hoch ist.

2. Experimentelle Perikardektomien im längerdauernden Versuch

Eine Perikardektomie wird im Langzeitversuch gut vertragen, und die Tiere bleiben dabei gesund (s. AMERIO; D'AGATA; MAZZONE; REHN; BECK u. MOORE; MOORE u. SHUMACKER).

Die meisten Untersuchungen wurden am Hund durchgeführt. Dabei haben PARLAVECCHIO und auch FELIX Hypertrophien des linken Ventrikels beschrieben, D'AGATA beobachtete sie vereinzelt. Leider hat keiner dieser Untersucher Wägun-gen durchgeführt. Kritisch ist zu diesen Befunden außerdem zu bemerken, daß beim Hundeherzen die Herzspitze allein von der linken Kammerwand gebildet wird. Dadurch kann eine Linkshypertrophie vorgetäuscht werden (HORT, 1960a). D'AGATA beschrieb bei wenigen Hunden längere Zeit nach Perikardektomie Muskelfasern mit homogener Entartung und eine mäßige Zunahme des inter-stitiellen Bindegewebes. Derartige Befunde wurden von den anderen Unter-suchern nicht mitgeteilt. REHN, der über die Versuche seiner Mitarbeiter HOMUTH und KLOSE berichtete, hob hervor, daß am Myokard keine wesentlichen Veränderungen vorlagen.

Bei Hunden, die eine Perikardektomie 2—8 Tage lang überlebt hatten und wiederholt schnell laufen mußten, vermißte YAMADA Blutungen im Myokard, wie sie von KUNO am Herz-Lungen-Präparat gefunden wurden (s. S. 38). Er schloß daraus, daß trotz der Anstrengung bei den Tieren keine Herzdilatation eingetreten sei und dachte an die Möglichkeit, daß eine schnellere Herzfrequenz eine Herz-dilatation verhindert habe.

BECK u. MOORE erzielten bei Röntgenuntersuchungen von fünf perikard-ektomierten Hunden unter Ruhebedingungen uneinheitliche Ergebnisse. 2mal war die Herzsilhouette nicht signifikant verändert, 1mal verkleinert, 2mal ver-größert. Ein Tier wurde nach Belastung durch Schwimmen untersucht: Es war keine Verbreiterung des Herzschattens eingetreten. Die operierten Tiere reagierten auf Anstrengungen wie Kontrolltiere: Sie ermüdeten nicht, und die Pulsfrequenz verhielt sich wie bei den Kontrollen.

Auch MOORE u. SHUMACKER beobachteten keine Herzdilatation bei perikardektomierten Hunden.

Im Gegensatz dazu beschrieben PEROSA et al. beträchtliche Vergrößerungen des Herzens im Röntgenbild bei Hunden, 25 bzw. 50 Tage nach Perikardektomie. Die Tiere mußten täglich 2 Std auf einem Rollteppich laufen. Der Versuch umfaßte nur 3 Tiere, Sektionsbefunde wurden nicht mitgeteilt.

CARLETON beobachtete bei Katzen eine permanente Vergrößerung des Herzschattens nach Perikardektomie. Nach einem Monat bestand sie bei fast allen Tieren, nach 1 Jahr war sie ausgeprägt. Auch postmortal habe eine Herzdilatation vorgelegen. Darüber hinaus beschrieb CARLETON eine Verdickung des Epikards, maximal bis auf das 10fache, mit Vermehrung der kollagenen und elastischen Fasern. Diese Verbreiterung wird weniger als kompensatorische Hypertrophie zum Ersatz des Perikards als vielmehr als Folge der Reibung an der Pleura betrachtet.

TJIA sah röntgenologisch nur bei einem Teil der perikardektomierten Katzen eine bleibende Herzvergrößerung, vornehmlich bei Tieren, die in der Lauftrommel laufen mußten. Viele der röntgenologisch vergrößerten Herzen seien bei der Obduktion hypertrophiert gewesen. TJIA führte als einziger der früheren Untersucher Wägungen durch. An seinen Zahlen holte HARTWIG die statistische Berechnung nach und zeigte dabei, daß sich eine Gewichtszunahme wegen der geringen Anzahl der untersuchten Tiere statistisch nicht sichern ließ. TJIA fand ferner, daß sich nach einiger Zeit das perikardektomierte Herz am Herz-Lungen-Präparat ganz ähnlich wie ein normales, perikardhaltiges Herz verhielt. Seine Dynamik unterschied sich deutlich vom akut perikardektomierten Herzen. Die Anpassung geschieht nach TJIAS Meinung durch funktionelle Veränderungen der Muskelfasern, eine Muskelfaserhypertrophie und eine Vermehrung des kollagenen Bindegewebes. Mikroskopisch boten die Herzen allerdings meist ein normales Bild. Nur bei einigen war das kollagene Bindegewebe an Stellen vermehrt, an denen es normalerweise vorkommt.

HARTWIG untersuchte kürzlich Meerschweinchen nach Perikardektomie. Nach 6 Wochen war keine Gewichtszunahme der Herzen eingetreten, und es bestand an den totenstarren Herzen keine Dilatation der Ventrikel, auch nicht bei Tieren, die einem Schwimmtraining unterworfen worden waren. Auch hatte sich die Kapazität der Ventrikel nicht geändert: Die Auffüllung lebensfrischer Herzen unter hohem Füllungsdruck ergab gleiche Ventrikelvolumina wie bei den Kontrolltieren. Eine Engerstellung des Bindegewebsgerüstes im Herzen als Anpassung an das Fehlen des Perikards war demnach nicht eingetreten. Das Epikard war z. T. gering verdickt. Operationsfolgen ließen sich dabei nicht sicher ausschließen. Die Breite des Epikards blieb aber deutlich hinter der Dicke von Epikard plus Perikard bei den Kontrolltieren zurück.

Aus HARTWIGs Untersuchungen ließ sich indirekt ableiten, daß auch während des Lebens bei den perikardektomierten Tieren keine deutliche, permanente Herzdilatation vorhanden war. Eine über längere Zeit bestehende Herzerweiterung führt nämlich bei gleicher Arbeit zu einer Herzhypertrophie wegen der ungünstigen geometrischen Arbeitsbedingungen (s. LINZBACH).

Zusammenfassend läßt sich sagen, daß perikardektomierte Tiere durchaus leistungsfähig sind. Eine Herzhypertrophie nach Herzdilatation wurde zwar mehrfach beschrieben, bisher aber nicht sicher bewiesen. Eine Herzdilatation wurde von einigen Untersuchern beobachtet, vornehmlich bei belasteten Tieren. Die Befunde sind jedoch nicht einheitlich, und es bleibt z. B. zu klären, welcher Grad der körperlichen Belastung oder welche Vermehrung der Herzarbeit zu einer Herzerweiterung nach Perikardektomie führen und ob es speziesbedingte Unterschiede gibt (vgl. die Befunde beim Menschen, s. u.). Wenn sich tatsächlich eine Herzdilatation einstellt, beruht sie auf dem Wegfall der dehnungshemmenden Wirkung des Perikards. Eine chronische Dilatation bringt für das Herz erhebliche Gefahren mit sich (s. LINZBACH).

3. Perikarddefekte

Herzbeuteldefekte können angeboren oder durch Traumen oder chirurgische Eingriffe erworben sein.

a) Angeborene Herzbeuteldefekte

Angeborene Perikarddefekte waren früher in der Regel zufällige Obduktionsbefunde. Heute sind weit mehr als einhundert Fälle beschrieben, SCHUHMACHER u. DERRICK berichteten kürzlich über die 128. Beobachtung in der englischsprachigen Literatur. (Zusammenfassende Arbeiten s. GRANT; MOORE; SOUTHWORTH u. STEPHENSON; MOORE u. SHUMACKER; FANFANI u. DE BIASE; ELLIS et al.) Selten sind die Defekte nur klein und fensterförmig (partielle Defekte), häufiger fehlt das Perikard auf der linken, seltener auf der rechten Seite des Herzens ganz. Klinisch bleiben die Perikarddefekte meist stumm. Sie haben keinen merklichen Einfluß auf die Lebenserwartung (SOUTHWORTH u. STEPHENSON), rufen keine Herzerweiterung hervor (GRANT) und sind mit einem langen, arbeitsreichen Leben zu vereinbaren. Nicht ganz selten sind sie mit Herzmißbildungen kombiniert (ELLIS et al.). Aus dieser Zusammenstellung geht hervor, daß große Herzbeuteldefekte ohne merkliche Störung der Herzfunktion vertragen werden. Eine deutliche Herzdilatation tritt nicht ein. Das Herz arbeitet unter physiologischen Bedingungen ohne Herzbeutel offenbar mit annähernd gleicher diastolischer Füllung wie im Perikard. Die Herzbeutelgröße dürfte auf diese optimale Herzgröße abgestimmt sein. Es ist wahrscheinlich, daß das perikardlose Herz mit einem etwas geringeren Füllungsdruck auskommt als das im Herzbeutel befindliche (s. S. 27).

Die Beobachtungen am Menschen und die Tierexperimente zeigen in aller Deutlichkeit, daß der Herzbeutel kein lebensnotwendiges Organ ist. Viele Argumente sprechen jedoch dafür, daß er dem Herzen nützen kann, besonders unter extremen Bedingungen.

Für den Kliniker gewinnen Herzbeuteldefekte heute an Interesse, weil sie sich intravital diagnostizieren lassen. DAHL beobachtete als erster 1937 beim Anlegen eines linksseitigen Pneumothorax Gas im Perikardialspalt und diagnostizierte daraus einen angeborenen linksseitigen Herzbeuteldefekt.

Bei komplettem Fehlen des linksseitigen Perikards ergibt die Röntgenaufnahme im sagittalen Strahlengang ein im ganzen nach links verschobenes

Herz mit ungewöhnlicher Silhouette (Ellis et al., Hamilton): Der Herzbeutel hält die einzelnen Herzabschnitte nicht mehr lückenlos zusammen, und es springen deshalb am linken Herzrand als gegeneinander abgegrenzte Erhebungen vor (Abb. 15): 1. der Aortenknopf, 2. ein Teilstück der Lungenarterie, 3. der abgeflacht über dem Zwerchfell ausgebreitete linke Ventrikel, der eine Hyper-

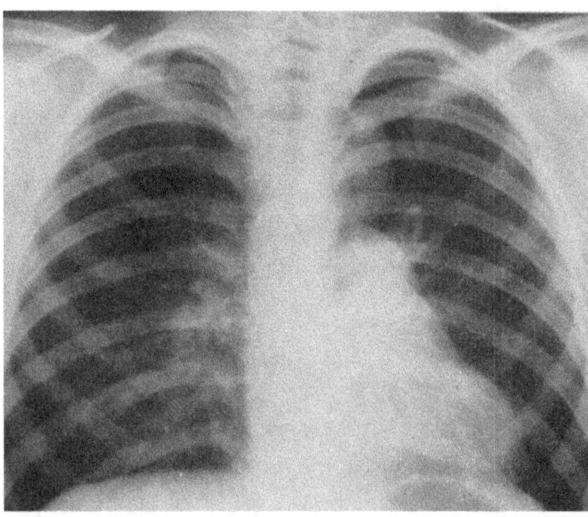

Abb. 15. Vollständiges Fehlen des linksseitigen Perikards bei einem 10jährigen Jungen (aus Hamilton). Das Herz ist im ganzen nach links verlagert. Das Lungenarteriensegment springt ungewöhnlich stark vor und ist durch eine Zunge lufthaltigen Lungengewebes von dem Aortenknopf getrennt, der durch das pneumonische Infiltrat oberhalb des Herzens überdeckt wird

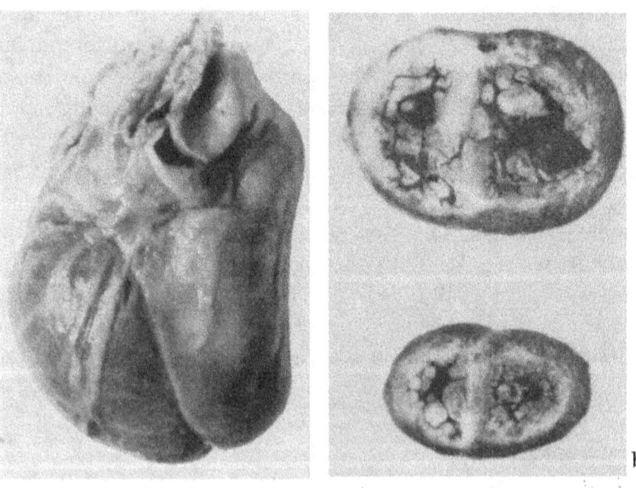

Abb. 16a u. b. Hämorrhagische Infarzierung des Herzens eines 2 Tage alten Mädchens bei angeborenem, partiellen linksseitigen Herzbeuteldefekt. a Beim Blick auf die Hinterwand des Herzens erkennt man die infolge der Einklemmung entstandene Schnürfurche, die weitgehend dem Sulcus interventricularis dorsalis folgt und die großen Herzvenen kurz vor der Einmündung in den Coronarsinus abgedrückt hat. Dadurch kam es zur weitgehenden hämorrhagischen Infarzierung, der auf den Querschnitten durch den Kammerteil (b) die dunklen Anteile im Myokard entsprechen (aus Hort, 1962c)

mobilität aufweist. Zwischen Aorta und Pulmonalisstamm schiebt sich ein schmaler, strahlendurchlässiger Spalt ein, und gewöhnlich liegt auch zwischen linker Zwerchfellkuppe und unterer Begrenzung des Herzens strahlendurchlässiges Lungengewebe (TABAKIN et al.). TABAKIN et al. betonen, daß der Röntgenbefund bei komplettem Fehlen des linksseitigen Perikards so charakteristisch sei, daß ein Pneu für die Diagnose nicht mehr für unbedingt notwendig gehalten wird.

Bei partiellem Defekt mit Prolaps des linken Herzohres sahen HERING et al. am linken oberen Herzrand einen Vorsprung neben der Lungenschlagader und CHANG u. LEIGH beobachteten eine paradoxe Pulsation des prolabierten linken Herzohres.

Herzbeuteldefekte machen gewöhnlich keine klinischen Erscheinungen. Kleinere (inkomplette) Defekte können jedoch lebensbedrohend werden, wenn Herzteile prolabieren und eingeklemmt werden (s. Abb. 16). Bisher gibt es 4 Beobachtungen von Incarceration mit tödlichem Ausgang, 3mal waren Kinder betroffen (BOXALL; SUNDERLAND u. WRIGHT-SMITH; HORT, 1962a; BRUING).

Auch bei einem Jungrind ist eine Einklemmung der Herzspitze in einen vermutlich traumatisch entstandenen Herzbeuteldefekt beschrieben worden (ACKERKNECHT), und angeborene Herzbeuteldefekte sind auch bei anderen Tierarten bekannt (Orang-Utan, Hund, Kuh, s. MOORE u. SHUMACKER).

b) Operative Herzbeuteldefekte

Bei Teilresektionen des Herzbeutels, vor allem nach Perikardektomien bei Bronchialcarcinom, kann es ebenfalls zu einem Hindurchschlüpfen von Herzteilen kommen (Prolaps, in der angloamerikanischen Literatur als "herniation" bezeichnet). Bei kleineren Defekten besteht die Gefahr einer Incarcerierung, bei großen die einer Torsion der Herzachse. HIGGINSON wurde wegen Kreislaufkomplikationen bei 3 Patienten zu einer sofortigen Rethorakotomie gezwungen. In einem letalen Falle war bei vollständigem rechtsseitigen Perikarddefekt das Herz nach rechts prolabiert, rotiert und die Herzspitze im hinteren Sinus phrenico-costalis eingeklemmt (Volvulus des Herzens). Bei einem Patienten von BJÖRK et al. trat unmittelbar nach der Operation nach Wendung aus der Seiten- in Rückenlage Cyanose und periphere Pulslosigkeit ein. Das prall gefüllte Herz war durch eine relativ kleine operative Lücke im Herzbeutel prolabiert. Eine breite Spaltung des Herzbeutels wurde angeschlossen. Der postoperative Prolaps des Herzens kann begünstigt werden durch ein intrathorakales Druckgefälle zur leeren Pleurahöhle hin, z. B. bei Überdehnung der Restlunge oder zu starker Saugdrainage.

1964 waren nach HALLEN et al. 20 postoperative „Hernien" des Herzens nach linksseitiger und 17 nach rechtsseitiger Pneumonektomie beschrieben worden. Zum Vermeiden von Komplikationen empfehlen die Verff. deshalb, operative Herzbeuteldefekte mit Teflon-Prothesen zu verschließen. BAKER et al. deckten einen angeborenen Herzbeuteldefekt mit Pleuralappen, um eine Barriere gegen übergreifende Entzündungen von der Lunge her aufzurichten und SCHUHMACHER u. DERRICK benutzten eine Silasticprothese, um eine weitere Kompression der Lingula bei angeborenem Perikarddefekt zu verhüten. Früher hatte KLOSE als funktionell vollwertigen Ersatz von Herzbeuteldefekten eine Deckung mit Fettgewebe empfohlen, das sich nach $1^1/_2$ Jahren in fibröses Herzbeutelgewebe umgewandelt hatte.

Außer der akut lebensbedrohenden Einklemmung des Herzens können weitere Komplikationen bei Teilresektionen des Perikards eintreten. Muhar u. Strahberger beobachteten als postoperative kardiale Komplikation Tachykardien, Oppressionsgefühl, Kollapsneigung und Tachypnoe beim Umlagern sowie Extrasystolen etwas häufiger als bei Patienten mit einfacher Lungenresektion.

c) Traumatische Herzbeuteldefekte

Dieselben Gefahren wie beim operativen Herzbeuteldefekt drohen dem Herzen beim traumatischen Herzbeuteldefekt.

Johnson beobachtete tödliche Inkarzerierungen des Herzens nach Steuerradverletzung. Bei einem Patienten mit Rotation des Herzens normalisierte sich der Befund nach Vernähen des Herzbeutels (s. auch Baumgart u. Tarbiat). Bei traumatischer Ruptur war (nach Moreau u. Rizzo) der Herzbeutel in der Hälfte der Fälle auf der linken Seite parallel zum N. phrenicus zerrissen, bei einem Viertel an entsprechender Stelle rechts und bei einem weiteren Viertel an der dem Zwerchfell zugekehrten Seite. Diese Vorzugslokalisationen werden mit dem Fehlen von Bändern an diesen Stellen erklärt.

Anhang: Perikardcysten

Perikardcysten, die dem Herzbeutel gewöhnlich unmittelbar außen anliegen, können in seltenen Fällen zur Behinderung der Herzaktion oder Vagusreizung führen. Verdrängung des Herzens, Rhythmusstörungen, Tachykardie und Leistungsschwäche können die Folge sein (Wolf; Schölmerich).

VIII. Behinderung des Herzens durch den Herzbeutel unter pathologischen Bedingungen

Zu einer Behinderung der Herztätigkeit durch den Herzbeutel kann es bei einer Verschwielung des Perikards oder bei einer Herzbeuteltamponade kommen. Einer Verschwielung liegt ein chronischer Prozeß, einer Tamponade in der Regel ein akutes, dramatisches Ereignis zugrunde.

1. Pericarditis constrictiva

Dieses Krankheitsbild ist 1960 von Schölmerich im Handbuch der Inneren Medizin ausführlich abgehandelt worden, so daß wir uns hier mit einigen Gesichtspunkten und neueren Ergebnissen begnügen.

Bei der Pericarditis constrictiva (= P. c.) umgibt ein dickes Schwielengewebe, in das Kalkplatten eingelagert sein können, entweder beide Herzhälften gleichmäßig (s. Schorn), oder ist vorwiegend über einem Herzabschnitt ausgebildet. Die Schwielen können auch bevorzugt in den Furchen entwickelt sein. Der Herzbeutelspalt ist dabei entweder vollständig oder teilweise obliteriert.

Früher war die P. c. sehr häufig Folge einer Tuberkulose. Die Fortschritte in der Therapie haben deren ätiologische Bedeutung aber eingeschränkt (vgl. Gerok u. Schölmerich; Robertson u. Arnold; McDonough u. Winters; Moihuddin). Oft bleibt die Entstehungsgeschichte unklar. Virusinfekte scheinen heute eine größere ätiologische Rolle zu spielen. Bei der P. c. kann die Perikardbiopsie wesentlich zu einer rationellen Therapie beitragen, vor allem, wenn histologisch eine Tuberkulose nachgewiesen wird (SCHWARTZ et al.; s. auch SUTTON et al.). PROUNDFIT u. EFFLER gaben eine einfache Methode der Perikardbiopsie an.

Manchmal kann sich eine P. c. akut entwickeln. AZAR sah sie bereits $6^1/_2$ bzw. 8 Wochen nach Virusinfekt, und im Krankengut von ROBERTSON u. ARNOLD ging 8mal eine akute unspezifische Entzündung der P. c. um weniger als 1 Jahr voraus.

Auch nach Traumen kann sehr rasch eine P. c. entstehen. Im Beobachtungsgut von GÖTHMAN et al. war eine Decortication bei 2 Patienten schon nach 1 Monat notwendig. Als wesentlicher ätiologischer Faktor wird hierbei die Organisation eines Hämoperikards diskutiert (GÖTHMAN et al.; GOLDSTEIN u. YU).

Nach exzessiver Bestrahlung des Thorax kann sehr selten ebenfalls eine P. c. auftreten.

Das Herz ist bei der P. c. im Röntgenbild in der Regel normal groß (vgl. ROBERTS u. BECK; CHAMBLISS et al.; SCHÖLMERICH), kann aber auch etwas verkleinert sein (CHAMBLISS et al.). Nach der Übersichtsarbeit von BRUNNER et al. (1966a) ist der Herzschatten bei der Hälfte der Patienten sogar vergrößert, nach BUHL in einem noch höheren Prozentsatz (14 von 20 Patienten, darunter 4mal sehr starke Vergrößerung). SCHÖLMERICH führte die Variation in Herzform und Herzgröße auf Unterschiede in der Schwielenlokalisation zurück. Eine Herzdilatation bei P. c. hätte den Vorteil, daß die Ventrikel zum Austreiben eines bestimmten Schlagvolumens mit einer geringeren Verkleinerung ihrer Oberfläche arbeiten könnten als in normal großen oder gar verkleinerten Herzen.

Eine Atrophie des Herzens kommt bei der P. c. häufig vor. ROBERTS u. BECK fanden bei fünf menschlichen Herzen mit einem mittleren Gewicht von 253 g einen erstaunlich niedrigen Faserdurchmesser von durchschnittlich 9,9 μ gegenüber 13,9 μ bei normalem Herzgewicht von 311 g. Eine noch stärkere Atrophie beobachteten sie bei der experimentellen P. c. beim Hund. Auch DINES et al. beschrieben eine Muskelfaseratrophie in menschlichen Herzen mit P. c. und auch im Beobachtungsgut von CHAMBLISS et al. waren die zwischen 175—300 g liegenden Herzgewichte überwiegend reduziert. Nach FRANKE kann die atrophische Muskulatur nach der Decortication ballonartig dilatieren und dadurch Gefahren nach einer weitgehenden Entrindung heraufbeschwören.

Ein atrophisches Myokard leistet verminderte Arbeit. Bei einer starken systolischen Behinderung des Herzens, bei der ein großer Teil der Kontraktionskraft für die Verformung der Schwiele verbraucht würde, sollte man hypertrophe Muskelfasern erwarten, wie z. B. am Rande von Infarktnarben. Die Atrophie des Myokards steht im Einklang mit klinisch-hämodynamischen Untersuchungen, nach denen das Schlagvolumen bei P. c. meist vermindert ist und eine Behinderung der Ventrikelfüllung und nicht der systolischen Kontraktion im Mittlepunkt steht. Das vermindert zugeflossene Blut vermögen die Ventrikel auszuwerfen.

Auch bei experimenteller P. c. (ISAAKS et al.) stellte eine behinderte Ventrikelfüllung bei erschwerter Dehnbarkeit der Kammerwände einen Hauptbefund dar. Eine Constriction der Vorhöte allein blieb ohne Folgen, nach HAMELMANNs Untersuchungen auch eine recht beträchtliche Einengung der Hohlvenen bis zu einem Grenzwert von 75% des ursprünglichen Querschnittes.

Die Ventrikelfüllung bei P. c. erfolgt im wesentlichen in der frühdiastolischen Phase. Einem initialen Druckabfall mit raschem Wiederanstieg (Diastolischer "dip") folgt ein diastolisches Plateau mit annähernd konstantem Füllungsdruck, der meist zwischen 10—20 mmHg liegt und Höchstwerte zwischen 25—30 mmHg erreicht (LOOGEN). Der charakteristische Druckablauf wird durch die frühzeitige Begrenzung der diastolischen Ventrikelfüllung bedingt (s. GEROK u. SCHÖLMERICH).

Für das verminderte Schlagvolumen wird in erster Linie ein verringertes Fassungsvermögen der Ventrikel verantwortlich gemacht. Diese Vorstellung paßt nicht gut zu einer normalen oder sogar vermehrten Herzgröße im Röntgenbild. Auch sind die Ventrikelvolumina enddiastolisch nicht immer verkleinert (LOOGEN). Ebenso muß das Schlagvolumen bei der P. c. nicht immer verringert sein. LOOGEN fand es bei der Untersuchung von 6 Patienten 4mal im Normalbereich und nur 2mal reduziert. Bei Belastung liegt nicht immer eine ganz starre Fixierung des Schlagvolumens vor. MCHENRY et al. beschrieben bei körperlicher Anstrengung bei 2 Patienten einen deutlichen Schlagvolumenanstieg und LINDELL et al. sahen denselben Effekt nach Histamin.

Die Verminderung der Randpulsation der Ventrikel, die sich besonders gut kymographisch erfassen läßt, scheint bei der P. c. in der Regel imponierender als eine Einschränkung des absoluten diastolischen Fassungsvermögens der Herzkammern. Die Querkontraktion der Ventrikel ist stark reduziert. Bei ausgeprägtem Panzerherzen kann das Herz reglos wie ein Stein in der Brusthöhle liegen (HAMELMANN). Dabei ist eine allseitige systolische Verkleinerung oder diastolische Vergrößerung der Ventrikel kaum denkbar. Es fragt sich, ob nicht bei diesen Herzen die Bewegung der Ventilebene vorherrscht, so wie es GRAF SPEE u. HAUFFE für einen starrwandigen Herzbeutel postuliert haben und BOEHME für die P. c. vermutete. Dazu würden pathologisch-anatomische Befunde passen. Der Verwachsungsspalt zwischen verschwieltem Perikard und Epikard enthält faseriges Bindegewebe, z. T. auch Granulationsgewebe oder abgekapseltes fibrinöses Exsudat (SCHORN). Dieser lockere Inhalt erlaubt nach SCHORN dem Herzen eine Verschiebung gegenüber der starren Schwiele. Bei vollständiger schwieliger Verwachsung des Herzbeutelspaltes kann ein oedematös aufgelockertes subepikardiales Gewebe als Verschiebeschicht fungieren.

Auch GLASER schrieb der Ventilebenenbewegung bei der P. c. eine führende Rolle als Kompensationsmechanismus bei hochgradig eingeschränkter Querkontraktion zu. HAUBRICH betonte aber, daß vor der Diagnose einer Bewegungsstarre erst gründliche kymographische Untersuchungen, auch mit atypischer Schlitzeinstellung notwendig seien.

Bei der P. c. wird der linke Ventrikel stärker behindert als der rechte. Dies mag mit dem normalerweise höheren Restblut in der rechten Kammer zusammenhängen. Die vorherrschende Behinderung des linken Ventrikels äußert sich in einer mäßigen pulmonalen Hypertonie (s. BUHL), die PARSI et al. bei allen eigenen Patienten beobachteten.

Neuerdings sind einzelne Beobachtungen mitgeteilt worden, bei denen feste, z. T. verkalkte Bänder in der Coronarfurche ringförmig die Herzbasis umgaben und unterhalb der Pulmonalklappen die Ausflußbahn der rechten Kammer so stark einengten, daß dadurch klinisch das Bild einer Pulmonalstenose entstand (MOUNSEY; MCGAFF et al.; WEGLECKI). Eine Durchtrennung des Bandes über der Ausflußbahn beseitigt die Stenose. Auch bei der üblichen diffusen P. c. ist die Operation mit möglichst vollständiger Decortication die Methode der Wahl. SCHMIEDEN begann die Operation mit der Entpanzerung der linken Kammerwand, um einer Lungenstauung vorzubeugen, die sich bei vorangehender Decortication des rechten Ventrikels einstellen könnte (s. auch BRUNNER et al., 1966b).

In der Mehrzahl der Fälle ist die Prognose nach Decortication sehr gut: Die meisten Patienten werden von ihren kardialen Symptomen befreit und können ein normales Leben führen (SCHÖLMERICH; HAMELMANN; COLLINS et al.; KLOSTER et al.; PORTAL et al.; LAZARIDES et al.). Ungünstig wird die Prognose, wenn die Grundkrankheit das Myokard wesentlich geschädigt hat.

2. Herzbeuteltamponade

Plötzliche Blut- oder Flüssigkeitsansammlung im Herzbeutel kann vor allem bei der Herzruptur zum akuten Herztod führen. Dazu können schon relativ geringe Flüssigkeitsmengen von 150—300 ml genügen (s. MÖNCKEBERG; STAEMMLER; SCHÖLMERICH; SAPHIR). Die Tamponade reduziert (ähnlich wie eine experimentelle Verkleinerung des Herzbeutels, s. FELIX) die diastolische Ventrikelfüllung. Sie engt die Kapazität von Vorhöfen und Ventrikeln ein. Der intraperikardiale Druck steigt an, der venöse Druck nimmt zu, der arterielle fällt ab (COHNHEIM; s. auch LOOGEN). Der Einstrom in die Vorhöfe wird reduziert (NERLICH), die Coronardurchblutung vermindert (O'ROURKE et al.). Ein Circulus vitiosus mit weiterer Reduzierung der Ventrikelfüllung und des Schlagvolumens führt zum Tode. Beim Hunde kommt der Kreislauf bei einem intraperikardialen Druck von 20 mmHg zum Erliegen. Alle venösen und arteriellen Drucke haben sich dann dem Wert von 20 mmHg angenähert (METCALFE et al.).

Ein weiteres klinisches (nicht pathognomonisches) Symptom der Herzbeuteltamponade ist der Pulsus paradoxus (KUSSMAUL) mit inspiratorischem Blutdruckabfall und verstärkter Füllung der Nackenvenen. DOCK (1963) machte für den inspiratorischen Anstieg des venösen Druckes den Zug des Zwerchfelles am prall gefüllten Perikard verantwortlich. Dadurch werde der annähernd kugelförmige Herzbeutel deformiert mit der Tendenz, das von ihm umschlossene Volumen zu verkleinern. FRIEDBERG stellte dagegen eine inspiratorische Erweiterung des pulmonalen Gefäßbettes bei unverändertem Schlagvolumen der rechten Kammer in den Mittelpunkt.

Für den tödlichen Ausgang einer Herzbeuteltamponade verantwortlich ist die behinderte Ventrikelfüllung infolge der begrenzten Dehnbarkeit des Perikards. Darüber hinaus ist die verminderte Kammerfüllung auch für die Arbeitsmechanik ungünstig. Die geringere diastolische Faserlänge kann — nach dem Starlingschen Gesetz — eine Erniedrigung der Ventrikelfunktionskurve bedingen (ISAAKS et al.).

Die Druck-Volumenkurve des menschlichen Herzbeutels (s. Abb. 6) macht es verständlich, daß schon relativ geringe Flüssigkeitsmengen im Herzbeutel zum Tode führen können. Die bei der akuten Herzbeuteltamponade tolerierte Flüssigkeitsmenge wird mit steigendem Herzgewicht zunehmen, weil der Herzbeutel auch mit dem pathologischen Herzwachstum Schritt hält.

Für ein normalgewichtiges Herz von 300 g und ein vom Herzbeutel umschlossenes Volumen von knapp 700 ml ergibt sich bei einer Drucksteigerung im

Perikard von 5 auf 30 cm H_2O nach unseren Messungen eine Volumenzunahme von knapp 100 ml. Dies wäre bereits etwa die Hälfte der minimalen tödlichen Flüssigkeitsmenge bei akuter Tamponade. Weitere 100 ml oder mehr könnten durch eine diastolische Verkleinerung der 4 Herzhöhlen sicherlich zusätzlich in das Perikard eingefüllt werden[2].

Bei tödlicher Herzbeuteltamponade muß keineswegs eine ins Auge springende Herzvergrößerung eintreten. Aus unserem Obduktionsgut ist uns ein Fall bekannt, bei dem bei der Herzkatheteruntersuchung eine tödliche Herzbeuteltamponade infolge einer kleinen Perforation des rechten Herzohres eintrat. Trotz mehrfacher Röntgenkontrollen des Herzens konnte im Verlauf von Stunden keine Vergrößerung der Herzsilhouette nachgewiesen werden. Pathologische Veränderungen am Herzbeutel wurden bei der Sektion vermißt.

Das Fehlen einer deutlichen Vergrößerung des Herzschattens bei der Herzbeuteltamponade paßt gut zu der oben (s. S. 32) entwickelten Vorstellung, daß die Herzgröße (beim Liegenden) ganz akut nur in sehr bescheidenen Grenzen zunehmen kann.

IX. Verwendung des Perikards als Prothese

Im letzten Jahrzehnt erfreut sich der Herzbeutel zunehmender Beliebtheit als Spender prothetischen Materials vor allem in der Herzchirurgie, aber auch außerhalb des Herzens.

Erstmals benutzte Gross 1957 (persönliche Mitteilung an Sauvage et al. 1966a) Perikardstreifen zum Erweitern der Ausflußbahn bei infundibulären Pulmonalstenosen.

Sauvage et al. (1963) halten Herzbeutelstückchen für ein ideales Material zum Verschluß von Ventrikelseptumdefekten. Es ist leicht erhältlich, könne sich gut anpassen und als lebendes Gewebe zur Heilungsreaktion an der Nahtstelle beitragen.

Auch sind nach Sauvage et al. (1963) Herzbeutelstreifen geeignet zum Erweitern der Ausflußbahn des rechten Ventrikels. Darüber haben Egerton u. Windsor am Hund experimentelle Erfahrungen gesammelt. Sie erzeugten Defekte in der rechten Ausflußbahn und verschlossen sie mit Perikardstreifen. Nach 6 Monaten erschien die Struktur des Perikards gewahrt, aber an der endokardialen Seite war es zu einer Verdickung gekommen, die von organisierten Thromben herrühren könnte. 4 Tage und 2 Wochen nach der Operation bestanden nämlich Thromben an der endokardialen Seite der Perikardflicken. Nach Egerton u. Windsor ist das Perikard vom Hund als prothetisches Material etwas schwer zu handhaben, weil es wenig rigide ist, und die Fäden ins dünne Perikard einschneiden. Dadurch wird die Blutstillung erschwert. Sie empfehlen deshalb, als prothetisches Material an der endokardialen Seite Perikard zu verwenden, außen aber noch Dacron aufzunähen. Auch diese Beobachtung und Folgerung wird man nicht unmittelbar auf das menschliche Herz übertragen dürfen. Der menschliche Herzbeutel ist deutlich dicker als der des Hundes (s. S. 13) und dürfte deshalb weniger Schwierigkeiten beim Einnähen bereiten.

---

[2] Beim Hund genügen beim Einfüllen von Flüssigkeit in den Herzbeutel bereits 3—4 ml/kg Körpergewicht, um einen Druckanstieg hervorzurufen. Bei noch größerer Zufuhr steigt der intraperikardiale Druck steil an (Kenner u. Wood).

EGERTON u. WINDSOR beobachteten bei den Tieren, die die Operation 6 Monate lang überlebt hatten, geringe paradoxe Bewegungen des prothetischen Herzbeutelstreifens. Sie erklären sich zwanglos aus den physikalischen Eigenschaften des Herzbeutels: Durch den systolischen Druck im rechten Ventrikel wird der eingenähte Streifen gedehnt und wölbt sich vor. Eine deutliche lokale paradoxe Systole ist bei Kindern und Jugendlichen zu erwarten, bei denen der Herzbeutel besonders gut dehnbar ist (s. S. 19). Gerade in dieser Altersklasse werden ja die meisten Operationen bei angeborenen Herzfehlern durchgeführt.

Auch als Klappenersatz fanden Herzbeutelanteile Verwendung. Beim Menschen verwendeten sie SAUVAGE et al. (1966 b) als Aortenklappenersatz. Nach 35 Tagen waren sie flexibel geblieben, hatten ihre Dimensionen nicht geändert und erschienen histologisch normal.

Beim Mitralklappenersatz sammelten FRATER et al. ungünstige Erfahrungen beim Hund. Die durch autogenes Perikard ersetzten Segel und Sehnenfäden waren bei den früh verstorbenen Tieren verdickt und wiesen Fibrinablagerungen sowie reichlich Mikroorganismen auf. Nach 2–23 Monaten erschienen sie verkürzt und verdickt, hatten ihre Geschmeidigkeit verloren und mikroskopisch fanden sich Hyalinisierungen, z. T. auch Knorpelbildungen.

Günstigere Erfolge sahen die Verff. aber beim Menschen nach Mitral- und Tricuspidalklappenersatz. Nach 4 Tagen und auch nach 2 Wochen war die Fibrinauflagerung weit geringer als beim Hund, Mikroorganismen fehlten. Nach 2 Monaten waren die Klappen gering verdickt, aber noch normal flexibel. Histologisch ähnelte das avasculäre implantierte Gewebe allerdings dem erkrankten Klappengewebe.

Auch SAUVAGE et al. (1966 b) berichteten über eine günstige Beobachtung bei Verwendung einer autogenen Perikardprothese bei einem Mann, der 56 Monate nach der Operation im Alter von 53 Jahren an einem Autounfall starb. Das implantierte Klappensegel war gut eingeheilt, verdickt, aber noch recht schmiegsam so wie die Lasche eines Schuhes.

Autologe Perikardstreifen finden in der Herzchirurgie heute außerdem Verwendung bei der Mustardschen Operation bei kompletter Transposition der großen Gefäße.

Die implantierten Perikardstreifen gehen nach CLARKE et al. im Gegensatz zu den Befunden anderer Untersucher zugrunde (s. oben) und werden durch ein fibröses Gewebe ersetzt. Bei Homoiotransplantaten sei die fibröse Reaktion intensiver als bei autogenen Herzbeutelstreifen.

Bei der Coronarchirurgie haben SABISTON et al. nach Excision einer Coronarstenose den Defekt mit einem Perikardstreifen gedeckt. Noch nach 5 Monaten war das Gefäß an dieser Stelle komplett offen, pectanginöse Beschwerden waren nicht mehr eingetreten.

Ferner wurden Perikardstreifen in der Tracheal- und Oesophagus-Chirurgie verwendet. BRYANT benutzte bei Hunden autogene Perikardstückchen zum Decken tracheobronchialer Defekte mit gutem Erfolg. Auch bei größeren Defekten traten keine respiratorischen Obstruktionen auf. Bei zirkulärem Ersatz besteht aber die Gefahr einer späteren Stenose.

HOPPER et al. durchtrennten bei Hunden quer den Oesophagus. Tiere mit aufgenähtem Perikardtransplantat hielten — im Gegensatz zu vorhergehenden

Untersuchungen anderer Autoren – einen höheren Berstungsdruck im Oesophagus aus als Vergleichstiere mit einfacher Naht.

Außerhalb des Thorax haben Trombetta u. Rosa Perikardstückchen, die bei anderen Operationen am offenen Herzen gewonnen worden und in steriler Ringerlösung mit Penicillin und Cortison aufbewahrt worden waren, als Trommelfellersatz verwendet. In ihrem vorläufigen Bericht halten sie Herzbeutelstückchen für einen sehr geeigneten Trommelfellersatz.

Für Homoiotransplantate müssen die Perikardstreifen steril aufbewahrt werden. Für Gefäß- und Klappentransplantate gilt Beta-propiolactone als ein wirksames und unschädliches Sterilisationsmittel. Damit sterilisierte Herzbeutelstreifen wiesen jedoch (nach Pritchard et al.) deutliche Veränderungen ihrer physikalischen Eigenschaften auf. Der Gipfelpunkt der Belastungs-Dehnungskurve wurde nach dem Sterilisieren mit geringerer Belastung erreicht als bei Kontrollen. Die Verff. vermuten, daß eine solche Änderung in den physikalischen Eigenschaften auch Nachteile für die klinische Anwendung mit sich bringen könnte.

Die Verwendung von Perikardstreifen in der Chirurgie wird dadurch begünstigt, daß auch homologes Material gut toleriert wird. Dafür dürfte der sehr einfache mikroskopische Aufbau des Herzbeutels verantwortlich sein. Hier ergeben sich Parallelen zu Homoiotransplantaten der Cornea. Sie werden ohne Immunreaktion vertragen, nach Enerson et. al wegen der fehlenden Gefäße. Der Herzbeutel ist zwar nicht gefäßfrei, aber seine Blutgefäße sind recht weitmaschig angeordnet.

Durch die Verwendung in der Thoraxchirurgie wird der Herzbeutel dem Herzen auf eine unerwartete Weise nützlich. Auch sonst macht sich seine Bedeutung vor allem unter pathologischen Bedingungen bemerkbar, wenn er z. B. ein Übergreifen von Entzündungen erschwert oder die Dehnung des Herzens begrenzt. Der Herzbeutel ist kein lebensnotwendiges, aber ein nützliches Gebilde. Sein Nutzen kann sich aber in das Gegenteil verkehren, wenn er selber pathologisch verändert ist, z. B. bei der konstriktiven Pericarditis oder bei Defektbildungen.

Amyloidose

Thomas Bitter

Mit 3 Abbildungen

Inhalt

Literatur

Abercrombie, J.: Pathological and practical researches on diseases of the stomach, the intestinal canal, the liver, and other viscera of the abdomen. p. 345. Edinburgh: Waugh and Innes 1828.

Andersen, V., N. H. Buch, M. K. Jensen, and S. A. Killmann: Deafness, urticaria and amyloidosis: A sporadic case with a chromosomal aberration. Amer. J. Med. 42, 449—456 (1967).

Andrade, C.: Peculiar form of peripheral neuropathy: Familial atypical generalized amyloidosis with special involvement of peripheral nerves. Brain 75, 408—427 (1952).

— Clinique de la paramyloidose du type portugais. Acta neuropath. (Berl.) Suppl. II, 3—11 (1963).

—, M. G. Moriera, and A. F. de Frietas: Cardiovascular disturbances in familial amyloidotic polyneuropathy. Portugal méd. 49, 120—135 (1965).

Apitz, K.: Die Paraproteinosen. (Über die Störung des Eiweißstoffwechsels beim Plasmozytom.) Virchows Arch. path. Anat. 306, 631—699 (1940).

Arapakis, G., and C. R. Tribe: Amyloidosis in rheumatoid arthritis investigated by means of rectal biopsy. Ann. rheum. Dis. 22, 256—562 (1963).

Arean, V. M., and R. E. Klein: Amyloid goiter. Review of the literature and report of a case. Amer. J. clin. Path. 36, 341—355 (1961).

Auerbach, O., and M. G. Stemmermann: Renal amyloidosis. Arch. intern. Med. 74, 244—253 (1944).

Azzopardi, J. G., and T. Lehnert: Systemic amyloidosis and malignant disease. J. clin. Path. 19, 539—548 (1966).

Babb, R. R., D. Alarcon-Segovia, and G. R. Diessner: Malabsorption in rheumatoid arthritis: an unusual complication caused by amyloidosis. Arthr. and Rheum. 10, 63—70 (1967).

BAGGENSTOSS, A. H., and E. F. ROSENBERG: Visceral lesions associated with chronic infectious (rheumatoid) arthritis. Arch. Path. **35**, 503—516 (1943).

BARCLAY, G. P. T., H. M. CAMERON, and L. W. LOUGHRIDGE: Amyloid disease of the kidney and renal vein thrombosis. Quart. J. Med. **29**, 137—151 (1960).

BARNES, D. W. H., J. F. LOUTIT, and A. S. MICKLEM: "Secondary disease" of radiation chimeras. A syndrome due to lymphoid aplasia. Ann. N. Y. Acad. Sci. **99**, 374—385 (1962).

BATTAGLIA, S.: Elektronenoptische Untersuchungen am Leberamyloid der Maus. Beitr. path. Anat. **126**, 300—320 (1962).

— Results of statistical investigation on amyloidosis. Path. et Microbiol. (Basel) **27**, 792—808 (1964).

BAUM, J., and H. G. WORTHEN: Induction of amyloidosis by cadmium. Nature (Lond.) **213**, 1040 (1967).

BAYLES, T. B.: Rheumatoid arthritis and rheumatoid heart disease in autopsied cases. Amer. J. med. Sci. **205**, 42—48 (1943).

BEDDOW, R. M., and I. L. TILDEN: Malabsorption syndrome due to amyloidosis of intestine secondary to lepromatous leprosy: report of case. Ann. intern. Med. **53**, 1017—1027 (1960).

BELL, E. T.: Amyloid disease of kidneys. Amer. J. Path. **9**, 185—204 (1933).

BENDITT, E. P., and N. ERIKSEN: Amyloid III. A protein related to the subunit structure of human amyloid fibril. Proc. nat. Acad. Sci. (Wash.) **55**, 308—316 (1966).

—, D. LAGUNOFF, E. ERIKSEN, and O. A. ISERI: Amyloid: extraction and preliminary characterization of some proteins. Arch. Path. **74**, 223—230 (1962).

BENEKE, T. G., and Z. A. ZAWADSKEI: Ankylosing spondylitis with ulcerative colitis and amyloidosis. Amer. J. Med. **40**, 431—439 (1966).

BENNETT, G. A.: Comparison of pathology of rheumatic fever and rheumatoid arthritis. Ann. intern. Med. **19**, 111—113 (1943).

BENNHOLD, H.: Über die Ausscheidung intravenös einverleibter Farbstoffe bei Amyloidkranken. Verh. dtsch. Ges. inn. Med. **34**, 313—315 (1922).

BERGER, L., and M. W. SINKOFF: Systemic manifestations of hypernephroma: review of 273 cases. Amer. J. Med. **22**, 791—796 (1957).

BERNREITER, M.: Cardiac amyloidosis; electrocardiographic findings. Amer. J. Cardiol. **1**, 644—648 (1958).

BERO, G. L.: Amyloidosis: its clinical and pathological manifestations. With report of 12 cases. Ann. intern. Med. **46**, 931—955 (1957).

BILLINGHAM, R. E., and L. BRENT: Quantitative studies on tissue transplantation immunity. IV. Induction of tolerance in newborn mice and studies on the phenomenon of runt disease. Phil. Trans. Roy. Soc. B. **242**, 439—477 (1959).

BIRCH-HIRSCHFELD, F. V.: Lehrbuch der allgemeinen Pathologischen Anatomie. I. Aufl. Band I, S. 45. Leipzig: Vogel 1882.

BITTER, T.: Zur Bedeutung des Mukopolysaccharidbausteins Glukosamin bei der experimentellen Amyloidose. Inaugural-Dissertation, Universität Tübingen (1959).

—, and H. M. MUIR: Mucopolysaccharides of whole human spleens in generalized amyloidosis. J. clin. Invest. **45**, 963—975 (1966).

—, and W. SHAPIRO: Sarcoid myocardiopathy presenting as multiple myocardial infarctions. In Vorbereitung.

BLAND, J. H.: Clinical incidence of renal amyloidosis in rheumatoid arthritis. J. Maine med. Ass. **56**, 251—254 (1965).

BLEEHEN, S. S., J. D. EVERALL, and J. R. TIGHE: Amyloidosis complicating Reiter's syndrome. Brit. J. vener. Dis. **42**, 88—92 (1966).

BLUM, A., J. GAFNI, E. SOHAR, S. SHIBOLET, and H. HELLER: Amyloidosis as sole manifestation of familial Mediterranean fever (F.M.F.): further evidence of its genetic nature. Ann. intern. Med. **57**, 795—799 (1962).

—, and E. SOHAR: Diagnosis of amyloidosis: ancillary procedures. Lancet **1962** I, 721—724.

BRADBURY, J. M., and H. A. MICKLEM: Amyloidosis and lymphoid aplasia in mouse radiation chimeras. Amer. J. Path. **46**, 263—277 (1965).

BRANDT, K., E. S. CATHCART, and A. S. COHEN: A clinical analysis of the course and prognosis of forty-two patients with amyloidosis. Amer. J. Med. 44: 955, (1968).

BRIGGS, G. W.: Amyloidosis. Ann. intern. Med. **55**, 943—957 (1961).

BRODY, I. A., P. T. WERTLAKE, and L. LASTER: Causes of intestinal symptoms in primary amyloidosis. Arch. intern. Med. 113, 512—518 (1964).

BRUN, C., T. S. OLSEN, F. RAASCHOU, and A. W. SORENSEN: Renal biopsy in rheumatoid arthritis. Nephron 2, 65—81 (1965).

VAN BUCHEM, F. S.: Cardiac amyloidosis. Report of six cases. Acta cardiol. (Brux.) 21, 367—384 (1966).

BUERGER, L., and H. BRAUNSTEIN: Senile cardiac amyloidosis. Amer. J. Med. 28, 357—367 (1960).

BUERGI, W.: Primäre und sekundäre Leberamyloidose. Dtsch. Arch. klin. Med. 207, 585—601 (1962).

BURCHELL, H. B.: Unusual forms of heart disease. Circulation 10, 574—579 (1954).

BURSELL, S.: Beitrag zur Kenntnis der Para-amyloidose im urogenitalen System unter besonderer Berücksichtigung der sog. senilen Amyloidose in den Samenbläschen und ihres Verhältnisses zum Samenbläschenpigment. Upsala, Läk.-Fören. Förh. 47, 313—328 (1942).

BUTT, E. M.: Experimental subacute amyloid nephrosis in rabbits. Arch. Path. 10, 859—865 (1930).

CAESAR, R.: Die Feinstruktur von Milz und Leber bei experimenteller Amyloidose. Z. Zellforsch. 52, 653—673 (1960).

— Elektronenmikroskopische Untersuchungen an menschlichem Amyloid bei verschiedenen Grundkrankheiten. Path. et Microbiol. (Basel) 24, 387—394 (1961).

— The fine structure of different organs in experimental and human amyloidosis. Acta neuropath. (Berl.) Suppl. II., 94—99 (1963).

CALKINS, E., and A. S. COHEN: Diagnosis of amyloidosis. Bull. rheum. Dis. 10, 215—218 (1960).

CASAD, D. E., and J. J. BROCIAN: Primary systemic amyloidosis simulating acute idiopathic ulcerative colitis. Amer. J. dig. Dis. 10, 63—74 (1965).

Case Record (Case record of the British med. J.) Case of Still's disease with amyloidosis. Brit. med. J. 1964 II, 1384—1387.

CASSIDI, J. T.: Cardiac amyloidosis, two cases with digitalis sensitivity. Ann. intern. Med. 55, 989—994 (1961).

CHAMBERS, R. A., W. E. MEDD, and H. SPENCER: Primary amyloidosis with special reference to involvement of nervous system. Quart. J. Med. 27, 207—226 (1958).

CHRISTENSEN, H. E., and G. H. HJORT: X-irradiation as accelerating factor in caseinate-induced amyloidosis in mice. Acta path. microbiol. scand. 47, 140—152 (1959).

— — Spleen shielding in X-irradiation accelerated experimental amyloidosis in mice. Acta path. microbiol. scand. 48, 1—12 (1960).

CLARK, R. M., and R. F. BENNETT: Peripheral nerve involvement in systemic primary amyloidosis. Lab. Invest. 6, 125—132 (1957).

COELHO, E., and J. C. PIMENTEL: Cardiac involvement in peculiar form of paramyloidosis. Amer. J. Cardiol. 8, 624—632 (1961).

COHEN, A. S.: The constitution and genesis of amyloid. Int. Rev. exp. Path. 4, 159—243 (1965).

— Preliminary chemical analysis of partially purified amyloid fibrils. Lab. Invest. 15, 66—83 (1966).

— Amyloidosis. New Engl. J. Med. 277, 521—530, 574—583 und 627—638 (1967).

—, and E. CALKINS: The isolation of amyloid fibrils and a study of the effect of collagenase and hyaluronidase. J. Cell Biol. 21, 481—486 (1964).

— — Electron microscopic observations on a fibrous component in amyloid of diverse origins. Nature (Lond.) 183, 1202 (1959).

—, A. FRENSDORFF, S. LAMPRECHT, u. E. CALKINS: Study of fine structure of amyloid associated with familial Mediterranean fever. Amer. J. Path. 41, 567—578 (1962).

CONHEIM, J.: Zur Kenntnis der Amyloidentartung. Virchow Arch. path. Anat. 54, 271—275 (1872).

CONN, H. O., and R. QUINTILIANI: Severe diarrhea controlled by gammaglobulin in a patient with agammaglobulinemia, amyloidosis and thymoma. Ann. intern. Med. 65, 528—541 (1966).

—, and R. D. SUNDBERG: Amyloid disease of bone marrow: Diagnosis by sternal marrow aspiration. Amer. J. Path. 38, 61—71 (1961).

DALTON, J. J., R. H. HACKLER, and R. C. BUNTS: Amyloidosis in paraplegics: incidence and significance: J. Urol. (Baltimore) **93**, 553—555 (1965).

DAOUD, F. S., R. NIEMAN, and R. W. VILTER: Amyloid goiter in a case of generalized amyloidosis. Amer. J. Med. **43**, 604—608 (1967).

DE BRUYN, R. S., and R. O. STERN: Case of progressive hypertrophic polyneuritis of Dejerine and Sottas, with pathological examination. Brain **52**, 84—107 (1929).

DENNY-BROWN, D.: Hereditary sensory radicular neuropathy. J. Neurol. Neurosurg. Psychiat. **14**, 237—248 (1951).

DICKINSON, W. H.: On waxy, lardaceous or amyloid infiltration. Med. Chir. Trans. 2nd series **32**, 39—60 (1867).

DIETRICK, R. B., and S. RUSSI: Tabulation and review of autopsy findings in 55 paraplegics. J. Amer. med. Ass. **66**, 41—44 (1958).

DIVRY, P.: Etude histochimique des plaques séniles. J. belge Neurol. Psychiat. **27**, 643—657 (1927).

DIXON, H. M.: Renal amyloidosis in relation to renal insufficiency. Amer. J. Med. Sci. **187**, 401—411 (1934).

DRUET, R. L., and D. T. JANIGAN: Experimental amyloidosis, rates of induction, lymphocyte depletion and thymic atrophy. Amer. J. Path. **49**, 911—929 (1966a).

— — Experimental amyloidosis. Amyloid induction with a soluble protein antigen in intact, bursectomized and thymectomized chickens. Amer. J. Path. **49**, 1103—1123 (1966b).

DUBOIS, E. L.: Lupus erythematosus. New York: McGraw-Hill 1966.

EBERT, W.: Die Beziehungen des Amyloid zum Bindegewebe. Virchows Arch. path. Anat. **216**, 77—84 (1914).

EBERTH, C. J.: Die Amyloidentartung. Virchows Arch. path. Anat. **80**, 138—172 (1880).

Editorial: Amyloid. J. Amer. med. Ass. **201**, 625—626 (1967).

EISEN, H. N., M. KERN, W. T. NEWTON, and E. HELMREICH: A study of the distribution of 2-4-dinitrobenzene sensitizers between isolated lymph node cells and extracellular medium in relation to induction of contact skin sensitivity. J. exp. Med. **110**, 187—206 (1959).

ELIOT, R. S., H. J. McGEE, and S. G. BLOUNT: Cardiac amyloidosis. Circulation **23**, 613—622 (1961).

EMESON, E. E., Y. KIKKAWA, and B. GUEFT: New features of amyloid found after digestion with trypsin. J. Cell Biol. **28**, 570—577 (1966).

ENNEVAARA, K., and M. OKA: Rheumatoid arthritis with amyloidosis. Ann. rheum. Dis. **23**, 131—138 (1964).

FALLS, H. F., J. JACKSON, J. H. CAREY, J. H. RUKAVINA, and W. D. BLOCK: Ocular manifestations of hereditary primary systemic amyloidosis. Arch. Ophthal. **54**, 660—664 (1955).

FARROKH, A., T. J. WALSH, and E. MASSIE: Amyloid heart disease. Amer. J. Cardiol. **13**, 750—756 (1964).

FEARNLEY, G., and R. LACKNER: Amyloidosis in rheumatoid arthritis and significance of "unexplained" albuminuria. A report of eight cases. Brit. med. J. **1955** I, 1129—1130.

FENTEM, P. H., L. A. TURNBERG, and K. G. WROMSLEY: Biopsy of rectum as aid to diagnosis of amyloidosis. Brit. med. J. **1962** I, 364—367.

FINDLEY, J. W., and W. ADAMS: Primary systemic amyloidosis simulating constrictive pericarditis with steatorrhea and hyperesthesia. Arch. intern. Med. **81**, 342—351 (1948).

FINGERMAN, D. L., and F. C. ANDRUS: Visceral lesions associated with rheumatoid arthritis. Ann. rheum. Dis. **3**, 168—181 (1943).

FORGET, B. G., J. W. SQUIRES, and H. SHELDON: Waldenström's macroglobulinemia with generalized amyloidosis. Arch. intern. Med. **118**, 363—375 (1966).

FOSSATI, C.: L'amyloidose dans la tuberculose pulmonaire chez les Arabo-Lybiens de la Cyrenaïque avant et après l'emploi des chimio-antibiotiques. Path. et Microbiol. (Basel) **27**, 856—862 (1964).

FRANK, A.: Die Genese des Amyloids. Beitr. path. Anat. **67**, 181—206 (1920).

FRAZER, J. G., and M. KAYE: Renal amyloidosis: Review of 12 cases. Canad. med. Ass. J. **85**, 967—973 (1961).

FREDERIKSEN, T., H. GØTZSCHE, N. HARBOE, W. KLAER, and K. MELLEMGAARD: Familial primary amyloidosis with severe amyloid heart disease. Amer. J. Med. **33**, 328—348 (1962).

FRENCH, J. M., G. HALL, D. J. PARISH, and W. T. SMITH: Peripheral and autonomic nerve involvement in primary amyloidosis associated with uncontrollable diarrhea and steatorrhea. Amer. J. Med. **39**, 277—284 (1965).

GAFNI, J., and E. SOHAR: Rectal biopsy for diagnosis of amyloidosis. Amer. J. med. Sci. **240**, 332—336 (1960).

— —, and H. HELLER: The inherited amyloidoses. Their clinical and theoretical significance. Lancet **1964** I, 71—74.

GARDNER, D. L.: Amyloidosis in rheumatoid arthritis treated with hormones. Ann. rheum. Dis. **21**, 298—299 (1962).

— Pathology of the connective tissue diseases. Baltimore: Williams and Wilkins 1966.

GEDDA, P. O.: On amyloidosis and other causes of death in rheumatoid arthritis. Acta med. scand. **150**, 443—452 (1955).

GELDERMAN, A. H., R. A. LEVINE, and K. A. ARNDT: Dermatomyositis complicated by generalized amyloidosis. New Engl. J. Med. **267**, 858—861 (1962).

GELLERSTEDT, N.: Die elektive insuläre (Para-) Amyloidose der Bauchspeicheldrüse: Zugleich ein Beitrag zur Kenntnis der „senilen Amyloidose". Beitr. allg. Path. Anat. **101**, 1—13 (1938).

GILES, R. B., and E. CALKINS: Studies on the composition of secondary amyloid. J. clin. Invest. **31**, 1476—1482 (1955).

GLAUSER, O.: Über tumorförmiges Amyloid der Lungen. Ein Beitrag zur dystrophischen Knochenbildung. Schweiz. Z. allg. Path. **18**, 42—65 (1955).

GLENNER, G. G., and H. A. BLADEN: Purification and reconstitution of the periodic fibril and unit structure of human amyloid. Science **154**, 271—272 (1966).

GLOBERSON, A., and M. FELDMAN: Role of the thymus in restauration of immune reactivity and lymphoid regeneration in irradiated mice. Transplantation **2**, 212—227 (1964).

GOETZE, R., u. W. KRUECKE: Über Paramyloidose mit besonderer Beteiligung der peripheren Nerven und glandulärer Atrophie des Gehirns und ihre Beziehungen zu den intrazerebralen Gefäßerkrankungen. Arch. Psychiat. Nervenkr. **114**, 183—198 (1941).

GOLDMAN, H.: Amyloidosis of seminal vesicles and vas deferens: Primary localized cases. Amer. J. Path. **75**, 94—98 (1963).

GOLTZ, R. W.: Systemic amyloidosis; a review of the skin and mucous membrance lesions. Medicine (Baltimore) **31**, 381—409 (1952).

GOOD, R. A., and A. E. GABRIELSEN: Agammaglobulinemia and hypogammaglobulinemia — relationship to mesenchymal diseases. In: Streptococcus, rheumatic fever and glomerulonephritis. S. 368—400. (UHR, J. W. Ed.) Baltimore: Williams & Wilkins 1964.

—, and J. ROTSTEIN: Rheumatoid arthritis and agammaglobulinemia. Bull. rheum. Dis. **10**, 203—206 (1960).

GRANT, R. P.: Left axis deviation, an electrocardiographic correlation study. Circulation **14**, 233—249 (1956).

GREEN, P. A., J. A. HIGGINS, A. L. BROWN, H. N. H. HOFFMAN, and R. L. SOMMERVILLE: Amyloidosis: Appraisal of intubation biopsy of small intestine in diagnosis. Gastroenterology **41**, 452—456 (1961).

GREGG, J. A., T. HERSKOVIC, and L. G. BARTHOLOMEW: Ascites in systemic amyloidosis. Arch. intern. Med. **116**, 605—610 (1965).

GUEFT, B., and J. GHIDONI: The site of formation and ultrastructure of amyloid. Amer. J. Path. **43**, 837—854 (1963).

GUNNAR, R. M., R. F. DILLON, R. J. WALLYN, and E. I. ELISBERG: Physiologic and clinical similarity between primary amyloid of heart and constrictive pericarditis. Circulation **12**, 827—832 (1955).

HABERLAND, C.: Primary systemic amyloidosis: Cerebral involvement and senile plaque formation. J. Neuropath. exp. Neurol. **23**, 135—150 (1964).

HAEMMERLI, A.: Klinische Aspekte der primären Amyloidose. Schweiz. med. Wschr. **84**, 1262—1265 (1954).

HAERTTER, W.: Statistische Untersuchungen uber Haufigkeit und Geschlechtsverteilung der Amyloidose. Dtsch. med. Wschr. **74**, 1359—1365 (1949).

HALL, C. E., O. HALL, and E. CROSS. Amyloidosis induced by parabiosis in "genetically homogeneous" mice. Arch. Path. **68**, 657—688 (1959).

Heefner, W. A., and G. D. Sorenson: Experimental amyloidosis. I. Light and electron microscopic observations of spleen and lymph nodes. Lab. Invest. 11, 585—593 (1962).

Heinze, B., and G. Fine: Restless legs and orthostatic hypotension in primary amyloidosis. Arch. Neurol. (Chic.) 16, 497—500 (1967).

Heller, H., H. P. Missmahl, E. Sohar, and J. Gafni: Amyloidosis: its differentiation into peri-reticulin and peri-collagen types. J. Path. Bact. 88, 15—34 (1964).

—, E. Sohar, J. Gafni, and J. Heller: Amyloidosis in familial mediterranean fever: independent genetically determined character. Arch. intern. Med. 107, 539—550 (1961).

Herskovic, T., L. G. Bartholomew, and P. A. Green: Amyloidosis and malabsorption syndrome. Arch. intern. Med. 114, 629—633 (1964).

Hicks, E. P.: Hereditary perforating ulcer of the foot. Lancet 1922 I, 319—322.

Hinglais, N., et H. Montera: Etude au microscope électronique de six cas d'amylose rénale humaine. Path. et Biol. 12, 176—191 (1964).

Hoffman, I., L. Friedfeld, E. H. Fishberg, and A. M. Fishberg: Amyloidosis and hypertension in cholesterol fed rabbits. Proc. Soc. exp. Biol. (N.Y.) 78, 37—40 (1951).

Howell, M.: Acquired factor X deficiency associated with systematized amyloidosis. A report of a case. Blood 21, 739—744 (1963).

Hoyningen-Huene, C. B. J. von: Systemic amyloidosis presenting as constrictive pericarditis. A case studied with cardiac catheterization. Amer. Heart J. 67, 290—294 (1964).

Huesselmann, H.: Beitrag zum Amyloidproblem auf Grund von Untersuchungen an menschlichen Herzen. Virchows Arch. path. Anat. 327, 607—628 (1955).

Huntley, C. C., D. P. Thorpe, and A. D. Lyerly: Rheumatoid arthritis with IgA deficiency. Amer. J. Dis. Child. 113, 411—418 (1967).

Jackson, C. E., H. F. Falls, W. D. Block, J. K. Rukavina. and J, H. Carey: Inheritance of primary systemic amyloidosis. Amer. J. hum Genet. 12, 434—439 (1960).

Jager, H. de, and F. C. Stam: Pathology and histochemistry of amyloidosis in old age. Gerontologia (Basel) 6, 19—35 (1962).

James, T. N.: Pathology of the cardiac conduction system in amyloidosis. Ann. intern. Med. 65, 28—36 (1966).

Janigan, D. T.: Experimental amyloidosis. Structural relationship of amyloid and reticulin in tissue sections and isolated preparations. Amer. J. Path. 49, 657—678 (1966).

Jarnum, S.: Gastrointestinal hemorrhage and protein loss in primary amyloidosis. Gut, 6, 14—18 (1965).

Josselson, A. J., and R. D. Pruitt: Electrocardiographic findings in cardiac amyloidosis. Circulation 7, 200—211 (1953).

Kamberg, S., B. S. Loitman, and S. Holtz: Amyloidosis of tracheobronchial tree. New Engl. J. Med. 266, 587—591 (1962).

Kantarjian, A. D., and R. N. DeJong: Familial primary amyloidosis with nervous system involvement. Neurology 3, 399—409 (1953).

Kapp, J. P.: Hepatic amyloidosis with portal hypertension. J. Amer. med. Ass. 191, 497—499 (1965).

Kaufman, H. E.: Primary familial amyloidosis. Arch. Ophthal. 60, 1036—1043 (1958).

Kellum, M. J., D. E. R. Sutherland, E. Eckert, R. D. A. Peterson, and R. A. Good: Wasting disease, Coombs positivity and amyloidosis in rabbits subjected to central lymphoid tissue extirpation and irradiation. Int. Arch. Allergy 27, 6—26 (1965).

Kennedy, D. D., F. D. Rosenthal, and G. B. Snedden: Amyloidosis presenting as urticaria. Brit. med. J. 31—32 (1966).

Kennedy, J. S.: Sulfur-35 in experimental amyloidosis. Lab. Invest. 15, 84—97 (1966).

Kidd, M.: Alzheimer's disease. Electronmicroscopical study. Brain 87, 307—320 (1964).

Kilpatrick, T. R., and H. M. Horack: "Stiff heart" syndrome. An uncommon cause of heart failure. Med. Clin. N. Amer. 51, 959—966 (1967).

Kimball, K. G.: Amyloidosis in association with neoplastic disease: report of unusual case and clinicopathological experience at Memorial Center for Cancer and Allied Diseases during eleven years (1948—1958). Ann. intern. Med. 55, 958—974 (1961).

King, L. S.: Atypical amyloid disease: With observations on a new silver stain for amyloid. Amer. J. Path. 24, 1945 (1095—1115).

Klebs, E.: Handbuch der pathologischen Anatomie. Bd. I, S. 408 u. S. 573. Berlin: Hirschwald 1868.

Knight, A.: Hypernephroma and amyloidosis. Canad. med. Ass. J. **95**, 1379—1384 (1966).

Koletsky, S., and R. M. Stecher: Primary systemic amyloidosis. Arch. Path. **27**, 267—288 (1939).

Korelitz, B. I., and L. N. Spindell: Gastrointestinal amyloidosis: report of case and review of clinical and radiological aspects. J. Mt Sinai Hosp. **23**, 683—696 (1956).

Korsan-Bengtsen, K., P. F. Hjort, and J. Ygge: Acquired factor X deficiency in a patient with amyloidosis. Thromb. Diathes. haemorr. (Stuttg.) **7**, 558—566 (1962).

Krishnamurthy, S., and C. K. Job: Secondary Amyloidosis in Leprosy. Int. J. Leprosy **34**, 155—158 (1966).

Kuhlbaeck, R., and O. Wegelius: Secondary amyloidosis. Acta med. scand. **180**, 737—745 (1966).

Kruecke, W.: Die Paramyloidose. Ergebn. inn. Med. Kinderheilk. **11**, 299—378 (1959).

Kyle, R. A., and E. D. Bayrd: Primary systemic amyloidosis and myeloma. Arch. intern. Med. **107**, 344—353 (1961).

—, B. A. Kottke, and A. Schirger: Orthostatic hypotension as a clue to primary systemic amyloidosis. Circulation **34**, 883—888 (1966a).

—, G. L. Pearse, H. Richmond, and L. Sullivan: Bone marrow aspiration in antemortem diagnosis of primary systemic amyloidosis. Amer. J. clin. Path. **45**, 252—257 (1966c).

—, R. J. Spencer, and D. C. Dahlin: Value of rectal biopsy in the diagnosis of primary systemic amyloidosis. Amer. J. med. Sci. **251**, 501—506 (1966b).

Latvalahti, J.: The effect of cortisone and ACTH on experimental amyloid degeneration. Acta path. microbiol. scand. Suppl. **93**, 81—92 (1952).

— Experimental studies on the influence of certain hormones on the development of amyloidosis. Acta endocr. (Kbh.) Suppl. **16**, 89pp (1963).

Lawson, A. A., and N. MacLean: Renal disease and drug therapy in rheumatoid arthritis. Ann. rheum. Dis. **25**, 441—449 (1966).

Lee, H. Y., and W. Kaufmann: Cardiac amyloidosis in aged. Arch. Path. **64**, 494—500 (1957).

Lesher, S., D. Grahn, and A. Sallese: Amyloidosis in mice exposed to daily gamma irradiation. J. nat. Cancer Inst. **19**, 1119—1131 (1957).

Letterer, E.: Studien über Art und Entstehung des Amyloids. Beitr. path. Anat. **75**, 486—588 (1926).

— Neue Untersuchungen über die Entstehung des Amyloid. Virchows Arch. path. Anat. **293**, 34—72 (1934).

— Allgemeine Pathologie. Grundlagen und Probleme. Stuttgart: Thieme 1959.

—, R. Caesar u. A. Vogt: Studien zur elektronenoptischen und immunomorphologischen Struktur des Amyloids. Dtsch. med. Wschr. **85**, 1909—1910 (1960).

—, W. Gerock u. G. Schneider: Vergleichende Untersuchungen über den Aminosäurebestand von Serum-EW, Leber-EW, Amyloid, Hyalin und Kollagen. Virchows Arch. path. Anat. **327**, 327—342 (1955).

— and R. Kretschmer: Experimental amyloidosis and tolerance. Nature (Lond.) **210**, 390—391 (1966).

Levine, R. A.: Amyloid disease of the liver. Correlation of clinical, functional and morphological features of fourty seven patients. Amer. J. Med. **33**, 349—357 (1962).

Lindeman, R. D., R. L. Scheer, and L. G. Raisz: Renal amyloidosis. Ann. intern. Med. **54**, 883—898 (1961).

Lindsay, S.: Heart in primary systemic amyloidosis. Amer. Heart J. **32**, 419—437 (1946).

Liske, E., S. M. Chou, and H. G. Thompson: Peripheral and autonomic neuropathy in amyloidosis: case report. J. Amer. med. Ass. **186**, 432—434 (1963).

Loeschke, A.: Vorlesungen über das Wesen von Hyalin und Amyloid auf Grund von serologischen Versuchen. Beitr. path. Anat. **77**, 231—239 (1927).

Loutit, J. F.: Transplantation of hemopoietic tissues. Brit. med. Bull. **21**, 118—122 (1965).

Lubarsch, O · Zur Kenntnis ungowöhnlicher Amyloidablageiungen. Virchows Arch.path. Anat. **271**, 367—369 (1929).

Maehr, G., K. Rommel u. W. Knoth: Paramyloidose mit Karpaltunnelsyndrom bei Bence-Jones-Plasmozytom. Dtsch. med. Wschr. **91**, 2166—2170 (1966).

Makarenko, J. J.: Über die Pathogenese der Amyloidose bei chronischer Polyarthritis. Therap. Arch. (Moskau) **35**, 86—92 (1963).

Manitz, G. u. H. Themann: Elektronenmikroskopischer Beitrag zur Feinstruktur des menschlichen Leberamyloids. Beitr. path. Anat. **128**, 103—121 (1962).

Marinesco, G.: Sur une affection particulière simulant au point de vue clinique la sclérose en plaques et ayant pour substratum des plaques spéciales du type sénile. Arch. roum. Path. exp. **4**, 41—69 (1931).

Maxwell, E. S., and I. Kimbell: Familial amyloidosis, with case reports. Med. Bull. Veterans' Adm. (Wash.) **12**, 365—369 (1936).

Maxwell, M. H., D. A. Adams, and R. Goldman: Corticosteroid therapy of amyloid nephrotic syndrome. Ann. intern. Med. **60**, 539—555 (1964).

McAlpine, J. C., A. Redcliffe, and I. Friedman: Primary amyloidosis of the upper air passages. J. Laryng. **77**, 1—92 (1963).

Meckel, H.: Die Speck- oder Cholesterinkrankheit. Ann. Charité-Krankenh. **4**, 264—320 (1853).

Menaché, D., et P. Boivin: Déficit acquis en facteur X chez un malade atteint d'amylose primitive. Injection d'une fraction C.S.B. Nouv. Rev. franç. Hémat. **2**, 868—875 (1962).

Merker, H., S. Shibolet, E. Sohar, J. Gafni, and H. Heller: Periodic crossbanding in amyloid filaments. Nature (Lond.) **211**, 1401—1402 (1966).

Miller, F. u. A. Bohle: Vergleichende licht- und elektronenmikroskopische Untersuchungen an der Basalmembran der Glomerulumkapillaren der Maus bei experimentellem Nierenamyloid. Klin. Wschr. **34**, 1204—1216 (1956).

Missen, G. A. K., and J. D. Taylor: Amyloidosis in rheumatoid arthritis. J. Path. Bact. **71**, 179—192 (1956).

Missmahl, H. P.: Welche Beziehungen bestehen zwischen den verschiedenen Formen der Amyloidose und den Bindegewebsfasern? Verh. dtsch. Ges. inn. Med. **65**, 439—442 (1959).

—, and M. Hartwig: Polarisationsoptische Untersuchungen an der Amyloidsubstanz. Virchows Arch. path. Anat. **324**, 489—508 (1963).

— u. H. Siebner: Chromosomenuntersuchung bei familiärer perikollagnener Amyloidose. Dtsch. med. Wschr. **90**, 1002—1004 (1965).

Moschcovitz, E.: Clinical aspects of amyloidosis. Ann. intern. Med. **10**, 73—88 (1936).

Muckel, J. T., and M. Wells: Urticaria, deafness and amyloidosis: a new heredofamilial syndrome. Quart. J. Med. **31**, 235—248 (1962).

Muckle, T. J.: Protein components of amyloid. Nature (Lond.) **203**, 773 (1964).

Mulligan, R. M.: Amyloidosis of the heart. Arch. Path. **65**, 615—630 (1958).

Munsat, T. L., and A. F. Poussaint: Clinical manifestations and diagnosis of amyloid polyneuropathy: report of three cases. Neurology **12**, 413—422 (1962).

O'Phinney, A. O.: Sarcoid of the myocardial septum with complete heart block. Report of 2 cases. Amer. Heart J. **62**, 270—276 (1961).

Osserman, E. F., and K. Takasuki: Plasma cell myeloma. γ-Globulin synthesis and structure. Medicine (Baltimore) **42**, 357—384 (1963).

— —, and N. Talal: The pathogenesis of amyloidosis. Semin. Hemat. **1**, 3—85 (1964).

Ostertag, B.: Demonstration einer eigenartigen familiären Paramyloidose. Zbl. Path. **56**, 253—271 (1932).

Parkins, R. A., and E. G. L. Bywaters: Regression of amyloidosis secondary to rheumatoid arthritis. Brit. med. J. **1**, 536—540 (1959).

Pearlman, A. W.: Amyloidosis; clinical and pathological study of 135 cases. Quart. Bull. Sea View Hosp. **6**, 295—308 (1941).

Pechet, L., and J. J. Kastrul: Amyloidosis associated with factor X (Stuart) deficiency. Ann. intern. Med. **61**, 315—318 (1964).

Pernis, B., G. Schneider, u. C. Wunderly: Quantitative Aminosäurenanalyse von Amyloidsubstanz, elektrophoretischen Serumeiweißfraktionen und Bindegewebsprotein. Ärztl. Forsch. **7**, 454—458 (1953).

Pomerance, A.: Senile cardiac amyloidosis. Brit. Heart J. **27**, 711—718 (1965).

— The pathology of senile cardiac amyloidosis. J. Path. Bact. **91**, 357—367 (1966).

Porter, G. H.: Sarcoid heart disease. New Engl. J. Med. **263**, 1350—1357 (1960).

Porto, J. A., H. T. Cardoso, and I. A. A. Venancio: Presence of atypical serum globulin in localized cutaneous amyloidosis. J. invest. Derm. 40, 169—171 (1963).

Powell, C. S., and L. L. Swan: Leprosy: Pathologic changes observed in 50 consecutive necropsies. Amer. J. Path. 31, 1131—1147 (1955).

Pras, M.: Frequency of secondary amyloidosis in hospital patients in Malawi. Israel J. med. Sci. 2, 101—103 (1966).

Prévôt, H., N. Heisig u. A. Papageorgiou: Enteraler Eiweißverlust bei Paramyloidose. Klin. Wschr. 43, 440—444 (1965).

Pruitt, R. D., G. W. Daugherty, and J. E. Edwards: Congestive heart failure induced by primary systemic amyloidosis; diagnostic problem. Circulation 8, 769—778 (1953).

Pryor, and S. G. Blount: The clinical significance of true left axis deviation. Left intraventricular blocks. Amer. Heart J. 72, 391—413 (1966).

Ranlov, P.: The role of the thymus in experimental mouse amyloidosis. Acta path. microbiol. scand. 67, 42—54 (1966a).

— Phagocytosis in experimental mouse amyloidosis. Acta path. microbiol. scand. 68, 1—18 (1966b).

— Humoral immunity during the induction of experimental amyloidosis. Acta path. microbiol. scand. 69, 375—383 (1967).

—, and E. Jensen: Homograft reaction in amyloidotic mice. Acta path. microbiol. scand. 67, 161—164 (1966).

Rask-Nielsen, R.: Coombs positive hemolytic anemia and generalized amyloidosis in mice following transmission of subcellular leukemic material. Proc. Soc. exp. Biol. (N.Y.) 116, 1154—1159 (1964).

Razis, D. V., H. D. Diamond, and L. F. Craver: Hodgkin's diseases associated with other malignant tumors and certain non-neoplastic diseases. Amer. J. med. Sci. 238, 327—340 (1959).

Recklinghausen, F. von: Handbuch der allgemeinen Pathologie des Kreislaufs und der Ernährung. in: Deutsche Chirurgie (ed. Billroth u. Luecke), Lieferung 2 u. 3, S. 397. Stuttgart: Enke 1883.

Redleaf, P. D., R. B. Davis, C. Kucinski, and L. Hoilund: Amyloidosis with an unusual bleeding diathesis. Observations on the use of epsilon amino caproic acid. Ann. intern. Med. 58, 347—354 (1963).

Reimann, H. R., R. F. Koucky, and C. M. Eklund: Primary amyloidosis limited to tissues of mesodermal origin. Amer. J. Path. 11, 977—988 (1935).

Ritama, V., and G. af Bjoerkesten: Amyloid neuropathy: Clinical and pathological manifestation of primary atypical amyloidosis. Ann. med. intern. Fenn. 43, 152—169 (1954).

Rona, G.: Primary systemic amyloidosis associated with purpura. Canad. med. Ass. J. 84, 1386—1389 (1961).

Rukavina, J. G., W. D. Block, C. E. Jackson, H. F. Falls, J. H. Carey, and A. C. Curtis: Primary systemic amyloidosis. A review and an experimental, genetic and clinical study of 29 cases with particular emphasis on the familial form. Medicine (Baltimore) 35, 239—334 (1956).

Saeed, S. M., and G. Fine: Thioflavin-T for amyloid detection. Amer. J. clin. Path. 47, 588—593 (1967).

Sagher, F., and J. Shannon: Amyloidosis cutis; familial occurrance in three generations. Arch. Derm. 87, 171—175 (1963).

Salzman, S. H., and J. Burke: The differential diagnosis of giant liver. Amer. J. Gastroent. 47, 221—230 (1967).

Sander, S.: Whipple's disease associated with amyloidosis. Acta path. microbiol. scand. 61, 530—536 (1964).

Schein, G.: Syndrome of non-tropical sprue with hitherto undescribed lesions of the intestine. Gastroenterology 8, 438—460 (1947).

Schlesinger, A. S., V. A. Duggins, and E. F. Masucci: Peripheral neuropathy in familial primary amyloidosis. Brain 85, 357—370 (1962).

Schneider, G.: Über die Pathogenese der Amyloidose. Immunologische, histochemische und morphologische Untersuchungen. Ergebn. allg. Path. path. Anat. 44, 2—102 (1964).

Schrant, J. M.: Prijisverhandeling over de goed- en kwaardige Gezwellen. S. 291, Tab. II, Fig. 22. Amsterdam: Ipenbuur en van Seldam 1852.

Schwartz, P.: Senile cerebral, pancreatic insular and cardiac amyloidosis. Trans. N.Y. Acad. Sci. 27, 393—413 (1965).

—, and K. Wolfe: New aspects of cardiovascular disease in the aged. J. Amer. Geriat. Soc. 15, 640—650 (1967).

Selikoff, I. J., and I. J. Bernstein: Systemic reaction to intravenous administration of Congo red. Quart. Bull. Sea View Hosp. 8, 131—141 (1946).

Sellers, B., and T. Bitter: Two cases of scleroderma heart disease. Clinical and electron microscopic aspects. In Vorbereitung.

Senn, H. J., H. J. Heiniger, H. Buerki u. U. Rieder: Zur klinischen Diagnose der Amyloidose. Schweiz. med. Wschr. 96, 1363—1374 (1966).

Skinner, M. S., A. A. Kattine, and B. O. Spurlock: Electron microscopic observations of early amyloidosis in human liver. Gastroenterology 50, 243—247 (1966).

Shabetai, R., N. O. Fowler, and J. C. Fenton: Restrictive cardiac disease. Pericarditis and the myocardiopathies. Amer. Heart J. 69, 271—280 (1965).

Sherry, S., W. H. McAllister, A. Godman, J. R. Little, T. Walsh, and G. Sorensen: Amyloidosis. Clinicopathological conference. Amer. J. Path. 40, 603—615 (1966).

Shirama, T., and A. S. Cohen: Structure of amyloid fibrils after negative staining and high resolution electron microscopy. Nature (Lond.) 206, 737—739 (1965).

— — Electron microscopic studies of amyloid associated with multiple myeloma. Fed. Proc. 25, 419 (1966).

— — High resolution electron microscopy of amyloid. J. Cell Biol. 33, 679—698 (1967a).

— — Fine structure of glomerulus in human and experimental amyloidosis. Amer. J. Path. 51, 869—912 (1967b).

Short, C. L., W. Bauer, and W. E. Reynolds: Rheumatoid arthritis. Cambridge, Mass.: Harvard University Press 1957.

Shuttleworth, J. S., and Sr. H. Ross: Secondary amyloidosis in leprosy. Ann. intern. Med. 45, 23—28 (1956).

daSilva Horta, J.: Pathologische Anatomie der Portugiesischen Paramyloidosefälle mit besonderer Bevorzugung des peripheren Nervensystems. Acta neuroveg. (Wien) 12, 105—134 (1955).

Silver, H., u. A. F. Lindblom: Ein Fall von allgemeiner Amyloidose ohne nachweisbare Ursachen (sogen. "idiopathische" Amyloidose). Acta med. scand. 64, 539—545 (1926).

Sohar, E., J. Gafni, M. Pras, and H. Heller: Familial mediterranean fever. A survey of 470 cases and review of the literature. Amer. J. Med. 43, 227—253 (1967).

Solomon, W. A.: Amyloidosis in chronic atrophic arthritis. Ann. intern. Med. 18, 846—850 (1943).

Sorensen, G. D., and T. Shimamura: Experimental amyloidosis. 3. Light and electron microscopic studies of renal glomeruli. Lab. Invest. 13, 1409—1417 (1964).

Sorenson, G. D., W. A. Heefner, and J. B. Kirkpatrik: Experimental amyloidosis. II. Light and electron microscopic observations of liver. Amer. J. Path. 44, 629—643 (1964).

Soyka, J.: Über amyloide Degeneration. Prag. med. Wschr. 1, 165—171 (1876).

Squire, J. R.: Persönliche Mitteilung an Teilum, G.: Amyloidosis: Origin from fixed periodic acid-Schiff positive reticuloendothelial cells in loco and basic factors in pathogenesis. Lab. Invest. 15, 98—110 (1966).

Stauffer, M. H., J. B. Gross, W. T. Foulk, and D. C. Dahlin: Amyloidosis: Diagnosis with needle biopsy of liver in 18 patients. Gastroenterology 41, 92—96 (1961).

Strukov, A. I., V. V. Serov, and L. V. Pavlikhina: On the pathogenesis of amyloid. Virchows Arch. path. Anat. 336, 550—563 (1963).

Strunk, S. W.: Early renal glomerular lesion in S.L.E. Lab. Invest. (submitted) (1968).

Sullivan, J. F., T. E. Twitchell, G. J. Gheraldi, and W. P. Vanderlaan: Amyloid polyneuropathy. Neurology 5, 847—855 (1955).

Sutherland, D. E. R., O. K. Archer, R. D. A. Peterson, E. Eckert, and R. A. Good: Development of "autoimmune" processes in rabbits subjected to neonatal removal of central lymphoid tissue. Lancet 1965 I, 130—133.

Suzuki, Y., J. Churg, E. Grishman, W. Mautner, and S. Dachs: The mesangium of the renal glomerulus. Electronmicroscopic studies of pathological alterations. Amer. J. Path. 43, 555—578 (1963).

Symmers, W. S. T.: Amyloidosis. Five cases of primary generalized amyloidosis and some other unusual cases. J. clin. Path. 9, 187—211, 212—228 (1956).

Targgart, W. H., B. F. Trump, D. Lagunoff, and J. Eschbach: Systemic amyloidosis and ulcerative colitis. Gastroenterology 44, 335—341 (1963).

Teilum, G.: Cortisone-ascorbic acid interaction and the pathogenesis of amyloidosis; mechanisms of action of cortisone on mesenchymal tissue. Ann. rheum. Dis. 11, 119—136 (1952).

— Studies on pathogenesis of amyloidosis. II. Effect of nitrogen mustard in inducing amyloidosis. J. Lab. clin. Med. 43, 367—374 (1954).

— Amyloidose og Kollagenoser. Nord. Med. 60, 1137—1141 (1958).

— Pathogenesis of amyloidosis. The two-phase cellular theory of local secretion. Acta path. microbiol. scand. 61, 21—45 (1964a).

— Amyloidosis secondary to agamma-globulinemia. J. Path. Bact. 88, 317—320 (1964b).

—, and A. Lindahl: Frequency and siginficance of amyloid changes in rheumatoid arthritis. Acta med. scand. 149, 449—455 (1954).

Terbrueggen, A.: Zwei Grundformen der allgemeinen Amyloidose, mit besonderer Berücksichtigung der Amyloidniere und -Nephrose. Virchows Arch. path. Anat. 315, 250—308 (1948).

Thiery, J. P., et J. Caroli: Etude au microscope électronique de l'amylose hépatique primaire de l'homme. Sem. Hôp. Paris 37, 29—40 (1961).

Thung, P. J.: Relation between amyloid and ageing in comparative pathology. Gerontologia (Basel) 1, 234—254 (1957).

Trieger, N., A. S. Cohen, and E. Calkins: Gingival biopsy as diagnostic aid in amyloid disease. Arch. oral Biol. 1, 187—192 (1960).

Turunen, M., and H. Teir: Ganzkörperröntgenbestrahlung und Amyloidose. Virchows Arch. path. Anat. 334, 251—255 (1961).

Unger, P. N., M. Zuckerbrod, G. Beck, and J. M. Steele: Amyloidosis in rheumatoid arthritis. Amer. J. med. Sci 216, 51—56 (1948).

Uphoff, D. E., and L. W. Law: Genetic factors influencing irradiation protection by bone marrow. II. The histocompatibility-2 (H-2)locus. J. nat. Cancer Inst. 20, 617—624 (1958).

Vassar, P. S., and C. F. A. Culling: Fluorescent stains, with special reference to amyloid and connective tissues. Arch. Path. 68, 487—498 (1959).

Vaughan, J. H., E. V. Barnett, and J. P. Leddy: Autosensitivity diseases. Immunologic and pathogenetic concepts in Lupus Erythematosus, Rheumatoid Arthritis and hemolytic anemia. New. Engl. J. Med. 275, 1426—1432, 1486—1494 (1966).

—, A. H. Dutton, R. W. Dutton, M. George, and R. Q. Marston: A study of antibody production in vitro. J. Immunol. 84, 258—267 (1960).

Virchow, R.: Bau und Zusammensetzung der Corpora amylacea des Menschen. Verh. phys.-med. Ges. Würzburg 2, 51—54 (1852).

— Ernährungseinheiten und Krankheitsherde. Virchows Arch. path. Anat. 4, 375—399 (siehe S. 396) (1852).

— Découverte d'une substance qui donne lieu aux mêmes réactions chimiques que la cellulose végétale, dans le corps humain. C. R. Acad. Sci. (Paris) 37, 492—493 (1853).

— Über eine im Gehirn und Rückenmark des Menschen aufgefundene Substanz mit der chemischen Reaction der Cellulose. Virchows Arch. path. Anat. 6, 135—138 (1854).

— Weitere Mitteilungen über das Vorkommen der pflanzlichen Cellulose beim Menschen. Virchows Arch. path. Anat. 6, 268—271 (1854).

— Zur Cellulose-Frage. Virchows Arch. path. Anat. 6, 416—426 (1854).

— Über das ausgebreitete Vorkommen einer dem Nervenmark analogen Substanz in den thierischen Geweben. Virchows Arch. path. Anat. 6, 562—672 (1854).

— Die amyloide Degeneration der Lymphdrüsen. Verh. phys.-med. Ges. Würzburg, 7, 222—230 (1857).

— Die Cellularpathologie. (pp 330—344). Berlin: Hirschwald 1858.

Walford, R. L., and J. R. Sjaarda: Increase of thioflavine-T staining material (amyloid) in human tissues with age. J. Geront. 19, 57—61 (1964).

Walker, G. A.: Amyloidgoiter. Surg. Gynec. Obstet. **75**, 374—378 (1942).

Wallace, S. L., D. J. Feldman, J. Berlin, C. Harris, and I. Glass: Amyloidosis in Hodgkin's disease. Amer. J. Med. **8**, 552—564 (1950).

Wallenstein, L., H. A. Serebro, and S. Calle: Chronic regional enteritis complicated by a nephrotic syndrome due to amyloidosis. J. Amer. med. Ass. **198**, 555—558 (1966).

Wang, C. C., and L. L. Robbins: Amyloid disease, its roentgen manifestations. Radiology **66**, 489—500 (1956).

Wegelius, O.: Amyloidosis of the kidneys, adrenals and spleen as a complication of acute lupus erythematosus treated with ACTH and cortisone. Acta med. scand. **156**, 91—102 (1956).

Weiser, M. M., and L. R. Owano: Nephrotic syndrome secondary to primary amyloidosis with terminal bilateral renal vein thrombosis. Univ. Mich. med. Bull. **29**, 92—103 (1963).

Werther, J. L., A. Shapira, O. Rubinstein, and H. D. Janowitz: Amyloidosis in regional enteritis. Amer. J. Med. **29**, 416—423 (1960).

Wessler, S., and A. S. Freedberg: Cardiac amyloidosis: electrocardiographic and pathologic observations. Arch. intern. Med. **82**, 63—74 (1948).

Wichmann, G.: Die Amyloiderkrankung. Beitr. path. Anat. **13**, 487—628 (1893).

Wild, C.: Beitrag zur Kenntnis der amyloiden und der hyalinen Degeneration des Bindegewebes. Ziegler's Beitr. path. Anat. **1**, 175—200 (1886).

Wilks, S.: Cases of lardaceous disease and some allied affections. Guy's Hosp. Rep. 3rd series, **2**, 103—132 (1856).

Williams, J. D.: Primary amyloidosis. Report of two new cases. Guy's Hosp. Rep. **104**, 312—324 (1955).

Williams, G.: Amyloidosis in parabiotic mice. J. Path. Bact. **88**, 35—41 (1964).

Williams, R. C., E. S. Cathcart, E. Calkins, and A. S. Cohen: Secondary amyloidosis in lepromatous leprosy. Possible relationships of diet and environment. Ann. intern. Med. **62**, 1000—1007 (1965).

Young, D., and J. B. Schwedel: The heart in rheumatoid arthritis: A study of thirty-eight autopsy cases. Amer. Heart J. **28**, 1—23 (1944).

Zuckerbrod, M., B. Rosenberg, and H. J. Kayden: Renal insufficiency and hypertension associated with secondary amyloidosis. Amer. J. Med. **21**, 227—231 (1956).

I. Einleitung und Definition

Die Amyloidose kann deshalb zu den Bindegewebskrankheiten gezählt werdene weil die charakteristischen histopathologischen Veränderungen, d. h. ein typischs, Skleroprotein (Cohen 1966) und ein niedrig sulfatiertes Heparin (Bitter u. Muir) ausschließlich im Bindegewebe gefunden werden. Im weiteren handelt es sich um ein meist mehrere Organe und Organsysteme befallendes Krankheitsbild (Cohen 1967), welches für die klassischen – z. T. immunpathologisch bedingten (Vaughan et al. 1966) – Bindegewebskrankheiten typisch ist[1].

Die Versuche der letzten 30 Jahre, die Amyloidose in „primäre", d. h. idiopathische Formen – eine „sekundäre", d. h. als Komplikation auftretende Form (Reimann et al.) – „Paramyloidose", d. h. eine vorwiegend beim Myelom vorkommende Form mit schlecht färbbaren Läsionen (Krücke; Lubarsch; King) – und „senile" Formen (Hüsselmann; Jager u. Stam; Buerger u. Braunstein; Schwartz; Schwartz u. Wolfe; Pomerance; Gellerstedt; Goldman;

---

[1] *Geschichte der Amyloidose:* Bereits Portal (1813) und Abercrombie (1828) grenzten diese „wächserne", „speckige" Läsion der Leber von der Cirrhose ab. Christensen (1845) beschrieb die „Sago"-Milz; Rokitanski (1842), Budd (1845), Meckel (1853) und Wedl (1853) erkannten den Allgemeinbefall, und Andral (1827) hatte bereits auf den verschiedenartigen Verlauf der Krankheit hingewiesen. Auf Grund der an Stärke errinnernden Jodfärbbarkeit prägte Virchow (1851—1858) das Wort „Amyloid".

BURSELL; WALFORD u. SJAARDA; DIVRY; KIDD) einzuteilen, sind heute praktisch überholt: Nicht nur lassen sich meist keine eindeutigen klinischen Bilder abtrennen (SYMMERS; COHEN 1967), sondern die histopathologischen (CAESAR 1960; 1961; 1963; GLENNER u. BLADEN; SHIRAMA u. COHEN 1965) und — soweit erforscht — auch die chemischen Charakteristika (BITTER u. MUIR; MUCKLE; BENDITT et al.; COHEN 1966) sind in allen Formen des menschlichen Amyloids dieselben: Den hyalinen, eosinophilen, extracellulären (EBERTH; EBERT; CAESAR 1963) und oft vasculären Ablagerungen (LETTERER 1926; 1934; 1959) entspricht im Elektronenmikroskop ein Filz von steifen, nicht verzweigten, z. T. in Bündeln auftretenden (COHEN u. CALKINS 1959; CAESAR 1960; SHIRAMA u. COHEN 1967a; COHEN 1965) 75 bis 100 Å breiten Doppelfasern (GUEFT u. GHIDONI; MERKER et al.; EMESON et al.). Die Fasern bestehen wiederum aus je zwei etwa 40 Å breiten Fibrillen mit einer elektronendichten Längsperiodik von 40 Å (MERKER et al.; GLENNER u. BLADEN; EMESON et al.). Dieses vom Kollagen in seinem Widerstand zur Kollagenase (COHEN u. CALKINS 1964), im Aminosäuregehalt (PERNIS et al. LETTERER et al. 1955; COHEN 1966) und elektronenoptischen Verhalten verschiedenen Skleroprotein ist in seiner chemischen Struktur noch nicht ganz bekannt (COHEN 1966). Es ist jedoch elektronenoptisch derart einmalig (COHEN et al. 1962; CAESAR 1961; 1963; SHIRAMA u. COHEN 1966), daß seine Ablagerung zu Läsionen führt, die sich von jeder anderen Gewebsveränderung des menschlichen und tierischen Organismus unterscheiden lassen. Auch im Lichtmikroskop können diese durch eine Anzahl in hohem Maße selektiver Färbungen — insbesondere die Doppelbrechung nach Färbung mit Kongo Rot (MISSMAHL u. HARTWIG) und Ultraviolettfluorescenz nach Thioflavinfärbung (VASSAR u. CULLING; SAEED u. FINE) — erfaßt werden (Siehe Übersicht in COHEN 1965; SCHNEIDER 1964).

II. Pathologie

Die Pathologie der Amyloidose ist in der Literatur eingehend beschrieben (LETTERER 1926; 1934; 1959; SYMMERS; RUKAVINA; KRÜCKE; COHEN 1965). Die befallenen Organe können prall-elastisch versteift sein mit matt-glänzender „wächserner" oder „speckiger" Schnittfläche. Es lassen sich zwei histologische Lokalisationstypen unterscheiden (MISSMAHL 1959; HELLER et al. 1964): Eine „perireticuläre" Befallsform, wobei das Amyloid anfänglich an das Reticulum der Parenchymcapillaren angelagert ist. Minimale und früheste Ablagerungen finden sich in der *Milz* (GUEFT u. GHIDONI; WILLIAMS) am Rande der Lymphfollikel („Sago-Typ) oder in der roten Pulpa und der Wandung der Follikelarterien („Schinken"-Typ) (TERBRÜGGEN; BITTER) — in der *Leber* stellenweise (und zur Biopsie weniger geeignet) im Dissé'schen Raum (CAESAR 1960; THIÉRY u. CAROLI; MANITZ u. THEMANN; BATTAGLIA 1962; SORENSEN; LEVINE; JANIGAN 1966a; SKINNER et al.), — im *Darm* vorwiegend in der Tunika propria (SYMMERS; GAFNI u. SOHAR; FENTEM; SENN et al.), — und in der *Niere* in den glomerulären Capillaren (MILLER u. BOHLE; HINGLAIS und MONTERA; SHIRAMA u. COHEN 1967b), und im Mesangium selbst (SUZUKI et al.). „Perireticuläre" Ablagerungen sind für die „sekundäre", die experimentelle Amyloidose und den Befall beim MUCKEL und WELLS (1962) Syndrom typisch (ANDERSEN et al.; KENNEDY et al.), kommen aber auch bei der Mehrzahl der Fälle von Amyloidose bei Mittelmeerfieber (F.M.F.) (SOHAR et al. 1967) vor (Tabelle 1).

Tabelle 1. *Familiäre Amyloidosen*[a]

Klinischer Haupt- befund	Syndrom	Vorwiegender histologischer Befallstyp	Erbgang	Autoren
Nephro- pathien	*Familiäres Mittelmeerfieber*	Perireticulär	Recessiv	SOHAR et al. 1967
	Phänotyp I (Schmerz- u. Fieberanfälle etc. Amyloidose nur in ca. 40% der Fälle)			
	Phänotyp II (Amyloidose mit oder ohne darauf folgende Fieber-, Schmerzanfälle.)			BLUM et al. 1962a
	Fieber-Urtikaria-Schwerhörigkeit- Pes cavus	Perireticulär	Offenbar- dominant	MUCKEL u. WELLS 1962
Neuro- pathien	*Neuro-entero-cardiale Amyloidose* („Fußkrankheit"; Aus Povoa di Varzim, Portugal)	Perikollagen	Offenbar- dominant	ANDRADE 1952—1963
	Neuro-dermo-hepato-cardiale Amyloidose (Vorwiegend die Arme befallend; aus Kanton Bern, Schweiz)	Perikollagen	Offenbar- dominant	RUKAVINA et al. 1956
	Andere familiäre Neuroamyloidosen	?	?	DENNY-BROWN; HICKS; OSTERTAG; MAXWELL u. KIMBALL.
Cardio- pathie	*Familiäre Herzamyloidose*	Perikollagen	? Offenbar- dominant	FREDERIKSEN et al. 1962
Dermo- pathie	*Familiäre lokalisierte Hautamy- loidose*	? Perikollagen	? Offenbar- dominant	SAGHER u. SHANNON 1963 PORTO et al. 1963

[a] Nach SOHAR et al. 1964, erweitert.

Bei der zweiten, der „*perikollagenen*" Befallsform (MISSMAHL 1959; HELLER et al. 1964) lagert sich das Amyloid im ganzen Organismus, wie auch in obgenannten Organen, vorwiegend an kollagene Arteriolenwandfasern an. Diese ist die Regel bei der idiopathischen Amyloidose, gleich ob es sich um die sporadische oder die familiäre Form handelt, und kann auch hin und wieder bei Patienten mit P. C. P. gefunden werden.

III. Klinisches Bild

1. Häufigkeit

Im Gegensatz zum lokalisierten, sogenannten „Tumoramyloid" (KRÜCKE; GLAUSER; GILES u. CALKINS; KYLE and BAYRD; McALPINE et al.) ist die ausgedehnte oder generalisierte Amyloidose nicht selten. Auf der Medizinischen Abteilung des Parkland Memorial Hospital Dallas wurde sie in den Jahren 1965 u. 1966 in 8 von 4000 lebenden Patienten ($2\,^0/_{00}$) diagnostiziert — und in London, bei einer Reihe von Erwachsenen mit Nephrosesyndrom in 12% der Fälle (HEPTINSTALL u. JOEKES). Sie stellt mit 2.6 bis $8\,^0/_{00}$ bei allen routinemäßig durchgeführten Sektionen einen Hauptbefund dar[2] (BIRCH-HIRSCHFELD; FRANK; PEARLMAN; HÄRTTER; CALKINS u. COHEN 1960; BATTAGLIA 1964; COHEN 1967). Das männliche Geschlecht ist mit ca. 2:1 bevorzugt befallen (PEARLMAN; HÄRTTER; KRÜCKE; ELIOT et al.; BITTER u. MUIR). Wie bereits zu CONHEIMs (1872) und WICHMANNs Zeiten (1893) ist die als Komplikation anderer Krankheiten auftretende Amyloidose auch heute noch häufiger als die idiopathische (BRIGGS; LEVINE et al.; BLUM u. SOHAR; CALKINS u. COHEN 1960; BITTER u. MUIR).

2. Vorkommen

Amyloidose ist heutzutage die hauptsächliche Todesursache bei Patienten mit langdauernden purulenten Nekrotisierungsprozessen — besonders wenn diese mit der Haut in Verbindung stehen (Fisteln!): Sie kommt *in nahezu* 20% der Patienten vor mit Osteomyelitis und Knochentuberkulose, nicht erkannten oder schlecht heilenden Lungen-, Nieren- und subphrenischen Abscessen, chronisch-kavernöser Tuberkulose, eitrigen Pleuritiden, Crohn's Enteritis regionalis (WERTHER et al.) mit Perinealfisteln, Decubitusulcera bei Paraplegikern (DIETRICH u. RUSSI; DALTON et al.) u. a. m. (WICHMANN; BIRCH-HIRSCHFELD; CONHEIM; ROSENBLATT; MOSCHCOWITZ; STEMMERMANN u. AUERBACH; DAHLIN; BRANDT et al; KUHLBÄCK et al.) Zahlenmäßig steht heutzutage jedoch eine nicht eiternde Erkrankung als Hauptursache der „sekundären" Amyloidose im Vordergrund, nämlich die P. C. P (TEILUM u. LINDAHL; CALKINS u. COHEN 1960; ENNEVAARA u. OKA; LAWSON et al.; BITTER u. MUIR) mit einer durchschnittlichen Komplikationsrate von 10,8% (Tabelle 2). Auch das seltenere Myelom, mit 13% Amyloidose (Tabelle 2) muß in diesem Zusammenhang genannt werden[3].

---

[2] Abgesehen von vereinzelten Veröffentlichungen (BATTAGLIA 1964; WILLIAMS et al.; PRAS) ist die Epidemiologie der Amyloidose und ihre Incidenz als Komplikation nicht genau bekannt: Mit einer Ausnahme (HELLER et al. 1961) sind die bisher veröffentlichten Zahlen wahrscheinlich einerseits — aus mangelnder gezielter Gewebsuntersuchung — zu niedrig, andererseits bei Spital-bedingter Patientenwahl zu hoch.

[3] Als *gelegentliche Komplikation* kommt Amyloidose auch bei zahlreichen anderen chronisch-entzündlichen oder neoplastischen Erkrankungen (AZZOPARDI u. LEHNERT) vor z. B. bei Malaria, Leishmaniasis, Aktinomykosis, Whipple's Syndrom (SANDER), Colitis ulcerosa (TARGGART et al.; FORSHAW u. MOOREHOUSE), Morbus Waldenström (FORGET et al.) und unter den Neoplasien besonders beim Morbus Hodgkin (WALLACE et al.; RAZIS et al.) und beim sogenannten Hypernephrom vor (BERGER u. SINKOFF; KNIGHT). Pyelonephritis, auch über Jahre hin rezidivierend, scheint nicht zu Amyloidose zu prädisponieren (OSSERMAN et al.). Chronische Hepatitis und metabolisch bedingte Krankheiten, wie z. B. Diabetes mellitus, Gicht oder Lebercirrhose führen allein *nicht* zu Amyloidablagerungen; im Gegenteil sind Hochdruck, Fettsucht, Gicht und Diabetes in Gegenwart von Amyloidose *seltener* zu finden als in der gleichaltrigen Bevölkerung (BITTER, unveröffentlicht).

Amyloidose bei den Bindegewebskrankheiten: Abgesehen von ihrer Assoziation mit der P.C.P. (Tabelle 3), kommt die Amyloidose in allen anderen Bindegewebskrankheiten exquisit selten vor: Es sind bisher erst 3 Fälle von Amyloidose im D.L.E. bekannt (TEILUM 1958; WEGELIUS; COHEN 1967), 14 Fälle bei Morbus Bechterew (BENEKE u. ZAWADSKEI), und je 1 bis 2 Fälle beim Morbus Reiter (BLEEHEN et al.), bei der Dermatomyositis (GELDERMAN et al.), der Sklerodermie (GARDNER) und dem Morbus Still (Case report 1964).

Tabelle 2. *Incidenz der Amyloidose in der (sonst komplikationsfreien) P.C.P., dem D.L.E. und einigen anderen „Grundkrankheiten"*

Krankheit	Zahl der Fälle[a]	Incidenz in %	Autoren
P. C. P.	10/61	15	Fingerman u. Andrus (1943)
	3/30	10	Baggenstoss u. Rosenberg (1943)
	1/7	—	Solomon (1943)
	2/23	8,7	Bayles et al. (1943)
	0/48	0	Benett (1943)
	5/35	14,3	Young u. Schwedel (1944)
	10/144	8,7	Unger et al. (1948)
	16/28	59,3	Teilum u. Lindahl (1954)
	9/45	20	Gedda (1955)
	8/47	17	Missen u. Taylor (1956)
	2/16	13	Sinclair u. Cruikshank (1956)
	30/293	10,2	Short et al. (1957)
	11/42	24	Calkins u. Cohen (1960)
	13/108	12	Gardner (1962)
	14/251	15,6	Makarenko (1963)
insgesamt:	140/1293	10,8 %	
D. L. E.	0/620	0	Dubois (1966)
Tuberkulose	148/828	17,9	Fossati (1964) u. 2 weitere Veröffentlichungen[b]
Lepra	98/624	15,7	Krishnamurthy u. Job (1966) u. 6 weitere Veröffentlichungen[c]
Myelom	66/509	13	Osserman u. Takasuki (1963) u. 3 weitere Veröffentlichungen[d]

[a] Zahl der mit Amyloidose befallenen Fälle/Zahl der *autoptisch* untersuchten Fälle. Die *bioptisch* untersuchten Reihen von P.C.P. (Fearnley u. Lackner; Pollak et al.; Arapakis u. Tribe; Bland; Brun et al.) können zur genauen Berechnung der Incidenz nicht verwertet werden (siehe Tabelle 4).

[b] Pras (1966); Rosenblatt (1935).

[c] Williams et al. (1965); Khanolkar (1964); Pras (1966); Lundin u. Ross (1959); Powell u. Swan (1955); Shuttleworth u. Ross (1956).

[d] Kimball (1961); Dahlin u. Dockerty (1950); Magnus-Levy (1931).

3. Organsymptomatik

Je nach der im Vordergrund stehenden Organlokalisation äußert sich die Amyloidose als Nierenerkrankung (Lindeman et al.; Frazer u. Kaye; Dixon; Bell), Diarrhoe (Schein; Korelitz u. Spindell; Beddow u. Tilden; Andrade 1952), Herzschwäche (Eliot et al.; Lindsay; Josselson et al.; Pruitt et al.; Pomerance), Polyneuritis (Munsat et Poussaint; Andrade 1952; Rukavina et al.; DeBruyn u. Stern; Chambers et al.; Schlesinger et al.), hämorrhagische Diathese (Korsan-Bengsten et al.; Howell; Pechet u. Kastrul; Redleaf et al.; Krücke) oder seltener als Struma (Walker; Arean u. Klein; Daoud et al.) oder Karpaltunnelsyndrom (Mähr et al.; Schlesinger et al.) (Tabelle 3). Öfter kommt eine Kombination des Befalls von zwei oder mehr Organen vor. Der Beginn ist schleichend, der Verlauf subakut bis chronisch-progredient

Tabelle 3. *Symptomatik und Befunde im Verlaufe generalisierter Amyloidose*[a]

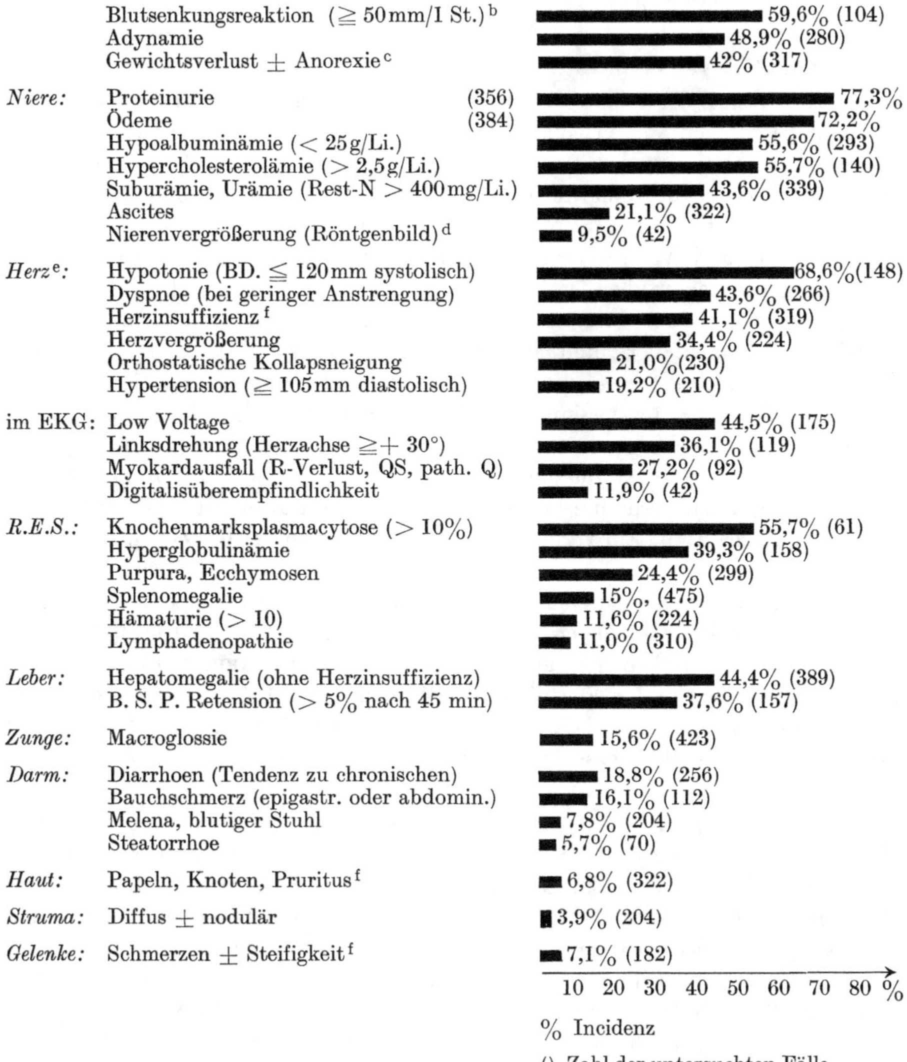

% Incidenz

() Zahl der untersuchten Fälle.

[a] Relative Häufigkeit als Prozentsatz der daraufhin untersuchten bioptisch oder autoptisch erwiesenen 339 Fälle von Amyloidose; nach Angaben folgender Autoren (Gesamtzahl der untersuchten Patienten in Klammern): RUKAVINA et al. 1956 (154), KYLE u. BAYRD 1961 (81), BRIGGS 1961 (20), LEVINE et al. 1962 (84), SENN et al. 1966 (14), BRANDT et al. 1968 (42), eigene Reihe, z. T. unveröff. (27), FARROKH et al. 1964 (28), letztere umgerechnet für eine Herzbeteiligung von insgesamt 67% (BRANDT et al.).

[b] Nach WESTERGREN.

[c] Bis zu Cachexie, zumindest 10% des Körpergewichtes.

[d] Nach Kriterien von BRANDT et al., d. h. wenn Höhe des Nierenschattens größer als 3,5 Mal die Höhe von L_2 Wirbelkörper mit darunter liegendem Zwischenraum.

[e] Und Kreislauf

[f] Wie für die anderen hier angeführten Symptome nach Ausschluß der üblicheren Ursachen.

(MAXWELL et al.; LEVINE et al.; ANDRADE; PARKINS u. BYWATERS). Die Symptomatik der befallenen Organe ist *uncharakteristisch, unberechenbar* (wie bei der Panarteriitis nodosa!) und, im Vergleich zu anderen Krankheitsprozessen, eher *symptomarm* (LEVINE et al. 1962).

a) *Nierenamyloidose.* Sie steht im Vordergrund bei „sekundären" und sporadisch-idiopathischen Fällen, bildet jedoch ein Leitsymptom bei den zwei mit „perireticulärem" Amyloid einhergehenden vorwiegend familiären Syndromen (Tabelle 1): Dem autosomal-rezessiv vererbten (SOHAR et al. 1964) Mittelmeerfieber (SOHAR et al. 1967) und dem offenbar-dominant vererbten Syndrom von MUCKEL und WELLS (1962), welches durch Urticaria, Schwerhörigkeit und Pes cavus charakterisiert ist[4]. Nierenamyloidose — gleich welchen Ursprungs —, imponiert im Anfang als nephrotisches Syndrom. Die Nephrose kann jedoch so ödemarm verlaufen (HEPTINSTALL u. JOEKES; HELLER et al. 1961; BRANDT et al.; BRUN et al.; AUERBACH u. STEMMERMANN), daß sie erst nach Jahren im Stadium des beginnenden Nierenversagens in ärztliche Behandlung kommt. Bei zwanzig eigenen „Spätfällen" (BITTER u. MUIR) bestanden in 75% noch im urämischen Stadium und bis zum Tode nephrotische Symptome d. h. Ödeme, Proteinurie, erhöhter α-2-Globulinspiegel im Blute und stark erhöhte Blutsenkungsreaktion. Ein vergrößerter Nierenschatten bei bestehendem Nierenversagen ist auffällig (AUERBACH u. STEMMERMANN; DIXON), jedoch nicht allzu häufig (in 60% der eigenen Reihe). Das Serumcholesterin war ebenfalls bei 60% der Patienten höher als 320 mg-%. In 65% der eigenen Fälle, und bis 96% der in der Literatur beschriebenen Fälle (PEARLMAN et al.; ZUCKERBROD et al.), fiel trotz Urämie ein nicht erhöhter oder niedriger Blutdruck auf. Häufig endet die Nierenamyloidose mit *Nierenvenenthrombose* (DICKINSON; BARCLAY et al. 1960), mit einem atypischen Bild beschleunigten Nierenversagens (in 25% der eigenen Reihe).

b) *Herzamyloid.* Abgesehen von dem histologisch weit verbreiteten interstitiellen senilen Herzamyloid (SOYKA; JOSSELSON et al.; HÜSSELMANN; THUNG; MULLIGAN; LEE u. KAUFMANN; JAGER u. STAM; BUERGER u. BRAUNSTEIN; SCHWARTZ; SCHWARTZ u. WOLFE; POMERANCE) und der seltenen familiären offenbar-dominant vererbten Herzamyloidose (FREDERIKSEN et al.) ist das Herz in 80% der sporadisch-idiopathischen Fälle (RUKAVINA et al.; BRANDT et al.; SYMMERS) und bis zu 60% (!) der Fälle von „sekundärer" Amyloidose (BRANDT et al.; SENN et al.) miteinbezogen. Ähnlich wie bei manchen Fällen von Sklerodermie (SACKNER u. HEINZ; SELLER u. BITTER) und Sarkoidose (PORTER; O'PHINNEY; BITTER u. SHAPIRO) handelt es sich um eine *restriktive Myokardiopathie* (SHABETAI), ein "stiff heart syndrome" (KILPATRIK u. HORAK) in der die stenosierende Komponente — z. B. Halsvenenstauung — (FINDLAY u. ADAMS; GUNNAR et al.; PRUITT et al.; MULLIGAN) im Vergleich zum Herzkatheterisationsbefund (BURCHELL; HOYNIGEN-HUENE et al.) klinisch im Hintergrund steht. Im typischen Fall zeigt

---

[4] Beide Syndrome beginnen in der frühen Adoleszenz mit fiebrigen Anfällen von Gelenk-, Muskel-, Pleura- oder, besonders beim F.M.F., Bauchfellschmerzen, die anatomisch aseptischen Serositiden entsprechen. Im F.M.F. kann es ebenfalls zu akuten, eitrigen jedoch abakteriellen, steroid-resistenten Arthritiden kommen (SOHAR et al. 1967). In einer Minderzahl der Fälle mit F.M.F. (Phänotyp II) setzt die Nierenamyloidose noch vor jeglichen Fieberanfällen ein [BLUM et al.] (1962).

ein über vierzigjähriger (KRÜCKE; RUKAVINA et al.; VAN BUCHEM) Patient eine
schlecht erklärbare Herzvergrößerung (ELIOT et al.) (z. B. ohne Hochdruck,
Klappenversagen oder Lungenveränderung) und ein nur im Anfang auf Digitalis
ansprechendes, später pathologisch digitalis-empfindliches (CASSIDI; JAMES) Herzversagen. Vorhofflimmern und -Flattern (ohne Digitalis) sprechen gegen Amyloidose
(RUKAVINA et al.; BRANDT et al.). Noch vor jeglicher Biopsie kann die Verdachts-
diagnose öfters allein an Hand des EKG. gestellt werden (BERNREITER; FAR-
ROKH et al.): Die gleichzeitige Gegenwart eines *low-voltage* (BERNREITER; HÜSSEL-
MANN; RUKAVINA et al.; FARROKH et al.) — wie z. B. bei Perikarderguß — und
von Zeichen von meist multiplem *Myokardausfall* (wie beim abgeheilten Myokard-
infarkt oder bei Myokardfibrose) (FREDERIKSEN et al.; BERNREITER; FARROKH
et al.) ist für eine restriktive Myokardiopathie, insbesondere Amyloidose höchst
verdächtig (Abb. 1). Die low voltage ist bei höchstens 85% der Patienten mit

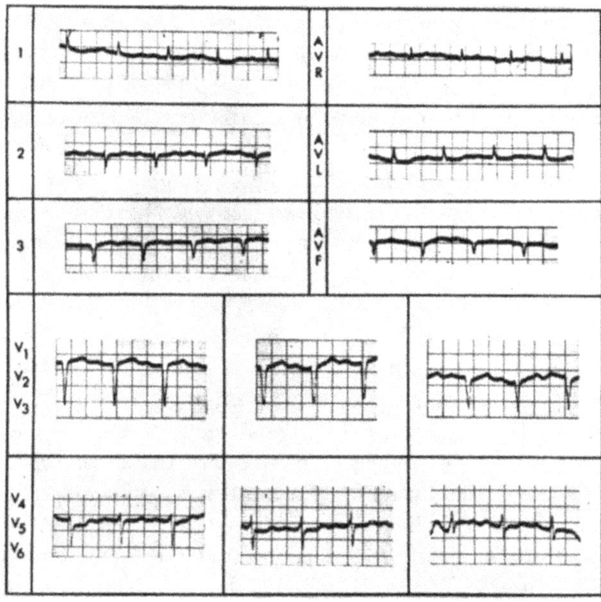

Abb. 1

Herzbefall zu erwarten (FARROKH et al.). Der Myokardausfall kann sich sowohl
in der Kammerwand als auch im Septum manifestieren: In der Wand als R-Ver-
lust (Q und QS-Zacken) oder verzögerte R-Zackenprogression im Präkordium;
im Septum als hochgradige Linksdrehung der Herzachse (über 30 Grad) (GRANT)
d. h. einer Unterbrechung des senkrechten Teils des linken Schenkels (PRYOR
u. BLOUNT), oft gleichzeitig mit Rechtsschenkelblock (FREDERIKSEN et al.;
COELHO u. PIMENTAL; MULLIGAN; WESSLER u. FREEDBERG; van BUCHEM et al.).

c) *Amyloidose des Magen- und Darmtraktes.* Bei allen Formen von Amyloidose
wird der Magen- und Darmtrakt häufig befallen (SYMMERS; BRIGGS; GAFNI u.
SOHAR; FENTEM et al; BERGER et al; SENN et al; BRANDT et al.) und ist daher

vorzüglich zur diagnostischen Biopsie geeignet (Tabelle 4). Auch im urämischen Stadium kommt eine Diarrhoe (Korelitz u. Spindell; Beddow u. Tilden; Herskovic et al.; Brody et al.; Conn u. Quintiliani; Daoud et al.) wesentlich häufiger und schon bei niedrigerem Serumkreatininspiegel vor als beim Nierenversagen anderen Ursprungs (in über der Hälfte der eigenen Fälle). Sie ist gelegentlich von Darmblutungen (Jarnum; Brandt et al.; Korelitz u. Spindell), selten Ileus (Symmers) oder gar Perforation (Brody et al.) begleitet. Wiederholt wurde irrtümlich eine Colitis ulcerosa diagnostiziert (Korelitz u. Spindell; Casad u. Brocian). Geringgradiger chronischer Proteinverlust (Jarnum; Prévôt et al.) ist bei Darmamyloidose wahrscheinlich häufig vorhanden; eine Steatorrhoe (Findlay und Adams; Shibolet u. Gafni; Babb et al.; Brandt et al.) eher seltener.

d) *Neuroamyloidose.* Bei der anscheinend-dominant vererbten Portugiesischen Nerven-, Darm- und Herzamyloidose von Andrade (1952—1963; Andrade et al.; Coelho et al.[5]) wechselt chronische Diarrhoe mit wahrscheinlich neural bedingter periodischer Obstipation und führt in 7 bis 10 Jahren durch Marasmus zum Tode. Dieses Syndrom ist in seinen neurologischen Aspekten klinisch (Chambers et al.) und anatomisch (da Silva Horta et al.) anderen *familiären*, das Herz (Rukavina et al.; Kaufman) oder den Darm (Kantarjian u. de Jong) mitbefallenden und den selten Fällen *sporadischer* Neuroamyloidosen (de Bruyn und Stern; Ritama u. Björkesten; Munsat u. Poussaint; Liske et al.; French et al.) nicht unähnlich (Krücke): Das Krankheitsbild kann — abgesehen von dem oft schleichend progressiven Verlauf —, an multiple Sklerose errinnern (Marinesco; Götze u. Krücke; Kernohan u. Woltman) und mit frühem Befall der thermosensiblen und autonomen Bahnen, Impotenz, Stuhl- und Harninkontinenz und besonders *orthostatischer Kollapsneigung* (Clark u. Bennett; Liske et al.; Sullivan et al.; Kyle et al. 1966a; Munsat u. Poussaint; Senn et al.; Heinze et al.), Pupillenstörungen (Falls et al.; Rukavina et al.) und später schmerzlosen Ulcera der Haut (Andrade 1952) einhergehen. Eine progressive Parese der unteren Gliedmaßen („Fußkrankheit") ist Hauptsymptom in den portugiesischen Sippschaften (Andrade 1963); vorwiegender Befall der Arme mit *Schmerzen des Karpaltunnels* stehen bei den von Rukavina u. Mitarb.[5] und Schlesinger u. Mitarb. beschriebenen Sippschaften im Vordergrund.

e) *Amyloidose anderer Organe. Schilddrüse* (Walker; Arean u. Klein; Bannik; Fiese; Lindsay; Daoud et al.), *Pankreas* (Kantarjian u. de Jong; Porto et al.), *Nebennieren* (Ostertag; de Navasquez u. Treble) und *Leber* (Levine; Bürgi) sind zwar häufig befallen, doch durch amyloide Einlagerungen meist lediglich vergrößert (Salzmann), in ihrer Funktion aber wenig (Levine; Daoud et al.)

---

[5] Es handelt sich um über 200 z. T. ausgewanderte Patienten, deren Ursprung in Póvoa de Varzi an der Atlantischen Küste Portugal's fast ausnahmslos nachweisbar war. Es mag sich bei dieser Sippschaft, wie andererseits bei der aus einem Dorfe im Kanton Bern (Schweiz) ausgewanderten Familie (Rukavina), um jeweils einen einzigen locus betreffende *Mutationen* handeln, die dominant weitervererbt wurden. Chromosomendefekte sind bei familiären Amyloidosen bisher nur selten nachgewiesen worden (Missmahl u. Siebner; Andersen et al.).

oder gar nicht beeinträchtigt (WALKER). So führt Leberamyloid kaum je zu Gelbsucht (BERO; SANDERS u. CHILD), Oesophagusvaricen (KNAPP) oder Ascites (GREGG et al.). Bei den idiopathischen Formen ist eine z. B. auf Stuartfaktormangel beruhende (KORSAN-BENGSTEN et al.; HOWELL; PECHET u. KASTRUL; MENACHÉ u. BOIVIN) *hämorrhagische Diathese* (REDLEAF et al.; PUDLAK et al.; RONA) nicht selten. Befall der *Zunge* (Abb. 2), der *Haut* — in sporadischen (MALAK u. SMITH; GOLTZ) und familiären (SAGHER u. SHANNON; PORTO et al.) Fällen — oder der *Lungen* (GLAUSER; WANG u. ROBBINS; KAMBERG et al.) ist seltener.

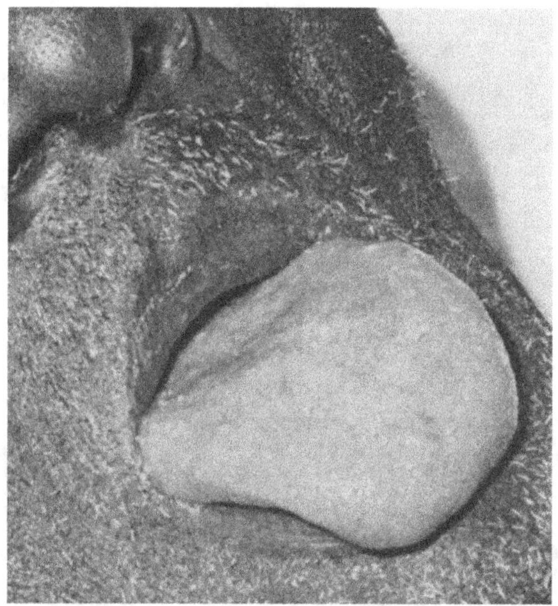

Abb. 2

IV. Diagnose

Bei Nierensymptomen (Proteinurie!) Darm- oder Herzbeteiligung in einer chronisch-purulenten Erkrankung einerseits und bei einer chronischen mehrere Organsysteme befallenden Bindegewebskrankheit andererseits muß Amyloidose in der Differentialdiagnose erwogen werden. Die endgültige Diagnose beruht ausschließlich auf der Biopsie (Tabelle 4). Mit Ausnahme einiger Kliniken (MORGAN; COHEN 1967) hat man BENNHOLDs (1922) Bestimmung des Kongorotschwundes aus der Blutbahn wegen wiederholter Todesfälle (SELIKOFF u. BERNSTEIN) zugunsten der gefahrlosen und aufschlußreicheren *Retcumbiopsie* (GAFNI u. SOHAR; BLUM u. SOHAR; FENTEM et al.; BERGER et al.; SENN et al.; KYLE et al. 1966 b) aufgegeben. Eine *Knochenmarksplasmacytose* ist zwar wenig spezifisch, aber bei Amyloidose häufig (CONN u. SUNBERG; BATTAGLIA 1964; KYLE et al. 1966 c; OSSERMAN et al.; SENN et al.) und vervollständigt die anderen klinischen, ebenfalls meist unspezifischen Befunde. Eine diffuse Glaskörpertrübung (KANTARJIAN u. DE JONG; KAUFMAN u. THOMAS) (Abb. 3) ist zwar bisher nur selten beobachtet worden, aber, wenn vorhanden, in hohem Maße auf Amyloidose verdächtig.

Tabelle 4. *Erfolgsraten der Biopsie verschiedener Organe bei allgemeiner Amyloidose*

Organ	Zahl der Patienten	Erfolg[a]	Autoren
Rectalschleimhaut[b]	62	75%	Blum u. Sohar (1962)
	20	(95%)	Berger et al. (1964)
	18	(94,5%)	Kyle et al. (1966b)
Dünndarm	6	(83%)	Green et al. (1961)
Niere	24	87,5%	Blum u. Sohar (1962)
Zahnfleisch	19	58%	Trieger et al. (1960)
Leber	27	48%	Blum u. Sohar (1962)
	18	?	Stauffer et al. (1961)
Knochenmark	66	42%	Kyle et al. (1966a)
	9	(8,9%)	Conn u. Sundberg
Milz	2	(100%)	Senn et al. (1966)

[a] Als Prozentsatz der autoptisch erwiesenen Fälle.

[b] Um ein Minimum an Schmerz und Blutungstendenz zu erzielen, wird die Biopsie an der Hinterwand des Rectums auf der Höhe der Bauhinschen Valvula vorgenommen. Ohne genügende Submucosa ist die Biopsie wertlos (Kyle et al. 1966b).

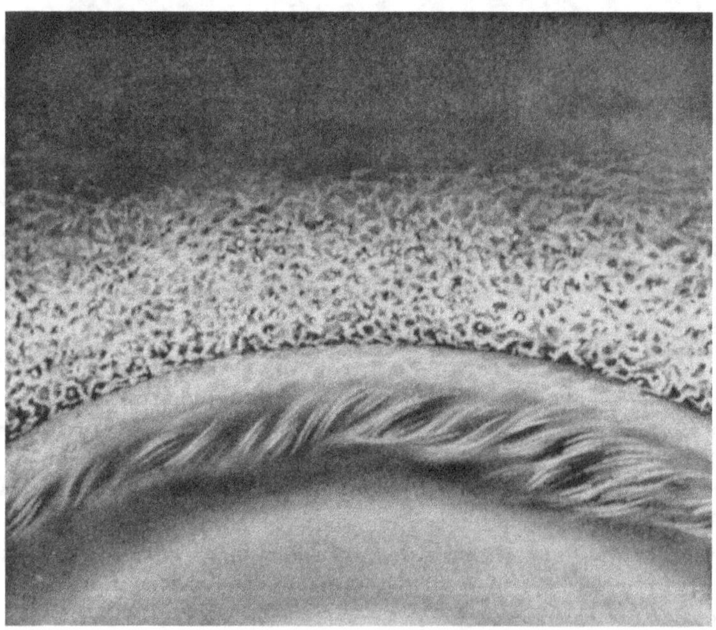

Abb. 3

V. Therapie

Eine Therapie der Amyloidose gibt es nicht (Cohen 1967).

VI. Ätiologie und Pathogenese

Dank ihrer charakteristischen Feinstruktur bietet die Amyloidose eine einmalige Gelegenheit, eine menschliche Bindegewebskrankheit unbestreitbar im Tiere zu reproduzieren. Der Werdegang der idiopathischen Amyloidose ist experimentell noch nicht erforscht. Die „sekundäre" Amyloidose hingegen kann mit unzähligen Noxen in zahlreichen Säugetieren und Vögeln erzeugt werden (BITTER; COHEN 1965), und zwar wenn folgende Bedingungen erfüllt sind[6]: (i) Die Noxe muß ein *qualitativ starkes Antigen* sein, (BITTER; JANIGAN 1965; JANIGAN u. DRUET; DRUET u. JANIGAN 1966a). (ii) Die *tägliche Antigendosis* entspricht etwa zwanzig- bis fünfzigfach der Dosis, die bei üblicher Hyperimmunisierung (EISEN et al.; VAUGHAN et al. 1960) ein- bis zweimal wöchentlich verabreicht wird. Sie übertrifft sogar meist die Antigenbelastung, mit der es ABRUZZO und CHRISTIAN erstmalig gelang, im Tiere einen Rheumafaktor zu erzeugen. Das ungewöhnliche Ausmaß der Antigenbelastung ist auch dadurch bekundigt, daß ein weiteres, später verabreichtes Antigen (vermutlich durch "antigen competition") kaum mehr Antikörper hervorzurufen vermag (RANLOV 1967). (iii) Bei jeder Tiergattung besteht eine typische *Mindestdauer* zur Amyloiderzeugung (bei der Maus etwa 10 Tage, beim Menschen etwa vier Monate) (CONHEIM; KALBFLEISCH; BITTER u. MUIR; BITTER).

Es handelt sich wahrscheinlich nicht um einen reinen Kumulationseffekt, sondern eher um eine bereits von LOESCHKE, LATVALAHTI, APITZ, TEILUM (1964a) und GOOD (KELLUM et al.) vermutete Dekompensation des chronisch überanspruchten lymphoretikulären Systems: Nach einer offensichtlich *hyperimmunen Präamyloid-Phase* (TEILUM, 1964a; STRUKOV et al.) mit Hyperglobulinämie (SCHNEIDER 1964), Proliferation von aktiv Ribonucleinsäure synthetisierenden, mit Pyronin färbbaren plasmacytoiden Zellen (TEILUM 1964a; STRUKOV et al.) und verstärkter Phagocytose (SHEARING et al; RANLOV 1966b), bekundigt die beginnende *Amyloidablagerung* ein zweites Stadium, welches als Erschöpfungszustand des lymphoretikulären Systems imponiert:

(i) Lymphocytenverarmung in allen lymphoiden Organen (Thymus, Milz, Lymphknoten und Darm) (DRUET u. JANIGAN 1966a; 1966b; KELLUM et al.),

(ii) zirkulierende Lymphopenie (LATVALAHTI; RASK-NIELSEN),

(iii) verminderte Phagocytose (RANLOV 1966b),

(iv) signifikant verzögerte Transplantatabstoßung (RANLOV u. JENSEN),

(v) färberische Entartung der pyroninophilen Zellen (TEILUM 1964a; STRUKOV et al.).

Der experimentell erzeugte Amyloidbefall kann durch jene Maßnahmen sowohl beschleunigt als auch verstärkt werden, die den immunologischen Apparat hemmen: Durch Corticosteroide (oder ACTH) (LATVALAHTI et al.; TEILUM 1952; 1964a; PERÄSALO et al.), Antimetaboliten (TEILUM 1954), Röntgenbestrahlung (LESHER et al; CHRISTENSEN u. HJORT 1959; 1960; TURUNEN und TEIR), Thymektomie (RANLOV 1966a; DRUET et al. 1966b) oder gar eine beim neugeborenen Tier

---

[6] Eine Anzahl vereinzelter Versuchsanordnungen und -Ergebnisse können mit dem hier skizzierten Schema vorderhand noch nicht vereinbart werden: Dahin gehören Cholesterinverfütterung (HOFFMAN et al.), unvollständiger Skorbut beim Meerschweinchen (PIRANI u. CATCHPOLE), Injektionen von Mänganchlorid (BUTT) oder Cadmiumchlorid (BAUM u. WORTHEN) u. a. m.

erzeugte Toleranz gegen eine Komponente des verabreichten Antigens (Letterer u. Kretschmer). Bei einzelnen Tieren genügt sogar eine experimentell z. T. durch „host-versus-graft" Reaktion produzierte, protrahierte *Lymphzellverarmung* der lymphoiden Organe (durch Implantation allogenetischer Organfragmente Letterer 1926; Billingham u. Brent), Parabiose (Williams; Billingham; Hall et al.; Finerty; Cornelius et al.) und verschiedene Kombinationen von Thymektomie beim Neugeborenen, Ganzkörperbestrahlung und Appendektomie (Kellum et al.; Globerson u. Feldman; Sutherland et al.; Uphoff u. Law; Bradbury u. Micklem; Loutit), um auch *ohne exogene Antigenzufuhr* eine Amyloidose auszulösen. Vermutlich tragen hier im Tier bereits vorhandene Antigene (z. B. vom Darm her) zur Entstehung der Amyloidose bei.

Diese experimentellen Ergebnisse und das häufige Vorkommen der Amyloidose bei Patienten mit chronisch-entzündlichen, gewebszerstörenden Prozessen deuten darauf hin, daß die „sekundäre" Amyloidose vielleicht als Zeichen einer *Immunerschöpfung* zu deuten ist. Auch das Vorkommen der Amyloidose bei Hypogammaglobulinämie (Gras et al.; Teilum 1964b; Squire; Conn et al.) und beim (antikörperschwachen!) Myelom kann in dieser Richtung gedeutet werden.

Die unter den Bindegewebskrankheiten *einmalige* Tendenz der P.C.P.[3] (Tabelle 2) zur Amyloidose könnte auf einer schweren Belastung durch ein (noch unbekanntes) Antigen beruhen, wie sie bei Infektionskrankheiten und bei dem von Abruzzo und Christian entwickelten Versuchsmodell vorliegt. Andererseits könnte die P.C.P. deshalb zur Amyloidose prädisponieren, weil sie selber bevorzugt in immunschwachen Individuen zutage tritt. Letztere Vermutung wird durch die Tatsache gestützt, daß über 33% der Patienten mit Hypogammaglobulinämie eine P.C.P. entwickeln (Good u. Gabrielsen; Good u. Rotstein; Huntley et al.).

Verschlußsyndrom der Aortenbogenäste oder Aortenbogen-Syndrom

G. Rau

Mit 23 Abbildungen

Inhalt

Literatur

1. ADAMS, R.: Cases of diseases of the heart. Dublin Hosp. Rep. and Communications in Med. and Surg. **4**, 353 (1827).
2. ADAMSON, C. A., E. LINDGREN, and F. LUND: Pulseless disease. Nord. Med. **55**, 489 (1956).
3. AGGELER, P. M., S. P. LUCIA, and J. H. THOMPSON: A syndrome due to occlusion of all arteries arising from the aortic arch. Report of a case featured by primary thrombocytosis and autohemagglutination. Amer. Heart J. **22**, 825 (1941).
4. AIBA, T.: Clinical observations on the pulseless disease with special reference to the prognosis and the follow-up results of surgical treatment. Brain **16**, 889 (1964).
5. ALESTIG, K., and J. BARR: Giant cell arteritis. A biopsy study of polymyalgia rheumatica, including one case of Takayasu's disease. Lancet **1963 I**, 1228.
6. ANSELL, B. M., E. G. L. BYWATERS, and I. DONIACH: The aortic lesion of ankylosing spondylitis. Brit. Heart J. **20**, 507 (1958).
7. ANITA, A. U., and O. E. OTTESEN: Collateral circulation in subclavian stenosis or atresia. Angiographic demonstration of retrograde vertebral-subclavian flow in two cases with right aortic arch. Amer. J. Cardiol. **18**, 599 (1966).
8. APPELMANS, M., I. MICHIELS et L. MISSOTTEN: Cataracte et autres complications oculaires du syndrome sans pouls. Bull. Soc. belge Ophthal. **110**, 141 (1955).
9. ARAVANIS, CH., ST. AVGOUSTAKIS, and G. MICHAELIDES: Pulseless disease. Report of a case. Amer. Heart J. **56**, 126 (1958).
10. ARNOTT, M. W., D. B. BREWER, and D. HEATH: Clinical pathologic conference. Amer. Heart J. **62**, 835 (1961).
11. ASHBY, R. N., B. G. KARRAS, and A. H. CANNON: Clinical and roentgenographic aspects of the subclavian steal syndrome. Amer. J. Roentgenol. **90**, 535 (1963).
12. ASKEY, I. M.: Hemiplegia following carotid sinus stimulation. Amer. Heart J. **31**, 131 (1946).
13. ASK-UPMARK, E.: On the "pulseless disease" outside of Japan. Acta med. scand. **149**, 161 (1954).
14. — On the pathogenesis of the hypertension in Takayasu's syndrome. Acta med. scand. **169**, 467 (1961).
15. —, and C.-M. FAJERS: Further observation on Takayasu's syndrome. Acta med. scand. **155**, 275 (1956).
16. ASSMANN, H.: Die klinische Röntgendiagnostik der inneren Erkrankungen. Leipzig: Vogel 1924.
17. ATSUMI, T.: Decreased fibrinolytic activity and urinary excretion of steroids in Takayasu's disease and the favorable effect of anginin (Bradykinin Antagonist) treatment. Jap. Circulat. J. (Ni.) **30**, 85 (1966).
18. AUSTEN, W. G., and R. S. SHAW: Surgical treatment of pulseless (Takayasu's) disease. New Engl. J. Med. **270**, 1228 (1964).
19. BÄUMLER, G.: Vereins- und Kongreßberichte. XXVII. Oberrheinischer Ärztetag. Münch. med. Wschr. **54**, 2500 (1907).
20. BAGGENSTOSS, A. H., and E. F. ROSENBERG: Cardiac lesions associated with chronic infectious arthritis. Arch. intern. Med. **67**, 241 (1941).
21. BANGE, F., A. DÜX, J. LANGE u. P. THURN: Zum Verschlußsyndrom der supraaortalen Gefäße (sog. Aortenbogensyndrom). Fortschr. Röntgenstr. **96**, 597 (1962).
22. BARKER, N. W., and J. E. EDWARDS: Primary arteritis of the aortic arch. Circulation **11**, 486 (1955).
23. BARNARD, W. G.: Tuberculous arteritis. J. Path. Bact. **40**, 433 (1935).
24. BASU, A. K.: Occlusive disease of the aorta and its main branches. Brit. J. Surg. **49**, 148 (1961).

25. BAUER, W., W. S. CLARK, and I. P. KULKA: Aortitis and aortic endocarditis. An unrecognized manifestation of rheumatoid arthritis. Ann. rheum. Dis. 10, 470 (1951).

26. BAUMANN, J. M.: Klinische Diagnose der generalisierten Riesenzell-Arteriitis. Z. klin. Med. 158, 22 (1964).

27. BEATTIE, E. J., F. N. COOKE, J. S. PAUL, and J. A. ORBISON: Coarctation of the aorta at the level of the diaphragm treated successfully with a preserved human blood vessel graft. J. thorac. Surg. 21, 506 (1951).

28. BENEKE, R.: Ein eigentümlicher Fall schwieliger Aortitis. Virchows Arch. path. Anat. 254, 722 (1925).

29. BERNSMEIER, A.: In: C. BODECHTEL: Differentialdiagnose neurologischer Krankheitsbilder. Stuttgart: Thieme 1963.

30. BIRKE, G., B. EIRUP, and B. OLHAGEN: Pulseless disease. A clinical analysis of ten cases. Angiology 8, 433 (1957).

31. BITTORF, A.: Über die Entwicklung eines arteriellen Collateralkreislaufes bei Obliteration der großen Arm- und Kopfgefäße. Med. Klin. 42, 422 (1947).

32. BOGEN, W.: Arteriitis luica mit fehlenden Radialispulsen. Samml. selt. klin. Fälle 4, 29 (1952).

33. BOSNIAK, M. A.: A collateral pathway through the vertebral arteries associated with obstruction of the innominate and proximal subclavian arteries. Radiology 81, 89 (1963).

34. BOSNIAK, M. A.: Cervical arterial pathways associated with brachiocephalic occlusive disease. Amer. J. Roentgenol. 91, 1232 (1964).

35. BOSTRÖM, K., and O. HASSLER: Takayasus disease. Post-mortem examination of a previously published case. Acta med. scand. 178, 537 (1965).

36. BREDIN, K.: Klinische und experimentelle Untersuchungen über die Thrombozytenaggregation bei Gefäßerkrankungen. Dtsch. med. Wschr. 93, 1555 (1968).

37. BROADBENT, W. H.: Absence of pulsation in both radial arteries, the vessels being full of blood. Trans. clin. Soc. Lond. 8, 165 (1875).

38. BUCHEM, F. S. P., VAN: Artérite des deux artères sous-clavières. Presse méd. 64, 350 (1956).

39. BÜCHELER, E., A. DÜX u. P. THURN: Die Stenose der abdominellen Aorta. Fortschr. Röntgenstr. 104, 22 (1966).

40. BURSTEIN, J., B. LINDSTRÖM, and C. WASASTJERNA: Aortic arch syndromes. A survey of five cases. Acta med. scand. 157, 365 (1957).

41. BURTON, R. M.: Pulseless disease. J. Obstet. Gynaec. Brit. Cwlth 73, 113 (1966).

42. BUSTAMENTE, R. A., B. MILANÉS, R. CASAS, and A. DE LA TORRE: The chronic subclavian-carotid obstruction syndrome. Angiology 5, 479 (1954).

43. CACCAMISE, W. C., and K. OKUDA: TAKAYASU's or pulseless disease. An unusual syndrome with ocular manifestations. Amer. J. Ophthal. 37, 784 (1954).

44. —, and J. F. WHITMAN: Pulseless disease. A preliminary case report. Amer. Heart J. 44, 629 (1952).

45. CALDERON, R. G., and A. B. EISENBREY: Postural ophtalmodynamometry in the surgical management of occlusive aortocranial disease. J. Neurosurg. 22, 30 (1965).

46. CALDWELL, R. A., and E. W. SKIPPER: Pulseless disease. A report on five cases. Brit. Heart J. 23, 53 (1961).

47. CARDELL, B. S., and T. HANLEY: A fatal case of giant-cell or temporal arteritis. J. Path. Bact. 63, 587 (1951).

48. CATTERALL, R. D.: Collagen disease and the chronic biological false positive phenomenon. Quart. J. Med. 30, 41 (1961).

49. CHANG HSIOH-TEH, CHANG AN, and CH'IU FU-HSI: The pulseless disease. China med. J. 73, 163 (1955)

50. CHASE, TH. N., N. P. ROSMAN, and D. L. PRICE: The cerebral syndromes associated with dissecting aneurysm of the aorta. A clinicopathological study. Brain 91, 173 (1968).

51. CHEITLIN, M. D., and P. B. CARTER: TAKAYASHU's disease. Arch. Intern. Med. (Chic.) 116, 283 (1965).

52. CHESLER, E., J. H. MOLLER, and J. E. EDWARDS: The congenital cardiovascular anomalies underlying "reversed coarctation". Amer. Heart J. 75, 34 (1968).

53. CHOA, G. H., H. S. RASSIM, and W. L. WONG: Thrombo-obliterative vascular disease of early onset and long duration. Brit. Heart J. **25**, 814 (1963).
54. CLARK, W. S., and W. BAUER: Cardiac changes in rheumatoid arthritis. Ann. rheum. Dis. **7**, 39 (1948).
55. CLARK, W. S., J. P. KULKA, and W. BAUER: Rheumatoid aortitis with aortic regurgitation. Amer. J. Med. **22**, 580 (1957).
56. CONTORNI, L.: Il circolo collaterale vertebro-vertebrale nella obliterazione dell' arteria succlavia alla sue origine. Minerva chir. **15**, 268 (1960).
57. COOKE, W. T., P. C. P. CLOAKE, A. D. T. GOVAN, and J. C. COLBECK: Temporal arteritis. A generalized vascular disease. Quart. J. Med. **15**, 47 (1946).
58. CORREA, P., and I. ARAÚJO: Arteritis of the aorta in young women. Report of a case. Amer. J. clin. Path. **29**, 560 (1958).
59. COSMA, J., Y. MARUYAMA, J. R. PETTET, and V. CUTSHALL: TAKAYASU's disease. A case report with an angiocardiographic study. Circulation **20**, 267 (1959).
60. CRANDALL, E. E., H. L. MC CROREY, E. J. SUKOWSKI, and G. E. WAKERLIN: Pathogenesis of experimental hypertension produced by carotid sinus area constriction in dogs. Circulation Res. **5**, 683 (1957).
61. CRAWFORD, E. ST., M. E. DE BAKEY, G. C. MORRIS, and D. A. COOLEY: Thrombo-obliterative disease of the great vessels arising from the aortic arch. J. thorac. cardiovasc. Surg. **43**, 38 (1962).
62. CRUICKSHANK, B.: Heart lesions in rheumatoid disease. J. Path. Bact. **76**, 223 (1958).
63. CRUMPTON, C. W., G. G. ROWE, R. C. CAPPS, J. J. WHITMORE, and Q. R. MURPHY: The effect of Hexamethonium upon cerebral blood flow and metabolism in patients with premalignant and malignant hypertension. Circulation **11**, 106 (1955).
64. CURRIER, R. D., R. N. DE JONG, and G. G. BOLE: Pulseless disease. Central nervous system manifestations. Neurology (Minneap.) **4**, 818 (1954).
65. CUSHING, H.: Bull Johns Hopk. Hosp. **12**, 290 (1901); zitiert von ROSENFELD (1952).
66. DAHL, U. P.: Neurologische Symptomatik des Aortenbogensyndroms. Inaugural-Dissertation Berlin (1964).
67. DANARAJ, T. J., and H. O. WONG: Primary arteritis of abdominal aorta in children causing bilateral stenosis of renal arteries and hypertension. Circulation **20**, 856 (1959).
68. — —, and M. A. THOMAS: Primary arteritis of aorta causing renal artery stenosis and hypertension. Brit. Heart J. **25**, 153 (1963).
69. DANDY, W. E.: Intracranial arterial aneurysms. Ithaka, N.Y.: Comstock Publ. Comp. 1944.
70. DAVES, M. L., and A. TREGER: Vertebral grand larency. Circulation **29**, 911 (1964).
71. DAVY, J.: Researches, physiological and anatomical, Vol. I, p. 426 (1839); zitiert bei Ross and McKussick (1953), S. 709.
72. DE BAKEY, M. E., E. ST. CRAWFORD, D. A. COOLEY, G. C. MORRIS, H. E. GARRETT, and W. S. FIELDS: Cerebral arterial insufficiency. One to 11-year recults following arterial reconstructive operation. Ann. Surg. **161**, 921 (1965).
73. DE GARIS, C. F., I. H. BLACK, and E. A. RIEMENSCHNEIDER: Patterns of the aortic arch in American white and negro stocks, with comparative notes on certain other mammals. J. Anat. (Lond.) **67**, 599 (1932/33).
74. DENEKE, TH.: Über die syphilitische Aortenerkrankung Dtsch. med. Wschr. **39**, 441 (1913).
75. DEWAR, H. A., S. G. OWEN and A. R. JENKINS: Effect of Hexamethonium Bromide on the cerebral circulation in hypertension. Brit. med. J. **1953 II**, 1017.
76. DICKINSON, C. J.: Functional efficiency of the circle of Willis. Brit. med. J. **1961 I**, 858.
77. —, and A. D. THOMSON: Vertebral and internal carotid arteries in relation to hypertension and cerebrovascular disease. Lancet **1959 II**, 46.
78. — — A post mortem study of the main cerebral arteries with special reference to their possible role in blood pressure regulation. Clin. Sci. **19**, 513 (1960).
79. — — A post mortem study of the main cerebral arteries with special reference to the cause of strokes. Clin. Sci. **20**, 131 (1961).
80. DODO, T.: On ophthalmo-angiopathia hypotonica. Jb. Kurashiki Zentral Hosp. **21**, 2 (1950).

81. DOEHLE, P.: Ein Fall von eigentümlicher Aortenerkrankung bei einem Syfilitischen. Inaugural-Dissertation Kiel (1885).

82. — Über Aortenerkrankung bei Syphilitischen und deren Beziehung zur Aneurysmabildung. Dtsch. Arch. klin. Med. **55**, 190 (1895).

83. DOERR, W.: In: BARGMANN, W., u. W. DOERR: Das Herz des Menschen. Stuttgart: Thieme 1963.

84. DOMINGO, R. T., T. P. MARAMBA, L. F. TORRES, and S. A. WESOLOWSKI: Acquired Aorto-arteritis. Arch Surg. **95**, 780 (1967).

85. DOWLING, J. L., and T. R. SMITH: An ocular study of pulseless disease. Arch. Ophthal. **64**, 236 (1960).

86. DUBOST, C., et P. BLONDEAU: Les sténoses sous-isthmiques de l'aorte thoracique. J. Chir. (Paris) **74**, 113 (1957).

87. Editorial: A new vascular syndrome — "The subclavian steal". New Engl. J. Med. **265**, 912 (1961).

88. EDLING, N. P. G., B. NYSTRÖM, and S. I. SELDINGER: Branchial arteritis in the aortic arch syndrome. A roentgen and differential diagnostic study. Acta radiol. (Stockh.) **55**, 417 (1961).

89. EDWARDS, J. E.: An atlas of acquired diseases of the heart and great vessels. Philadelphia-London: Saunders 1961.

90. ELLIOT, A. H., N. T. USSHER, and C. S. STONE: Bilateral carotid sinus denervation in a patient having syncopal attacks and a congenital vascular anomaly. Amer. Heart J. **17**, 69 (1939).

91. EL TORAEI, J.: TAKAYASHU's syndrome, MARTORELL's syndrome or pulseless disease. Minerva cardioangiol. **7**, 234 (1959).

92. FALICOV, R. E., and D. F. COONEY: TAKAYASU's arteritis and rheumatoid arthritis. Arch. intern. Med. **114**, 594 (1964).

93. FERRIS, E. B., R. B. CAPPS, and S. WEISS: Carotid sinus syncope and its bearing on the mechanism of the unconscious state and convulsions. Medicine (Baltimore) **14**, 377 (1935).

94. FINNERTY, F. A., R. L. GUILLAUDEU, and J. F. FAZEKAS: Cardiac and cerebral hemodynamics in drug induced postural collapse. Circulation Res. **5**, 34 (1957).

95. — L. WITKIN, and J. F. FAZEKAS: Cerebral hemodynamics during cerebral ischemia induced by acute hypotension. J. clin. Invest. **33**, 1227 (1954).

96. FISHBACK, H. R., F. E. DUTRA, and E. T. MAC CAMY: The production of chronic hypertension in dogs by progressive ligation of arteries supplying the head. J. Lab. clin. Med. **28**, 1187 (1943).

97. FOLGER, G. M., and K. D. SHAH: Subclavian steal in patients with BLALOCK-TAUSSIG-anastomosis. Circulation **31**, 241 (1965).

98. FRAENKEL, E.: Über zwei durch totalen Verschluß der linken Carotis komplizierte Aneurysmen des Aortenbogens. Virchows Arch. path. Anat. **79**, 509 (1880).

99. FRIEDE, R.: Die Carotis-Subclavia-Arteriitis. Arch. Psychiat. Nervenkr. **193**, 492 (1955).

100. FRÖVIG, A. G.: Bilateral obliteration of the common carotid artery. Thrombangiitis obliterans. Kopenhagen: Kunksgaard 1946.

101. —, and A. C. LÖKEN: The syndrome of obliteration of the arterial branches of the aortic arch, due to arteritis. Acta Psych. scand. **26**, 313 (1951).

102. FROMENT, R., J. P. LENGLET, MOISANS, M. BERTHOLON et CH. EXBRAYAT: La maladie de TAKAYASU et son origine dysgénétique possible. Rev. Athérosclér. **9**, 307 (1967).

103. FUCHS, W. A.: Die Röntgen-Diagnostik des Aortenbogensyndroms. Bibl. gastroent. (Basel) **8**, 41 (1965).

104. GADRAT, et MOREAU: Thrombose des Troncs de la crosse aortique. Arch. Mal. Cœur **45**, 830 (1952).

105. GAERTNER, G.: Über einen neuen Blutdruckmesser. Wien. med. Wschr. **49**, 1412 (1899).

106. GAIRDNER, W. T.: Case of aneurysm of the aorta, occupying the arch and obstructing the left carotid and subclavian arteries, with lesser aneurisms, one of which opened into the left auricle, and with aortic and mitral regurgitation. Edinb. med. J. 429 (**1855/56**).

107. GERBASI, F. S., R. S. KIBLER, and A. M. MARGILETH: Coarctation of the abdominal aorta. J. Pediat. **52**, 191 (1958).

108. GIBBONS, T. B., and R. L. KING: Obliterative brachiocephalic arteritis. Pulseless disease of TAKAYASU. Circulation **15**, 845 (1957).

109. GIESSLER, R.: Die chirurgische Behandlung der zerebrovaskulären Insuffizienz. Verh. dtsch. Ges. Kreisl.-Forsch. **34**, 290 (1968).

110. — H. GEHL u. G. HEBERER: Aktuelle Probleme der Wiederherstellungschirurgie chronischer supraaortaler Verschlüsse. J. cardiovasc. Surg. (Turin) (im Druck).

111. GIFFIN, H. M.: Reversed Coarctation and vasomotor gradient. Report of a cardiovascular anomaly with symptoms of brain tumor. Proc. Mayo Clin. **14**, 561 (1939).

112. GILMOUR, J. R.: Giant-cell chronic arteritis. J. Path. Bact. **53**, 263 (1941).

113. GOODMAN, H. C., J. L. FAHEY, and R. A. MALMGREN: Serum factors in lupus erythematosus and other diseases reacting with cell nuclei and nucleo protein extracts. Electrophoretic, ultracentrifugal and chromatographic studies. J. clin. Invest. **39**, 1595 (1960).

114. GOTTSEGEN, G., u. I. SZÁM: Über eine eigenartige, unter dem Bilde des brachiozephalischen Arterienverschlusses verlaufende Gefäßerkrankung. Z. Kreisl.-Forsch. **45**, 196 (1956).

115. GOTTSTEIN, U.: Physiologie und Pathophysiologie des Hirnkreislaufs. Med. Welt Nr. 15, S. 715 (1965).

116. GOULD, A. P.: A case of spreading obliterative arteritis. Trans. clin. Soc. Lond., **17**, 95 (1884).

117. — Further notes of a case of obliterative arteritis. Trans. clin. Soc. Lond. **20**, 252 (1887).

118. GREELEY, H. P., M. J. SMEDAL, and W. MOST: Treatment of carotid sinus syndrome by irradiation. New Engl. J. Med. **252**, 91 (1954).

119. GREMMEL, H., u. W. SCHULTE-BRINKMANN: Das Aortenbogensyndrom. Fortschr. Röntgenstr. **99**, 144 (1963).

120. GROLLMANN, J. H., and W. HANAFEE: The roentgen diagnosis of Takayasu's arteritis. Radiology **83**, 387 (1964).

121. GULL, W.: Thickening and dilatation of the arch of the aorta, with occlusion of the innominata and left carotid, atrophic softening of the brain. Guy's Hosp. Rep. 3. Series **1**, 12 (1855).

122. GURDJIAN, E. S., J. E. WEBSTER, W. G. HARDY, and D. W. LINDNER: Nonexistense of the so-called cerebral form of carotid sinus syncope. Neurology **8**, 818 (1958).

123. GUTSCHE, H., O. LIEGL, J. WAHLEN u. R. PEISKER: Zur Klinik und Pathologie des oberen Aortenbogensyndroms. Med. Klin. **57**, 340 (1962).

124. HAGER, H.: Weiterer Beitrag zur Augenbeteiligung bei Thrombangiitis obliterans. Klin. Mbl. Augenheilk. **118**, 147 (1951).

125. — Die Ophthalmo-Dynamographie als Methode zur Beurteilung des Gehirnkreislaufs. Klin. Mbl. Augenheilk. **142**, 827 (1963).

126. — Untersuchung des Gehirnkreislaufs durch die Ophthalmo-Dynamographie. Med. Welt **1963**, 995.

127. — Differentialdiagnose des Schlaganfalles durch die Ophthalmo-Dynamographie. Triangel **6**, 259 (1964).

128. HALLER, A. VON: Zitiert nach MUMENTHALER, M. (1965).

129. HAMPELN (1894), zitiert nach TH. DENEKE (1913).

130. HAMRIN, B., N. JONSSON, and T. LANDBERG: Arteritis in "Polymyalgia rheumatica". Lancet **1964 I**, 397.

131. HARBITZ, F.: Bilateral carotid arteritis. Arch. Path. **1**, 499 (1926).

132. —, and J. G. RAEDER: Ansigts-og öyenatrofi (praesenil Katarakt og "glaukom") — forårsaket av symmetrisk Karotisaffeksjon. Norsk Mag. Lægevidensk. **87**, 529 (1926).

133. HARDERS, H., u. H. WENDEROTH: Das Kreislaufsyndrom bei Verschluß der Aortenbogenäste. Med. Klin. **49**, 1837 (1954).

134. — — Das „Aortenbogensyndrom" mit Hypotonie der oberen und Hypertonie der unteren Körperhälfte (Pulseless disease). Dtsch. Arch. klin. Med. **202**, 194 (1955).

135. HARDMEIER, TH., u. C. HEDINGER: Beziehungen zwischen der retroperitonealen Fibrose und der sog. TAKAYASU'schen Arteriitis. Schweiz. med. Wschr. **94**, 1669 (1964).

136. HARRISON, C. V.: Giant-cell or temporal arteritis; a review. J. clin. Path. **1**, 197 (1948).

137. HARVEY, W.: Zitiert nach ROSS, R. S., and V. A. McKUSSICK (1953), S. 709

138. Hashimoto, H.: Zur Kenntnis der lymphomatösen Veränderung der Schilddrüse (Struma lymphomatosa). Arch. klin. Chir. **97**, 219 (1912).

139. Heberer, G., R. Giessler u. H. Gehl: Die chirurgische Behandlung der zerebrovaskulären Insuffizienz. Chirurg **40**, 439 (1969).

140. — u. G. Rau: Die suprarenale Stenose der Bauchaorta mit Hypertonie und ihre chirurgische Behandlung. Film (Verleih: Bayer-Werke, Leverkusen).

141. — — u. H.-H. Löhr: Aorta und große Arterien. Berlin-Heidelberg-New York: Springer 1966.

142. Hedges, T. R.: Ophthalmoscopic findings in internal carotid artery occlusion. Bull. Johns Hopk. Hosp. **111**, 89 (1962).

143. — The aortic arch syndromes. Arch. Ophthal. **71**, 28 (1964).

144. Hedinger, C.: Zur Pathologie des Aortenbogensyndroms. Bibl. gastroent. (Basel) **8**, 38 (1965).

145. Heggtveit, H. A., G. R. Hennigar, and Th. G. Morrione: Panaortitis. Amer. J. Path. **42**, 151 (1963).

146. Heiberg (1888), zitiert nach Th. Deneke (1913).

147. Hermann, B., u. J. Pluhar: Beiträge zur Pathogenese des Aortenbogensyndroms. Z. ges. inn. Med. **19**, 453 (1964).

148. Hirsch, M. S., B. K. Aikat, and A. K. Basu: Takayasu's arteritis. Report of five cases with immunologic studies. Bull. Johns Hopk. Hosp. **115**, 29 (1964).

149. Högerstedt, A. u. M. Nemser: Über die krankhafte Verengerung und Verschließung vom Aortenbogen ausgehender großer Arterien. Z. klin. Med. **31**, 130 (1897).

150. Hope-Ross, P., E. J. Bien, V. S. Palladino, and G. Graham: Rheumatoid aortitis. Report of an unusual case. Ann. intern. Med. **52**, 682 (1960).

151. Horie, A., and K. Tanaka: Primary aortitis and renovascular hypertension in a 12-year-old girl. Angiology **19**, 154 (1968).

152. Horton, B. T., and T. B. Magath: Arteritis of the temporal vessels. Report of seven cases. Proc. Mayo Clin. **12**, 548 (1937).

153. — —, and G. E. Brown: An undescribed from of arteritis of the temporal vessels. Proc. Mayo Clin. **7**, 700 (1932).

154. — — — Arteritis of the temporal vessels. Arch. intern. Med. **53**, 400 (1934).

155. Hoyt, W. F.: Transient bilateral blurring of Vision. Arch. ophthal. (Chic.) **70**, 746 (1963).

156. Hudson, R. E. B.: Cardiovascular pathology. London: E. Arnold 1965.

157. Humphries, A. W., J. R. Young, E. G. Beven, F. A. Le Fevre, and V. G. de Wolfe: Relief of vertebrobasilar symptomes by carotid endarterectomy. Surgery **57**, 48 (1965).

158. Hunter, W.: Zitiert nach Ross, R. S., and V. A. McKusick (1953), S. 709.

159. Hutchinson, J.: Obliterative Arteritis. Lancet **1884 I**, 297.

160. Ikeda, M.: Immunologic studies on Takayasu's Arteritis. Jap. Circulat J. **30**. 87 (1966).

161. Inada, K.: Atypical coarctation of the aorta with a special reference to its genesis. Angiology **16**, 608 (1965).

162. —, H. Shimizu, J. Kobayashi, S. Ishiai, and S. Kawamoto: Pulseless disease and atypical coarctation of the aorta. Arch. Surg. **84**, 306 (1962).

163. — —, and T. Yokoyama: Pulseless disease and atypical coarctation of the aorta with special reference to their genesis. Surgery **52**, 433 (1962).

164. —, T. Yokoyama, and R. Nakaya: Atypical coarctation of the aorta. Angiology **14**, 506 (1963).

165. Inmon, T. W., and B. E. Pollock: Coarctation of the abdominal aorta. Amer. Heart J. **52**, 314 (1956).

166. Inoue, T.: Studies of the atypical coarctation of the aorta, with special reference to the origin of this disease. Jap. J. Thorac. Surg. **19**, 213 (1966).

167. Irvine, W. T.: Carotid or vertebral? Lancet **1965 I**, 1005 .

168. —, R. J. Luck, and J. A. Jacobey: Reversed blood-flow in the vertebral arteries causing recurrent brain-stem ischaemia. Lancet **1965 I**, 994.

169. — —, D. Sutton, and P. R. Walpita: Intrathoracic occlusion of great vessels causing cerebrovascular insufficiency. Lancet **1963 I**, 1177.

170. Isaacson, C.: An idiopathic aortitis in young Africans. J. Path. Bact. **81**, 69 (1961).

171. ISAACSON, C., D. M. KLACHKO, S. WAYBURNE, and I. W. SIMSON: Aortitis in children. Lancet 1959 II, 542.

172. ISOBE, T.: An autopsied case of pulseless disease. Jap. Circulat. J. 29, 511 (1965).

173. ITO, I.: Aortitis syndrome with reference to detection of anti-aorta antibody from patients sera. Jap. Circulat. J. 30, 75 (1966).

174. JENNINGS, G. H., and M. B. CAMB: Arteritis of the temporal vessels. Lancet 1938 I, 424.

175. JERVELL, A.: Pulseless disease. Nord. Med. 50, 1272 (1953).

176. — Pulseless disease. Amer. Heart. J. 47, 780 (1954).

177. JONES, E. A., and M. K. ALEXANDER: Idiopathic retroperitoneal fibrosis associated with an arteritis. Ann. rheum. Dis. 25, 356 (1966).

178. JOOB, A.: Zwei eigenartige Fälle von Arterienerkrankung. Schweiz, med. Wschr. 77, 431 (1947).

179. JUDGE, R. D., R. D. CURRIER, W. A. GRACIE, and M. M. FIGLEY: Takayasu's arteritis and the aortic arch syndrome. Amer. J. Med. 32, 379 (1962).

180. JUSIC, A., u. W. WECHSLER: Über die Veränderungen am Gehirn beim Aortenbogensyndrom. Dtsch. Z. Nervenheilk. 187, 229 (1965).

181. KAGOSHIMA: Diskussion zu: TAKAYASU, M. Acta Soc. Ophthal. Japan 12, 554 (1908).

182. KALMANSOHN, R. B., and R. W. KALMANSOHN: Thrombotic obliteration of the branches of the aortic arch. Circulation 15, 237 (1957).

183. KAPPERT, A.: Der Armtyp des Aortenbogensyndroms. Bibl. gastroent. (Basel) 8, 67 (1965).

184. KESTELOOT, H., and O. VAN HOUTE: Reversed circulation through the vertebral artery. Acta Cardiol. (Brux.) 18, 285 (1963).

185. KIMMELSTIEL, P., M. T. GILMOUR, and H. H. HODGES: Degeneration of elastic fibres in granulomatous giant cell arteritis (temporal arteritis). Arch. Path. 54, 157 (1952).

186. KLEINERMAN, J., S. M. SANCETTA, and D. B. HACKEL: Effects of high spinal anesthesia on cerebral circulation and metabolism in man. J. clin. Invest. 37, 285 (1958).

187. KLOTZ, O.: Rheumatic fever and the arteries. Trans. Ass. Amer. Phycns. 27, 181 (1912).

188. KNOX, D. L.: Ischemic ocular inflammation. Amer. J. Ophthal. 60, 995 (1965).

189. KOCH, E., K. MATTONET u. W. KOCH: Versuche zur Frage der arteriellen Hypertonie nach Dauerausschaltung von pressoreceptorischen Kreislaufnerven. Z. ges. exp. Med. 94, 105 (1934).

190. —, u. H. MIES: Chronischer arterieller Hochdruck durch experimentelle Dauerausschaltung der Blutdruckzügler. Krankheitsforschung 7, 241 (1929).

191. KOLÍN, A., J. JOHANOVSKÝ, and J. PÉKAREK: Histological manifestations of cellular (delayed) hypersensitivity. Int. Arch. Allergy 26, 167 (1965).

192. KONVAR, N. R., D. C. R. CHAUDHURY, and A. K. BASU: A case of coarctation of aorta at an unusual site. Amer. Heart J. 49, 275 (1955).

193. KOSZEWSKI, B. J.: Branchial arteritis or aortic arch arteritis. A new inflammatory arterial disease (Pulseless disease). Angiology 9, 180 (1958).

194. —, and T. F. HUBBARD: Pulseless disease due to branchial arteritis. Circulation 16, 406 (1957).

195. KOURETAS, D., et C. DJACOS: Réflectivité exagérée du sinus carotidien avec accès épileptiques et spasme des artères rétiniennes, dans un cas d'oblitération lente des carotides et des sous-clavières. Ann. Oculist. (Paris) 177, 161 (1940).

196. KUSSMAUL, A.: Zwei Fälle von spontaner allmählicher Verschließung großer Halsarterienstämme. Deutsche Klinik 24, 461 (1872).

197. — Zwei Fälle von spontaner allmählicher Verschließung großer Halsarterienstämme. Deutsche Klinik 24, 473 (1872).

198. LAMPEN, H.: Über Entzügelungshochdruck bei Polyneuritis. Dtsch. med. Wschr. 74, 536 (1949).

199. — Zur Klinik des Blutdruckzügler-Apparates. Dtsch. med. Wschr. 77, 1431 (1952).

200. —, u. H. WADULLA: Stenosierende Aortenlues unter dem klinischen Bild einer „umgekehrten Isthmusstenose". Dtsch. med. Wschr. 75, 144 (1950).

201. LANDER, H., and J. M. BONNIN: Giant-cell arteritis. Report of a case autopsy. J. Path. Bact. 71, 369 (1956).

202. LAWSON, L. J.: Pulseless disease. Amer, J. Ophthal. 37, 788 (1954).

203. Leo, M.: Augenveränderungen bei Verschluß der großen Gefäße am Aortenbogen. Klin. Mbl. Augenheilk. **127**, 284 (1955).

204. Lessof, M.: Pulseless disease. Guy's Hosp. Rep. **107**, 53 (1958).

205. Lessof, M. H., and L. E. Glynn: The pulseless syndrome. Lancet **1959** I, 799.

206. Lewis, T., and J. Stokes: A curious syndrome with signs suggesting cervical arteriovenous fistula, and the pulses of neck and arms lost. Brit. Heart J. **4**, 57 (1942).

207. Liechty, J. D., T. W. Shields, and B. J. Anson: Variations pertaining to the aortic arches and their branches. Quart. Bull. Northw. Univ. med. Sch. **31**, 136 (1957).

208. Lindqvist, T.: Ovanliga artéritfall. Nord. Med. **37**, 321 (1948).

209. Lomas, R. W., R. P. Bolande, and W. M. Gibson: Primary arteritis of the aorta in a child. Amer. J. Dis. Child. **97**, 87 (1959).

210. Ludin, H., u. M. Elke: Abdominale Aortenkoarktation. Aortographische Diagnose in einem Fall. Fortschr. Röntgenstr. **104**, 34 (1966).

211. MacDonald, J. A., and R. H. Moser: Periarteritis and arteritis of the temporal vessels. A case report. Ann. intern. Med. **10**, 1721 (1937).

212. McDowell, F. H., J. Potes, and S. Groch: The natural history of internal carotid and vertebral-basilar artery occlusion. Neurology **2**, 153 (1961).

213. McGuire, J. R. C. Scott, and E. A. Gall: Chronic aortitis of undetermined cause with severe and fatal aortic insufficiency. Amer. J. med. Sci. **235**, 394 (1958).

214. MacKay, I. R., and F. M. Burnet: Autoimmun diseases. Springfield: Ch. C. Thomas 1963.

215. McKussick, V. A.: A form of vascular disease relatively frequent in the orient. Amer. Heart J. **63**, 57 (1962).

216. McMillan, G. C.: Diffuse granulomatous aortitis with giant cells associated with partial rupture and dissection of the aorta. Arch. Path. **49**, 63 (1950).

217. Maekawa, M., and K. Ishikawa: Occlusive thromboaortopathy. Jap. Circulat. J. **30**, 79 (1966).

218. —, and Y. Kakei: The pulseless disease. Report of a special case. Jap. Circulat. J. **22**, 196 (1958).

219. Mallory, T. B.: Case records of the Massachusetts General Hospital. New. Engl. J. Med. **214**, 690 (1936).

220. Malmsten (1888 , ↯ tiert nach Th. Deneke (1913).

221. Mangold, R., u) F. Roth: Zur Kenntnis des Aortenbogensyndroms (Maladie sans pouls). Schweiz. me.d. Wschr. **84**, 1192 (1954).

222. Marie, J., B. Levêque, J.-P. Binet, C. Fauré, P. Corone, R. Perelman, J.-M. Cormier et C. Debauchez: Le rétrécissement de l'aorte abdominale. A propos d'une observation chez une enfant de treize ans. Presse méd. **70**, 1483 (1962).

223. Marinesco, G., et A. Kreindler: Considérations sur le rôle des sinus carotidiens dans la pathogénie de l'accès épileptique. Presse méd. **44**, 833 (1936).

224. Marshall, J.: The natural history of transient ischaemic cerebro-vascular attacks. Quart. J. Med. **33**, 309 (1964).

225. Martorell, F.: El sindrome de obliteración de los troncos supra-aorticos. Angiologia **11**, 301 (1959).

226. — The syndrome of occlusion of the supra-aortic trunks. J. cardiovasc. Surg. **2**, 291 (1961).

227. —, et J. Fabré-Tersol: El sindrome de obliteración de los troncos supraaorticos. Med. clin. (Barcelona) **2**, 26 (1944).

228. —, and J. Fabré: The syndrome of obliteration of the supra-aortic branches. Angiology **5**, 39 (1954).

229. —, L. Sanchez-Harguindey, and A. Martorell: Arteriosclerosis of the aorta with thrombotic occlusion of the main trunks. Angiology **10**, 64 (1959).

230. Marty, J., L. Mollaret, P. Catros et J. Duluc: A propos du syndrome de Takayashu. Arch. Mal. Coeur **12**, 1358 (1960).

231. Maspetiol, R., et J. N. Taptas: Thrombose des gros troncs de la de la grosse de l'aorte chez uno jouno fcmmc. Ses rapports avec les diverses artérites thrombosantes. Sem. Hôp. Paris **84**, 2705 (1948).

232. Massumi, R. A.: The congenital variety of the "subclavian steal" syndrome. Circulation **28**, 1149 (1963).

233. MASUCCI, E. F.: Bilateral ophtalmoplegia in basilar-vertebral artery disease. Brain 88, 97 (1965).
234. MENGIS, C. L., W. DUBILIER, and K. G. BARRY: The aortic arch syndrome of Takayasu. Amer. Heart J. 55, 435 (1958).
235. MEYER, J. S., H. LEIDERMAN, and D. DENNY-BROWN: Electroencephalographic study of insufficiency of the basilar and carotid arteries in man. Neurology 6, 455 (1956).
236. —, S. SHEEMAN and R. B. BAUER: An arteriographic study of cerebrovascular disease in man. Arch. Neurol. 2, 27 (1960).
237. —, W. WEGNER, C. A. KANE, and O. M. REINMUTH: Electroencephalographic evaluation of treatment in obstructive disease of the basilar and carotid arteries. Neurology 7, 765 (1956).
238. MEYER, W. W.: Die entzündlichen Arterienerkrankungen. In: M. RATSCHOW: Angiologie Thieme, Stuttgart 1959, S. 183.
239. MILAN, B., et K. JOSIP: Manifestations oculaires dans le syndrome de l'arc de l'aorte. Ann. Oculist Paris 200, 1168 (1967).
240. MILLER, G. A. N., M. L. THOMAS, and W. E. MEDD: Aortic arch syndrome and polymyositis with LE-cells in peripheral blood. Brit. med. J. 1963I, 771.
241. MILLOY, F., and E. H. FELL: Elongate coarctation of the aorta. Arch. Surg. 78, 759 (1959).
242. MINOR, R. H., T. P. KEARNS, C. H. MILLIKAN, R. G. SIEKERT, and G. P. SAYRE: Ocular manifestations of occlusive disease of the vertebral-basilar arterial system. Arch. ophthal. 62, 84 (1959).
243. MISRA, S. S., S. PRAKASH, and P. L. AGRAWAL: Pulseless disease (Takayashu's syndrome). Amer. Heart J. 57, 177 (1959).
244. MÜLLER, F.: Takayasusche Krankheit (Aortenbogensyndrom). Ophthalmologica (Basel) 132, 365 (1956).
245. MÜLLER, N.: Das Aortenbogensyndrom (Pulseless disease). Fortschr. Neurol. Psychiat. 26, 637 (1958).
246. — Klinische Symptome bei obturierenden Erkrankungen von Arterien der oberen Körperhälfte. Med. Welt 1962, 2433.
247. MUMENTHALER, M.: Neurologische Aspekte des Aortenbogensyndroms. Bibl. gastroent. (Basel) 8, 51 (1965).
248. MYERS, J. D., H. V. MURDAUGH, H. D. McINTOSH, and R. K. BLAISDELL: Observations on continous murmurs over partially obstructed arteries. Arch intern. Med. 97, 726 (1956).
249. NAKAO, K., M. IKEDA, S. I. KIMATA, H. NIITANI, M. MIYAHARA, Z. I. ISHIMI, K. HASHIBA, Y. TAKEDA, T. OZAWA, S. MATSUSHITA, and M. KURAMOCHI: Takayasu's arteritis. Clinical report of eighty-four cases and immunological studies of seven cases. Circulation 35, 1141 (1967).
250. NASU, T.: Pathology of pulseless disease. A systematic study and critical review of twenty-one autopsy cases reported in Japan. Angiology 14, 225 (1963).
251. —, and N. MAMIYA: Pathogenesis of Truncarteritis productiva obliterans; so-called pulseless disease or aortic arch syndrome. Jap. Circulat. J. 30, 68 (1966).
252. NELSON, D. A., and M. M. MAHRU: Death following digital carotid artery occlusion. Arch. Neurol. (Chic.) 8, 640 (1963).
253. NORTH, R. R., W. S. FIELDS, M. E. DE BAKEY, and E. ST. CRAWFORD: Brachial-basilar insufficiency syndrome. Neurology 12, 810 (1962).
254. NYGAARD, K. K., and G. E. BROWN: Essential thrombophilia. Report of five cases. Arch. intern. Med. 59, 82 (1937).
255. ONISHI: Diskussion zu: TAKAYASU, M. Acta Soc. Ophth. Japan 12, 554 (1908).
256. OOTA, K.: Ein seltener Fall von beiderseitigem Carotis-Subclavia-Verschluß. Ein Beitrag zur Pathologie der Anastomosis peripapillaris des Auges mit fehlendem Radialispuls. Trans. Soc. Path. Jap. 30, 680 (1940).
257. ORMOND, J. K.: Bilateral ureteral obstruction due to envelopment and compression by an inflammatory retroperitoneal process. J. Urol. 59, 1072 (1948).
258. OSTLER, H. B.: Pulseless disease (Takayasu's disease). Amer. J. Ophthal. 43 583 (1957).
259. PAHWA, J. M., M. P. N. PANDEY, and D. P. GUPTA: Pulseless disease, or Takayashu's disease. Brit. med. J. 1959 II, 1439.

260. PALOHEIMO, J. A.: Obstructive arteritis of Takayasu's type. Etiological aspects. Acta neurol. csand. **43** Suppl. 31, 114 (1967).

261. —, H. JULKUNEN, P. SILTANEN, and A. KAJANDER: Takayasu's arteritis and ankylosing spondylitis. Acta med. scand. **179**, 77 (1966).

262. PANTER, K.: Das Aortenbogensyndrom "pulseless disease". Dtsch. Z. Nervenheilk. **176**, 55 (1957).

263. —, u. H. UEBERBERG: Klinische und pathologisch-anatomische Untersuchungsergebnisse zum Aortenbogensyndrom (pulseless disease, maladie sans pouls). Dtsch. Z. Nervenheilk. **179**, 285 (1959).

264. PAPPENHEIMER, A. M., and W. C. VON GLAHN: A case of rheumatic aortitis with early lesions in the media. Amer. J. Path. **2**, 15 (1926).

265. — — Studies in the pathology of rheumatic fever. Two cases presenting unusual cardiovascular lesions. Amer. J. Path. **3**, 583 (1927).

266. PARSONS, C. W.: Case of occlusion of the arteries arising from the arch of the aorta, with aortic degeneration and aneurisms. Boston med. surg. J. **86**, 400 (1872).

267. PATERSON, M. W.: Ocular changes in the pulseless disease (Takayasu's disease: the aortic arch syndrome). Scot. med. J. **2**, 57 (1957).

268. PATON, B. C., K. CHARTIKAVANIJ, P. BURI, K. PRACHUABMOH, and M. R. B. JUMBALA: Obliterative aortic disease in children in the tropics. Circulation **31** Suppl. 1, 197 (1965).

269. PAULLEY, J. W., and J. P. HUGHES: Giant-cell arteritis, or arteritis of the aged. Brit. med. J. **1960**II, 1562.

270. PENZOLDT, F.: Über Thrombose (autochthone oder embolische) der Carotis. Dtsch. Arch. klin. Med. **28**, 80 (1880).

271. PEPLER, W. J., and I. W. SIMSON: Occlusive disease of the abdominal aorta associated with panarteriitis. J. Amer. med. Ass. **68**, 525 (1959).

272. PETIT: Zitiert nach A. G. FRÖVIG (1946).

273. PINKHAM, R. A.: The ocular manifestations of the pulseless syndrome. Acta XVII Concilium Ophtalmologicum Canada and U.S.A. **1**, 348 (1955).

274. PLACHECKA, M., M. KOPEC, and M. KOWALSKA: Rheumatoid factor in Takayashu syndrome. Acta rheum. scand. **12**, 29 (1966).

275. PORSTMANN, W. Die gezielte Angiographie der supraaortischen Äste als notwendige praeoperative Maßnahme beim Aortenbogensyndrom. Fortschr. Röntgenstr. **93**, 735 (1960).

276. —, L. WIERNY u. W. MÜNSTER: Die totale zerebrale Angiographie nach selektiver Katheterisierung der Hirnarterien. Fortschr. Röntgenstr. **101**, 47 (1964).

277. PREISENDÖRFER, P.: Über einen Fall von vollständiger Obliteration der Arteria anonyma, fast vollständiger der Carotis und Subclavia sinistra, kompliziert mit Aneurysma der Aorta und Carcinom des Oesophagus. Arch. path. Anat. **73**, 594 (1878).

278. RAEDER, J. G.: Ein Fall von symmetrischer Karotisaffektion mit präseniler Katarakt und „Glaukom" sowie Gesichtsatrophie. Klin. Mbl. Augenheilk. **78**, 63 (1927).

279. RAGAN, CH., and J. BORDLEY: The accuracy of clinical measurement of arterial blood pressure. Bull. Johns Hopk. Hosp. **69**, 504 (1941).

280. RASCH, P. J., and H.-H. JACOBSEN: Takayashu's syndrome, pulseless disease eller arteriitis brachio-cephalica. Nord. Med. **56**, 1328 (1956).

281. REID, J. V. O.: Dilatation of the aorta due to granulomatous (giant-cell) aortitis. Brit. Heart J. **19**, 206 (1957).

282. REIVICH, M., H. E. HOLLING, B. ROBERTS, and J. F. TOOLE: Reversal of blood flow through the vertebral artery and its effect on cerebral circulation. New Engl. J. Med. **265**, 878 (1961).

283. RIEGEL: Allgemeiner ärztlicher Verein in Cöln. Sitzung vom 12. Juni 1876. Berl. klin. Wschr. **1877**, 300.

284. RIEHL, J. L.: The idiopathic arteritis of Takayasu. A re-evaluation of its anatomical distribution and neurological implications. Neurology **13**, 873 (1962).

285. —, and W. J. BROWN· Takayasu's arteritis. Arch. Neurol. (Chic.) **12**, 92 (1965).

285a. RIGGS, H. E., and CH. RUPP: Variation in form of circle of Willis. Arch. Neurol. 8, 8 (1963).

286. ROSENFELD, S.: Production of persistent hypertension induced in the rabbit by occlusion of arteries supplying the brain. Amer. J. Physiol. **169**, 733 (1952).

287. Rosenfeld, S., H. V. Thomas, and D. R. Drury: Effects of renal denervation on cerebral hypertension in the rabbit. Amer. J. Physiol. 178, 392 (1954).

288. Ross, R. S., and V. A. McKussick: Aortic arch syndromes. Diminished or obsent pulses in arteries arising from arch of aorta. Arch. intern. Med. 92, 701 (1953).

289. Roth, L. M., and J. M. Kissane: Panaortitis and aortic valvulitis in progressive systemic sclerosis (scleroderma). Amer. J. clin. Path. 41, 287 (1964).

290. Rotter, W.: Das morphologische Gewebssubstrat bei gestörter Durchblutung. In: M. R. Ratschow: Angiologie. Stuttgart: Thieme 1959.

291. Rouher, F.: Signes oculaires des insuffisances vertébro-basilaires. Ann. Oculist Paris 198, 301 (1965).

292. Roux, J. L.: Le syndrome de l'artérite temporale. Helv. med. Acta 21 Suppl. 34 (1954).

293. Ruiz Ayuso, F.: Zur Problematik der Abgrenzung der Takayasuschen Arteriitis. Inaugural-Dissertation Köln (1969).

294. Sandring, H., and G. Welin: Aortic arch syndrome with special reference to rheumatoid arteritis. Acta med. scand. 170, 1 (1961).

295. Sano, K., and T. Aiba: Pulseless disease; Summary of our 62 cases. Jap. Circulat. J. (Ni.) 30, 63 (1966).

296. Santschi, D. R., C. J. Frahm, L. R. Pascale, and A. V. Dumanian: The subclavian steal syndrome. Clinical and angiographic considerations in 74 cases in adults. J. thorac. cardiovasc. Surg. 51, 103 (1966).

297. Saphir, O.: Spezielle Pathologie. Stuttgart: Thieme 1961.

298. Sato, T.: Ein seltener Fall von Arterienobliteration. Klin. Wschr. 17, 1154 (1938).

299. Savory, W. S.: Case of a young woman in whom the main arteries of both upper extremities and of the left side of the neck were throughout completely obliterated. Medico-chirurgical Transactions 39, 205 (1856).

300. Scheidegger, S.: Erkrankungen der Aorta und ihrer Äste. Bibl. gastroent. (Basel) 8, 1 (1965).

301. Schilder, D. P., W. P. Harvey, and C. A. Hufnagel: Rheumatoid spondylitis and aortic insufficiency. New. Engl. J. Med. 255, 11 (1956).

302. Schmidt, M.: Intracranial aneurysms. Brain 53, 489 (1931).

303. Schneider, G., K. J. Amthor u. R. Pískorz: Über das Aortenbogensyndrom. Brun's Beitr. klin. Chir. 209, 70 (1964).

304. Schneider, M.: Durchblutung und Sauerstoffversorgung des Gehirns. Verh. dtsch. Ges. Kreisl.-Forsch. 19, 3 (1953).

305. — Über die Wiederbelebungszeit nach Kreislaufunterbrechung. Thoraxchirurgie 6, 95 (1958).

306. Schober, W.: Zum Obliterationssyndrom der supraaortalen Äste. Med. Klin. 55, 1141 (1960).

307. Schoop, W.: Angiologie-Fibel. Stuttgart: Thieme 1967.

308. Schrire, V., and R. A. Asherson: Arteritis of the aorta and its major branches. Quart. J. Med. 33, 439 (1964).

309. Schüpbach. A,: Klinische Demonstrationen. Helv. med. Acta 20, 257 (1953).

310. Schulze, H. A. F., u. A. Sauerbrey: Zur Frage der Anastomosen zwischen der A. vertebralis und der A. occipitalis. Zbl. Neurochir. 16, 76 (1956).

311. Schwartz, A., L. Černik, Phan-Trinh, Vu Dinh-Hai et Doan Hong-Hoa: La maladie de Takayashu. Contribution étio-pathogénétique. Cor et Vasa (Praha) 7, 232 (1965).

312. Sen, P. K., S. G. Kinare, S. D. Engineer, and G. B. Parulkar: The middle aortic syndrome. Brit. Heart J. 25, 610 (1963).

313. — —, T. P. Kulkarni, and G. B. Parulkar: Stenosing aortitis of unknown etiology. Surgery 51, 317 (1962).

314. Sen Gupta, S. N., and J. C. Ghosh: Case of reverse coarctation syndrome. An aortic arch syndrome. Brit. med. J. 1957 I, 137.

315. Senning, A., and L. Johansson: Coarctation of the abdominal aorta. J. thorac. cardiovasc. Surg. 40, 517 (1960).

316. Shapiro, M. J.: Coarctation of the abdominal aorta. Amer. J. Cardiol. 4, 547 (1959).

317. Sheehan, S., R. B. Bauer, and J. S. Meyer: Vertebral artery compression in cervical spondylosis. Neurology 10, 968 (1960).

318. Shimizu, K., and K. Sano: Pulseless disease. J. Amer. med. Ass. **145**, 1095 (1951).
319. Short, D. W., A. C. Kennedy, R. G. Luke, and W. A. Mackey: Renovascular hypertension in aortic arch syndrome due to Takayasu's arteritis. Brit. J. Surg. **52**, 963 (1965).
320. Siekert, R. G., and C. H. Millikan: Syndrome of intermittent insufficiency of the basilar arterial system. Neurology **5**, 625 (1955).
321. Silander, T.: Anomaleous origin of the right subclavian artery and its relation to coarctation of the aorta. Acta chir. scand. **124**, 412 (1962).
322. Silversides, J. L.: Basilar artery stenosis and thrombosis. Proc. roy. Soc. Med. **47**, 290 (1950).
323. Silverstein, A., D. Doniger, and M. B. Bender: Manual compression of the carotid vessels, carotid sinus hypersensitivity and carotid artery occlusions. Ann. intern. Med. **52**, 172 (1960).
324. Skipper, E., and F. J. Flint: Symmetrical arterial occlusion of upper extremities, head and neck; a rare syndrome. Brit. med. J. 1952 II, 9.
325. Southworth, J. L., V. A. McKussick, E. C. Peirce, and F. L. Rawson: Ventricular fibrillation precipitated by cardiac catheterization. J. Amer. med. Ass. **143**, 717 (1950).
326. Sproul, E. E.: A case of temporal arteritis. N.Y. J. Med. **42**, 345 (1942).
327. —, and J. J. Hawthorne: Chronic diffuse mesaortitis. Report of two cases of unusual type. Amer. J. Path. **13**, 311 (1937).
328. Steinmann, B.: Zur Pathologie des Aortenbogensyndroms. Bibl. gastroent. (Basel) **8**, 77 (1965).
329. Sterne, J.: Trois cas Marocains de maladie de Takayasu. Arch. Mal. Coeur **49**, 562 (1956).
330. Stone, H. H., T. N. MacKrell, and R. L. Wechsler: The effect on cerebral circulation and matabolism in man of acute reduction in blood pressure by means of intravenous hexamethonium bromide and head-up tilt. Anesthesiology **16**, 168 (1955).
331. Strachan, R. W.: The natural history of Takayasu's arteriopathy. Quart. J. Med. **33**, 57 (1964).
332. —, F. W. Wigzell, and J. R. Anderson: Locomotor manifestations and serum studies in Takayasu's arteriopathy. Amer. J. Med. **40**, 560 (1966).
333. Sunada, T., and K. Inada: Atypical coarctation with a special reference to the genesis. Jap. Circulat. J. **30**, 72 (1966).
334. Symonds, C. P.: Two cases of thrombosis of subclavian artery, with contralateral hemiplegia of sudden onset, probably embolic. Brain **50**, 259 (1927).
335. Takahashi, K.: Die percutane Arteriographie der A. vertebralis und ihrer Versorgungsgebiete. Arch. Psychiat. Nervenkr. **111**, 373 (1940).
336. Takayasu, M.: A case with peculiar changes of the central retinal vessels. Acta. Soc. Ophthal. Jap. **12**, 554 (1908).
337. Tardif, L., J. de L. Mignault, L. Derome, and P. Roy: Takayasu's disease. A case report with angiographic demonstration. Angiology **16**, 538 (1965).
338. Taubert, G., E. Baudisch u. P. Hoheisel: Zum Aortenbogensyndrom (Martorell-Fabré) und zur Arteriitis segmentalis obliterans (Takayasu). Chirurg **34**, 483 (1963).
339. Thurlbeck, W. M., and J. H. Currens: The aortic arch syndrome (pulseless disease). A report of ten cases with three autopsies. Circulation **19**, 499 (1959).
340. Töppich, G.: Über nicht thrombotischen Verschluß der großen Gefäßostien des Aortenbogens, insbesondere des Ostiums der Carotis communis sinistra. Frankfurt. Z. Path. **25**, 236 (1921).
341. Toole, J. F.: Stimulation of the carotid sinus in man. I. The cerebral response, II. The significance of head positioning. Amer. J. Med. **27**, 952 (1959).
342. —, and S. H. Tucker: Influence of head position upon cerebral circulation. Arch. Neurol. **2**, 616 (1960).
343. Toone, E. C., E. L. Pierce, and G. R. Hennigar: Aortitis and aortic regurgitation associated with rheumatoid spondylitis. Amer. J. Med. **26**, 255 (1959).
344. Tour, R. L., and W. Fletcher Hoyt: The syndrome of the aortic arch. Ocular manifestations of pulseless disease and a report of a surgically treated case. Amer. J. Ophthal. **47**, 35 (1959).
345. Trias de Bes, L., J. G. Sanchez Lucas, and F. Ballesta Barcons: A case of Takayasu's syndrome: The pulseless disease. Brit. Heart J. **17**, 484 (1955).

346. Tsunekawa, S.: Studies on the pathogenesis of pulseless disease, especially on experimental angitis by elastase. Nagoya J. med. Sci. **29**, 59 (1966).
347. Türk, W.: Arterieller Collateralkreislauf bei Verschluß der großen Gefäße am Aortenbogen durch deformierende Aortitis. Wien. klin. Wschr. **14**, 757 (1901).
348. Ueda, H.: Editorial: Renovascular hypertension as a manifestation of aortitis syndrome. Jap. Heart. J. **8**, 209 (1967).
349. —, I. Ito, R. Okada, G. Inoue, H. Yamada, K. Matsuyama, S. Saito, and T. Gondaira: Aortic arch syndrome with special reference to pulseless disease and its variants. Jap. Heart J. **4**, 224 (1963).
350. —, K. Ohno, I. Ito, T. Takeda, Y. Saito and A. Ueno: Two cases of aortitis syndrome with aneurysm formation. Jap. Heart J. **9**, 88 (1968).
351. —, T. Sakamoto, T. Yamada, Z. Uozumi, T. Kobayashi, N. Kawai, K. Inoue, and G. Kaito: Quantitative assessment of obstructions of the aorta and its branches in "aortitis syndrome". The value of functional phonoarteriographie using vasoactive drugs. Jap. Heart. J. **7**, 3 (1966).
352. —, M. Sugiura, I. Ito, Y. Saito, and S. Morooka: Aortic insufficiency associated with aortitis syndrome. Jap. Heart J. **8**, 107 (1967).
353. —, T. Wada, T. Takeda, F. Shintani, and H. Nakamura: A cured case of renovascular hypertension caused by panaortitis. Jap. Heart. J. **4**, 496 (1963).
354. — Y. Awane, A. Wakabayashi, and K. Shimizu: Successfully operated obliterative brachiocephalic arteritis (Takayasu) associated with the elongated coarctation. Jap. Heart J. **8**, 538 (1967).
355. Valaitis, J., C. G. Pilz, and M. M. Montgomery: Aortitis with aortic valve insufficiency in rheumatoid arthritis. Arch. Path. **63**, 207 (1957).
356. Volhard, F.: Besondere Fälle von Hochdruck. Neue med. Welt. **1950**, 3.
357. Vollmar, J.: Rekonstruktive Chirurgie der Arterien. Stuttgart: Thieme 1967.
358. Wagener, H. P.: The ocular lesions of pulseless disease. Amer. J. med. Sci. **235**, 220 (1958).
359. Wan, H., and L. Li-Sheng: Constrictive arteritis of the aorta and its main branches. Chin. med. J. **81**, 526 (1962).
360. Warshaw, J. B., and M. S. Spach: Takayasu's disease (primary aortitis) in childhood. Pediatrics **35**, 620 (1965).
361. Webster, J. E., S. Dolgoff, and E. S. Gurdjian: Spontaneous thrombosis of the carotid arteries in the neck. Arch. Neurol. Psychiat. (Chic.) **63**, 942 (1950).
362. — E. S. Gurdjian, and F. A. Martin: Mechanism of syncope due to unilateral compression of carotid bifurcation. Arch. Neurol. Psychiat. **74**, 556 (1955).
363. Weintraub, A. M., and N. J. Zvaifler: The occurence of valvular and myocardial disease in patients with chronic joint deformity. Amer. J. Med. **35**, 145 (1963).
364. Weiss, S., and J. P. Baker: The carotid sinus reflex in health and disease. Medicine **12**, 297 (1933).
365. Wendkos, M. H., and P. L. Rossman: The normal blood pressure in the lower extremity. Amer. Heart J. **26**, 623 (1943).
366. Westcott, J. L., K. Y. Chynn, and I. Steinberg: Percutaneous transfemoral selectiv arteriography of the brachio-cephalic vessels. Amer. J. Roentgenol. **90**, 554 (1963).
367. Whalen, R. E., A. Heyman, and H. D. McIntosh: Cinefluorographic studies of the extracranial cerebral circulation. Circulation **28**, 503 (1963).
368. Williams, A. H., and H. A. Schroeder: Regional vasomotor tone in normotensive and hypertensive dogs. Circulation **4**, 706 (1951).
369. Witmer, R.: Ophthalmologische Aspekte des Aortenbogensyndroms. Bibl. gastroent. (Basel) **8**, 62 (1965).
370. Wylie, E. J., M. F. Hein, and J. E. Adams: Intracranial hemorhage following surgical revascularization for treatment of acute strokes. J. Neurosurg. **21**, 212 (1964).
371. Zaroff, L. I., I. Kreel, H. J. Sobel, and I. D. Baronofsky: Multiple and infraductal coarctations of the aorta. Circulation **20**, 910 (1959).
372. Zeman, F. D., and S. Siegel: Monoplegia following carotid sinus pressure in the aged. Amer. J. med. Sci. **213**, 603 (1947).
373. Zvaifler, N. J., and A. M. Weintraub: Aortitis and aortic insufficiency in the chronic rheumatic disorders. A reappraisal. Arthr. and Rheum. **6**, 241 (1963).

Definition, Nomenklatur, Einteilung

Als „Verschlußsyndrom der Aortenbogenäste" oder „Aortenbogen-Syndrom" sollen alle Krankheitsbilder zusammengefaßt werden, denen Stenosen oder Verschlüsse der Aortenbogenäste zugrundeliegen. Aortenbogenäste sind die vom Aortenbogen entspringenden Arterien erster Ordnung, neben dem Tr. brachiocephalicus, der entwicklungsgeschichtlich dem ersten Abschnitt des rechten Aortenbogens entspricht (Abb. 4, A→B), die beiden Aa. carotis communes und die beiden Aa. subclaviae bis zum Abgang der A. vertebralis als dem gewöhnlich ersten Seitenast (Abb. 1). Der isolierte Verschluß der A. carotis interna, Stenosen am Abgang der A. vertebralis oder Verschlußprozesse in den Armarterien distal vom Abgang der A. vertebralis ohne Miterkrankung der vorgeschalteten Arterien gehören nicht zum Aortenbogen-Syndrom. Diese auf den ersten Blick willkürlich anmutende anatomische Definition ist hämodynamisch und pathologisch-anatomisch gerechtfertigt. Hämodynamisch handelt es sich um die Gefäßabschnitte, die vor der Aufteilung des Blutstroms für cerebrale und extracerebrale Versorgungsgebiete liegen: Um die gemeinsame cerebro-kranielle Strombahn (A. carotis communis) und die gemeinsame cerebro-brachiale Strombahn (A. subclavia) sowie den Tr. brachiocephalicus. Hier lokalisierte Strömungshindernisse können kombinierte Durchblutungsstörungen an Arm, Schädel und Gehirn hervorrufen, während weiter distal lokalisierte Verschlußprozesse nur isoliert eines der genannten Versorgungsgebiete betreffen.

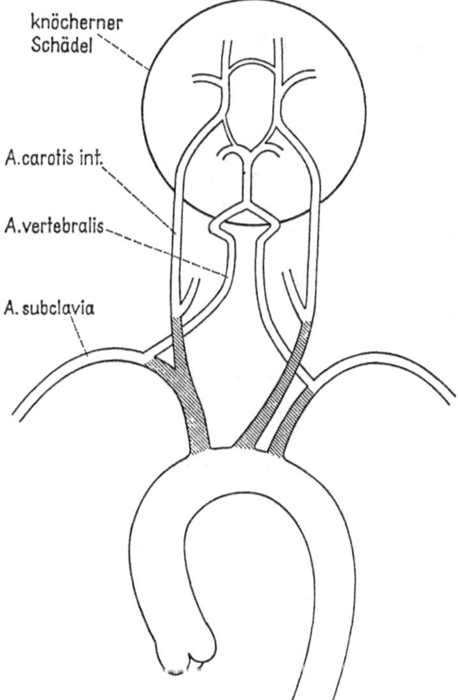

Abb. 1. Die Aortenbogenäste (schraffiert) und ihre Verzweigungen

Die Begrenzung der Obliterationen auf die so definierten Aortenbogenäste bietet ferner durch das Freibleiben der ersten, jeweils noch cerebrale und extra-cerebrale Versorgungsgebiete verbindenden Aufzweigungen oder Gefäßgabeln (Vertebralis-Abgang, Carotisgabel) Voraussetzung für einen wirkungsvollen Kolla-teralkreislauf (s. S. 103), über den während vieler Jahre eine ausreichende oder wenigstens mit dem Leben zu vereinbarende Blutversorgung der abhängigen Peripherie, besonders des Gehirns, möglich ist, während der Verschluß der Arterien zweiter Ordnung meistens zu hochgradigen Durchblutungsstörungen mit oft letalem Ausgang führt.

Pathologisch-anatomisch ist die Definition insofern berechtigt, als Verschluß-prozesse im Bereich der oberen Körperhälfte bevorzugt die Aortenbogenäste be-fallen und häufig auf sie beschränkt bleiben, wenn auch ein Aortenbogen-Syndrom durchaus mit zusätzlichen Obliterationen in den distalen Gefäßabschnitten kom-biniert sein kann.

Nichts demonstriert besser, wie wenig über Ätiologie und Pathogenese des Krankheitsbildes bekannt ist, als die verwirrende Vielfalt von Bezeichnungen, auf die man bei Durchsicht der Literatur stößt (Tab. 1). Die Verwirrung wird noch dadurch gesteigert, daß der gleiche Begriff in allgemeiner Bedeutung für alle Formen des Krankheitsbildes oder nur für spezielle Unter-gruppen mit einer bestimmten Ätiologie verwendet wird. So haben Ross und McKussick (1953) in Anlehnung an Frövig (1951) die Bezeichnung „Aortenbogen-Syndrom" (aortic arch syndrome) als Sammelbegriff eingeführt und ihn ätiologisch in Untergruppen differenziert. Von anderen Autoren wurde die Bezeichnung dagegen ausschließlich mit der unspezifisch entzündlichen Form des Aortenbogen-Syndroms bei jungen Menschen in Zusammenhang gebracht. Um-gekehrt haben Caccamise und Okudo (1954) nur diese Untergruppe „Takayasusche Erkran-kung" genannt, während die Bezeichnung in der Folge häufig verallgemeinert im Sinne des Aortenbogen-Syndroms von Ross und McKussick Verwendung fand.

Wenn der Name Takayasu überhaupt mit dem Krankheitsbild in Verbindung gebracht werden soll — und dafür ist trotz fehlender historischer Berechtigung ein sprachliches Gewohn-heitsrecht anzuführen — sollte man unter „Takayasuscher Erkrankung" nur die unspezifisch entzündliche Form des Aortenbogen-Syndroms oder die entsprechende Aortitis an der Brust-und/oder Bauchaorta bei jungen Menschen verstehen. Ross und McKussick (1953) haben diese Untergruppe auch als "young female arteritis" bezeichnet, ein Name, den man vermeiden sollte, da das Krankheitsbild gelegentlich auch bei jungen Männern und bei Kindern auftritt (s. S. 118).

Wenig sinnvoll ist auch die Bezeichnung "pulseless disease" (Shimizu u. Sano, 1951), die sich ähnlich wie die alten Begriffe Anisosphygmia, Pulsus incongruens oder Pulsus differens am Pulstastbefund ausrichtet. Abgesehen von der sprachlichen Unsauberkeit des Namens fehlen beim inkompletten Aortenbogen-Syndrom nicht alle Pulse an Kopf, Hals und Armen, und auch das komplette Syndrom geht in der Regel mit einem normalen Pulstastbefund an der unteren Körperhälfte einher. Außerdem ist nicht jede Pulslosigkeit der Arme mit einem Aortenbogen-Syndrom identisch.

Türk hat bereits 1901 darauf aufmerksam gemacht, daß die beim Aortenbogen-Syndrom entstehenden Kollateralbahnen weitgehend denen der Aortenisthmusstenose entsprechen, mit dem Unterschied, daß die Strömungsrichtung umgekehrt ist. Dieser morphologisch ähnlich angelegte Kollateralkreislauf hat zusammen mit dem gegensätzlichen Pulstastbefund bei den zwei Krankheitsbildern, die im übrigen überhaupt nichts Gemeinsames aufweisen, zu medi-zinisch sinnlosen und sprachlich absurden Benennungen wie "reversed coarctation", „um-gekehrte Isthmusstenose" u. a. Anlaß gegeben. Auch die von Koszewski (1957) vorgeschla-gene Bezeichnung "branchial arteritis" ist unzutreffend, da die Aa. subclaviae nicht zu den Branchialarterien gehören.

Für die generalisierten Formen der Takayasu-Arteriitis sind Namen wie „aortitis-syndro-me" [173, 349—352], „panaortitis syndrome" [353], „occlusive aortitis" [333] u. a. m. ver-wendet worden (Tab. 1).

Ein großer Teil der sonst vorgeschlagenen Bezeichnungen ist zwar sehr zutreffend, wegen der Länge aber für die medizinische Umgangssprache ungeeignet.

Will man Klarheit in den Irrgarten der Nomenklatur mit den zahlreichen, sich z. T. entsprechenden, überschneidenden aber auch widersprechenden Synonymen bringen, so ist folgendes zu berücksichtigen:

1. Man benötigt kurze, wohl definierte Begriffe, die sich auch zur mündlichen Verwendung eignen, selbst wenn sie keine ätiologischen, topographischen oder histologischen Einzelheiten berücksichtigen.

2. Man muß sich entscheiden, ob man ein auf klinischen Befunden aufgebautes Syndrom oder den zugrundeliegenden pathologisch-anatomischen Prozeß bezeichnen möchte, ob also die Einteilung unter primär klinischen oder unter primär anatomisch-pathologischen Gesichtspunkten erfolgen soll. Demselben klinischen Syndrom können verschiedene anatomisch-pathologische Substrate zugrundeliegen. Andererseits kann ein bestimmter, generalisiert auftretender anatomisch-pathologischer Prozeß verschiedene Syndrome hervorrufen.

„Aortenbogen Syndrom" als Sammelbegriff ist kurz, prägnant und zutreffend, handelt es sich doch in der Regel um eine Erkrankung des Aortenbogens und/oder der von ihm abgehenden Äste. Das Aortenbogen-Syndrom ist aber, abgesehen von der gefäßanatomisch-hämodynamischen Definition, ein klinisch-angiologisch gewonnener, nosologischer Begriff. Es umfaßt das ganze Spektrum der Durchblutungsstörungen, die durch eine Behinderung des Blutstroms im Bereich der Aortenbogenäste enstehen, ohne Berücksichtigung der den Obliterationsprozessen zugrundeliegenden Pathogenese und Ätiologie. In zweiter Linie kann dann eine ätiologische Differenzierung erfolgen, die sich an klinischen und laboranalytischen Daten und am histologischen Befund ausrichtet (luetisches, arteriosklerotisches, unspezifisch entzündliches Aortenbogen-Syndrom usw.).

Nach dem Beschwerdebild und den klinischen Symptomen, auch nach dem Sitz und der Ausdehnung der Obliteration lassen sich aus der großen Gruppe des Aortenbogen-Syndroms drei angiologisch scharf umrissene Symptomen-Komplexe isolieren:

1. Das *Aortenbogen-Vollsyndrom*, das *komplette Aortenbogen-Syndrom* oder das *Aortenbogen-Syndrom im engeren Sinn* mit Verschluß sämtlicher Aortenbogenäste.

2. *Teilsyndrome*, bei denen jeweils nur ein Aortenbogenast verschlossen ist:

a) das *Carotis-Syndrom* bei Okklusion einer A. carotis communis mit cerebraler Durchblutungsinsuffizienz im Ausbreitungsgebiet der A. carotis interna.

b) das *Brachio-Basilar-Syndrom* bei Verschluß einer A. subclavia proximal vom Abgang der A. vertebralis. Die dabei auftretende cerebrale Durchblutungsinsuffizienz ist vom vertebro-basilären Typ und geht in der Regel mit einem *Vertebralis-Anzapf-Phänomen* einher (Anzapf-Syndrom, subclavian steal).

Mischsyndrome mit überlappender Symptomatik sind häufig und so vielfältig, daß sie im einzelnen nicht aufgeführt werden können. Sie lassen sich aber immer in den durch die drei umschriebenen Symptomenkomplexe gegebenen Rahmen einordnen. Die beiden Teilsyndrome und sämtliche Mischformen werden auch als *inkomplette Aortenbogensyndrome* bezeichnet.

Tabelle 1. *Nomenklatur des Aortenbogensyndroms*

Autor	Bezeichnung	Beschriebenes Krankheitsbild
	A: Isoliertes Aortenbogensyndrom	
GIFFIN (1939)	Reversed Coarctation	?
LEWIS u. STOKES (1942)	Inverted Coarctation of the aorta	?
LAMPEN u. WADULLA (1950)	Umgekehrte Isthmusstenose	luetisches Aortenbogensyndrom
VOLHARD (1950)	Umgekehrtes Bild der Isthmusstenose	
SCHÜPBACH (1953)	Umgekehrtes Isthmusstenosesyndrom	unspez. entzündl. Form des Aortenbogensyndroms
SEN GUPTA u. GHOSH (1957)	Reverse coarctation syndrome	
HARBITZ (1926)	Bilateral carotid arteritis	unspez. entzündl. Form des Aortenbogensyndroms
RAEDER (1927)	Symmetrische Carotisaffektion	
FRÖVIG (1946)	Bilateral obliteration of the common carotid artery	
MARTORELL u. FABRÉ-TERSOL (1944)	El Síndrome de Obliteración de los Troncos supraaorticos	
MARTORELL u. FABRÉ (1954)	Syndrome of obliteration of the supraaortic branches	Aortenbogensyndrom jeglicher Genese
MARTORELL (1961)	Syndrome of occlusion of the supraaortic trunks	
BANGE u. Mitarb. (1962)	Verschlußsyndrom der supraaortalen Gefäße	
SHIMIZU u. SANO (1951)	Pulseless disease	unspez. entzündl. Form des Aortenbogensyndroms
SCHÜPBACH (1953) MANGOLD u. ROTH (1954)	Maladie sans pouls	
FRÖVIG u. LÖKEN (1951)	Syndrome of obliteration of the arterial branches of the aortic arch	Aortenbogensydrom jeglicher Genese
ROSS u. McKUSSICK (1953)	Aortic arch syndrome	
	Young female arteritis	unspez. entzündl. Form des Aortenbogensyndroms
HARDERS u. WENDEROTH (1955)	Aortenbogensyndrom	Aortenbogensyndrom jeglicher Genese
BARKER u. EDWARDS (1955)	Primary arteritis of the aortic arch	
KALMANSOHN u. KALMANSOHN (1957)	Thrombotic obliteration of the branches of the aortic arch	
	Thromboangitis obliterans of the branches of the aortic arch	unspez. entzündl. Form des Aortenbogensyndroms
SHIMIZU u. SANO (1951)	Thrombo-arteritis obliterans subclavio-carotica Panarteritis brachiocephalica cardinalis	
SKIPPER u. FLINT (1952)	Symmetrical arterial occlusion of the upper extremities, head and neck	Aortenbogensyndrom jeglicher Genese

Tabelle 1. (Fortsetzung)

Autor	Bezeichnung	Beschriebenes Krankheitsbild
BUSTAMENTE u. Mitarb. (1954)	The chronic subclavian-carotid obstruction syndrome	
CACCAMISE u. OKUDA (1954)	Takayasu's disease	
FRIEDE (1955)	Carotis-Subclavia Arteriitis	
GOTTSEGEN u. SZÁM (1956)	Arteriitis epiaortica	unspez. entzündl. Form des Aortenbogensyndroms
GIBBONS u. KING (1957)	Obliterative brachiocephalic arteritis	
KOSZEWSKI u. HUBBARD (1957)	Branchial arteritis	
KOSZEWSKI u. HUBBARD (1958)	Aortic arch arteritis	
BASU (1961)	Martorell-Syndrome	Aortenbogensyndrom jeglicher Genese
NASU (1963)	Truncoarteriitis productiva granulomatosa	unspez. entzündl. Form des Aortenbogensyndroms
Gelegentlich zitierte Syndrome	Myaka-Nashi-Syndrom Takayasu-Onishi-Syndrom Raeder-Harbitz-Syndrom	

B: Aortenbogensyndrom als Teil einer generalisierten Erkrankung der Aorta und ihrer Äste

Autor	Bezeichnung	Beschriebenes Krankheitsbild
COSMA u. Mitarb. (1959)	Idiopathic Panarteritis of the great vessels	
BASU (1961)	Occlusive disease of the aorta and its main branches	
INADA u. Mitarb. (1962)	Atypical coarctation	
SEN u. Mitarb. (1962)	Stenosing aortitis of unknown etiology	
WAN u. LI-SHENG (1962)	Constrictive arteritis of the aorta and its main branches	
SEN u. Mitarb. (1963)	Middle aortic syndrome	
UEDA u. Mitarb. (1963)	Panaortitis syndrome Aortitis syndrome Untergruppen: 1. aortic arch syndrome, 2. abdominal type 3. extensive type	unspez. entzündl. Form des Aortenbogensyndroms
PATON u. Mitarb. (1965)	Obliterative aortic disease	
MAEKAWA u. ISHIKAWA (1966)	Occlusive thromboaortopathy	
INOUE (1966)	Trunco-panarteriitis	
SUNADA u. INADA (1966)	Occlusive aortitis	

Abb. 2 veranschaulicht die Vielfalt der möglichen Varianten. Für die Verschlüsse von 2 Aortenbogenästen ergeben sich 6, für die Verschlüsse von 3 Aortenbogenästen weitere 4, also insgesamt 10 Varianten, wobei dem gleichzeitigen

Verschluß der rechten A. subclavia und der rechten A. carotis communis ein Verschluß des Tr. brachio-cephalicus gleichzusetzen ist (Nr. 1, 7 und 10 in Abb. 2). Da die mit den Zahlen 1 und 2, 3 und 4, 7 und 8, 9 und 10 bezeichneten Verschlußsituationen hämodynamisch identisch sind und sich nur in der Seitenlokalisation unterscheiden, reduziert sich die Zahl von 10 anatomischen Varianten auf 6 hämodynamische Möglichkeiten (I – VI in Abb. 2).

Ferner ist zu bedenken, daß das Aortenbogensyndrom nur eine von zahlreichen Erscheinungsformen der generalisierten Aortenast-Erkrankung ist. Die gleiche Grundkrankheit kann zur Nierenarterienstenose, zur Darmarterienstenose oder zur Stenose der Aortengabel bzw. der Beckenarterien mit den dazugehörigen spezifischen Symptomen und schließlich zu zahlreichen Kombinationssyndromen führen (Tab. 2 und Abb. 3). Auch die Coronararterien sind häufig erkrankt. Schließlich kann der gleiche Prozeß auch atypisch lokalisierte, erworbene Aortenstenosen verursachen [27, 28,

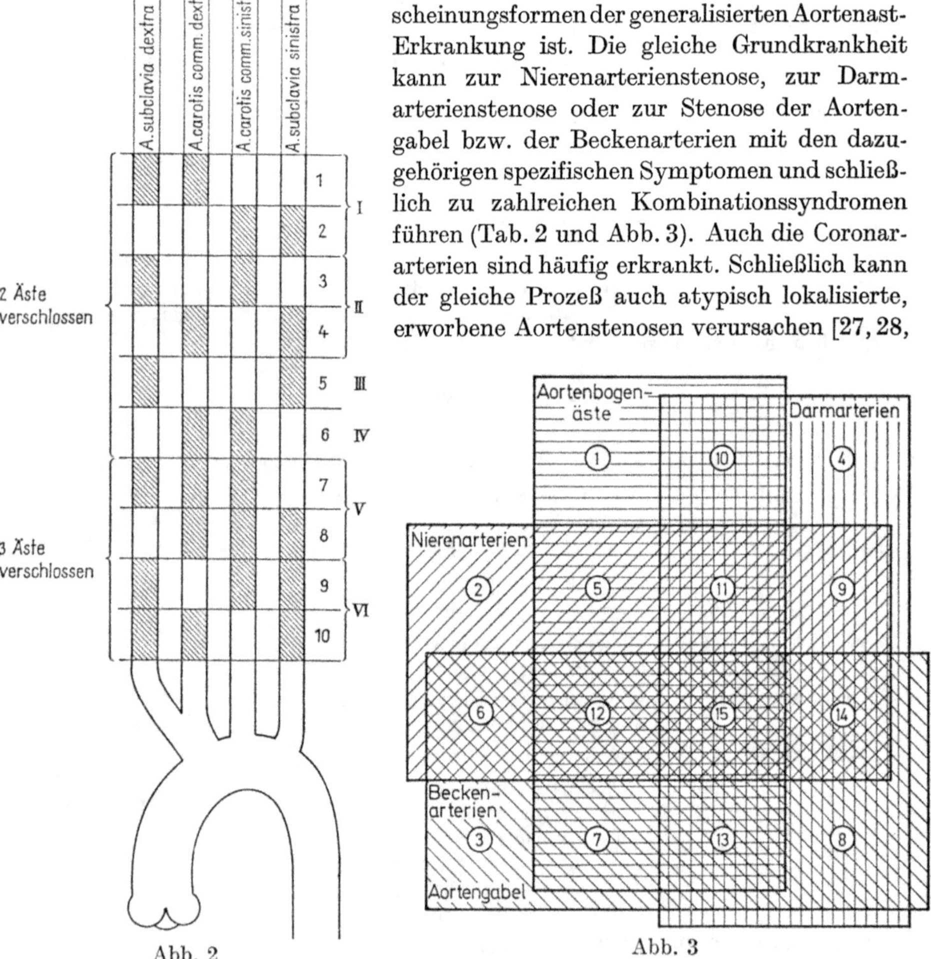

Abb. 2. Die 10 Verschlußkombinationen des inkompletten Aortenbogensyndroms: Für den Verschluß von 2 Ästen ergeben sich 6 Kombinationen (1—6), für den Verschluß von 3 Ästen 4 Kombinationen (7—10). Faßt man symmetrische, hämodynamisch gleichwertige Kombinationen zusammen, so bleiben 6 Möglichkeiten (I—VI). Dem gemeinsamen Verschluß der rechten A. carotis communis und der rechten A. subclavia entspricht ein Verschluß des Tr. brachiocephalicus

Abb. 3. Die 4 Syndrome der Aortenastverschlüsse (1—4) und ihre Kombinationsformen. 5—10: 6 Zweifachkombinationen; 11—14: 4 Dreifachkombinationen; 15: 1 Vierfachkombination

39, 58, 67, 68, 86, 107, 140, 161—165, 170, 171, 173, 192, 209, 210, 222, 241, 249, 250, 259, 268, 271, 312, 313, 315, 316, 333, 337, 348, 351, 359, 371].

Der vorliegende Beitrag soll sich im wesentlichen auf das komplette Aortenbogen-Syndrom beschränken, Teilsyndrome und Mischsyndrome werden nur gestreift. Über das brachio-basilare Teilsyndrom, das Vertebralis-Anzapf-Syndrom, wird ohnehin in dieser Serie ein Beitrag von W. Schoop erscheinen.

Tabelle 2. *Syndrome bei generalisierter Verschlußerkrankung der Aorta und ihrer Äste*

	Arteriosklerose — Lues — Takayasu-Arteriitis — Riesenzellen-Arteriitis					
Lokali-sation	Aorten-bogenäste	Nieren-arterien	Aortengabel u. Becken-arterien	Darm-arterien	Coronar-arterien	Brust- u. Bauch-aorta
Syndrom	Aorten-bogen-syndrom	Renovas-culäre Hyper-tonie	Leriche-Syndrom	Angina abdomi-nalis	Angina pectoris	atypische Aorten-koark-tation

Normal-Anatomie und Varianten des Aortenbogens und seiner Äste

Von den beiden entwicklungsgeschichtlich bilateral angelegten Aortenbögen persistiert im Regelfall der linke Bogen, während der rechte distal vom Abgang der A. subclavia abgebaut wird. Nur der proximale Anteil des rechten Bogens bleibt als Tr. brachiocephalicus erhalten (Abb. 4A→B). Die spiegelbildlich symmetrische Anordnung mit rechtsliegendem Aortenbogen („hohe Rechtslage der Aorta" [16]) und einem linksseitigen Tr. brachiocephalicus (Abb. 4C), wie sie durch Rückbildung des distalen linken Aortenbogens entsteht, wird nach röntgenologischen und anatomisch-pathologischen Angaben übereinstimmend in nur 0,05 bis 0,15% aller Untersuchten beobachtet [141]. Noch seltener ist die Persistenz beider Aortenbögen, der doppelte Aortenbogen (Abb. 4A) mit seinem Varianten, auf die in diesem Zusammenhang nicht näher eingegangen werden kann (s. hierzu [141]). Die dem Regelfall entsprechende Anordnung der Aortenbogenäste mit der Ursprungsfolge: Tr. brachiocephalicus, linke A. carotis communis und linke A. subclavia, findet man in etwa 80% aller Fälle (Tab. 3, Typ I). Als häufigste Abweichung von der Regel ist der Abgang auch der linken A. carotis communis vom Tr. brachiocephalicus zu nennen, der in etwa 10% zur Beobachtung gelangt (Tab. 3, Typ. II). de Garis u. Mitarb. (1932/1933) haben diese Variante noch einmal in eine Form mit gemeinsamem Ostium der Gefäße und in eine zweite Form mit einem gemeinsamem Stamm unterteilt und konnten feststellen, daß ein gemeinsames Ostium die häufigere Untergruppe der Variante ist. Auffallenderweise scheint diese Anordnung bei Schwarzen besonders oft (bis 35%) vorzuliegen, während die Normalanatomie entsprechend seltener gefunden wird. Als nächste Variante ist in der Reihenfolge der Häufigkeit eine Anordnung zu erwähnen, bei der die linke A. vertebralis selbständig zwischen der linken A. carotis communis und der linken A. subclavia aus der Aorta entspringt (Tab. 3, Typ III). Dieser zusätzliche Astabgang, der in 2—6% anzutreffen ist, kann beim Aortenbogen-Syndrom durch die Übernahme von Kollateralfunktionen gelegentlich große Bedeutung bekommen (Abb. 7). Noch seltener (1—2%) ist eine Astabgangsvariante mit gemeinsamem Abgang der linken A. carotis communis und der linken A. subclavia vom Aortenbogen (Tab. 3, Typ IV), was formal einem doppelseitigen Tr. brachiocephalicus entspricht. Auch hier fanden de Garis u. Mitarb. (1932/1933) den Typ mit gemeinsamem Ostium häufiger als den Typ mit gemeinsamem Gefäßstamm.

Tabelle 3. *Anatomische Varianten der Aortenbogenäste*

Autor und Publikationsjahr	Rasse	I	II	III	IV
QUAIN (1844)[a]	Weiße	84,0%	11,8%		
TIEDEMANN (1846)[a]	Weiße				
TURNER (1862)[a]	Weiße				
THOMSON (1863)[a]	Weiße				
GRUBER (1872)[a]	Weiße				
STRECKEISEN (1886)[a]	Weiße				
THOMSON (1893)[a]	Weiße	82,4%	10,2%	5,8%	
LEBOUCQ (1894)[a]	Weiße				
STIEDA (1894)[a]	Weiße				
GÖTZ (1896)[a]	Weiße				
HOLZAPFEL (1899)[a]	Weiße				
LIVINI (1900)[a]	Weiße			5,7%	
PELLEGRINI (1906)[a]	Weiße			1,9%	
DEGARIS (1923)[a]	Weiße	84,6%	gemeinsames Ostium: 7,7% ± 3,69%		
DE GARIS u. Mitarb. (1932/33)	Weiße	77,4 ± 3,97%	13,5% { gem. Ostium: 8,1 ± 2,59% gem. Stamm: 5,4% ± 2,15%	1,8% ± 1,26%	gemeinsames Ostium: 1,8% ± 1,26%
LIECHTY u. Mitarb. (1957)	Weiße u. Schwarze	64,9%	27,1%	2,5% (3,7%[b]	1,2%
BEAN (1905)[a]	Schwarze			5,2%	
LOTH (1912)[a]	Schwarze	78,0%			
DE GARIS (1923)[a]	Schwarze	73,5%	13,8% { gem. Ostium: 11,5% ± 3,42% gem. Stamm: 2,3%	1,1%	
DE GARIS u. Mitarb. (1932/33)	Schwarze	47,7 ± 3,5%	35,4% { gem. Ostium: 25,1% ± 3,03% gem. Stamm: 10,3% ± 2,12%	2,9% ± 1,17%	gemeinsames Ostium: 3,94% ± 1,36% gemeinsamer Stamm: 0,98% ± 0,69%
ADACHI (1928)[a]	Japaner	83,3%	10,9%	4,8%	
IYER (1928)[a]	Inder			0,8%	

Tabelle 3. (Fortsetzung)

Autor und Publikationsjahr	Rasse	V	VI	VII	VIII	IX
QUAIN (1844)[a]	Weiße	0,4%				3,2%
TIEDEMANN (1846)[a]	Weiße	0,8%				
TURNER (1862)[a]	Weiße	0,4%				
THOMSON (1863)[a]	Weiße	0,6%				
GRUBER (1872)[a]	Weiße				0,5%	10,5%
STRECKEISEN (1886)[a]	Weiße					10,0%
THOMSON (1893)[a]	Weiße	1,0%			0,4%	
LEBOUCQ (1894)[a]	Weiße	0,5%				
STIEDA (1894)[a]	Weiße	0,8%				
GÖTZ (1896)[a]	Weiße	0,8%				
HOLZAPFEL (1899)[a]	Weiße	0,6%				
LIVINI (1900)[a]	Weiße				1,0%	4,0%
PELLEGRINI (1906)[a]	Weiße					1,9%
DEGARIS (1923)[a]	Weiße				3,8%	3,6% ± 1,77%
DE GARIS u. Mitarb. (1932/33)	Weiße					
LIECHTY u. Mitarb. (1957)	Weiße u. Schwarze	0,5% (1,3%)[b]	0,2% (0,3%)[b]	0,1%	0,6%	
BEAN (1905)[a]	Schwarze	3,5%				4,3%
LOTH (1912)[a]	Schwarze	9,7%				
DE GARIS (1923)[a]	Schwarze	1,15%				4,6%
DE GARIS u. Mitarb. (1932/33)	Schwarze	2,46% ± 1,08%	0,98% ± 0,69%	0,49% (0,98% ± 0,69%)[b]	4,6% 0,98% ± 0,69%	3,4% ± 1,27%
ADACHI (1928)[a]	Japaner	0,38%		0,6%	0,36%	7,8%
IYER (1928)[a]	Inder					

[a] Zitiert nach DE GARIS u. Mitarb. (1932/33). [b] Zahlen in Klammern: Kombination mit anderen Varianten.

Für den retro-oesophagealen Verlauf der rechten A. subclavia (sog. A. lusoria dextra), die
dann als vierter Ast vom distalen Abschnitt des Aortenbogens entspringt (Tab. 3, Typ V),
wird von zahlreichen Untersuchern bei Weißen eine Häufigkeit von 0,5—1,0% angegeben.
Auch diese Variante scheint bei Schwarzen häufiger vorzukommen. Ursache der Anomalie ist
eine entwicklungsgeschichtlich ungewöhnliche Unterbrechung des rechten Aortenbogens
zwischen der A. carotis communis und der A. subclavia, während der normalerweise abgebaute

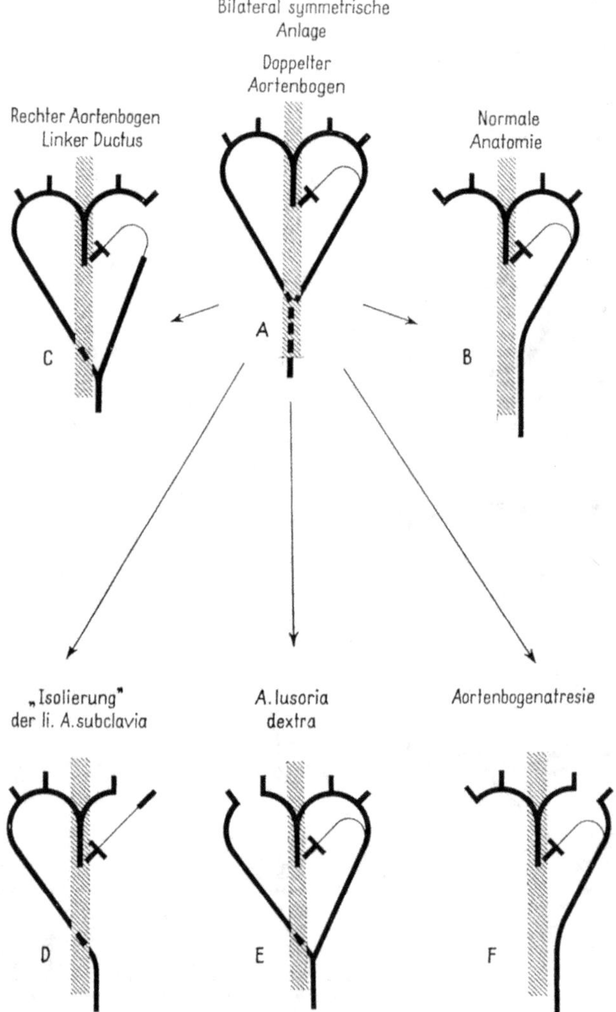

Abb. 4. Entwicklungsgeschichte des Aortenbogens und seiner Varianten. A Bilateral-sym-
metrische Anlage der Aortenbögen bzw. doppelter Aortenbogen; B Normalanatomie. Der
Tr. brachiocephalicus ist Rest des rechten Aortenbogens. C Persistenz des rechten Aortenbogens („hohe Rechtslage" des Aortenbogens). Linksseitiger Tr. brachiocephalicus. Der
distale Anteil des linken Bogens, von dem gewöhnlich das Ligamentum Botalli entspringt,
kann als Restdivertikel erhalten bleiben; D Persistenz des rechten Aortenbogens. „Isolierung"
der linken A. subclavia, die vom Ductus arteriosus entspringt. E Unterbrechung des rechten
Bogens zwischen A. carotis communis und A. subclavia. Die rechte A. subclavia entspringt
als vierter Ast von der descendierenden thorakalen Aorta (A. lusoria dextra); F Atresie des
linken Aortenbogens durch atypische Unterbrechung zwischen A. carotis communis und A.
subclavia

distale Bogenabschnitt erhalten bleibt und die rechte A. subclavia als vierten Ast dem distalen linken Bogen bzw. der thorakalen Aorta descendens zuordnet (Abb. 4 E). Häufiger, als es der Wahrscheinlichkeit entspricht, ist die A. lusoria dextra mit einer Coarctatio aortae kombiniert [141]. Die Isthmusstenose liegt meistens proximal vom Abgang der A. subclavia dextra, wodurch eine Abschwächung oder das Fehlen der Arterienpulse am rechten Arm und ein vergleichsweise zum linken Arm niedriger Blutdruck zustandekommen. Nur bei 7 der 37 von SILANDER (1962) zusammengestellten Fälle entsprang die A. lusoria proximal von der Aortenkoarktation.

Gelegentlich und fast nur bei Schwarzen konnte ein einziger gemeinsamer Stamm für alle Aortenbogenäste beobachtet werden (Tab. 3, Typ VI). In Kombination hiermit, aber auch als isolierte Variante kann schließlich die linke A. vertebralis als letzter Ast distal vom Abgang der linken A. subclavia direkt aus der Aorta entspringen (Tab. 3, Typ VII). Schließlich sei noch die A. thyreoidea ima erwähnt, die als zusätzlicher Aortenbogenast bei Verschluß anderer Äste Bedeutung für die kollaterale Blutversorgung gewinnen kann. Sie wird in 5—10% der untersuchten Kollektive gefunden und entspringt häufiger vom Tr. brachiocephalicus (Tab. 3, Typ IX) als direkt vom Aortenbogen zwischen dem Tr. brachiocephalicus und der linken A. carotis communis (Tab. 3, Typ VIII).

Zahlreiche weitere Varianten und Kombinationsformen, die als Raritäten beschrieben worden sind, können hier nicht im einzelnen aufgeführt werden. Im Zusammenhang mit dem Aortenbogen-Syndrom muß aber noch auf die atypischen Stenosen und Atresien des Aortenbogens (Abb. 4F), auf die entwicklungsgeschichtlich bedingte Atresie des Subclavia-Ursprungs und auf den Fehlabgang der linken A. subclavia aus der Pulmonalarterie (über einen Ductus arteriosus Botalli) (Abb. 4D) hingewiesen werden. Jede dieser Anomalien geht mit den Zeichen eines Strömungshindernisses an einem Aortenbogenast oder an mehreren Ästen einher und kann dadurch klinisch als inkomplettes Aortenbogen-Syndrom imponieren.

Historischer Überblick

Ohne Zweifel ist es das Verdienst SAVORYs, die erste umfassende klinische und anatomisch-pathologische Beschreibung eines kompletten Aortenbogen-Syndroms mit der typischen Symptomatik und dem charakteristischen Verlauf gegeben zu haben. In einer brillanten Publikation schilderte er 1856 die detaillierte Krankengeschichte einer 22jährigen Frau, deren Anamnese mit passageren rechtsseitigen Hemiparesen bereits 5 Jahre zurückreichte und die er bis zu ihrem Tod 13 Monate lang beobachtete. Neben Allgemeinsymptomen, wie Dyspnoe, Palpitation und Schwindel, fand er eine zunehmende Sehschwäche, die sich im Stehen und im Sitzen bis zur Amaurose verschlimmerte, im Liegen dagegen besser wurde. Ferner entwickelten sich unter seinen Augen ein die Schädelkalotte einschmelzendes Geschwür, eine Perforation des Nasenseptums und ein Corneal-Ulcus. SAVORY konnte weder an den Armen noch am Hals Arterienpulse fühlen und fand bei der Obduktion die Aortenbogenäste verschlossen. In voller Kenntnis des Zusammenhangs führte er alle Symptome und Befunde auf die mangelnde Blutzufuhr zum Kopf und zu den Armen zurück und vermutete als Ursache der Arterienverschlüsse eine Gefäßwandentzündung. Da histologische Untersuchungen fehlen, bleibt die kausale Pathogenese des Falles ungeklärt. Nach der Verlaufsschilderung und nach dem pathologischen Befund könnte durchaus eine unspezifische Aorto-Arteriitis vorgelegen haben, wenn auch ein „ausgeheiltes" Aneurysma dissecans nicht sicher auszuschließen ist. Dessen ungeachtet hat SAVORY das von ihm scharfsichtig beobachtete Krankheitsbild des kompletten Aortenbogen-Syndroms pathophysiologisch verstanden und in überraschend umfassender Weise dargestellt.

7*

Kaum weniger instruktiv ist eine Mitteilung von GULL aus dem Jahre 1855 über eine 41 jäh-rige Frau mit klinisch diagnostizierten und durch Obduktion bestätigten Verschlüssen des Tr. brachiocephalicus und der linken A. carotis communis. Sie hatte an Kopfschmerzen und Schläfrigkeit gelitten und war nach mehrfach rezidivierenden linksseitigen Hemiparesen schließlich einer Apoplexie erlegen. Alter und Obduktionsbefund lassen am ehesten an eine luetische Mesaortitis oder an eine unspezifische Aorto-Arteriitis im Sinne des Takayasu-Syndroms denken.

Von DAVY (1839) stammt die Beobachtung eines Offiziers, bei dem es offenbar im Ablauf einer Mesaortitis luica mit einem Aortenbogen-Aneurysma zum Verlust aller Pulse am Hals und an den Armen gekommen war. Als typische Symptome wurden in diesem Falle Schwindel-neigung und Ohnmachtsanfälle angegeben.

Bei dem häufig, aber zu Unrecht zitierten Fall von ADAMS (1827) hat die Obduktion eine hochgradige Aortenklappenstenose, aber keine krankhaften Veränderungen an den Aorten-bogenästen ergeben, die für den klinisch beobachteten Pulsverlust verantwortlich gemacht werden konnten.

Frühere Mitteilungen erwähnen lediglich den klinisch oder anatomisch festgestellten Verschluß von einem oder von zweien der Aortenbogenäste (HARVEY, 1628; HUNTER, 1757, PETIT, 1765; VON HALLER, 1768), ohne charakteristische Symptome zu beschreiben.

In der deutschsprachigen Literatur dürfte KUSSMAUL (1872) den ersten Bericht über einen Kranken mit klinisch und anatomisch-pathologisch beobachteten Verschlüssen von Aorten-bogenästen gegeben haben. Abgesehen von der Pulslosigkeit hat KUSSMAUL aber keine für das Aortenbogensyndrom bezeichnende Beschwerden oder Befunde erwähnt. Das gleiche gilt auch für die beiden aus dem „Cölner Bürgerhospital" von RIEGEL (1877) und von PREISENDÖRFER (1878) mitgeteilten Fälle. Bei diesen Kranken war klinisch ein Pulsausfall an allen vom Aorten-bogen abgehenden Arterien aufgefallen und bei der Obduktion ein Verschluß bzw. eine hoch-gradige Stenose der Aortenäste gefunden worden, für die, wenigstens in einem Fall, eine Aorten-syphillis als Ursache angenommen werden muß. Ähnliche Fallberichte stammen von PENZOLDT (1880), von FRAENKEL (1880) sowie von HÖGERSTEDT und NEMSER (1897).

Bemerkenswert ist die Arbeit von TÜRK (1901). Angeregt durch die Beobachtung eines 44 jährigen Mannes mit einem offenbar luetischen Aortenbogen-Syndrom und Verschluß aller Aortenbogenäste, der „selbst bei mäßiger körperlicher Anstrengung vorübergehendes Schwin-delgefühl empfand und seit einem Jahre von Nebelsehen auf dem linken Auge belästigt wurde", diskutierte er Ätiologie und Pathophysiologie der Aortenastobliterationen. Er konnte bei seinem Kranken am Rumpf pulsierende Kollateralgefäße sehen und palpieren, in denen das Blut caudokranial strömte und wies darauf hin, daß hämodynamisch umgekehrte Verhältnisse wie bei einer Isthmusstenose vorliegen müssen. In diesem Zusammenhang ging TÜRK erstmals auf die anatomischen Voraussetzungen für einen Kollateralkreislauf bei Verschluß aller Aorten-bogenäste ein. Als Ursache der Arterienverschlüsse nahm er eine „deformierende Aortitis" an, ohne daß feingewebliche Untersuchungen zur Verfügung gestanden hätten. Wichtig ist der Hinweis TÜRKs, daß die Aortenbogenäste auch bei dem Vorliegen eines luetischen Aorten-bogenaneurysmas nicht unbedingt als Folge der Aneurysmabildung verschlossen sein müssen, sondern durch die luetische Gefäßwanderkrankung selbst obliteriert sein können. DENEKE (1913) hat diese Feststellung in seiner Arbeit „Über die syphilitische Aortenerkrankung" noch einmal unterstrichen. Auch bei der 1907 von BÄUMLER mitgeteilten Beobachtung (31 jähriger Mann) dürfte es sich nach der Schilderung um ein luetisches Aortenbogen-Syndrom gehandelt haben. Wenn der Autor glaubt, eine Syphilis ausschließen zu können, so ist zu bedenken, daß die Existenz einer luetischen Mesaortitis als Vorläufer des Aortenbogenaneurysmas noch um die Jahrhundertwende umstritten und keineswegs allgemein anerkannt war. Obgleich das fein-gewebliche Bild der luetischen Aortitis schon 1885 von DOEHLE erkannt und 1894 erneut von ihm beschrieben worden ist und wenn auch erste klinische Berichte bereits aus den Jahren 1888 (MALMSTEN, HEIBERG) und 1894 (HAMPELN) vorlagen, fand doch die Existenz der lueti-schen Mesaortitis erst in den Jahren nach 1902 (Pathologen-Kongreß in Kassel) allgemein Zustimmung. Eine klinische Sicherung der Diagnose war ohnehin erst mit der Entwicklung der Wassermannschen Reaktion seit 1908 möglich.

Noch jünger ist die Kenntnis von dem durch eine unspezifische Aorto-Arteriitis hervor-gerufenen, vorwiegend bei jungen Menschen auftretenden Aortenbogen-Syndrom, wenn auch die von SAVORY (1856) beobachtete Patientin wahrscheinlich dieser Gruppe zugeordnet werden muß. Der japanische Augenarzt TAKAYASU, nach dem das Krankheitsbild häufig benannt wird, hat tatsächlich das Aortenbogen-Syndrom weder erkannt noch beschrieben. Er berichtete auf einer Tagung der japanischen ophthalmologischen Gesellschaft (2.—4. April 1908 in Fukuoka) lediglich über merkwürdige, bei einer 21jährigen Patientin beobachtete Fundus-Veränderungen, wie sie für das komplette Aortenbogen-Syndrom typisch sind, kannte aber die Ursachen der Veränderungen nicht. Zwei andere japanische Ophthalmologen, ONISHI und KAGOSHIMA, wiesen in der Diskussion zu TAKAYASUs Vortrag darauf hin, daß ihnen zusammen mit derartigen Veränderungen an den Augen das Fehlen der Radialispulse aufgefallen war. Damit erst war die Voraussetzung für ein Verständnis der ophthalmologischen Befunde gegeben. Bis zur ersten anatomisch-pathologischen Beschreibung der zugrundeliegenden unspezifischen Aortitis vergingen weitere 17 Jahre. 1925 konnte BENEKE in Halle einen „eigentümlichen Fall schwieliger Aortitis" beobachten. Bei der Obduktion einer 41jährigen Frau, die seit Jahren mit einer spastischen Hemiparese, mit vollständiger Taubheit und mit hochgradiger Sehschwäche krank gewesen war, fand er eine Panarteriitis mit überwiegender schwieliger Periarteriitis, die an der Aorta, an den Bogenästen, aber auch an den abdominalen Eingeweidearterien Stenosen und diffuse Aneurysmen hervorgerufen hatte. Nach den vorgelegten feingeweblichen Befunden und nach serologischem Ausschluß einer Lues kann man BENEKEs Fall in die Gruppe der unspezifischen Aorto-Arteriitis junger Menschen einreihen. Während sich BENEKE auf die Analyse des pathologischen Substrates beschränkte, haben RAEDER und HARBITZ (1926 und 1927) die klinischen Beobachtungen und die pathologisch-histologischen Befunde einer von ihnen untersuchten 37jährigen Frau mit komplettem Aortenbogen-Syndrom synoptisch geschildert. Erst 70 Jahre nach SAVORYs bemerkenswerter Publikation wurde somit wieder eine wirklich umfassende Darstellung des Krankheitsbildes vorgelegt, das auch heute klinisch und histologisch kaum besser beschrieben werden kann.

Danach häuften sich die Beobachtungen. 1936 haben MARINESCO und KREINDLER aus Bukarest eine durch Obduktion gesicherte Aortitis mit komplettem Aortenbogen-Syndrom mitgeteilt. 1940 erschien eine ausführliche pathologisch-anatomische Beschreibung durch OOTA in Japan. LEWIS und STOKES haben 1942 in London eine 33jährige Patientin mit dem Vollsyndrom klinisch untersucht, wurden sich aber in Unkenntnis der bereits vorliegenden Arbeiten nicht über den zugrundeliegenden Prozeß klar. 1951 konnte FRÖVIG seine 1946 mitgeteilte klinische Beobachtung um den Obduktionsbefund ergänzen. CACCAMISE und WHITMAN, die 1952 aus der japanischen Literatur schon 52 Fälle zusammengestellt haben, glaubten die erste Beobachtung eines entzündlichen Aortenbogen-Syndroms in den Vereinigten Staaten zu veröffentlichen. Tatsächlich waren aber bereits Publikationen von ELLIOT u. Mitarb. (1939), von STONE (1939) und von AGGELER u. Mitarb. (1941) erschienen. 1944 hat dann MARTORELL zusammen mit FABRÉ-TERSOL über eine typische klinische Beobachtung berichtet. Wenn MARTORELL auch später (1959 und 1961) große Übersichtsarbeiten publiziert und 225 Fälle von Aortenbogen-Syndrom jeglicher Genese zusammengestellt hat, so sind doch die entscheidenden Mitteilungen zu diesem Krankheitsbild älteren Datums. Man sieht nicht ein, mit welchem Recht der Autor das Syndrom unbedingt mit seinem Namen in Verbindung gebracht wissen möchte. Ohnehin hatten vor dem Erscheinen seiner Übersichtsarbeiten SHIMIZU und SANO (1951) bereits 33 Fälle von entzündlichem Aortenbogen-Syndrom gesammelt. Ferner war schon 1953 eine zusammenfassende Arbeit von ROSS und McKUSSICK über alle bisher bekannten Formen und Fälle des Syndroms erschienen.

Im gleichen Maß, wie sich die Kenntnis von dem Krankheitsbild der unspezifischen Aortitis verbreitete, stieg auch die Zahl der klinisch und pathologisch-anatomisch beobachteten Fälle. Besonders in Japan häuften sich die Beschreibungen. In einer Analyse aller bisher vorliegenden Publikationen fanden KALMANSOHN und KALMANSOHN (1957) auf 58 japanische Fälle nur 32 aus der gesamten übrigen Welt. INADA u. Mitarb. beschrieben 1963 70 Fälle von Aortitis und machten auf die bereits 1962 von SEN u. Mitarb. erwähnte Mitbeteiligung der descendierenden Brust- und der Bauchaorta aufmerksam, als deren Folge eine atypische Aortenkoarktation entstehen kann. 1963 stellte NASU 20, 1966 bereits 26 Obduktionsbefunde in Japan zusammen. MAEKAWA u Mitarb. (1966) konnten innerhalb von 8 Jahren 10 Fälle diagnostizieren. Im gleichen Jahr gaben ITO (1966) 33, SANO und AIBA (1966) 62 und UEDA u. Mitarb. (1966) 41 Beobachtungen bekannt. In einer Arbeit von MAKAO u. Mitarb. (1967) wurden sogar 84 klinisch diagnostizierte Fälle erwähnt.

Aber auch außerhalb Japans wurde die Diagnose immer häufiger gestellt. Ask-Upmark stellte 1954 mit der Schilderung von 2 selbst beobachteten Fällen 28 Aortenbogen-Syndrome entzündlicher Genese zusammen. In den darauffolgenden Jahren sind zahlreiche Publikationen aus allen Teilen der Welt erschienen, die zeigen, daß dieses Krankheitsbild nicht auf Japan beschränkt ist, sondern bei jeder Rasse und in jedem Erdteil vorkommen kann, wenn auch ohne Zweifel eine Häufung der Fälle in den Ländern des Fernen Ostens auffällt (s. S. 118).

Ruiz Ayuso hat 1968 alle erreichbaren, ausreichend detailliert publizierten Beschreibungen der Weltliteratur gesammelt und konnte 276 Fälle zusammenstellen. Berücksichtigt man dazu das summarisch angeführte Krankengut von Ueda u. Mitarb. (1966), Sano und Aiba (1966), Ikeda (1966), Ito (1966), Maekawa und Ishikawa (1966) und Nakao u. Mitarb. (1967), so sind inzwischen weit über 500 Fälle des Aortenbogen-Syndroms unspezifisch entzündlicher Genese beschrieben worden.

Auch in der deutschsprachigen Literatur ist die Zahl der Publikationen seit 1950 angestiegen, wobei in der Regel Einzelbeobachtungen des partiellen oder des kompletten Aortenbogen-Syndroms unterschiedlicher Ätiologie mitgeteilt wurden [21, 31, 32, 39, 66, 99, 103, 114, 119, 123, 133—135, 144, 147, 178, 180, 183, 200, 203, 210, 221, 244—247, 256, 262, 263, 298, 300, 303, 306, 309, 328, 338, 356, 357, 369].

Pathophysiologie

Hirndurchblutung

In normalem Zustand wird das Gehirn pro Minute von 800—1000 ml (ca. 60 ml/ 100 g · min) Blut durchströmt, einer Menge, die 15—20% des Herzzeitvolumens entspricht. Eine wirkungsvolle Autoregulation, die vom intravasalen Druck (barynogene Reaktion von Bayliss) und von lokalen Stoffwechselprodukten gesteuert wird, hält die Durchblutungsgröße in weiten Bereichen des arteriellen Perfusionsdrucks konstant [29, 115].

Auch unter experimenteller Änderung des Blutdrucks, bei pharmakologisch ausgelöster Hypertonie und Hypotonie, oder bei Blutdrucksenkung durch hohe Spinalanaesthesie ändert sich die Hirndurchblutung nicht, so lange der arterielle Mitteldruck oberhalb von 60—70 mmHg bleibt. Nur bei Patienten mit maligner Hypertonie ist die Anpassungsfähigkeit der cerebralen Endstrombahn weitgehend eingeschränkt, so daß eine Durchblutungsminderung schon bei an sich ausreichenden arteriellen Mitteldrucken von 90—120 mmHg auftreten kann [95, 115].

Nach Perfusionsversuchen, die Dickinson und Thomson (1961) an der Leiche vorgenommen haben, entfallen 38% der Transportkapazität für die Hirndurchblutung auf beide Vertebralarterien, 62% auf die zwei Carotiden.

Die Mangeldurchblutung der Hirnzelle bzw. die daraus resultierende Hypoxie weist nach M. Schneider (1958) verschiedene Stadien auf. Wird nur der O_2-Bedarf des Funktionsstoffwechsels unterschritten, während derjenige des Strukturstoffwechsels noch gedeckt bleibt, gerät die Zelle in den zunächst reversiblen Zustand der Funktionseinbuße oder Funktionslosigkeit. Bei Normalisierung der Blutzufuhr kann sie ihre Funktion umgehend wieder aufnehmen. Klinisches Pendant zu dieser Situation ist der kurzfristige neurologische Ausfall, der oft alleine durch Hinlegen wieder verschwindet. Wird dagegen der Bedarf des Strukturstoffwechsels unterschritten, so ist der partielle, definitive Schaden oder der Untergang der Zelle die Folge, die ihre klinische Entsprechung im irreversiblen neurologischen Ausfall hat. Pathologisch-anatomisches Substrat ist der anämische Infarkt. Nach experimentellen Untersuchungen von Wylie u. Mitarb. (1964) wird das Maximum der sich anschließenden Hirnerweichung nach etwa einer Woche erreicht. Zur Vernarbung des Herdes vergehen bis zu 8 Wochen. Zwischen diesen beiden Stadien wird noch ein drittes, das des Erstickungsstoffwechsels bzw. des Erhaltungsumsatzes beschrieben [290, 305], in dem es zur vorübergehenden Lähmung der Zellfunktionen kommt. Im Gegensatz zur Unterschreitung des Funktionsstoffwechsels kehrt hier die Funktion bei Normalisierung der Durchblutung erst nach einer gewissen Latenzzeit zurück.

In welchem Ausmaß extrakranielle Strömungshindernisse an den Hirnarterien die Hirndurchblutung in kritischer Weise einschränken, hängt von mehreren Faktoren ab:

1. Von der Zahl, vom Ausmaß und von der Lokalisation der Hindernisse.
2. Von ihrer Entstehungsgeschwindigkeit.
3. Verknüpft mit 2., von der Kapazität der Kollateralbahnen.
4. Von der Höhe des zentralen arteriellen Blutdrucks.

Einige der Faktoren sollen im folgenden besprochen werden.

Messungen der globalen Hirndurchblutung sind in diesem Zusammenhang von geringer Aussagekraft, da bei extrakraniellen Gefäßverschlüssen trotz normaler Gesamtdurchblutung bestimmte Areale im Sinne der „letzten Wiesen" unzureichend oxygeniert sein können.

Kollateralen

Bei extrakraniellen Verschlüssen der hirnversorgenden Arterien sind zwei Kategorien von Kollateralbahnen zu unterscheiden:

1. Präformierte kaliberstarke Gefäßbrücken, die auch bei akuter Strombahnunterbrechung sofort zur Verfügung stehen, ohne daß ein anatomischer Umbau erfolgen muß. Es handelt sich um große Arterien, die distal vom Verschluß mit der erkrankten Arterie über weite Verbindungen kommunizieren. Zu diesen präformierten Kollateralbahnen gehören die vier Hirnarterien selbst, die über die A. basilaris und den Circulus Willisii miteinander in Verbindung stehen, ferner eine immer einseitig und häufig doppelseitig vorhandene weite Querverbindung zwischen der A. occipitalis und der A. vertebralis [310] (s. auch Abb. 6).

2. Die eigentlichen Kollateralarterien, die sich erst unter dem Reiz der erhöhten Strömungsgeschwindigkeit des Blutes aus kleinen, interarteriellen Anastomosen durch Querschnittszunahme, und Längenwachstum entwickeln. Ursache für die gesteigerte Strömungsgeschwindigkeit und für den Wachstumsreiz ist die Zunahme des Druckgefälles über die kollaterale Gefäßstrecke, hervorgerufen durch den Arterienverschluß (s. [141], S. 67). Je steiler das Druckgefälle verläuft, d. h. je höher der mittlere Arteriendruck proximal und je niedriger er distal vom Strömungshindernis, und je kürzer die prospektive Kollateralbahn ist, desto schneller wird das Gefäß zur Kollateralarterie umgebaut.

Während für den akuten Gefäßverschluß nur die erste Kategorie von Kollateralbahnen zur Verfügung steht, wird bei der langsam progredienten Gefäßstenose auch die zweite Kategorie wirksam. So ist es verständlich, daß bei chronischer Entwicklung ausgedehnte, multiple Obliterationen sogar aller vier Hirnarterien noch leidlich kompensiert werden, während der akute Verschluß nur einer Hirnarterie zur ischämischen Erweichung führen kann.

Aber auch bei dem akuten Verschluß einer der vier zuführenden Hirnarterien würde die Transportkapazität der drei verbleibenden Gefäße ausreichen, den Zustrom des normalen Blutvolumens zu gewährleisten. Voraussetzung für eine adäquate Verteilung des Blutes ist aber eine praktisch widerstandsfreie intrakranielle Kommunikation der Hirnarterien untereinander. Diese Prämisse ist durch den Circulus arteriosus Willisii prinzipiell gegeben, der aber praktisch nur in einem Teil der Fälle vollständig und ausreichend kaliberstark angelegt ist. Ein normaler, also symmetrisch gebauter, allseits gut durchgängiger Circulus Willisii besteht bestenfalls in 20% der Fälle. In 8% ist der Ring an wenigstens einer Stelle unterbrochen. In über 70% der Beobachtungen bestehen z. T. erhebliche Engstellen, vor allem im Bereich einer der hinteren Aa. communicantes [69, 285a].

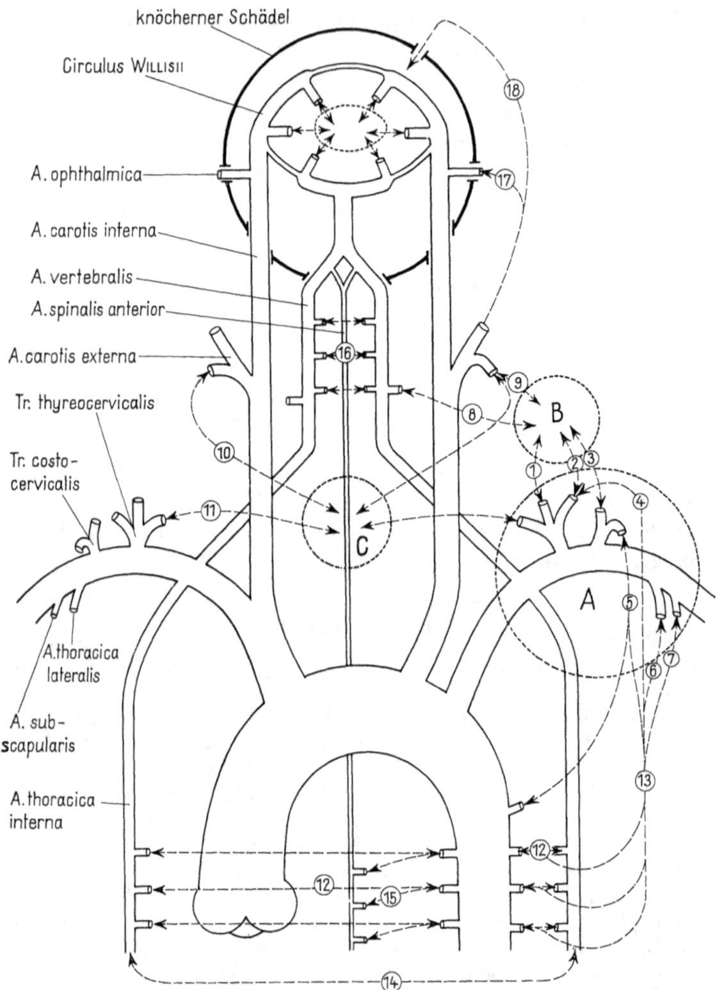

Abb. 5. Schema der intra- und extrakraniellen Kollateralbahnen, die bei Verschluß von Aortenbogenästen Bedeutung erlangen (vgl. Text). A Subclavia-Schaltstelle; B Hals-Nacken-Schaltstelle; C Thyreoidal-Schaltstelle; 1 A. cervicalis ascendens; 2 A. cervicalis superficialis; 3 A. cervicalis profunda; 4 A. transversa colli (Ramus descendens); 5 A. intercostalis suprema; 6 A. thoracica lateralis; 7 A. subscapularis; 8 Nackenäste der A. vertebralis; 9 A. occipitalis; 10 A. thyreoidea superior; 11 A. thyreoidea inferior; 12 Aa. intercostales → Aa. thoracicae internae; 13 Aa. intercostales → A. subclavia (über 4—7); 14 Anastomosen zwischen den Aa. thoracicae internae; 15. Aa. intercostales → A. spinalis anterior; 16 Anastomose zwischen den Aa. vertebrales; 17 Anastomosen zwischen A. carotis externa und A. ophthalmica; 18 Anastomosen zwischen A. carotis externa und A. meningica media

Jede der Aa. communicantes kann zu einer lebensbedrohlichen Stenose der an sich präformierten Kollateralbahn werden. Vom Circulus Willissii abgesehen kommunizieren die Endäste der Hirnarterien (A. cerebri anterior, A. cerebri media, A. cerebri posterior), aber auch die Kleinhirnarterien auf jeder Seite in der Randzone ihres Versorgungsgebietes miteinander, so daß sich auch hier Kollateralen entwickeln können. Außerdem existieren durch den knöchernen Schädel hindurch Kommunikationen zwischen extrakraniellen und intrakraniellen Arterien: von der A. carotis externa zur A. meningica media, die ihrerseits mit den Hirnarterien

Verbindungen aufweist, und von der A. angularis, einem Endast der A. carotis externa, zur A. ophthalmica, die dann retrograd der A. carotis interna Blut zuführt (vgl. Abb. 6). Schließlich kann auch die A. spinalis anterior zur Hirndurchblutung beitragen, indem sie bei entsprechender hämodynamischer Situation kaudokranial durchströmt wird und im Sinne eines Spinalis-Anzapfphänomens (möglicherweise auch Anzapfsyndroms) das Versorgungsgebiet der A. basilaris mitperfundiert.

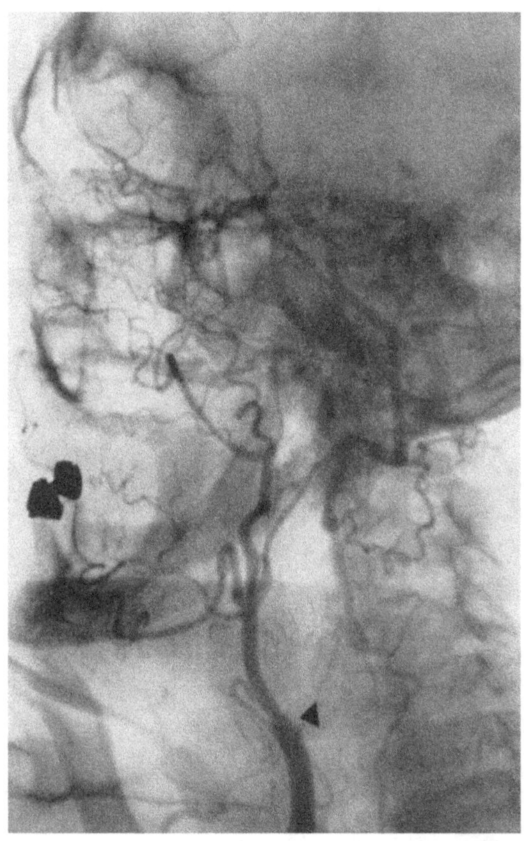

Abb. 6. K. W., 57 J., ♂: Arteriosklerotischer Verschluß der rechten A. vertebralis und der rechten A. carotis interna ◄. Kollateralbahnen: 1. A. carotis externa → A. ophthalmica → A. carotis interna 2 A. carotis externa → A. occipitalis → A. vertebralis; 3 A. subclavia → A. cervicalis ascendens und A. cervicalis profunda → A. vertebralis. 2 und 3 entsprechen Schaltstelle B in Abb. 5. Zunächst Hemiparese, dann Hemiplegie links

Die möglichen extrakraniellen Kollateralverbindungen, die für die unterschiedlichen Typen des Aortenbogen-Syndroms von Bedeutung sind, stellt Abb. 5 in schematischer Übersicht dar. Sie setzen sich aus drei wichtigen kollateralen Schaltstellen zusammen, die in Abhängigkeit von der Verschlußsituation in verschiedener Weise kombiniert sein können. In jeder Schaltstelle trifft man Empfänger- und Spenderkollateralen an, wobei dieser Funktionsunterschied nicht fixiert ist, sondern, ausschließlich hämodynamischen Gesetzen folgend, je nach Verschlußtyp variiert wird:

A. Schaltstelle der A. subclavia (Abb. 5A): Diese wichtigste Schaltstelle wird von der A. subclavia selbst und von den im Bereich ihres Scheitels abgehenden Ästen gebildet: A. vertebralis, A. thoracica interna, Tr. thyreocervicalis (mit A. thyreoidea inferior, A. cervicalis ascendens, A. transversa colli und A. transversa scapulae) und Tr. costocervicalis. Hinzu kommen ferner als Äste der A. axillaris die A. thoracica lateralis und die A. subscapularis. Ohne Stenose oder Obliteration der proximalen A. subclavia werden alle Äste in normaler Richtung durchströmt, auch wenn A. vertebralis und A. cervicalis ascendens evtl. als Kollateralen funktionieren. Liegt dagegen ein Verschluß des ersten Subclavia-Abschnittes vor, so kann es in einem Teil der Äste zur Stromumkehr (kollaterale Empfängerarterie) kommen. Die Stromumkehr in der A. vertebralis wird als Anzapf-Phänomen bezeichnet (vgl. Abb. 15c).

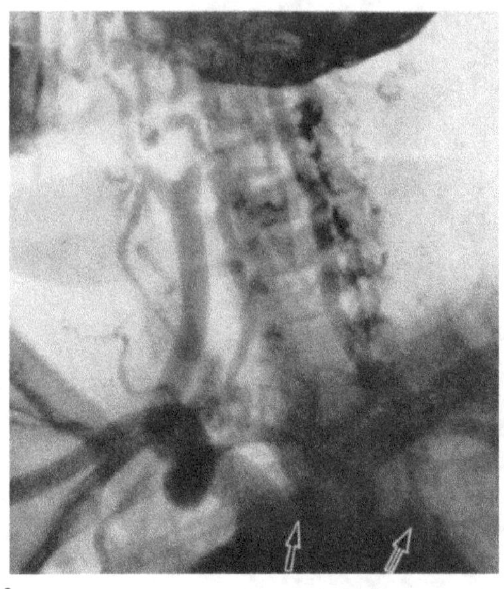
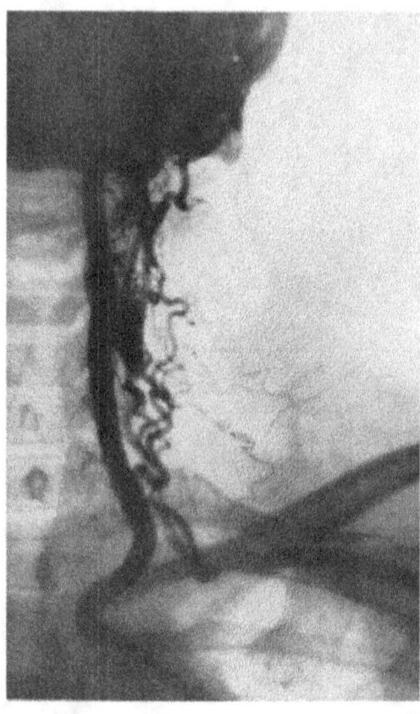

a   b

Abb. 7a u. b. M. H., 46 J., ♀: Luetisches Aortenbogensyndrom mit Verschluß der linken A. carotis communis ⇒ und der linken A. subclavia ⇛. Abgang der linken A. vertebralis vom Aortenbogen (Typ III der Tab. 3). Kollateralbahnen: a A. vertebralis → A. occipitalis → A. carotis externa → A. carotis interna; b A. vertebralis → A. cervicalis ascendens und A. cervicalis profunda → A. subclavia. Schaltstelle B in Abb. 8. Belastungsinsuffizienz des linken Arms. Linksseitige Anosmie und Hypakusie. Sonst keine cerebralen Beschwerden oder Symptome. Nicht operiert. a Übersichtsaortogramm; b Selektive Kontrastmittelinjektion in die vom Aortenbogen entspringende linke A. vertebralis

B. Schaltstelle der Hals- und Nackengefäße (Abb. 5B): Eine zweite wichtige Schaltstelle wird im Hals-Nacken-Bereich durch Kommunikation zwischen der A. occipitalis (aus der A. carotis externa), der A. vertebralis und der A. cervicalis ascendens (beide aus der A. subclavia) gebildet. Hier kann bei einem Subclavia- oder Vertebralis-Verschluß eine kollaterale Blutzirkulation von der A. carotis externa zur A. vertebralis bzw. zur A. subclavia einsetzen (vgl. Abb. 6). Umgekehrt können die Aa. carotis externa und interna im Falle einer Occlusion der A. carotis communis von der A. vertebralis und/oder von der A. ascendens colli versorgt werden (vgl. Abb. 7). Eine dritte Möglichkeit ergibt sich für den seltenen Subclavia-Verschluß zwischen A. vertebralis und Tr. thyreocervicalis mit Kollateralversorgung der distalen A. subclavia von der A. vertebralis und/oder von der A. carotis externa aus.

C. Schaltstelle der Aa. thyreoideae (Abb. 5C): Diese Schaltstelle ist durch die vier Schilddrüsenarterien gegeben, die im Parenchym der Drüse zahlreiche Kommunikationen besitzen und sowohl in Quer- wie auch in Längsrichtung Kollateralbrücken bilden. Diese Verbindungen können bei Verschlüssen der A. subclavia, des Tr. brachiocephalicus und der A. carotis communis als Kollateralarterien Bedeutung erlangen.

Hämodynamik der Stenoseströmung

Wird ein endständig offenes Rohr, das mit einem konstanten Druckgefälle durchströmt ist, umschrieben stenosiert, so entsteht schon bei geringer Einengung des Lumens an der Stenose ein Druckgradient. Nach dem Gesetz von HAGEN-POISEUILLE verhält sich das Durchflußvolumen/Zeiteinheit (und ähnlich auch der Druck distal von der Stenose) entsprechend der Kurve 1 in Abb. 8, d. h. schon kleinste Hindernisse vermindern den Durchfluß und reduzieren

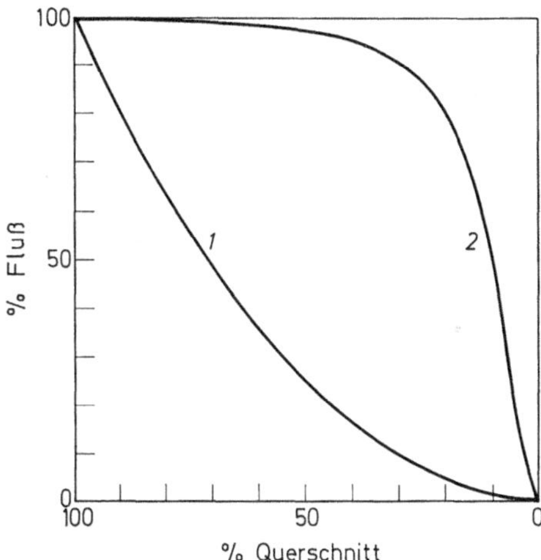

Abb. 8. Hämodynamik der Arterienstenose. In einem Rohr mit freiem Abfluß führt die geringste Querschnittsreduktion zu einer starken Einschränkung des Durchflußvolumens (Kurve 1). In der Transportarterie, die in die widerstandsreiche Endstrombahn einmündet, folgt die Beziehung zwischen Querschnittsreduktion und Flußminderung dagegen Kurve 2. Erst bei einer Querschnittsreduktion um 70% des Ausgangswertes beginnt das Durchflußvolumen steil abzufallen

den distalen Perfusionsdruck erheblich. Da die Zubringerarterie im Organismus aber keinen freien Abfluß hat, sondern in das widerstandsreiche Gefäßbett der Endstrombahn einmündet, ergibt sich bei zunehmender (umschriebener) Stenosierung eine ganz andere Beziehung zwischen Stenosegrad und distalem Perfusionsdruck bzw. Perfusionsvolumen/Zeiteinheit (Kurve 2 in Abb. 8). Die Stenose wird erst wirksam, wenn ihr Strömungswiderstand größenordnungsmäßig den der Endstrombahn erreicht. Hierdurch findet das immer wieder beschriebene Phänomen seine Erklärung, daß Auswirkungen umschriebener Stenosen auf den poststenotischen Druck und auf die Perfusion erst zu beobachten sind, wenn der Gefäßquerschnitt um wenigstens 50% und sogar um 70—80% eingeschränkt ist. Differenzen zwischen den experimentell gewonnenen Zahlen kommen dadurch zustande, daß die hämodynamische Auswirkung der Stenose von der Höhe des peripheren Widerstandes abhängt, da die gleiche Stenose bei niedrigem peripheren Widerstand (Vasodilatation) früher und stärker wirksam wird als bei peripherer Vasoconstriction. Dies gilt für umschriebene Stenosen, die nicht von primären Kollateralbahnen oder von sekundär entstandenen Kollateralarterien wirkungsvoll überbrückt sind. Existieren kaliberstarke Umgehungsgefäße, was für das Gehirn durch die übrigen Zubringerarterien und durch den Circulus Willisii unter Umständen zutrifft, so braucht der poststenotische Perfusionsdruck auch bei hochgradiger Stenose nicht wesentlich zu sinken. Auch die gesamte Hirndurchblutung kann unverändert bleiben, wogegen das Stromvolumen der stenosierten Arterie u. U. ganz besonders stark abfällt.

Eine gleichmäßige Intimaverdickung, die sich an der Aorta und an ihren Ästen erster und zweiter Ordnung als Folge einer Gefäßwanderkrankung entwickelt, wird den Querschnitt kleiner Gefäße erheblich stärker vermindern als denjenigen der Aorta (Abb. 9). Eine Intimahyperplasie von 10% des Gefäßradius (z. B. der Aorta) würde den Querschnitt dieses Gefäßes

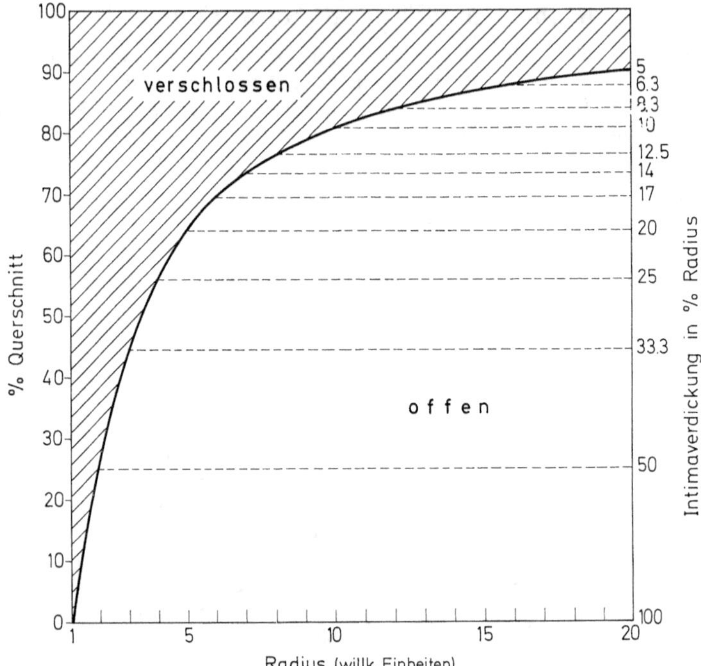

Abb. 9. Beeinträchtigung des Gefäßquerschnitts durch gleichstarke Intimaverdickung in verschiedenen Gefäßkalibern. Eine einheitliche Intimaverdickung stenosiert kleine Gefäße weit stärker als große (vgl. Text)

nur um etwa 20% reduzieren, den Querschnitt eines Gefäßes mit dem halben Durchmesser (z. B. Tr. brachiocephalicus) schon um 35%, und ein Gefäß, dessen Durchmesser nur $^1/_4$ des ersten ist (A. carotis communis oder A. subclavia) bereits um 55%. Für kleinere Arterien würde die gleiche Intimaverdickung bereits den Totalverschluß bedeuten. Dieser einfache physikalische Zusammenhang hat bei generalisierten Arterienerkrankungen — neben zahlreichen weitgehend unbekannten Faktoren — Bedeutung für die Lokalisation wirksamer Stenosen und Okklusionen an Arterien von ganz bestimmtem Kaliber.

Der an einer Arterienstenose auftretende Druckgradient ist nicht nur Voraussetzung für das Zustandekommen eines kollateralen Blutstroms und damit für den Ausbau der Kollateralarterien, er bestimmt auch die Stenoseströmung und die damit verbundenen Auskultationsphänomene. Geräusch bedeutet Turbulenz und ohne ausreichend energiereiche Turbulenz bleibt jede Stenose auskultatorisch stumm. Turbulenz entsteht bei Überschreitung der kritischen Reynoldsschen Zahl (Re):

$$\mathrm{Re} = \frac{v \cdot 2r \cdot \varrho}{\eta}$$

(v = Strömungsgeschwindigkeit; r = Radius; ϱ = Dichte; η = Viscosität).

Sie wird bei konstanten Blutfaktoren um so stärker, je höher die Strömungsgeschwindigkeit ansteigt und je größer der Gefäßradius ist. Selbst bei reduziertem Durchflußvolumen kann die Strömungsgeschwindigkeit im Bereich der Stenose nach dem Kontinuitätsprinzip (Querschnitt Q_1: Querschnitt $Q_2 = v_2 : v_1$) die Normalwerte weit überschreiten.

Der pulsatorische Druckablauf distal von der Stenose zeigt mit zunehmender Einengung zunächst eine Abflachung der systolischen Druckspitzen, ferner eine Verzögerung der träge verlaufenden Pulswelle und schließlich auch eine Senkung des diastolischen Druckwertes mit konsekutivem Abfall des arteriellen Mitteldrucks. Den Einfluß des poststenotischen Druck-

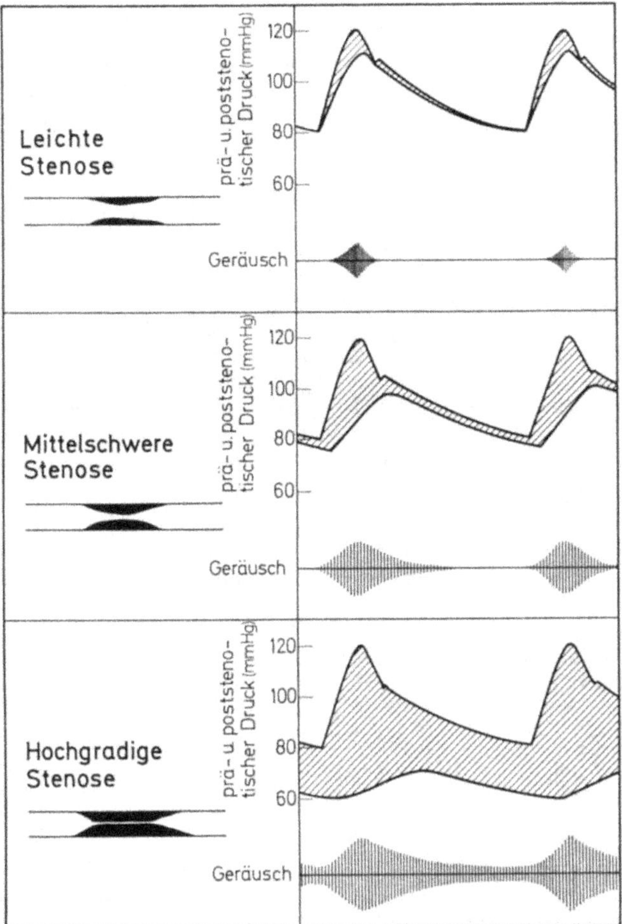

Abb. 10. Prä- und poststenotischer Druckverlauf und aus der Druckdifferenz ableitbare Strömungsgeräusche bei leichter, mittelschwerer und hochgradiger Stenose

verlaufs auf die Geräuschphänomene demonstriert Abb. 10. Leichte Stenosen rufen ein kurzes pulssystolisches Geräusch hervor. Mit Zunahme der Stenose dehnt sich das Geräusch weiter in die Diastole hinein aus, verlagert auch evtl. sein Amplitudenmaximum nach rechts. Schließlich kann bei niedrigem poststenotischem Druck, also besonders schlechter kollateraler Kompensation der Stenose, auch diastolisch ein Druckgradient auftreten, der eine turbulente Strömung ermöglicht, so daß ein systolisch-diastolisches Geräusch oder ein systolisch akzentuiertes Dauergeräusch entsteht. Wird die Stenoseturbulenz ausreichend stark, so kann sie auch als Schwirren getastet werden. Die Strömungsgeräusche der Kollateralbahnen haben ihr Maximum in der Regel später als die Stenosegeräusche, doch ist eine scharfe Trennung beider Phänomene nicht immer möglich. Eine Stenose bleibt stumm, wenn keine Turbulenz entsteht oder wenn die Turbulenz unterhalb der Hörschwelle liegt. Dies ist der Fall bei geringfügigen Stenosen, besonders wenn sie eine günstige hämodynamische Form aufweisen oder bei den schweren Stenosen, die kaum noch Blutvolumen passieren lassen. Auch wenn der distale Perfusionsdruck infolge guter kollateraler Kompensation wieder annähernd dem proximalen Arteriendruck entspricht, können Gefäßgeräusche fehlen, da kaum noch Blut durch die Stenose fließt.

Hypertonie, Blutdruckmessung

Ein hoher Prozentsatz der Patienten mit Aortenbogenvollsyndrom leidet an arterieller Hypertonie. Die Genese dieses Hypertonus ist bisher nicht geklärt, sie ist wahrscheinlich multifaktoriell, uneinheitlich und von Fall zu Fall verschieden.

Folgende Mechanismen kommen in Betracht:

1. Durch Verschluß der A. carotis communis liegt der Carotissinus im poststenotischen Niederdruckgebiet. Mangelnde Dehnung der Receptoren hat eine Verringerung der blutdruckzügelnden Impulse zur Folge, wodurch ein „Entzügelungshochdruck" entsteht [189, 190, 198, 206, 356]. Die häufig bei diesen Kranken bestehende Tachykardie könnte gleichen Ursprungs sein und würde für die Bedeutung dieses Mechanismus sprechen.

2. CUSHING hat bereits 1901 darauf hingewiesen, daß durch eine Steigerung des Liquordrucks mit konsekutiver Mangeldurchblutung des Cerebrums akut eine arterielle Hypertonie zu erzeugen ist. Tatsächlich ist es mehreren Untersuchern gelungen, im Tierexperiment (an Hund, Katze und Kaninchen) durch Drosselung der Hirndurchblutung unter Schonung des Carotissinus den Blutdruck akut und auf Dauer zu steigern [60, 96, 286, 287, 368].

Auch von klinischer Seite ist man für diese Hochdruckgenese eingetreten [14, 115, 205].

3. Hat die Grundkrankheit auch die Nierenarterien befallen oder hat sich eine suprarenale Stenose der Bauchaorta entwickelt, so kann eine renovasculäre Hypertonie vorliegen (vgl. hierzu [141], S. 418).

4. Eine Stenose im oberen Teil der deszendierenden thorakalen Aorta, wie man sie manchmal bei der Takayasu-Arteriitis findet, führt zu einem hämodynamisch bedingten Hochdruck, der analog dem der Isthmusstenose durch das Mißverhältnis von Schlagvolumen und verkleinertem Windkessel bei erhöhtem Abflußwiderstand des Windkessels zustande kommt vgl. hierzu [141], S. 77).

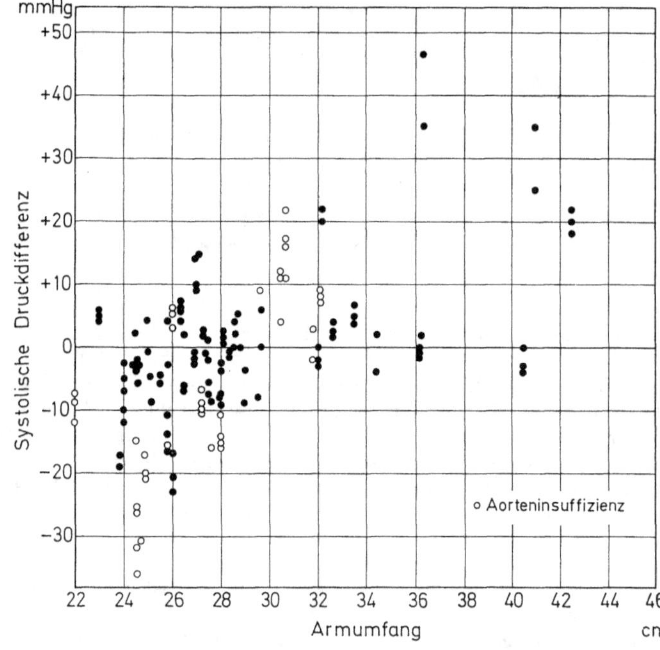

Abb. 11. Abweichung des nach RIVA-ROCCI gemessenen vom blutig gewonnenen systolischen Blutdruck (systolische Druckdifferenz) in Abhängigkeit vom Armumfang. Übereinstimmung besteht nur bei einem Armumfang von 25—30 cm (RAGAN und BORDLEY [279])

5. Der bei allen Formen des Aortenbogen-Syndroms vorliegende Dehnbarkeitsverlust des Aortenrohres wird schließlich die systolischen Druckspitzen im Sinne des „Elastizitätshochdrucks" anheben [200].

Zur Beurteilung der nach der konventionellen Methode von RIVA-ROCCI-RECKLINGHAUSEN gemessenen Blutdruckwerte muß bekannt sein, daß bei Verwendung der Standard-Manschette (13 cm breite, 23 cm lange Gummimanschette in unterschiedlich langer Stoffhülle) am Arm nur dann mit dem blutig gemessenen Druck übereinstimmende Werte erhalten werden, wenn der Armumfang zwischen 25—30 cm liegt. Bei größerem Armumfang wird der Blutdruck zu hoch, bei kleinerem Umfang zu niedrig bestimmt [279]. Abweichungen bis zu $+40$ mmHg bzw. -30 mm Hg vom blutigen Druckwert sind möglich (Abb. 11). Zweiter entscheidender Faktor für die Genauigkeit der Manschettenmethode ist die Pulsform. Bei hyperkinetisch steilem Verlauf der Pulskurve mißt man eher zu niedrige, bei breiter Pulsform mit geringer Amplitude eher zu hohe Werte [279].

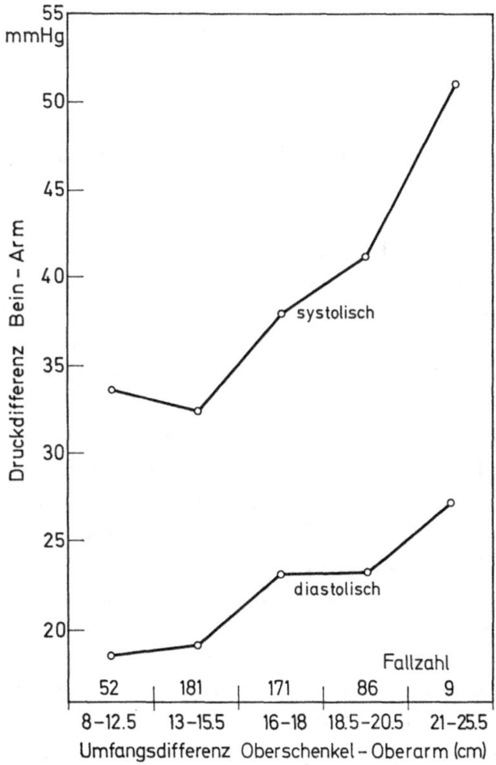

Abb. 12. Differenz des nach RIVA-ROCCI gemessenen systolischen und diastolischen Blutdrucks zwischen Arm und Bein in Abhängigkeit von der Umfangdifferenz der gleichen Extremitäten [WENDKOS und ROSSMAN (365)]

Infolge der Umfangdifferenz von Oberschenkel und Oberarm fallen die am Bein gemessenen Blutdruckwerte (Manschette am Oberschenkel, Auskultation in der Kniekehle) um einen entsprechenden Betrag höher aus als die Armwerte. In Abhängigkeit von der Umfangdifferenz beträgt die systolische Druckdifferenz zwischen Arm und Bein 30—50 mmHg, die diastolische Druckdifferenz 20—30 mmHg [365] (Abb. 12).

Überempfindlichkeit des Carotissinus

Weiss u. Mitarb. [93, 364] haben aufgrund umfangreicher Untersuchungen drei Formen der Synkope bei Sinusüberempfindlichkeit unterschieden:

1. Synkope durch Herzstillstand oder Bradykardie.
2. Synkope durch Blutdruckabfall ohne Änderung der Herzfrequenz.
3. „Cerebraler" Typ der Synkope ohne Änderung des Blutdrucks oder der Herzfrequenz.

Die Existenz der dritten Form ist zweifelhaft. Berücksichtigt man die Untersuchungstechnik der Gruppe und das Alter ihrer Kranken (fast alle über 40 Jahre), so ist zu vermuten, daß der sog. cerebrale Typ der Synkope nichts anderes war, als eine infolge der Carotiskompression auftretende cerebrovasculäre Insuffizienz. In gleicher Weise ist wahrscheinlich auch die von zahlreichen Autoren [13—15, 44, 90, 175, 176, 178, 195, 206, 223, 288, 295, 324] beim Aortenbogen-Syndrom als Folge einer Überempfindlichkeit des Carotissinus beschriebene Synkope auf eine kompressionsbedingte kritische Verminderung des Blutstroms zurückzuführen [13—15, 143, 148, 182, 323, 342, 362].

Ätiologie, Pathologie, Häufigkeit, Alters- und Geschlechtsverteilung

Arteriosklerose

Weitaus häufigste Ursache von Verschlüssen und Stenosen der Aortenbogenäste ist in den Ländern der westlichen Hemisphäre die Arteriosklerose [224, 339]. Bei 52 Kranken von Crawford u. Mitarb. (1962), deren Aortenbogenastverschlüsse ätiologisch geklärt werden konnten, war die Ursache in 48 Fällen (= 92%) eine Arteriosklerose. Im eigenen Krankengut konnten wir folgende Relationen feststellen: 93% Arteriosklerose, 6% unspezifische Aorto-Arteriitis, 1% Syphilis. Ganz anders setzt sich das Krankengut japanischer Autoren zusammen: Ito (1966) fand unter 352 aus der japanischen Literatur zusammengestellten Fällen nur 7% Arteriosklerose und 2% Syphilis, aber 91% unspezifische Aorto-Arteriitis. Diese auffallenden Unterschiede werden verwischt, wenn man die Weltliteratur ohne Berücksichtigung geographischer Eigentümlichkeiten zusammenstellt. So ergab Martorells Analyse (1961) von 224 Fällen 34% Arteriosklerose, 55% unspezifische Entzündung und 4% Syphilis. Die verbleibenden Fälle verteilten sich auf einige seltene Ursachen.

Die Arteriosklerose führt nur selten zum klinisch kompletten Aortenbogen-Syndrom, da sie in der Regel nur einen Ast oder zwei Äste des Bogens befällt (Abb. 13), während die Erkrankung sämtlicher Aortenbogenäste die Ausnahme darstellt. In Abhängigkeit von der Verteilung der Arteriosklerose an den Aortenbogenästen überwiegt das Teilsyndrom der Carotisinsuffizienz oder das der Brachio-Basilar-Insuffizienz, wenn nicht ein Mischsyndrom vorliegt.

Aus bisher unbekanntem Grund kommt es besonders oft zur Stenose oder zum Verschluß der linken A. subclavia, deren Abgang oder Anfangsteil zwei- bis dreimal häufiger hämodynamisch bedeutungsvolle Strömungshindernisse aufweist, als sie an der rechten A. subclavia zu finden sind (s. Tab. 4). An zweiter Stelle liegen mit etwa gleicher Häufigkeit Stenosen oder Verschlüsse des Tr. brachiocephalicus und der linken A. carotis communis, während die rechte

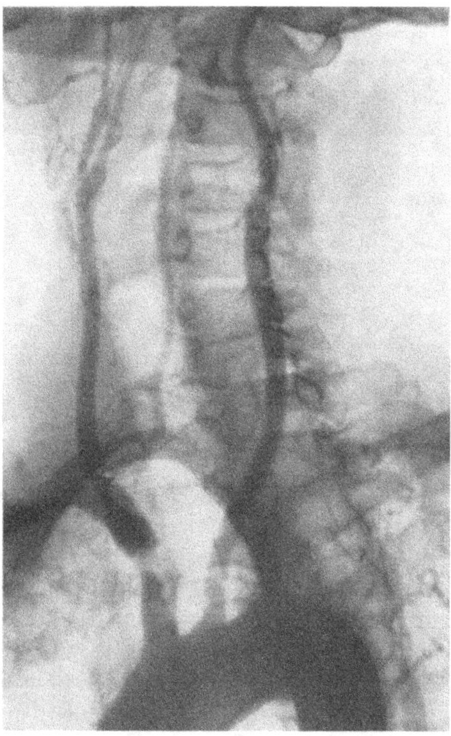

Abb. 13. R. S., 61 J., ♂: Arteriosklerotisches Aortenbogensyndrom. Verschluß der linken
A. subclavia und der linken A. carotis externa. Hochgradige Stenose des Tr. brachiocephalicus.
Vor 8 Monaten passagere linksseitige Hemiparese. Zweitweise Sehstörungen (Vorhangphäno-
men). Gedächtnisschwäche und Nachlassen der geistigen Leistung. Belastungsinsuffizienz des
linken Arms. Nach Desobliteration des Tr. brachiocephalicus wesentliche Besserung des
Befundes. Sehstörungen behoben

A. carotis communis nur selten erkrankt. Für die arteriosklerotische Genese ist
bezeichnend, daß die Gefäßerkrankung fast nie auf die Aortenbogenäste beschränkt
bleibt, sondern auch an anderen Prädilektionsstellen des Grundleidens auftritt,
an der Carotisgabel und am Abgang der A. vertebralis (wodurch die cerebrale
Durchblutung weiterhin beeinträchtigt werden kann), an den Coronararterien,
an den Nierenarterien und vor allem an den Becken- und Beinarterien. Läßt sich
klinisch, angiologisch oder angiographisch keine Beteiligung eines oder mehrerer
der genannten Arterienabschnitte nachweisen, so verliert die arteriosklerotische
Genese des Aortenbogen-Syndroms stark an Wahrscheinlichkeit.

Entsprechend der altersabhängigen Häufigkeitszunahme der Grundkrankheit
befinden sich die meisten Kranken mit arteriosklerotischem Aortenbogen-Syndrom
zwischen dem 40. und dem 60. Lebensjahr. MARTORELL (1961) hat für die von ihm
zusammengestellten 76 Fälle mit arteriosklerotischer Genese ein mittleres Alter
von 55,1 Jahren errechnet. Wie andere Lokalisationen der Arteriosklerose zeigt
auch das arteriosklerotische Aortenbogen-Syndrom ein deutliches Überwiegen
des männlichen Geschlechtes. Nach Angaben in der Literatur besteht ein Verhältnis von etwa 60% Männer zu 40% Frauen [61, 225, 226, 228]. Derartige

Tabelle 4. *Häufigkeitsverteilung vorwiegend arteriosklerotischer Stenosen und Verschlüsse der Aortenbogenäste*

	A. subclavia		A. carotis comm.		Tr. brachiocephalicus
	re	li	re	li	
CRAWFORD u. Mitarb. (1962)	15	45	1	23	24
KESTELOOT und VAN HOUTE (1963)	28	56			
ASHBY u. Mitarb. (1963)	6	17			
SANTSCHI u. Mitarb. (1966)	17	54			
	66 =28%	172 =72%			

Zahlenangaben sind aber stets mit kritischer Zurückhaltung zu verwerten, da jede „ausgeheilte" oder „ausgebrannte" spezifische oder unspezifische Arterienentzündung im weiteren Verlauf von arteriosklerotischen Sekundärveränderungen überlagert wird, so daß selbst für den Pathologen die entzündliche Primärerkrankung nicht mehr zu erkennen ist.

Pathologisch-anatomisch handelt es sich bei der Arteriosklerose primär um eine Erkrankung der Gefäßintima, die durch Proliferation und Lipoideinlagerung herdförmig an Dicke zunimmt und das Gefäßlumen einengt. Durch sekundäre Thrombose, der nicht obligat eine atheromatöse Ulcerierung der Intima vorauszugehen braucht, wird die Stenose zum Verschluß komplettiert. Media und Adventitia sind nur sekundär am Krankheitsprozeß beteiligt. Durch Schwächung der spannungstragenden Strukturelemente in der Media können sich neben den obliterierenden Prozessen auch diffuse Gefäßektasien oder Aneurysmen entwickeln.

Die kausale Pathogenese der Arteriosklerose ist bisher ungeklärt. Der bevorzugte Befall von Astabgängen und Verzweigungsstellen scheint darauf hinzuweisen, daß hämodynamischen Kräften die Bedeutung eines Lokalisationsfaktors zukommt.

Syphilis

Die syphilitische Aortitis, noch zu Anfang dieses Jahrhunderts eine häufige Erkrankung — DENEKE (1913) konnte in vier Jahren 200 Fälle sammeln — und damals oft Ursache des Aortenbogen-Syndroms, wird heute aufgrund der zur Verfügung stehenden antibiotischen Behandlung nur noch selten beobachtet, obwohl sie die häufigste Tertiärkomplikation der Lues ist. Zwischen der Primärinfektion und dem Beginn der durch die Aortitis hervorgerufenen Beschwerden und Symptome liegt gewöhnlich eine Latenzperiode von 10—25 Jahren [74, 141, 200, 256]. Die Aortenerkrankung kann aber auch schon nach 1—3 Jahren klinisch manifest werden [74, 200, 256].

An der von DENEKE (1913) angegebenen Altersverteilung dürfte sich wenig geändert haben. Mit einem Häufigkeitsmaximum im 5. Jahrzehnt liegen fast alle Manifestationen zwischen dem 30. und dem 60. Lebensjahr. Nur bei der konnatalen Lues kann es schon sehr viel früher zu den Krankheitszeichen der

Aortitis kommen. In DENEKEs Krankengut waren Männer noch sechsmal häufiger vertreten als Frauen. In neueren Untersuchungen beträgt das Verhältnis nur noch etwa 3:1 [156, 297].

Das histologische Bild der syphilitischen Aortitis ist seit der Beschreibung durch DOEHLE (1885 und 1894) bekannt. Der Prozeß beginnt mit lymphocytären und plasmacellulären Infiltrationen, die sich perivasculär an den Vasa vasorum der Adventitia entwickeln und dem Gefäßverlauf folgend in die Media eindringen. An den Vasa vasorum beobachtet man eine Intimaproliferation mit Lumenminderung oder Verschluß der Gefäße. Im weiteren Verlauf bilden sich in der Media herdförmige Ansammlungen von Lymphocyten und von Plasmazellen, in deren Bereich elastische Fasern und Muskelfasern zugrunde gehen und umschriebene Nekrosen entstehen. Besonders in der Nähe solcher Elastica-Destruktionen, gelegentlich aber auch ohne Zusammenhang mit diesen, findet man Riesenzellen, meistens vom Fremdkörper-, gelegentlich auch vom Langhans-Typ. Als Reaktion auf die herdförmige Media-Destruktion entwickelt sich eine vikariierende Fibrose der Media und der benachbarten Adventitia. Ferner entsteht über den erkrankten Abschnitten der Media eine reaktive Fibrose und Hyalinose der Intima, die mit erheblicher Intima-Verdickung einhergehen kann. Schließlich sind die syphilitischen Aortenwandveränderungen Schrittmacher einer sich überlagernden, oft schweren Arteriosklerose, die manchmal den ursprünglich entzündlichen Prozeß kaum noch erkennen läßt.

Weshalb die syphilitische Aortitis in erster Linie die ascendierende Aorta, den Aortenbogen und die von ihm abgehenden Äste befällt, den descendierenden Abschnitt der thorakalen Aorta und die abdominale Aorta aber gewöhnlich frei läßt, ist noch nicht geklärt. Die starke Vascularisierung der proximalen Aorta kann nicht der entscheidende Grund hierfür sein, da andere, ebenfalls auf dem Weg über die Vasa vasorum vordringende Erkrankungen gelegentlich die abdominale Aorta stärker als die thorakale befallen.

Entscheidender pathogenetischer Faktor der syphilitischen Aortitis ist die Zerstörung spannungstragender Strukturelemente in der Media und die sich hieraus ergebende Wandschwäche. Sie erklärt die häufigste Komplikation der Erkrankung: die diffuse Ektasie und die Aneurysmabildung der thorakalen Aorta und der Aortenbogenäste. Für die zu einem Aortenbogen-Syndrom führenden Okklusionen der Aortenbogenäste kommen drei pathogenetische Mechanismen in Betracht:

1. Abknickung der Astabgänge als Folge eines großen Aortenbogenaneurysmas (Abb. 14)

2. Verschluß oder Stenose der Astabgänge durch wandständige Thrombenbildung in einem Aortenbogenaneurysma (Abb. 14)

3. Stenose und Verschluß der Aortenbogenäste durch reaktive Intimaproliferation und fibrotische Narbenbildung unabhängig von der Entwicklung eines Aneurysmas (Abb. 7 und 15).

DENEKE hat schon 1913 darauf hingewiesen, daß ein Aortenaneurysma keineswegs conditio sine qua non für den Verschluß von Aortenastabgängen im Rahmen einer syphilitischen Aortitis ist. Dieser Verschlußform, die oft nach kürzerer Laufzeit auftritt als das Aneurysma gleicher Genese, kommt besondere Bedeutung zu,

8*

da sie nur mit Hilfe der Seroreaktionen als Folge einer Syphilis zu erkennen ist. Ob der zugrundeliegende Krankheitsprozeß zu einer Ektasie bzw. zu einer Aneurysmabildung oder aber zum Gefäßverschluß führt, wird vom Ausmaß und von der zeitlichen Zuordnung der nebeneinanderverlaufenden destruktiven und narbigproduktiven Prozesse bestimmt. So können mit einem syphilitischen Aorten-

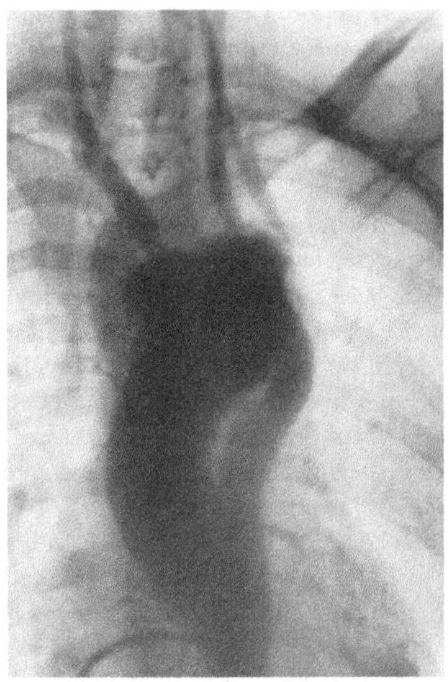

Abb. 14. M. B., 24 J., ♀: Syphilitisches Aneurysma des Aortenbogens mit Stenosen aller Aortenbogenäste teils durch thrombotische Verlegung, teils durch Kompression bzw. Abknickung. An der oberen Körperhälfte keine Arterienpulse tastbar und kein Blutdruck nach Riva-Rocci meßbar. Orthostatischer Schwindel. Operation: Ersatz des Aortenbogens durch eine Kunststoffprothese. 5 Jahre p. op. beschwerdefrei

bogenaneurysma auch Astabgangsverschlüsse durch Intimaproliferation und Narbenstenosen kombiniert sein. Charakteristischerweise spielt sich die durch Intimaproliferation und Narbenschrumpfung entstehende Obliteration der Aortenbogenäste im Bereich der Gefäßostien ab, während der weitere Verlauf der Gefäße offen bleibt oder erst sekundär verschlossen wird (Töppich 1931).

Takayasu-Arteriitis

Die Takayasu-Arteriitis ist heute etwas häufiger als die syphilitische Aortitis Ursache eines Aortenbogen-Syndroms. Bei dem an sich seltenen Krankheitsbild erkranken in der Regel alle Aortenbogenäste, weshalb hier das komplette klinische Syndrom häufiger zu beobachten ist, während Teilsyndrome in den Hintergrund rücken. Vorwiegend, aber nicht ausschließlich, erkranken Frauen im gebärfähigen Alter. Die von Shimizu und Sano schon 1951 für das japanische Krankengut hervorgehobene Präponderanz des weiblichen Geschlechts (39 Frauen unter 44 Kranken) konnte von Ask-Upmark (1954) auch für die nicht japanischen Fälle bestätigt werden (27 Frauen unter 28 Kranken). Die in den neueren Publikationen

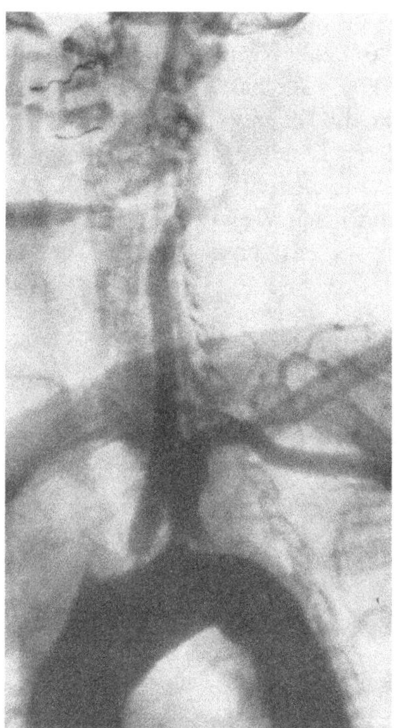
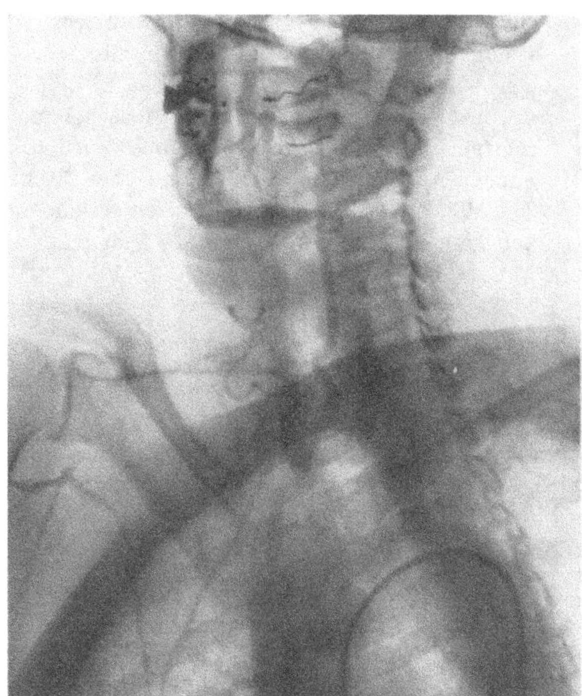

a   b

Abb. 15a—c. R. W., 55 J., ♀: Luetisches Aortenbogen-
syndrom. Verschluß des Tr. brachiocephalicus, Abgangsstenose der linken A. carotis communis und der
linken A. subclavia. Konturunregelmäßigkeit und
Verdickung der Aortenwand. Außerdem (embo-
lischer ?) Verschluß der A. axillaris und der A. brachialis rechts. Vertebralis-Anzapfsyndrom. Passagere
linksseitige Hemiparesen, Zeichen der vertebro-
basilären Insuffizienz. Nach Desobliteration des Tr.
brachiocephalicus mit Patch-Plastik beschwerdefrei.
a Übersichtsaortogramm, Frühbild, b Übersichtsaortogramm, Spätbild, c Selektive Kontrastmittelinjektion in die linke A. subclavia zur Darstellung
der vertebro-vertebralen Kollateralbahn

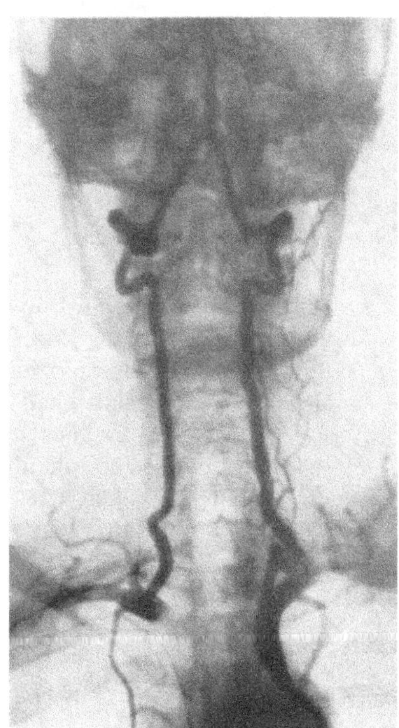

c

mit z. T. wesentlich größeren Kollektiven angegebene Geschlechtsverteilung stimmt hiermit weitgehend überein (Abb. 16): 75–90% der Kranken sind weiblichen Geschlechts [4, 49, 59, 173, 182, 217, 226, 249, 250, 256, 295, 318, 346, 353].

In der Regel erkranken junge Menschen. So wurde die Diagnose bei den Beobachtungen aus Japan (Abb. 16), aber auch aus anderen Ländern des Orients besonders oft zwischem dem 15. und dem 30. Lebensjahr gestellt [173, 217, 249, 250, 295, 346, 353, 359]. Bei dem zeitweise recht chronischen Verlauf der Erkrankung muß der Beginn sogar noch früher angesetzt werden. Demgegenüber fällt

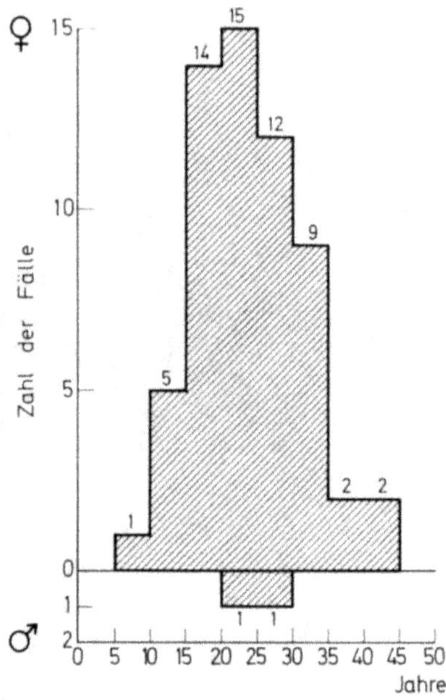

Abb. 16. Alters- und Geschlechtsverteilung von 62 Kranken mit Takayasu-Arteriitis [Sano und Aiba (295)]

auf, daß das Alter der in Europa und in Nordamerika beschriebenen Kranken bei der Diagnosestellung im Durchschnitt höher liegt, mit einem Gipfel zwischen dem 40. und 50. Lebensjahr [142, 143, 294, eigene Beobachtungen]. Ursache für diese Differenz in der Altersverteilung könnte ein späterer Erkrankungsbeginn oder, was mehr Wahrscheinlichkeit für sich hat, eine langsamere Progredienz des Leidens sein, wodurch die Diagnosestellung trotz des frühen Krankheitsbeginns hinausgezögert wird. Vereinzelt konnte die Takayasu-Arteriitis auch bei jungen Männern und bei Kindern (niedrigstes Alter: 4 Jahre) [268, 308] beobachtet werden [13, 24, 44, 53, 59, 67, 151, 161, 170, 171, 173, 193, 209, 217, 249, 250, 256, 268, 295, 308, 312, 313, 359, 360].

Wenn auch seit den ersten japanischen Beobachtungen aus allen Teilen der Welt Fälle von Takayasu-Arteriitis publiziert worden sind, so fällt doch die große Zahl der Mitteilungen aus Japan und allgemein aus dem asiatischen Raum auf (u. a. *China:* [49, 67, 68, 359] *Indien:* [24, 148, 192, 243, 259, 312–314] *Korea:* [215], *Vietnam:* [311], *Thailand:* [215, 268], *Philippinen:* [84]). Für die ungleiche

Häufigkeitsverteilung könnten rassenspezifische Prämissen, Lebensgewohnheiten oder Umweltfaktoren verantwortlich sein.

Die vorgelegten klinischen und pathologisch-anatomischen Befunde mußten zunächst den Eindruck erwecken, daß die Takayasu-Arteriitis auf die Aorta ascendens, auf den Aortenbogen und auf die vom Bogen abgehenden Äste beschränkt bleibt und daß sich ihre Symptomatik im Bild des Aortenbogensyndroms erschöpft. Anfang der 60er Jahre haben dann aber SEN u. Mitarb. (1962/63) und INADA u. Mitarb. (1962/63) etwa gleichzeitig darauf hingewiesen, daß die Takayasu-Arteriitis auch auf die descendierende thorakale Aorta und auf die abdominale Aorta sowie auf deren Äste übergreifen kann, und daß auch Fälle mit ausschließlichem Befall der Bauchaorta bzw. der descendierenden Brustaorta vorkommen. Aufgrund ihrer Beobachtungen konnte man auch die älteren Schilderungen von DANARAJ u. Mitarb. (1959) sowie von LOMAS u. Mitarb. (1959) in die Gruppe der Takayasu-Arteriitis aufnehmen. Auch HARBITZ und RAEDER (1926), OOTA (1940) sowie FRÖVIG und LÖKEN (1951) hatten bereits eine Mitbeteiligung von Bauchaortenästen (Tr. coeliacus, A. mesenterica superior, A. mesenterica inferior, Aa. renales) festgestellt. Diese seltenere Lokalisation der Erkrankung, die zu atypischen Stenosen des betroffenen Aortenabschnitts („the middle aortic syndrome" [312]) oder auch zu Astabgangsstenosen im Abdominalbereich führt, wurde in der Folge als isoliertes Krankheitsbild oder in Kombination mit dem Aortenbogen-Syndrom von zahlreichen Autoren bestätigt [84, 151, 161—164, 166, 217, 249, 250, 268, 333, 337, 348—350, 359]. Alters- und Geschlechtsverteilung sowie histologischer Befund stimmen bei den verschiedenen Lokalisationen der Krankheit überein [84, 166, 349, 350]. Wie im Bereich des Aortenbogens erkranken auch im Abdomen die großen elastischen und musculo-elastischen Arterien, vor allem die Aorta selbst und ihre großen Äste in ihrem aortennahen Anteil. Es sind aber wiederholt histologisch gesicherte Takayasu-Arteriitiden mit Stenosen und Verschlüssen auch an weiter peripher liegenden, vorwiegend muskulären Arterien beschrieben worden [53, 101, 108, 120, 172, 215, 217, 218, 249, 284, 285, 294, 295, 312, 313, 331]. Auch die Coronararterien können beteiligt sein [22, 172, 230, 256, 325]. Schließlich wurden gleichartige Veränderungen auch an den Pulmonalarterien gefunden [4, 13, 22, 101, 249, 250, 256], die allerdings nur ausnahmsweise mit funktionell bedeutungsvollen Stenosen einherzugehen scheinen. Nicht selten werden neben den Aortenbogenästen im engeren Sinn (vgl. Abb. 1) auch ihre Fortsetzungen oder Aufzweigungen von der Takayasu-Arteriitis befallen [4]. Gerade an den etwas kleinkalibrigeren Arterien (distale A. subclavia, A. axillaris) können infolge des ungünstigen Verhältnisses zwischen Intimaverdickung und Lumen (s. S. 107) frühzeitig Obliterationen entstehen [4, 350] (vgl. Abb. 18 u. 19).

Über das histologische Substrat der Takayasu-Arteriitis, das BENEKE (1925) und HARBITZ und RAEDER (1926) als erste beschrieben haben, liegen heute zahlreiche Arbeiten vor [14, 22, 24, 35, 68, 101, 148, 170, 171, 179, 193, 194, 204, 209, 213, 223, 230, 231, 256, 268, 293, 346], unter denen die an größeren Kollektiven gewonnenen Ergebnisse japanischer Pathologen besonders hervorzuheben sind. [161, 173, 249, 250]. Mikroskopisch (Abb. 20) findet man eine chronisch-produktive Entzündung, die mit besonderer Intensität in der äußeren Media und in der angrenzenden Adventitia abläuft. Der Prozeß scheint in der Adventitia zu beginnen,

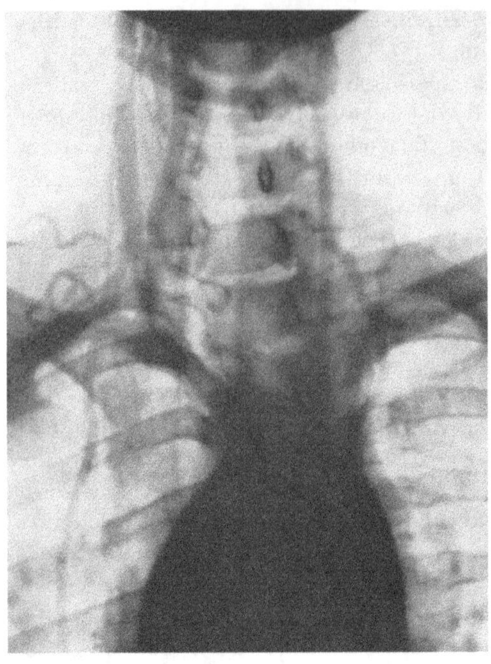

a

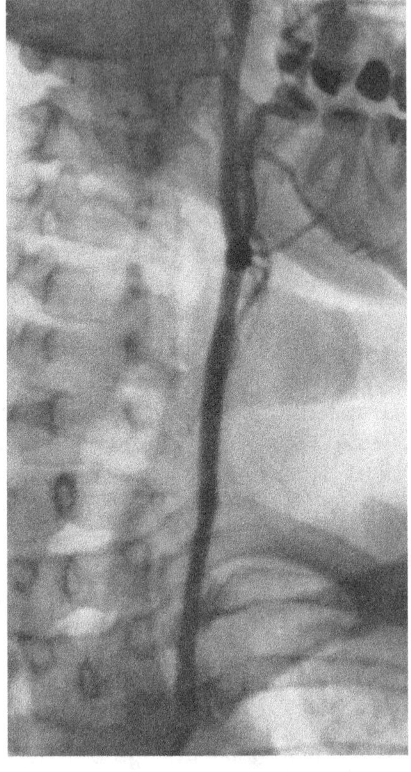

c

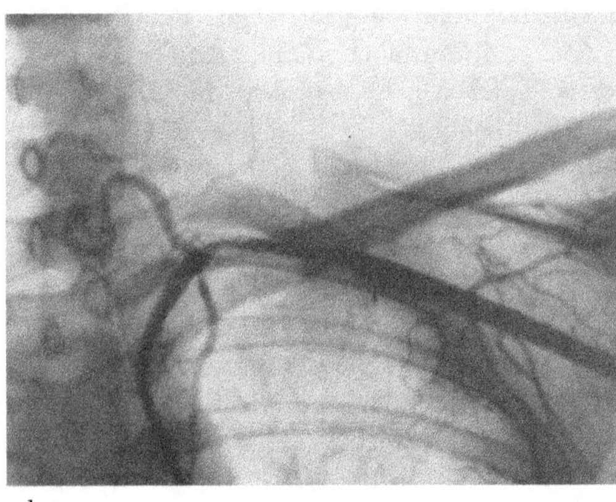

b

Abb. 17a—c. D. K., 29 J., ♀: Takaya-su-Arteriitis. Hochgradige Stenose der linken A. carotis communis und der linken A. subclavia mit Verschluß der linken A. vertebralis, mittelschwere Stenose des Tr. brachiocephalicus. Unregelmäßiges Aortenkaliber mit Wandverdickung. Senkung: 70/120 mm, normochrome Anämie (Hgb: 11,2 g-%), Hypalbuminämie. Hypergammaglobulinämie, CRP+. Orthostatische Bewußtseinverluste. Linksseitige Recurrensparese. Besserung unter Corticosteroidtherapie. a Übersichtsaortogramm, b Selektivdarstellung der linken A. subclavia, c Selektivdarstellung der linken A. carotis

wo man zunächst herd- oder manschettenförmig um die Vasa vasorum angeordnete Infiltrate von Lymphocyten und Plasmazellen feststellt. An den Vasa vasorum selbst sieht man eine Intimaproliferation, die, einem schubweisem Ablauf entsprechend, schalenförmig angeordnet sein kann und eine Einengung, später sogar die völlige Verlegung des Gefäßlumens zur Folge hat. Die Verdickung der Intima erfolgt subendothelial durch Anreicherung eines fast zellfreien lockeren hyalinen Bindegewebes. Entlang den Vasa vasorum erreichen die z. T. herdförmigen, z. T. diffusen Rundzelleninfiltrate die Media, wo sie im äußeren Drittel noch

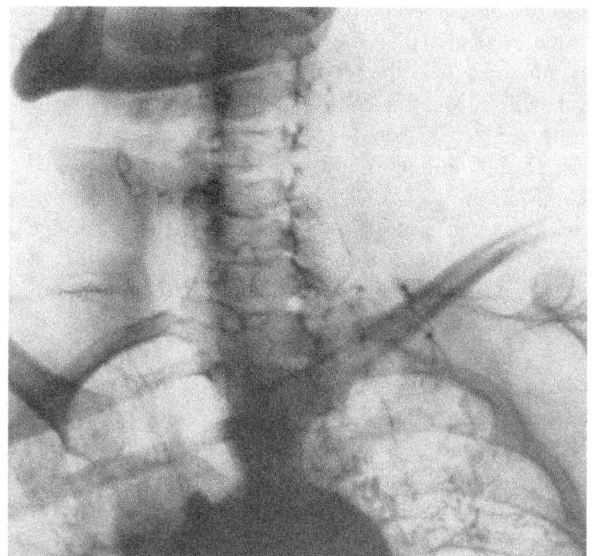

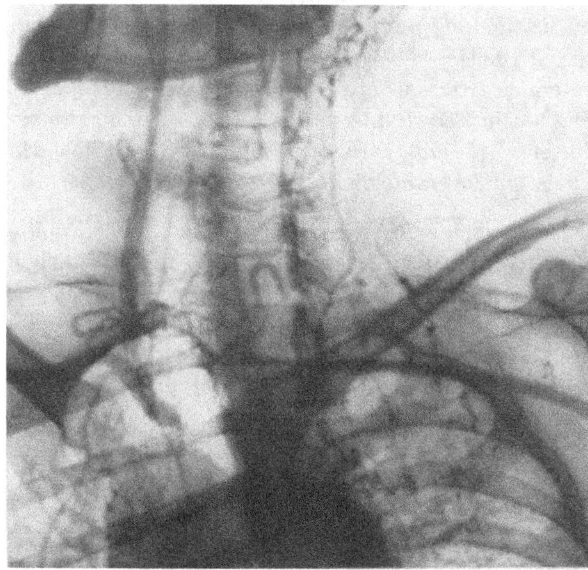

Abb. 18a u. b. H. V., 44 J., ♀: Fragliche Takayasu-Arteriitis mit Verschluß sämtlicher Aortenbogenäste. Etwa 2 cm vom Astabgang entfernt sind alle Gefäße wieder durchgängig. Kollateralbahnen: 1 A. intercostalis suprema → Tr. costocervicalis → A. cervcalis profunda → A.
carotis externa → A. carotis interna; 2 Intercostalarterien → A. thoracia interna, A. thoracica
lateralis, A. subscapularis → A. subclavia → A. carotis dextra bzw. Aa. vertebrales auf beiden
Seiten (Schaltstelle A in Abb. 5). Außerdem Durchblutungsstörungen der Beine vom Becken-
typ Stadium II und leichter Diabetes mellitus. Belastungsinsuffizienz der Arme, orthostatischer Schwindel. Amaurose beider Augen durch Katarakt. Augenhintergrund nicht mehr ein-
sehbar. Linksseitige Facialisparese. Perforation des Nasenseptums. Operation: Desobliteration
des Tr. brachiocephalicus. Schwindelneigung behoben. a Übersichtsaortogramm, Frühbild,
b Übersichtsaortogramm, Spätbild

sehr ausgedehnt und zahlreich sind, während sie intimawärts an Dichte und Ausbreitung abnehmen. Gelegentlich werden sogar noch die Lamellen der Lamina elastica interna von solchen Zellnestern durchbrochen. In der Intima trifft man sie nur noch ganz selten. Mit der cellulären Infiltration der Media kommt es zur Fragmentierung und Degeneration der elastischen Membranen und zur Zerstörung der Muskelzellen. Damit einhergehend treten Riesenzellen vom Fremdkörpertyp auf, die oft, aber keineswegs immer, in der Nähe zerstörter Elastica-Elemente liegen und diese phagozytieren. NASU (1963) hat darauf hingewiesen, daß im Frühstadium in der Media auch tuberkuloide Granulome mit Riesenzellen vom Langhans-Typ und sogar Koagulationsnekrosen zu beobachten sind. Mit fortschreitender Verdünnung der Media beginnen in der Adventitia und in der Intima sekundäre Prozesse, die mit einer Bindegewebsvermehrung einhergehen. Die Veränderungen in der Intima entsprechen den an den Vasa vasorum beschriebenen Vorgängen. Durch Bildung eines zellarmen lockeren Bindegewebes gewinnt die Intima ein Vielfaches ihrer ursprünglichen Dicke. Der Prozeß kann schließlich zum Gefäßverschluß führen oder durch eine Thrombose zum Gefäßverschluß komplettiert werden. Auch in der Adventitia läuft eine Bindegewebshypertrophie ab, die sich bis in das periadventielle Gewebe erstrecken kann. Die Bindegewebsvermehrung bleibt aber in der Adventitia und in der Intima auf den Bereich beschränkt, in dem die Media entzündlich verändert ist. Im weiteren Ablauf treten die Zeichen der Entzündung immer mehr in den Hintergrund und das Bild wird von der reparativen Bindegewebswucherung und von einer im erkrankten Bereich sehr früh auftretenden Arteriosklerose bestimmt, die schließlich ganz im Vordergrund steht. Zu diesem Zeitpunkt werden auch Kalkeinlagerungen beobachtet. Im „ausgebrannten" Stadium wird die Diagnose der Primärerkrankung selbst histologisch schwierig oder unmöglich.

Die beschriebenen histologischen Bilder können große Ähnlichkeit mit der syphilitischen Aortitis, mit der Riesenzellenarteriitis, mit der rheumatoiden aber auch mit der rheumatischen Arteriitis aufweisen, so daß die Differentialdiagnose im Einzelfall manchmal unmöglich wird [67, 101, 170, 171, 179, 205, 209, 250, 256, 293]. Eine Unterscheidung dieser Krankheitsbilder gelingt dann nur mit Hilfe klinischer Daten und Verlaufsangaben, wie Alter und Geschlecht des Kranken, Lokalisation und Verlauf der Erkrankung, Anamnese, Begleiterkrankungen und Laborbefunde. Die offenbar begrenzte Reaktionsmöglichkeit der Gefäßwand gegenüber den verschiedensten Noxen hat eine weitgehende Ähnlichkeit des mikroskopischen Bildes zur Folge. Nur so ist es zu erklären, daß offensichtlich differente ätiologische Faktoren zu einem morphologisch monotonen Reaktionstyp führen, der so einheitlich ist, daß er keinen Rückschluß auf die auslösende Ursache gestattet. Wodurch der Krankheitsprozeß einmal in die Bauchaorta, einmal in die Brustaorta und einmal in periphere Arterien eingelenkt wird, ist unbekannt. Trotz der morphologischen Uniformität der ausgelösten Reaktion bestehen sicher lokale Unterschiede in der Lädierbarkeit der Gefäßwand und Differenzen in der Angriffsrichtung der krankheitsauslösenden Faktoren.

Neben den für die Takayasu-Arteriitis charakteristischen Gefäßverschlüssen können sich auch Gefäßerweiterungen und Aneurysmen entwickeln [68, 84, 88, 148, 162—164, 170, 171, 249, 308, 312, 350, 359, 360]. Sie sind Folge der Gefäß-

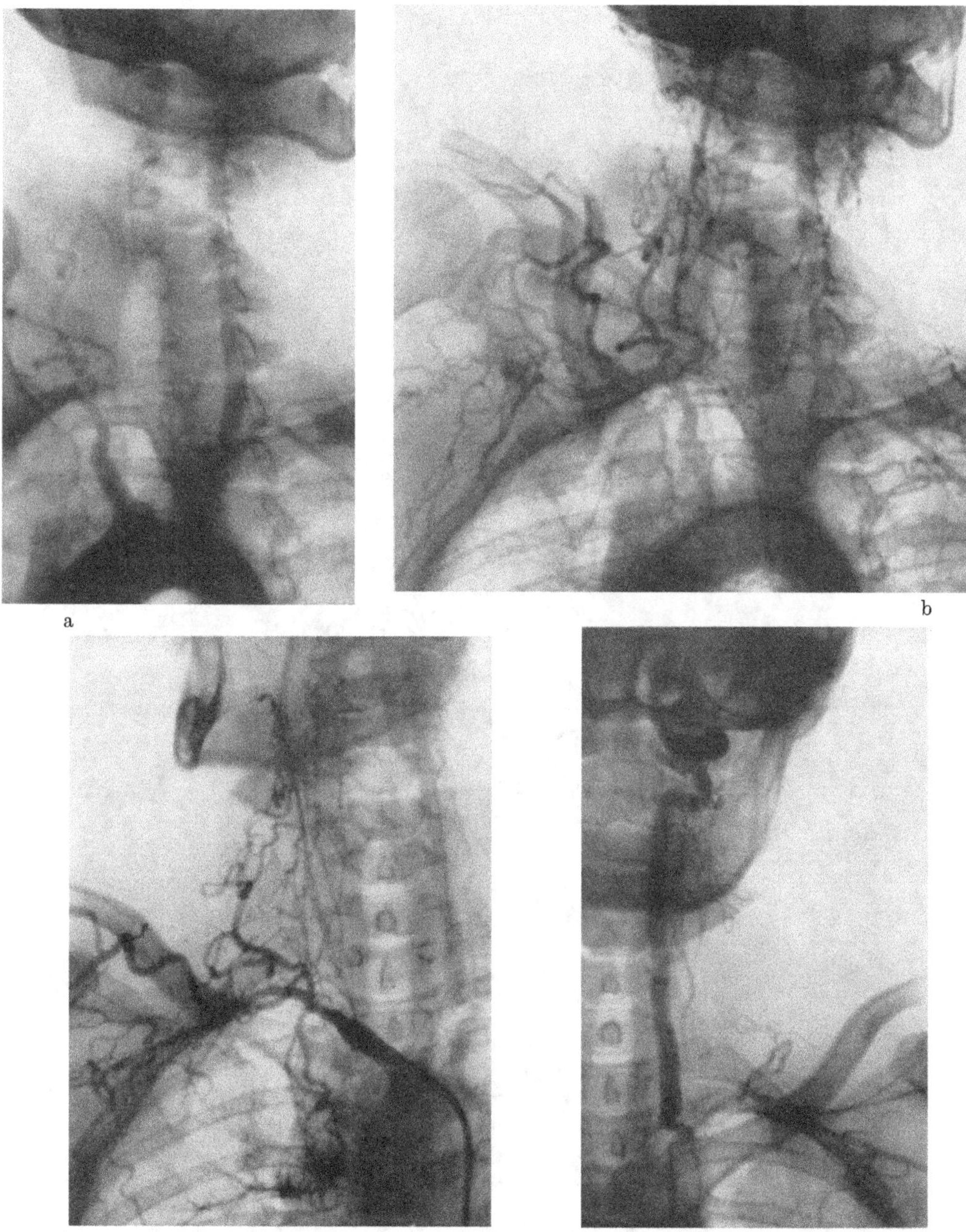

Abb. 19a—d. M. D., 47 J., ♀: Takayasu-Arteriitis. Verschluß beider Aa. carotis communes und der rechten A. subclavia. Stenose der linken A. subclavia distal vom Vertebralis-Abgang und Abgangsstenose der als Kollateralbahn stark erweiterten linken A. vertebralis. Belastungsinsuffizienz beider Arme. Orthostatische Amaurose, besonders bei Arbeiten mit erhobenen Armen. Orthostatische Schwindelanfälle mit Bewußtlosigkeit. Operation: Prothesenumleitung von der Aorta ascendens zu beiden Carotisgabeln. Zunächst beschwerdefrei. 4 Wochen p. op. akuter, tödlich endender hämorrhagischer Insult. Obduktion: Typische Takayasu-Arteriitis mit Befall auch der Nierenarterien. Histologie s. Abb. 20. a Übersichtsaortogramm, Frühbild, b Übersichtsaortogramm, Spätbild, c Selektive Kontrastmittelinjektion in den Tr. brachiocephalicus, d Selektivinjektion in die linke A. subclavia

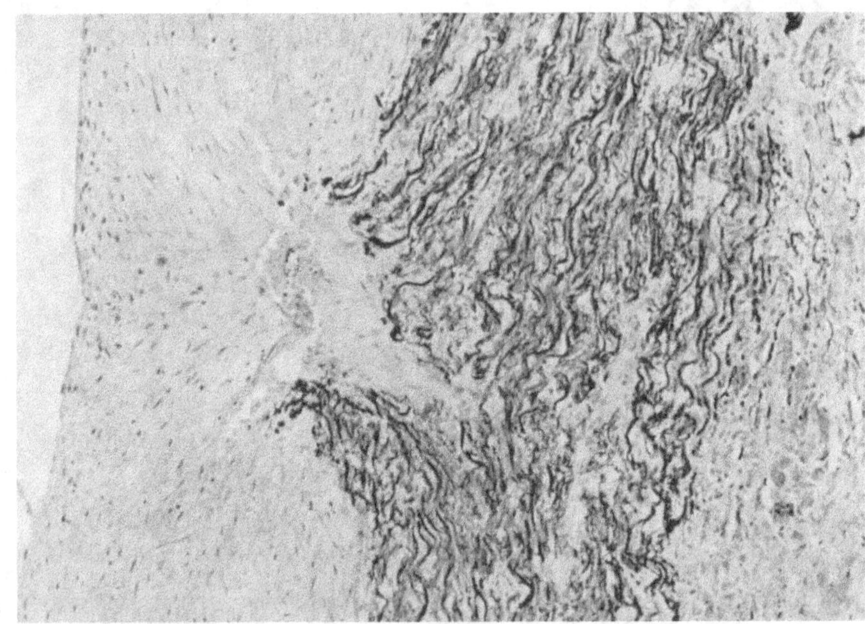

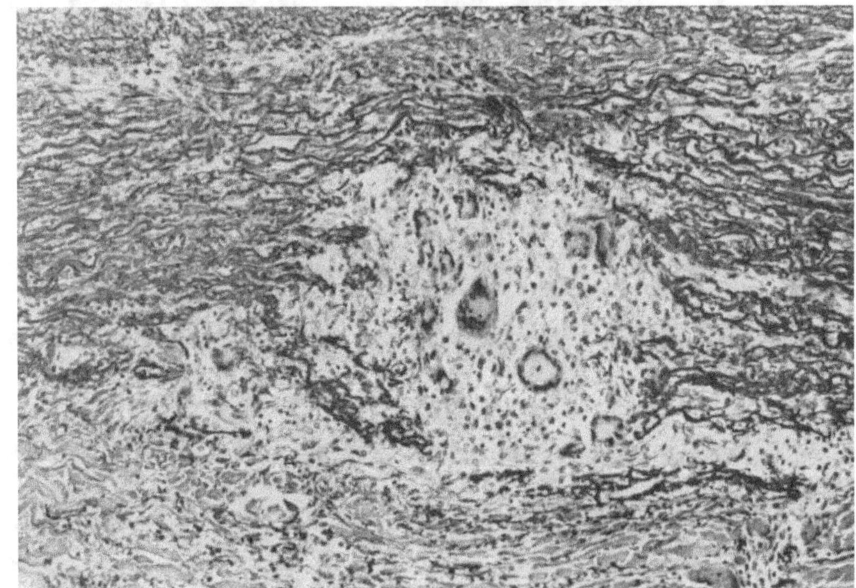

Abb. 20a u. b. Gleiche Patientin wie Abb. 19[1]. a A. carotis comm. dextra. Übersicht. Färbung: Elastica-v. Gieson. Aufsplitterung, Fragmentierung und herdförmige Zerstörung der elastischen Lamellen in der Media. Fibrosierung und lockere Rundzelleninfiltrate in der Adventitia. Verbreiterung und Fibrose der Intima. An der Intima-Media-Grenze capillares Gefäß innerhalb eines fibrösen Herdes. b Aorta. Ausschnitt, Färbung: Elastica-v. Gieson. Granulomatöses Infiltrat in der äußeren Mediaschicht mit Riesenzellen vom Fremdkörper- und vom Langhans-Typ. Zerstörung der elastischen Lamellen

[1] Für die Überlassung der mikroskopischen Bilder möchte ich Herrn Prof. Dr. M. Eder, dem Direktor des pathologischen Institutes an der Universität Köln herzlich danken.

wandschwäche, die dann auftritt, wenn die reparative Bindegewebsproliferation nicht mit der Destruktion der spannungstragenden Media-Elemente Schritt hält.

Die kausale Pathogenese der Takayasu-Arteriitis konnte bisher nicht geklärt werden. Es setzt sich aber immer mehr die Ansicht durch, daß es sich um eine, möglicherweise infektallergisch ausgelöste, Immun- oder Autoimmunerkrankung handeln könnte [92, 173, 179, 217, 240, 249, 260, 261, 274, 285, 294, 308], die den Krankheiten des rheumatischen Formenkreises nahesteht [35, 179, 230, 294, 303]. SANDRING und WELIN (1961) haben sogar den irreführenden Begriff der „rheumatoiden Arteriitis" eingeführt. Auffallend häufig werden in der Vorgeschichte prärheumatische oder rheumatische Erkrankungen angegeben [13, 15, 30, 35, 108, 131, 148, 179, 205, 217, 230, 249, 260, 261, 294, 303, 308, 311, 332, 350], wie Streptokokken-Infekte, Erythema nodosum, Tonsillitis und Tonsillarabsceß, subakute Glomerulonephritis, rheumatoide Arthritis oder rheumatisches Fieber, Polymyositis u. a. Beziehungen zum Lupus erythematodes disseminatus bieten sich nicht nur an über die gelegentliche Beobachtung von LE-Zellen bei der Takayasu-Arteriitis [148, 179, 204, 260, 294], sondern darüber hinaus aufgrund der weitgehend übereinstimmenden Geschlechts- und Altersverteilung. Ferner konnten LESSOFF und GLYNN (1959) sowie JUDGE u. Mitarb. (1962) antinucleare Faktoren bei Takayasu-Kranken nachweisen. SCHNEIDER u. Mitarb. (1964) gelang bei einem typischen Fall von Takayasu-Arteriitis der Nachweis von Aschoffknötchen im Herzmuskel. Auf die Ähnlichkeit des histologischen Bildes mit dem der hyperergischen Spätreaktion wurde mehrfach hingewiesen [191, 293]. RIEHL und BROWN (1965) haben hervorgehoben, daß die Takayasu-Arteriitis die „Physiognomie" einer Autoimmunerkrankung [214] aufweist: Arteriitis mit epitheloiden Granulomen und lymphocytären sowie plasmacellulären Infiltraten, starke Beschleunigung der Erythrocytensenkungsgeschwindigkeit, Erhöhung der γ-Globulin-Fraktion, falsch positive Seroreaktionen auf Lues, gutes Ansprechen auf Corticosteroide. Einige japanische Autoren glauben bereits den Nachweis von Antikörpern gegen Arterienwand geführt zu haben [160, 217, 249, 352], während entsprechende Untersuchungen von HIRSCH u. Mitarb. (1964) und von STRACHAN u. Mitarb. (1966) negativ verlaufen sind. Als bewiesen könnte die Hypothese von der (Auto)-Immunkrankheit allerdings erst gelten, wenn der Nachweis der die Antikörper induzierenden Autogene gelingen würde.

Eine Zuordnung der Takayasu-Arteriitis zu dem Krankheitskomplex der gestörten Immunitätsverhältnisse würde das gleichzeitige Vorkommen anderer Erkrankungen dieses Formenkreises verständlich machen. Wiederholt wurde eine Mitbeteiligung der Schilddrüse (Riedel-Struma bzw. Hashimoto-Thyreoiditis) erwähnt [101, 135, 138, 144].

HEDINGER (1965) hat die Vermutung ausgesprochen, es könnten auch Beziehungen zur sklerosierenden Cholangitis und zur Ormondschen Retroperitonealfibrose bestehen [144, 257]. Möglicherweise kann die Krankheit durch verschiedene Faktoren ausgelöst werden, was die Suche nach einer einheitlichen Ätiologie prinzipiell zum Scheitern verurteilen würde. Unterschiedliche Störungen der Immunitätsverhältnisse können partiell übereinstimmende Krankheitsbilder hervorrufen, wenn nur gemeinsame immunologische Systeme und/oder gleiche Erfolgsorgane betroffen sind [92, 274]. Auf diese Weise ließe sich der übereinstimmende morphologische Befund bei klinisch gut unterscheidbaren Erkrankungen wie der

Takayasu-Arteriitis, der rheumatoiden Arteriitis, der Riesenzellen-Arteriitis und der syphilitischen Aortitis verstehen.

Der von japanischen Autoren [250, 251, 318, 346] ausgesprochene Verdacht, es könne sich um eine durch Tuberkulose ausgelöste Infektallergie handeln, darf als widerlegt gelten. Die Häufigkeit tuberkulöser Infektionen ist unter den Kranken nicht höher als in der Gesamtpopulation [249].

Ein Zusammenhang mit Rauchgewohnheiten besteht im Gegensatz zur Arteriosklerose bei der Takayasu-Arteriitis nicht.

Riesenzellen-Arteriitis, Alters-Arteriitis

Am 8. Februar 1884 berichtete J. HUTCHINSON in einer Sitzung der „Clinical Society of London" über einen 80jährigen Mann, der ihn aufgesucht hatte, weil er wegen starker Schmerzen im Bereich beider Schläfen keinen Hut mehr tragen konnte. Die Haut über beiden Temporalarterien war gerötet, die druckempfindlichen Arterien zeigten zunächst noch schwache Pulsationen, später wurden sie zu soliden pulslosen Strängen. Eine zweite Beobachtung dieser Art befindet sich in einem Artikel von M. SCHMIDT (1931) über intrakranielle Aneurysmen. Der 69jährige Patient erkrankte nach mehrfachen Schüben einer „rheumatischen" Myalgie mit den gleichen Beschwerden und Symptomen, die HUTCHINSON bereits beschrieben hatte. Dies sind die ersten Publikationen eines Krankheitsbildes, das HORTON, MAGATH und BROWN 1932 und 1934 neu entdeckt und „Arteritis of the temporal vessels" (Temporal-Arteriitis, Arteriitis temporalis) genannt haben. Einmal bekannt, konnte die Krankheit in der Folge mit zunehmender Häufigkeit diagnostiziert werden. ROUX (1954) stellte 21 Jahre später bereits 248 publizierte Fälle zusammen. Lohnte es sich früher, Einzelbeobachtungen mitzuteilen, so erschienen in den letzten Jahren Publikationen mit 10 (ALESTIG und BARR, 1963), 23 (HAMRIN u. Mitarb., 1964), ja sogar 76 (PAULLEY u. HUGHES, 1960) eigenen Beobachtungen. Vergleichsweise ist diese Arteriitis sicher nicht seltener als die TAKAYASU-Arteriitis.

Schon wenige Jahre nach der Publikation von HORTON u. Mitarb. (1932) wiesen die Autoren selbst, aber auch BARNARD (1935) sowie JENNINGS und CAMB (1938) darauf hin, daß auch andere Arterien des Kopfes (A. occipitalis, intrakranielle Hirnarterien) erkranken können, und daß durch Befall der A. ophthalmica Sehstörungen und Erblindung auftreten. Zur Erweiterung der primär zu eng gefaßten Krankheitsbezeichnung wurden verschiedene Vorschläge gemacht: «Artérite nodulair de la tête et du cou» [292], „Cranial arteritis" [136, 292], «Artérite carotidienne et temporale aigue» [292], "Craniotemporal arteritis" [292]. Beobachtungen einer generalisierten Form der Riesenzellen-Arteriitis mit Befall auch der Aorta durch SPROUL und HAWTHORNE (1937), GILMOUR (1941) und COOKE u. Mitarb. (1946), die in der Folge zahlreiche Bestätigungen fanden, war Anlaß zu neuen Bezeichnungen: "Chronic diffuse mesaortitis" [327], "Giant-cell chronic arteritis" [112], „Idiopathische Riesenzellen-Mesaortitis" [292], "Arteritis of the aged", „Arteriitis seniles" [5, 269, 293], "Diffuse granulomatous aortitis with giant cells" [216], „Granulomatous giant cell arteritis bzw. aortitis" [185, 281]. Nach heute gültiger Ansicht ist die Temporal-Arteriitis immer eine generalisierte Arterienerkrankung, die gelegentlich auch ohne (klinisch auffällige) Beteiligung der Temporalarterien verläuft. Riesenzellen sind im histologischen Bild zwar die Regel, sie können aber auch fehlen. Trotz dieser Einschränkungen wird man an dem histologisch ausgerichteten Begriff „Riesenzellen-Arteriitis" bzw. der klinisch gewonnenen Bezeichnung „Temporal-Arteriitis" festhalten, da beide im medizinischen Sprachgebrauch eingebürgert sind.

Fast ausnahmslos erkranken alte Menschen an der Riesenzellen-Arteriitis. Das Alter von 240 Kranken, die ROUX (1954) zusammengestellt hat, lag zwischen 47 und 84 Jahren und betrug im Mittel 68 Jahre. In großen Kollektiven ließ sich keine eindeutige Geschlechtspräponderanz nachweisen.

Aufgrund der ersten Beobachtungen hatte man das Krankheitsbild quoad vitam für gutartig gehalten, eine Ansicht, die zu revidieren war, nachdem die ersten tödlich verlaufenden Fälle generalisierter Riesenzellen-Arteriitis bekannt geworden waren [57, 112]. Todesursache sind in der Regel die durch den Entzündungsprozeß entstehenden Gefäßverschlüsse, die sich bevorzugt an Arterien vom Kaliber der Temporalgefäße, aber auch an größeren Arterienstämmen bilden, ferner arterielle Aneurysmen mit ihren Komplikationen (Ruptur, Dissektion).

Wenn auch die Arterien des Kopfes und des Halses Prädilektionsorte der Riesenzellen-Arteriitis sind, so wurde doch inzwischen die Miterkrankung praktisch aller anderen Körperarterien beschrieben. Auffallend häufig ist der oft letal endende Befall der Koronararterien. REID (1957) hat darauf hingewiesen, daß bei typischer Temporal-Arteriitis eine Miterkrankung der Aorta praktisch immer nachzuweisen ist, sofern nur ausreichend sorgfältig danach gefahndet wird. Auch die Miterkrankung der Aortenbogenäste (im engeren Sinne) ist inzwischen häufig beschrieben worden [23, 26, 57, 112, 174, 185, 192, 327]. Die Riesenzellen-Arteriitis führt aber an Gefäßen vom Kaliber der Aortenbogenäste eher zur Ektasie und zur Aneurysmabildung als zur Einengung bzw. zum Verschluß infolge Proliferation und Thrombose, so daß ein typisches Aortenbogen-Syndrom seltener als bei der Takayasu-Arteriitis zustande kommt. Über Teilsyndrome dagegen wurde wiederholt berichtet [112, 130, 174]. In der Regel sind aber die bei der Riesenzellen-Arteriitis auftretenden cerebralen Komplikationen auf den Verschluß intrakranieller Arterien zurückzuführen, die gerade bei der Takayasu-Arteriitis verschont bleiben.

Bei Durchsicht der mikroskopischen Beschreibungen fällt auf, daß eine morphologische Differenzierung der Riesenzellen-Arteriitis gegenüber der Takayasu-Arteriitis offenbar außerordentlich schwierig, wenn nicht unmöglich ist [15, 46, 57, 59, 68, 112, 130, 152—154, 170, 174, 182, 185, 216, 230, 231, 292, 293, 327, 346].

Hier wie dort spielt sich der Entzündungsprozeß vorwiegend in der Mittelschicht ab, wobei ein Teil der Autoren den Beginn der Erkrankung in die Media, ein anderer ihn in die Adventitia lokalisiert. Einigkeit besteht lediglich darin, daß die im Bereich der Gefäßwandentzündung ablaufende fibroplastische Intimaproliferation sekundärer Natur und eine Reaktion auf die Mediaveränderungen ist. Im einzelnen wird das feingewebliche Bild davon bestimmt, ob ein frisches, foudroyantes oder ein chronisches Entzündungsstadium vorliegt. Im akuten Stadium, das bei dem meist chronischen Verlauf der Riesenzellen-Arteriitis nur selten untersucht wird, werden fibrinoide Nekroseherde und vorwiegend polymorphkernige und eosinophile, granulomatöse Zellinfiltrationen beschrieben. Im typischen Bild der chronischen Entzündung überwiegen dagegen lymphocytäre und plasmacelluläre Infiltrate. Die elastischen Elemente der Gefäßwand sind weitgehend zerstört. Die Muskelzellen gehen zugrunde. Riesenzellen sowohl vom Fremdkörper- als auch vom Langhans-Typ sind meistens reichlicher vertreten als bei der Takayasu-Arteriitis. Besonders angehäuft trifft man die Fremdkörperzellen in der Nähe der zerstörten Lamina elastica interna, wo sie wahrscheinlich Abraumfunktion haben. Jedenfalls enthalten sie gelegentlich Reste elastischer Fasern [112, 185, 327]. Die Langhans-Zellen dagegen dürften auch hier zum spezifischen Granulationsgewebe gehören. Im Ablauf des Prozesses wird die Mittelschicht erheblich verdünnt. In der Adventitia lassen sich ähnliche, z. T. diffuse perivasculär um die Vasa vasorum angeordnete Zellinfiltrate beobachten, die ebenfalls granulomatös angeordnet sein können. Sekundär setzt eine fibroplastische Reaktion mit oft überschießender Bildung von kollagenem Bindegewebe ein.

Wie die Beschreibung zeigt, erlaubt das feingewebliche Bild alleine keine scharfe Trennung zwischen Riesenzellen-Arteriitis und Takayasu-Arteriitis. Trotzdem ist der Rückschluß, es könne sich um die gleiche Krankheit handeln, die nur altersabhängig einen unterschiedlichen Verlauf nimmt, bei dem derzeitigen Stand der Kenntnisse nicht berechtigt. Auch gegenüber der syphilitischen Mesaortitis ist feingeweblich eine Differenzierung keineswegs immer möglich, obgleich hier die Mediainfiltrate eher herdförmig als diffus auftreten. In jedem Falle sollte man versuchen, die Krankheitsbilder aufgrund ihrer klinischen Physiognomie soweit wie möglich voneinander abzugrenzen.

Zur kausalen Pathogenese der Riesenzellen-Arteriitis liegen nur Vermutungen vor. Nicht selten tritt die Erkrankung im Anschluß an einen „grippalen Infekt" auf, was an infektallergische Zusammenhänge denken läßt. Eine häufig in der Vorgeschichte nachweisbare, oft viele Jahre vorher abgelaufene „Polymyalgia rheumatica" weist auf Beziehungen zum rheumatischen Formenkreis hin. Schließlich wurde wegen der eigenartigen Konstellation der klinischen und der im Labor gewonnenen Befunde auch bei der Riesenzellen-Arteriitis die Möglichkeit einer Autoagression diskutiert. KIMMELSTIEL u. Mitarb. (1952) sowie TSUNEKAWA (1966) haben die Ansicht vertreten, daß die Krankheit durch eine primäre Elastikopathie eingeleitet wird.

Zur Abrundung des Bildes sei darauf hingewiesen, daß histologisch sehr ähnliche Aortitiden (besonders an der Aorta ascendens und am Aortenbogen) bei der Spondylitis ankylopoetica (BECHTEREW-MARIE-STRÜMPEL) [25, 55, 62, 145, 150, 260, 261, 355, 373], bei der rheumatoiden Arthritis [10, 20, 54, 92, 145, 219, 363], aber auch bei dem rheumatischen Fieber [187, 264, 265, 293] beobachtet wurden.

Die mit der Spondylitis einhergehende Form tritt in 1—3% der Fälle auf und geht fast immer mit einer Aorteninsuffizienz einher [373], durch die sie manifest wird. Diese Krankheitsbilder führen zwar nicht zu Aortenbogenastverschlüssen, sind aber trotzdem in diesem Zusammenhang von Interesse, da das morphologische Substrat Gemeinsamkeiten mit der Aortitis nach Syphilis, mit der Takayasu-Arteriitis und mit der Riesenzellen-Arteriitis erkennen läßt. Darf auch Isomorphie nicht gleich Isogenie gesetzt werden, so fällt doch auf, daß Kranke mit Riesenzellen-Arteriitis oder mit Takayasu-Arteriitis anamnestisch häufig Erkrankungen des rheumatischen Formenkreises angeben. Auch das gleichzeitige Vorkommen von Takayasu-Arteriitis und rheumatoider Arthritis [6, 92, 209, 294,

350], von Takayasu-Arteriitis und Morbus BECHTEREW [260, 261], Lupus erythematodes disseminatus [205, 260, 261] und Polymyalgia rheumatica [5, 130] ist bekannt geworden. ROTH und KISSANE (1964) haben eine Aortitis bei Sklerodermie beschrieben und MÜLLER (1962) konnte im Ablauf einer Polymyositis multiple Verschlüsse großer Arterien beobachten. Wenn auch Ätiologie und pathogenetische Mechanismen der verschiedenen Arteritiden ebensowenig geklärt sind wie die der meisten rheumatischen Erkrankungen und „Kollagenosen", so kann man sich doch des Eindrucks nicht erwehren, daß hier zahlreiche Querverbindungen und Überschneidungen bestehen [92, 260, 261].

Histologisch gut abgrenzbar sind dagegen die Polyarteriitis nodosa und die Thrombendangiitis obliterans, die beide niemals ein Aortenbogen-Syndrom hervorrufen. Wenn MEYER [238] behauptet, daß die Endangiitis obliterans Verschlüsse der Aortenbogenäste verursachen könne, so muß man vermuten, daß es sich bei den hier zitierten Fällen um Beispiele der Takayasu-Arteriitis handelt.

Seltene Ursachen

Eine Reihe seltener Ursachen kann die Beschwerden und Symptome eines Aortenbogen-Syndroms in akuter oder in chronischer Form hervorrufen. Die Verlegung des Gefäßlumens ohne Gefäßwanderkrankung ist als Thrombose bei Thrombophilie von BROWN und NYGAARD (1937), AGGELLER u. Mitarb. (1947) und CORREA und ARAUJO (1958) beschrieben worden. Zum akuten Verschluß auch von zwei oder drei Aortenbogenästen kann es ferner durch paradoxe Embolie kommen. Bei beiden Formen handelt es sich um akute Verlaufsbilder, die in der Regel rasch zum Tode führen.

Der Verschluß oder die Stenose eines Aortenbogenastes bei gesunder Gefäßwand kann ferner durch Kompression zustande kommen, wobei ursächlich Lymphome, Tumoren oder Teile des Bewegungsapparates (Scalenus-Syndrom, Halsrippen-Syndrom, Callusbildung nach Claviculafraktur) in Betracht kommen. Ebenso wie das syphilitische Aortenaneurysma können auch Aneurysmen jeder anderen Genese am Aortenbogen oder an den Aortenbogenästen Gefäßstenosen oder Gefäßverschlüsse mit der Teilsymptomatik eines Aortenbogen-Syndroms hervorrufen. Gelegentlich wird die Symptomatik des Aortenbogen-Syndroms in akuter oder in chronischer Form durch ein Aneurysma dissecans ausgelöst [50].

Schließlich können auch Traumen durch Hämatomkompression, Aneurysmabildung oder Unterbrechung der Gefäßkontinuität (chirurgisch z. B. bei Anlage einer Anastomose zwischen der A. subclavia und der A. pulmonalis nach BLALOCK-TAUSSIG) Ursache für ein inkomplettes Aortenbogen-Syndrom sein [97].

Auch kongenitale Anomalien kommen als Ursache von Stenosen und Verschlüssen der Aortenbogenäste in Betracht, sie führen allerdings fast ohne Ausnahme nur zu Teilsyndromen, vor allem zur brachio-basilaren Durchblutungsstörung mit Anzapfsyndrom der A. vertebralis. Bei Stenosen und Atresien des Aortenisthmus kann die A. subclavia der linken Seite, der rechten Seite (A. lusoria), aber auch beider Seiten distal von der Stenose abgehen [7, 70]. Durch atypische Stenosen und Atresien des Aortenbogens wird manchmal auch die linke A. carotis communis dem Niederdruckgebiet zugeordnet. Die Kombination einer präduktalen Isthmusatresie mit weit offenem Ductus arteriosus Botalli, bei der die untere

Körperhälfte vom rechten Ventrikel versorgt wird [52], beobachtet man nur im Säuglingsalter, da der Tod infolge der komplexen (auch intrakardialen) Mißbildungen früh eintritt.

Selten ist auch die angeborene Stenose oder Atresie eines Aortenbogenastes, sei es als isolierte Mißbildung, sei es im Zusammenhang mit einer supravalvulären Aortenstenose [52] oder mit Mißbildungen des Aortenbogensystems [52]. Schließlich ist noch die „Isolierung der linken A. subclavia" zu erwähnen, eine Anomalie des Aortenbogensystems, bei der die Arterie über einen offenen Ductus arteriosus Botalli von der Pulmonalarterie entspringt (Abb. 5 D).

Beschwerden und Symptome
Präokklusives Stadium

Die meisten Kranken, deren Aortenbogen-Syndrom auf eine Takayasu-Arteriitis oder auf eine Riesenzellen-Arteriitis zurückzuführen ist, machen, bevor Verschlußsymptome auftreten, eine Phase mit schweren allgemeinen Krankheitszeichen durch. Diese „Vorerkrankung", die dem Beginn des zugrunde liegenden Entzündungsprozesses entsprechen dürfte, kann direkt in das okklusive Stadium übergehen. Gelegentlich aber vergehen zwischen der „Vorerkrankung" und den ersten typischen Symptomen der Aortenbogenastverschlüsse Wochen bis Monate.

Die Patienten fühlen sich schwer krank, sind appetitlos und erleiden einen erheblichen Gewichtsverlust. Sie klagen über Müdigkeit, Abgeschlagenheit, Beklemmungsgefühl, Atemnot und Hustenreiz und leiden unter Herzklopfen, Nachtschweiß, Brechreiz und Erbrechen. Die Temperatur ist gewöhnlich erhöht. Bezeichnend ist eine spontan oder auf Druck empfundene Schmerzhaftigkeit im Verlauf der A. carotis communis und der A. subclavia. Hinzu kommen Arthralgien und Myalgien besonders im Bereich des Schultergürtels und des Brustkorbs, Retrosternalschmerz, Pleura- und/oder Perikardschmerz. Atypische Exantheme können auftreten, auch ein Erythema nodosum und schmerzhafte Knoten und Ulcerationen an den Beinen wurden mehrfach beschrieben. Es liegt nahe, daß in diesem Stadium ohne typische Zeichen der Gefäßobliteration häufig die Diagnose einer schweren Allgemeinerkrankung gestellt wird, wie Periarteriitis nodosa, Lupus erythematodes, Endocarditis lenta, Tuberkulose u. a., zumal auch die Laborbefunde (s. S. 144) in diese Richtung weisen. Nach Ablauf dieser Vorerkrankung, die Wochen oder Monate dauern kann, fühlen sich die Patienten wieder besser oder sogar gesund. Gewöhnlich weisen aber die Laborbefunde (Erythrocytensenkungsgeschwindigkeit, Eiweiß-Blutbild) darauf hin, daß der entzündliche Prozeß weiter schwelt.

Bei den übrigen Formen des Aortenbogen-Syndroms wird keine präokklusive Krankheitsphase durchlaufen, wenn man nicht die luetischen Primär- und Sekundärerkrankungen als solche auffassen möchte.

Okklusives Stadium

Die Beschwerden und Symptome im okklusiven Stadium werden ausschließlich vom Ausmaß und von der Zahl der Strombahnverlegungen, von deren Entstehungsgeschwindigkeit und von der Leistungsfähigkeit des Kollateralkreislaufs bestimmt, nicht aber von der Art des okkludierenden Prozesses. Unterschiede bestehen nur insofern, als die Takayasu-Arteriitis besonders häufig zu Stenosen oder Verschlüssen aller Aortenbogenäste führt, während der Prozeß bei den übrigen Formen häufig auf einen Ast oder auf zwei Äste begrenzt bleibt. Das klinische Vollsyndrom wird in der Regel nur bei Erkrankung von drei oder vier Aortenbogenästen beobachtet. Die dabei auftretenden Beschwerden und Symptome entstehen infolge Mangeldurchblutung von drei Regionen: 1. Gehirn, 2. Schädel, 3. Arme.

Vollsyndrom

Bei Verschluß von drei oder vier Aortenbogenästen entsteht immer eine diffuse Mangeldurchblutung des Gehirns mit entsprechenden Allgemeinsymptomen (Tab. 5). Zusätzlich können infolge fokaler Unterschreitung des Funktionsstoffwechsels umschriebene Ausfälle mit den zugehörigen Lokalsymptomen auftreten. Die fokalen Ausfälle liegen im Versorgungsbereich der A. carotis interna oder/und im vertebro-basilären Versorgungsbereich. Im Gegensatz zu den später zu erörternden Teilsyndromen ist gerade die Kombination von Ausfällen in beiden Versorgungsbezirken bezeichnend.

Besonders häufig sind als Zeichen einer allgemeinen cerebralen Mangeldurchblutung die Angaben von Schwindel, Bewußtseinstrübung, Bewußtseinsverlust und Kopfschmerz. Bezeichnenderweise treten die Beschwerden fast ausschließlich auf, wenn sich die Kranken in der Vertikalen befinden, besonders, wenn sie sich morgens nach dem Schlafen zum ersten Mal erheben. Sie lassen sich umgekehrt durch Hinlegen sofort beseitigen. Überstreckung und Drehung von Kopf und Hals

Tabelle 5. *Beschwerden und Befunde bei 62 Fällen von Takayasu-Arteriitis unter Ausnahme ophthalmologischer Befunde* [SANO *und* AIBA *(1966)*]

	Fallzahl	%
Kein Radialis-Puls	62	100
Erhöhte Erythrocyten-Senkungsgeschwindigkeit	62	100
Keine Pulsationen der A. carotis communis	54	87
„Überempfindlichkeit" des Carotissinus	54	87
Synkopen und Schwindel	54	87
Orthostatische cerebrale Symptome	52	84
Charakteristische Kopfhaltung	39	63
Tachykardie	39	63
Gefäßgeräusche am Hals	38	61
Sehstörungen	35	56
Kopfschmerz	35	56
Photophobie und Tränenfluß	29	47
Steife Schulter	27	44
Augenschmerzen	26	42
Leukocytose	25	40
Haarausfall	23	37
paroxysmale cerebrale Symptome	18	29
Perforation des Nasenseptums	17	27
Sprachstörungen	10	16
Struma	5	0,8
Hemiplegie	4	0,6

können provozierend wirken, wahrscheinlich infolge der dabei auftretenden Kompression, Knickung oder Streckung der verbleibenden Gefäße und der Kollateralbahnen. So wurde das Auftreten von Synkopen beschrieben bei der Anfertigung von Thoraxaufnahmen [90, 215], im zahnärztlichen Behandlungsstuhl, im Friseursessel [324], beim Obstpflücken [90], beim Fensterputzen [318], beim Trinken aus einer Flasche oder auch einfach beim Hochblicken. Zur Vermeidung dieser bewegungsabhängigen Durchblutungsminderung nehmen die Kranken eine charakteristische starre Schonhaltung ein mit unbeweglichem, leicht vorwärts geneigtem Kopf, wodurch sie offenbar eine optimale Entspannung der noch durchgängigen Arterien erreichen. Gelegentlich genügt schon eine etwas anstrengende Tätigkeit, wie rasches Gehen, um die Zeichen der cerebralen Mangeldurchblutung hervorzurufen.

Die orthostatische Synkope klingt in der Regel ohne Residuen ab. Sie kann mit generalisierten oder herdförmigen epileptiformen Krampfanfällen einhergehen, die typischerweise ohne Einnässen und Zungenbiß verlaufen und zusammen mit der Synkope unverzüglich aufhören, wenn der Kranke hingestürzt ist, wie sie auch praktisch niemals im Liegen, also auch nicht im Schlaf auftreten, da die Hirndurchblutung in Horizontallage ausreicht [64, 223, 278].

Seltener sind passagere, keineswegs immer gleichförmig ablaufende, Paresen oder Sensibilitätsstörungen, die im Zusammenhang mit einer orthostatischen Synkope, aber auch isoliert beobachtet werden.

Der Patient selbst, Umgebung und Arzt stellen ein progredientes Nachlassen der geistigen Fähigkeiten, der Konzentrationsleistung und des Kritikvermögens fest, wobei ein zunehmender Gedächtnisverlust langsam vom Neugedächtnis auf das Altgedächtnis übergreift. Im Spätstadium kann ein Zustand stupider Demenz erreicht werden. Die psychische Symptomatik ist vielfältig: Persönlichkeitsveränderungen, Depressionen, Wahnideen, delirante Erregungszustände mit Geruchs- und Gesichtshalluzinationen [335], hirnorganisches Psychosyndrom [262, 263] und emotionelle Instabilität sind bekannt geworden.

Gelegentlich fallen Schädigungen der Hirnnerven auf, z. B. des N. facialis oder des N. glossopharyngicus (Schluckstörungen). Bei der wiederholt beschriebenen, meistens linksseitigen Recurrensparese [64, 339, eigene Beobachtung] dürfte es sich um eine periphere Schädigung des Nerven durch den Gefäßwandprozeß handeln, in den der Nerv in seinem Verlauf um den Aortenbogen bzw. um die rechte A. subclavia einbezogen wird. Ischämische Schädigungen des N. statoacusticus und seiner Endorgane können Hypakusis, Anakusis, Tinnitus und Nystagmus zur Folge haben.

Die anfangs völlig reversiblen Ausfälle werden mit zunehmender Verschlechterung der Hirnperfusion schließlich permanent. Bleibende Paresen und Plegien evtl. mit Aphasie, leiten zu dem häufigen Endstadium der ausgedehnten ischämischen Erweichung und ihren Folgen über.

In etwa gleicher Häufigkeit wie Schwindel und Synkopen liegen Beschwerden und Symptome vonseiten der Augen vor (Tab. 6). Auch hier kommt es lageabhängig als Folge einer vorübergehenden Mangeldurchblutung der Retina zum passageren Nachlassen oder zum Erlöschen der Sehkraft (Amaurosis fugax). Manchmal besteht eine ausgesprochene Photophobie. Wie die Synkopen, so treten auch die amaurotischen Phasen besonders bei raschem Erheben aus dem Liegen

Tabelle 6. *Häufigkeit oculärer Symptome (%)*

	Ross u. McKussick (1953) 40 Fälle	Currier u. Mitarb. (1954) 32 Fälle	Pinkham (1955) 87 Fälle	Wagener (1958) 127 Fälle	Sano u. Aiba (1966) 62 Fälle
Conjunctivale u. episklerale Hyperämie			26		69
Arteriovenöse Anastomosen der Retina			39	39	63
Subjektive Sehstörungen	43	100	70	58	56
Photophobie u. Tränenfluß					47
Augenschmerzen					42
Enophthalmus			18		39
Retinablutungen			38	36	
Mikroaneurysmen der Retina	8		33	32	
Mydriasis			32		
Verminderter Bulbusdruck					27
Verminderter Retinalarteriendruck				14	
Katarakt	30	48	45	41	27
erweiterte, wurstkettenförmige Retinalvenen			23	28	
Gesichtsfeldeinschränkung					21
Netzhautablösung			18		
Irisatrophie	18		38	33	17
Opticusatrophie		33		8	

oder nach längerem Gehen auf (visuelle Klaudikatio) [100]. Sie lassen sich in der Regel durch sofortiges Hinlegen beenden. SAVORY berichtete bereits 1856, daß seine 22jährige Patientin im Liegen sehr viel besser sehen konnte als in aufrechter Haltung. Innerhalb der Sehstörungen gibt es von der Eintrübung des Gesichtsfeldes, die konzentrisch, aber auch von der Seite oder von oben erfolgen kann und gewöhnlich im umgekehrten Sinne rückläufig ist, über fleckförmige Sehfelddefekte bis zur völligen Amaurose alle Übergänge. Nicht immer sind beide Augen in gleicher Weise betroffen; die Störung kann auch einseitig oder im Seitenwechsel auftreten. Die zunächst rein funktionellen Sehstörungen gehen mit Progredienz des Leidens in bleibende Ausfälle über, die durch die ischämisch bedingte Zerstörung der Retina und eine hypoxische Katarakt bedingt sind (s. S. 141). Sehstörungen zentraler Art sind beim Aortenbogenvollsyndrom im Gegensatz zur vertebro-basilären Insuffizienz selten.

An der immer wieder bei diesen Kranken beschriebenen Hypersensibilität des Carotissinus muß man Zweifel äußern. Die durch Kragendruck, bestimmte Kopfhaltung oder digitale Kompression auslösbaren Synkopen können ebensogut Folge der hierbei auftretenden kritischen Minderung der cerebralen Durchblutung sein (s. S. 112).

Zeichen einer Mangeldurchblutung des Schädels ist die Claudicatio masticatoria, die sich — als typische Belastungsinsuffizienz — besonders durch lang anhaltende und heftige Kautätigkeit provozieren läßt, etwa beim Kauen von zähem Fleisch oder von Kaugummi. Später fallen trophische Störungen der Haut und der Haare auf. Die Haut wird dünn und faltig, die Haare verlieren ihren Glanz, werden struppig und fallen aus. Durch Resorption des Unterhautfettgewebes und infolge Atrophie der Muskulatur magert das Gesicht ab und macht einen vorgealterten Eindruck (Gesichtsatrophie). Die Resorption des retrobulbären Fettgewebes hat einen Enophthalmus zur Folge. Mit weiterem Fortschreiten der Durchblutungsstörungen treten schließlich Nekrosen an der Nasenspitze, an den Lippen oder an den Ohren, aber auch an der Stirn und am Schädel auf, wo nach Resorption des darunterliegenden Knochens schließlich das Gehirn freiliegen und sich infizieren kann. Besonders häufig sind Perforationen des Nasenseptums und des Gaumens sowie die Entstehung einer Sattelnase beschrieben worden. Zahnausfall infolge Resorption der Alveolarfortsätze rundet das Bild ab.

Im Vergleich zu den beschriebenen Zeichen der Durchblutungsstörung am Kopf und besonders am Gehirn sind die Beschwerden und Symptome seitens der Arme in der Regel so gering, daß sie oft erst durch gezielte Befragung eruiert werden. Manchen Kranken fällt die belastungsbedingte Schwäche eines oder beider Arme auf, die sich im Sinne einer Claudicatio intermittens vor allem bei Arbeiten mit erhobenen Armen (Vorhänge und Wäsche aufhängen, kämmen) oder bei besonders anstrengender Arbeit (Autopolieren, Wäsche auswringen, Piano spielen, melken, stricken, schreiben) einstellen. Hinzu kommt eine ausgesprochene Kälteempfindlichkeit der Hände, gelegentlich mit einem symptomatischen Raynaud-Phänomen. Die Handmuskulatur kann atrophisch werden. Manchmal entwickelt sich ein Sudeck-Syndrom [66, 306]. Nur ganz selten erreicht die Durchblutungsstörung der Arme die Stadien III und IV des Ruheschmerzes und/oder der Nekrose. Diese Regel gilt so streng, daß man beim Auftreten von Nekrosen an Hand oder Fingern mit großer Wahrscheinlichkeit ein Übergreifen des Verschlußprozesses vom zuständigen Aortenast auf die peripheren Arterien annehmen muß, falls nicht differentialdiagnostisch überhaupt eine andere Erkrankung in Erwägung zu ziehen ist. Gelegentlich wurde die Bildung von Trommelschlegelfingern und von Uhrglasnägeln beschrieben.

Abgesehen von den verschlußbedingten Beschwerden und Symptomen bestehen häufig Zeichen der arteriellen Hypertonie (s. S. 110), die in 30—50% aller Fälle des Aortenbogenvollsyndroms vorliegt [101, 295, 348]. Die Kranken klagen über Atemnot und Herzklopfen bei Belastung, nächtliche Orthopnoe und Palpitation als Zeichen der Linksinsuffizienz, die schließlich in ein globales Herzversagen übergehen kann. Diese Entwicklung wird beschleunigt, wenn zusätzlich durch Übergreifen des Gefäßprozesses auf die Coronararterien auch eine absolute Mangeldurchblutung des Myokards entsteht, die zum pektanginösen Anfall und zum Herzinfarkt führt. Kardiale Symptome können auch dann in den Vordergrund treten, wenn die Grundkrankheit durch Übergreifen auf die Aortenklappe oder den Aortenklappenring eine hämodynamisch bedeutungsvolle Aorteninsuffizienz hervorruft, was bei der luetischen Aortitis fast die Regel ist, aber auch bei der Takayasu-Arteriitis [352], bei der Aortitis im Rahmen einer rheumatoiden Arthritis (s. S. 128) oder einer Spondylitis ankylopoetica (s. S. 128) vorkommt.

Wiederholt wurde bei der Takayasu-Arteriitis eine Vergrößerung der Schilddrüse gefunden, die meistens auf eine mit der Grundkrankheit verknüpfte Thyreoiditis zurückzuführen ist, gelegentlich aber auch Folge einer starken Kollateralentwicklung über die oberen und unteren Thyreoidalarterien sein kann [15, 99, 143, 259, 298].

Teilsyndrome

Neben dem Aortenbogenvollsyndrom können bei Verschluß nur eines Teils der Aortenbogenäste zwei umschriebene Teilsyndrome beobachtet werden, die Carotisinsuffizienz und die brachio-basilare Durchblutungsstörung.

Die beiden Carotiden versorgen das Dienzephalon, die beiden Hemisphären mit Ausnahme des Temporo-occipital-Bereichs und die Augen. Im Rahmen des Aortenbogen-Syndroms kann die Carotisinsuffizienz bei Verschluß einer A. carotis communis oder bei Obliteration des Tr. brachiocephalicus auftreten. Die Beschwerden und Symptome der Carotisinsuffizienz sind durch die Literatur über die Stenose der A. carotis interna ausreichend bekannt geworden. Typisch ist die zunächst passager auftretende, dem Verschluß kontralaterale, halbseitige Parese oder Plegie mit brachiocephaler Betonung, evtl. in Kombination mit entsprechender Sensibilitätsstörung, bei Befall der dominanten Hemisphäre auch mit Aphasie. Bezeichnend, wenn auch selten, ist ferner eine vorübergehende Sehstörung oder Amaurose auf der Verschlußseite infolge Mangeldurchblutung der von der erkrankten Arterie versorgten A. ophthalmica (Vorhangphänomen).

Ursache einer brachio-basilaren Durchblutungsstörung im Rahmen des Aortenbogen-Syndroms ist der Verschluß oder die Stenose eines dem Vertebralisabgang vorgeschalteten Gefäßabschnitts (A. subclavia, Tr. brachiocephalicus). Als Sonderform dieser Durchblutungsstörung ist das Anzapfsyndrom der A. vertebralis (Subclavian steal syndrome) zu nennen [56, 87, 236, 253, 282, 296], das prinzipiell von dem asymptomatischen, nur angiographisch nachweisbaren Anzapfphänomen unterschieden werden sollte. Typisch für das Teilsyndrom ist demnach die Kombination cerebraler Ausfälle (vertebro-basiläre Insuffizienz) mit der zwar nicht immer symptomatischen aber doch nachweisbaren Durchblutungsstörung eines Arms.

Zum vertebro-basilären Versorgungsbereich gehören Stamm-, Mittel- und Kleinhirn, Brücke, Thalamus, oberes Rückenmark, die Temporo-occipital-Region der Hemisphären, beide Pyramidenbahnen, die langen sensorischen Bahnen, die Hirnnervenkerne III-XII, ferner Labyrinth und Cochlea. Die zahlreichen in diesen Abschnitten des Gehirns untergebrachten Funktionen und Verknüpfungen erklären die vielseitige und divergierende Symptomatik der vertebro-basilären Insuffizienz. Beschwerden und Symptome müssen unterschiedlich und wechselnd ausfallen in Abhängigkeit von der Ausdehnung des mangeldurchbluteten Bezirks und von der Lokalisation der „letzten Wiesen“. Bei leichten Fällen sind die Symptome einseitig, wenn auch seitenwechselnd. Die bilaterale Symptomatik spricht immer für eine schwere Durchblutungsstörung.

Häufigstes Symptom ist der Schwindel, der nur in etwa der Hälfte der Fälle als Drehschwindel empfunden wird, und der mit ein- oder beidseitiger Schwerhörigkeit, Taubheit (Innenohr!) und/oder mit Geräuschphänomenen (Ohrklingen) und Oszilloskopie einhergehen kann. Typisch sind ferner Mono- oder Hemiparesen flüchtiger Natur mit Seitenwechsel. Seltener treten Quadriparesen auf, die anfallsweise bei erhaltenem Bewußtsein zum akuten Hinstürzen des Kranken führen können ('dropp attacks' bzw. 'dropping attacks' [168, 317]). Gelegentlich wird eine passagere cerebrale Ataxie beobachtet. Die intermittierenden Insuffizienzsymptome halten in der Regel 5—30 min an [320] und bilden sich zunächst ohne Relikt zurück. Im Intervall klagen die Kranken gewöhnlich über occipitalen Kopfschmerz. Bezeichnend sind ferner Augensymptome sowohl sensorischer als auch motorischer Art [155, 242]. Es kommt zu einer uni- oder bilateralen homonymen Hemianopsie oder auch nur zum Verschwommensehen („Grausehen", „Nebelsehen", „Licht wird heruntergedreht"). Weiterhin wurden Gesichtshalluzinationen, Skotome, Photopsie und Teichopsie [322] beschrieben. Die Beeinträchtigung der Augenmuskelkerne oder der zugehörigen Bahnen führt zur Diplopie bzw. zur Polyopie. Bei massivem Durchblutungsmangel kann sich eine komplette oder eine internucleäre Ophthalmoplegie entwickeln [233]. Weitere Zeichen der bulbären Durchblutungsstörung sind Dysphagie und Dysarthrie bis zum Mutismus.

Schließlich wurden einseitige, selten auch bilaterale Facialisparesen, Parästhesien der oberen thorakalen Dermatome, Taubheit einer Körperhälfte oder einer Extremität, sowie periorales Taubheitsgefühl angegeben. Darüber hinausgehende grobe Sensibilitätsstörungen sind selten. Umschriebene Symptomenkomplexe, wie das Wallenberg-Syndrom, oder das Millard-Grubler-Syndrom beobachtet man bei der vertebro-basilären Insuffizienz durch extrakraniellen Sitz der Strömungshindernisse fast nie.

Zwischen dem Vollsyndrom, dem Carotissyndrom und dem Brachio-basilar-Syndrom können verständlicherweise alle Übergänge und Überlappungen vorkommen. Nicht selten wird man bei ein- und demselben Kranken im Ablauf einmal mehr das eine und einmal mehr das andere Syndrom erkennen können, so daß eine eindeutige Zuordnung nicht möglich ist. Besonders häufig treten z. B. die Symptome einer Carotisinsuffizienz zusammen mit Schwindel auf [157, 167].

Da die Symptomatik gewöhnlich von cerebralen Ausfällen und von Sehstörungen beherrscht wird, werden die meisten Kranken, primär oder vom Hausarzt überwiesen, den Ophthalmologen oder den Neurologen aufsuchen. Manchmal führt auch der erste Weg zum Hals-Nasen-Ohren-Arzt. Nicht selten gelangen die Kranken erst auf mühevollen Umwegen und nach Auftreten definitiver Schäden an Augen und Gehirn in die Betreuung des angiologisch tätigen Internisten oder Chirurgen. Es ist von größter Bedeutung, daß in den genannten Fachdisziplinen bei einer entsprechenden, aus dem üblichen Rahmen herausfallenden Symptomatik, an das Aortenbogen-Syndrom gedacht wird.

Diagnose

Pulsbefund

Die sorgfältige Erhebung des Pulstastbefundes gehört zu den ersten diagnostischen Maßnahmen, wenn Beschwerden und Symptome auf ein Aortenbogen-Syndrom hinweisen. Die wenig glückliche Krankheitsbezeichnung "pulseless disease" zeigt, wie häufig das ein- oder beidseitige Fehlen des Radialispulses der erste Befund ist, durch den die diagnostischen Überlegungen in die richtige Bahn gelenkt werden. Tastbare Radialispulse schließen aber ein Aortenbogen-Syndrom nicht aus. Andererseits können auch Armarterienverschlüsse ohne Aortenbogen-Syndrom zum Pulsausfall führen. Man wird daher bei fehlendem Radialispuls zur Lokalisation des Strömungshindernisses die übrigen Armpulse, von peripher nach zentral fortschreitend, überprüfen (A. ulnaris, A. brachialis in der Ellbeuge und im Sulcus bicipitalis medialis, A. axillaris und A. subclavia). Erst dann, wenn auch der Puls der A. subclavia in der Supraclaviculargrube abgeschwächt oder nicht tastbar ist, kann von einem Aortenbogen-Syndrom gesprochen werden. Es folgt die vergleichende Palpation der A. carotis am Hals, die man in ihrem ganzen Verlauf bis zum Kieferwinkel überprüfen sollte. Der Palpation zugänglich ist allerdings nur die A. carotis communis, während über die A. carotis interna auch bei pharyngealer Palpation keine sichere Aussage möglich ist. Über die Durchgängigkeit der A. carotis externa orientiert die Palpation der A. temporalis oder der A. facialis am Unterkieferrand. Auch, wenn keine Beschwerden an den Beinen angegeben werden, ist die Erhebung des Pulstastbefundes an der unteren Körperhälfte unerläßlich, da besonders die Arteriosklerose und die Takayasu-Arteriitis häufig Becken- und Beinarterien, aber auch Brust- und Bauchaorta befallen. Im Frühstadium der Takayasu-Arteriitis wird der Palpationsdruck am Hals oder in der Supraclaviculargrube häufig unangenehm und schmerzhaft empfunden.

Neben der Überprüfung der normalen Arterienpulse ist auf atypische Pulsationen von Kollateralarterien zu achten, die, wie bei der Isthmusstenose, in den Interkostalräumen und im Schulterblattbereich, aber auch in der Bauchwand auftreten können [31, 347]. Manchmal sind die Kollateralpulsationen sogar sichtbar. Ist die Pulswellenrichtung zu erkennen, so erlaubt sie eine Differentialdiagnose zwischen Isthmusstenose und Aortenbogen-Syndrom: Kranio-kaudale Pulswelle = Isthmusstenose, kaudokraniale Pulswelle = Aortenbogen-Syndrom.

In auffallendem Kontrast zu den abgeschwächten oder fehlenden Armpulsen steht eine heftige Pulsation im Jugulum [314], die durch den im Rahmen der Grundkrankheit und infolge der Hypertonie elongierten und dilatierten Aortenbogen hervorgerufen wird. Großflächige Pulsationen im Bereich der Thoraxwand gehören dagegen nicht zum Aortenbogen-Syndrom und müssen bereits Verdacht auf ein zusätzliches Aortenaneurysma wecken.

Oscillographie und Carotispulsschreibung erlauben die Objektivierung des Palpationsbefundes.

Auskultation

Die Auskultation der großen Arterienstämme ergänzt den Pulstastbefund. Bei dem Aortenbogenvollsyndrom sind immer Gefäßgeräusche zu hören, die Teilsyndrome mit Arterienverschluß sind auskultatorisch häufig stumm. Während der Befund eines Stenosegeräusches als Hinweis für ein Strömungshindernis gewertet werden darf, kann ein negativer Auskultationsbefund sowohl normale Durchgängigkeit wie auch Verschluß der Arterie bedeuten. Auch milde oder ganz hochgradige Stenosen führen nicht immer zu einer hörbaren Turbulenz (s. S. 109). Am häufigsten ist bei dem Aortenbogenvollsyndrom ein Gefäßgeräusch in der Supraclaviculargrube im Winkel zwischen Clavicula und M. sternocleidomastoideus zu hören. Von dort ausgehend, verfolgt man das Geräusch in Richtung des Blutstroms in die A. carotis communis oder in die A. axillaris, wodurch eine Lokalisierung der Stenose möglich werden kann. Ein in der Supraklavikulargrube hörbares Geräusch mit Fortleitung in die A. carotis entspricht links einer Stenose der A. carotis communis, rechts alternativ auch einer Stenose des Tr. brachiocephalicus, während fehlende Fortleitung in die Carotiden bei Fortleitung in die A. axillaris für eine Stenose der A. subclavia (rechts auch des Tr. brachiocephalicus) spricht. Besonders bei der Takayasu-Arteriitis sind Geräusche in der Supraclaviculargrube beschrieben worden, die in die Pulsdiastole hineinreichen oder als systolisch akzentuiertes Dauergeräusch imponieren [3, 49, 64, 90, 102, 111, 148, 175, 176, 206, 208, 221, 248, 256, 288, 295, 298, 324, 325, 350], was mehrfach Anlaß gab zur Fehldiagnose eines offenen Ductus arteriosus Botalli oder einer arteriovenösen Fistel [111, 206]. Sie entstehen an hochgradigen Stenosen mit nicht nur systolischem sondern auch diastolischem Druckgradienten oder in Kollateralgefäßen (s. S. 109). Im übrigen sind kollaterale Strömungsgeräusche nicht immer von Stenosegeräuschen zu unterscheiden. Ihr Amplitudenmaximum liegt gewöhnlich später, die Geräuschintensität überschreitet selten Grad III/VI und entspricht meistens Grad II/VI, während die typischen Stenosegeräusche gewöhnlich von Grad III-IV/VI sind. Zu der Gruppe der Kollateralgeräusche gehört auch das Strömungsgeräusch in der A. vertebralis, das gelegentlich beim Anzapfsyndrom auf der dem Subclaviaverschluß kontralateralen Seite hinter dem Processus mastoideus zu hören ist. Auch das über dem Bulbus oculi auskultierbare Geräusch (gut abschließendes Glockenstethoskop verwenden) ist meistens ein Kollateralgeräusch, hervorgerufen durch vermehrten Blutstrom in den interarteriellen Anastomosen zwischen A. carotis externa (A. angularis) und A. carotis interna (A. ophthalmica), seltener entspricht es einem fortgeleiteten, an der A. carotis interna entstehenden Stenosegeräusch. Selbst wenn Beschwerden und Symptome auf die obere Körperhälfte beschränkt bleiben, muß die Gefäßauskultation auf die Arterien der unteren Körperhälfte ausgedehnt werden. Neben den Beckenarterien und der A. femoralis in der Leistenbeuge auskultiert man den Verlauf der Aorta im Rücken und über dem Abdomen, um eine zusätzliche Stenose an der Aorta, an den Organarterien oder an den Beckenarterien aufzudecken. Die Auskultation im Rücken, entlang dem ganzen Verlauf der Aorta, ist die wichtigste klinische Maßnahme zum Nachweis einer atypischen Aortenkoarktation, wie sie bei der Takayasu-Arteriitis mit, aber auch ohne Aortenbogen-Syndrom vorkommt.

Bei der Auskultation des Herzens ist besonders auf das hochfrequente diastolische Decrescendogeräusch einer Aorteninsuffizienz zu achten, das in erster Linie für eine luische Genese des Aortenbogen-Syndroms spricht, wenn es auch gelegentlich bei der Takayasu-Arteriitis beschrieben wurde [352].

Die *Phonarteriographie* wird zur Objektivierung der Befunde und zur Dokumentation herangezogen. Sie kann darüberhinaus, durch Verwendung peripher vasodilatierender Pharmaka, an Armen und Beinen auch durch belastungsbedingte Mehrdurchblutung, zur Funktionsprüfung ausgebaut werden [307, 351].

Blutdruckmessung

Eine vergleichende auskultatorische Blutdruckmessung (Riva-Rocci-Recklinghausen) an beiden Armen und Beinen (Manschette am Oberschenkel) ist unerläßlich. Oft wird bereits der betreuende Hausarzt durch den nicht (mehr) meßbaren Blutdruck auf die Arterienerkrankung hingewiesen. Eine Blutdruckdifferenz zwischen beiden Armen von systolisch wenigstens 20 mmHg, die sich bei wiederholter Messung bestätigen läßt, kann im Sinne einer proximal von der Manschette liegenden Stenose auf der Seite des geringeren Drucks verwertet werden. Schwieriger sind die Ergebnisse der vergleichenden Druckmessung zwischen Arm und Bein zu beurteilen. Bekanntlich werden in Abhängigkeit von der Umfangsdifferenz zwischen Oberarm und Oberschenkel, infolge der größeren Weichteilmasse unter der Manschette, beim Gesunden am Bein systolische Drucke gemessen, die 20-50 mmHg höher liegen als am Arm (s. S. 110). Aussagen über einen stenosierenden Prozeß sind mit vertretbarer Sicherheit nur möglich bei systolischen Druckdifferenzen außerhalb dieses Bereiches. So spricht ein systolischer Druckangleich oder eine Umkehr der systolischen Druckdifferenz zwischen Armen und Beinen für ein Strömungshindernis proximal von der Oberschenkelmanschette. Eine systolische Druckdifferenz über 50 mmHg zugunsten des Beins läßt sich andererseits im Sinne einer Stenose proximal von der Armmanschette verwerten. Ist an beiden Armen kein Blutdruck meßbar, so wird gewöhnlich der auskultatorisch am Bein gewonnene Wert als repräsentativ für den Blutdruck angegeben. Auch hierbei sollte der erwähnte Meßfehler Berücksichtigung finden, zumal außerdem noch die konventionelle Blutdruckmessung im Vergleich zur blutigen Druckmessung bei umfangreichen Extremitäten zu hohe, bei mageren aber zu niedrige Werte liefert (s. S. 111). Ist der arterielle Zustrom zu beiden Beinen behindert, so kann der reale Blutdruck nur durch Punktion einer nicht stenosierten Arterie oder durch Sondierung des linken Ventrikels im Rahmen der kardio-angiographischen Diagnostik gemessen werden.

Der arterielle Blutdruck in der durchblutungsgestörten Extremität läßt sich, sofern er auskultatorisch nicht mehr meßbar ist, zunächst noch oszillographisch bestimmen. Versagt auch dieses Verfahren, so gibt die Methode der „optischen Blutdruckmessung" mit Hilfe der reaktiven Hyperämie (Flush-Methode) einen guten Hinweis. Sie wurde von GAERTNER bereits 1899 als Meßmethode für den Blutdruck am Finger ausgearbeitet und von DENEKE 1913 für die übliche Armmanschettenmessung übernommen (s. auch LEWIS und STOKES (1942)). Diese Art der Blutdruckmessung hat sich auch zum Nachweis der Isthmusstenose im Säuglingsalter als vorzüglich geeignet erwiesen. Die am Ober- oder Unterarm bzw. Ober- oder Unterschenkel angelegte Blutdruckmanschette wird zunächst (am besten an der senkrecht erhobenen Extremität) auf übersystolische Drucke aufgeblasen. Sind die Akren nicht ausreichend blaß, kann man sie zusätzlich leer massieren. Nach Horizontal- oder Tieflagerung der Extremität wird die Manschette stufenweise druckentlastet, bis die reaktive Hyperämie der Haut einsetzt. Der zugehörige Druckwert entspricht annähernd dem systolischen Arteriendruck der Extremität. Je schlechter die Durchblutung ist, um so langsamer muß der Druckabbau vorgenommen werden, da der Bluteinstrom über die Kollateralbahnen Zeit erfordert.

Die für das Aortenbogenvollsyndrom typische Konstellation eines nicht meßbaren oder niedrigen Blutdrucks an den Armen bei erhöhtem Blutdruck an den Beinen ist gestört, wenn bei arteriosklerotischer oder unspezifisch entzündlicher Ätiologie zusätzliche Stenosen und Verschlüsse an der descendierenden thorakalen oder an der abdominalen Aorta bzw. an den Beckenarterien vorliegen. Ist bei einem Aortenbogen-Syndrom, das mit einer suprarenalen Bauchaortenstenose oder einer tiefen thorakalen Aortenstenose kombiniert ist, der arterielle Weg zu einem Arm noch frei, so ergibt sich die Konstellation einer Hypertonie am Arm bei niedrigen oder nicht meßbaren Blutdruckwerten an den Beinen, wobei Zeichen der cerebralen Mangeldurchblutung sogar fehlen können, wenn die Hirndurchblutung durch den Hypertonus trotz der Strombahnhindernisse in den extra-kraniellen Hirngefäßen gewährleistet ist. Schließlich können Arteriosklerose und Takayasu-Arteriitis auch isoliert an den Beckenarterien bzw. an der abdominalen Aorta zu hämodynamisch bedeutungsvollen Hindernissen führen, ohne daß Stenosen oder Verschlüsse der Aortenbogenäste vorliegen. Auch in diesem Falle mißt man eine Hypertonie an beiden Armen und findet an den Beinen erniedrigte oder nicht meßbare Blutdruckwerte. Es fehlen aber Stenosegeräusche am Hals und in den Supraclaviculargruben. Der isolierten Nierenarterienstenose arteriosklerotischer oder entzündlicher Ätiologie mit renovasculärem Hypertonus entspricht eine arterielle Hypertonie an den Armen und an den Beinen mit der üblichen, meßtechnisch bedingten Druckdifferenz zwischen oberer und unterer Körperhälfte.

Lagerungsprobe

Die Lagerungsprobe nach Ratschow läßt sich an den Armen (Faustschluß-probe) in gleicher Weise vornehmen wie an den Beinen. Sie bestätigt nicht nur das Vorliegen einer arteriellen Zuflußstörung, sondern erlaubt darüber hinaus eine gewisse Quantifizierung des Schweregrades und der kollateralen Kompensation (Durchführung und Beurteilung s. Schoop [307]).

Kompression der A. carotis

Die Carotis-Kompression bietet beim Aortenbogen-Syndrom nicht die Aussage, die sie bei der Stenose oder dem Verschluß der A. carotis interna hat. Zur Lokalisation des Verschlußprozesses trägt sie wenig bei, kann aber über den Kompensationsgrad der cerebralen Durchblutung unterrichten. Beim Aortenbogenvollsyndrom führt die einseitige Kompression der A. carotis communis fast immer zu cerebralen Ausfällen, meistens sogar zu Bewußtlosigkeit, Lähmung oder zu Krämpfen. Da sie nur von geringem Nutzen ist, andererseits Schaden stiften kann, ist sie entbehrlich. Wiederholt sind Todesfälle nach diagnostischer Carotiskompression beschrieben worden, die man auf Thrombosen oder Embolien zurückgeführt hat [12, 118, 252, 372]. Wichtig kann die Kompressionsprobe dagegen für die inkompletten Aortenbogen-Syndrome werden, wo sie eine Aussage über die Bedeutung jeder A. carotis für die Hirndurchblutung erlaubt und in gewissem Umfang auch Auskunft über die Verschlußlokalisation gibt. Eine kompressionsbedingte Halbseitenparese oder Bewußtseinstrübung spricht in der Regel für die Durchgängigkeit der gleichseitigen A. carotis interna und macht eine kontralaterale Carotisinsuffizienz wahrscheinlich, während eine folgenlose Kompression einerseits bei Verschluß der gleichseitigen Carotis interna, andererseits aber auch bei gutem Kollateralkreislauf und offener A. carotis interna beobachtet wird. Da aber Ausfälle auch bei Gefäßgesunden durch Varianten des Circulus Willissii vorkommen und ein positiver Kompressionseffekt auch bei Stenosen und Verschlüssen der A. cerebri media oder der vertebro-basilären Gefäße eintreten kann, ist die Aussagekraft der Methode selbst unter Zuziehung des EEG relativ gering. Wir verwenden die Carotis-Kompression beim Aortenbogenvollsyndrom nicht. Sie scheint uns nur von Wert bei Verdacht auf Verschluß der A. carotis interna, wenn entsprechende neurologische Beschwerden und Symptome vorliegen, ohne daß ein Stenosegeräusch zu hören ist, oder bei einer doppelseitigen Carotisstenose zur Klärung der Frage, welche Seite für die cerebrale Durchblutung von größerer Bedeutung ist.

Die Kompression der A. carotis erfolgt zur Vermeidung einer Reizung des Carotissinus und der Blutdruckzügler möglichst tief an der Halsbasis im Verlauf der A. carotis communis, wobei allerdings über die A. carotis externa kollateral Blut in die A. carotis interna gelangen kann. Um das Gefäß zu verschließen, muß es kräftig gegen die Wirbelkörper oder gegen die Querfortsätze gepreßt werden (evtl. Kontrolle durch Palpation der gleichseitigen A. temporalis). Bei Kompression der Karotisgabel läuft man Gefahr, einen Carotissinusreflex mit Asystolie, Bradykardie oder Blutdrucksenkung auszulösen, wodurch eine cerebrale Mangeldurchblutung hervorgerufen werden kann. Auch bei Kompression der A. carotis communis sind solche Reaktionen möglich. Aus diesem Grunde ist der Test nur unter entsprechenden Vorsichtsmaßregeln vorzunehmen. Während man mit der einen Hand die Arterie komprimiert, muß die andere an einer gut pulsierenden Arterie Pulsfrequenz und Pulsfüllung überwachen. Noch besser ist die laufende Registrierung eines EKG und die Kontrolle des Kreislaufs durch eine zweite Person. Durch dauernden sprachlichen und optischen Kontakt mit dem Kranken stellt man cerebrale Ausfallserscheinungen so früh wie möglich fest, um dann die Kompression umgehend abzubrechen. Auch Zeichen der Kreislaufdepression durch Karotissinusreflex sollten Anlaß zu sofortiger Beendigung der Untersuchung sein.

Ophthalmologische Untersuchung

Die von TAKAYASU, von ONISHI und von KAGOSHIMA 1908 erstmals beschriebenen Augenbefunde des Aortenbogen-Syndroms sind in einer umfangreichen Literatur bestätigt und erweitert worden [8, 13, 15, 18, 43, 66, 80, 85, 100, 104, 111, 124, 142, 148, 179, 180, 188, 195, 200, 203, 239, 244, 245, 247, 258, 259, 267, 273, 278, 288, 295, 298, 318, 324, 339, 344, 345, 354, 358, 369]. Unbeeinflußt von der Ätiologie des Aortenbogen-Syndroms laufen die anatomischen Veränderungen am Auge gesetzmäßig ab, induziert und im Verlauf bestimmt einzig vom Ausmaß der Hypoxie, die als Folge der Minderdurchblutung auftritt. Typische Veränderungen sieht man gewöhnlich nur beim Aortenbogenvollsyndrom, sie fehlen in der Regel bei den Teilsyndromen. Den zunächst reversiblen, passageren Sehstörungen liegt eine vorübergehende Mangeldurchblutung der Retina zugrunde, die für deren Strukturstoffwechsel noch ausreicht, den Bedarf des Funktionsstoffwechsels aber unterschreitet. Im Anfall findet man dünne, leicht komprimierbare Arterien und weite, wurstkettenförmig deformierte Venen, in denen der langsame Strom einer z. T. fragmentierten Blutsäule zu beobachten ist. Legt man den Kranken hin, können alle Veränderungen schnell rückläufig sein, ein Hinweis dafür, daß die ophthalmologische Untersuchung bei diesen Kranken immer im Sitzen (bzw. Stehen) und im Liegen vorgenommen werden sollte [195, 203]. Der Rückgang des meist konzentrischen, manchmal auch fleckförmigen Visus-Ausfalls nach Hinlegen läßt sich ebenfalls objektivieren [85]. Mit fortschreitender Durchblutungsminderung bleiben die Veränderungen auch im Liegen bestehen, hinzu gesellen sich zahlreiche Mikroaneurysmen, die sich nach histologischen Untersuchungen an den Venolen und an den Arteriolen entwickeln [85], und die man durch Fundus-Angiographie mit Fluorescin gut sichtbar machen kann [354].

Ihr Durchmesser beträgt nach histologischen Untersuchungen 10-70 µ [85, 354].
Sämtliche bisher beschriebenen Befunde sind, wie eine Beobachtung von Uedo
u. Mitarb. (1967) zeigt, durch gefäßchirurgische Verbesserung der Hirndurchblutung ohne Relikt rückbildungsfähig. Bei weiterer Progredienz setzen jedoch
irreversible Veränderungen ein. In der Peripherie beginnend und nach zentral
fortschreitend veröden die Retinalarterien zu weißen Strängen. Damit einhergehend entwickeln sich im Endbereich der Retinalgefäße arteriovenöse Anastomosen, die schließlich im Spätstadium girlandenförmig die Papille umgeben. Die
Papille selbst wird blaßgelb, ihr Rand ist unscharf begrenzt und von einem Netz
neugebildeter Gefäße überlagert. Gleiche capilläre Wundernetze bilden sich auch
an der Macula, die zudem Zeichen der Degeneration aufweist. In dem noch durch-
bluteten Bereich des Fundus fallen ferner Blutungsherde und Exsudate auf.
Diese fortschreitende Degeneration der Retina, die zusammen mit den übrigen
Augenveränderungen von Dodo (1955) sehr bezeichnend „Ophthalmo-Angio-
pathia hypotonica" genannt wurde, führt zur Einengung des Gesichtsfeldes
(Röhrengesichtsfeld), zum Sehverlust mit einer Restfunktion von Hell-Dunkel-
Sehen und schließlich zur vollständigen Erblindung.

Etwas später als an der Retina setzen die bleibenden Schäden an Linse, Iris
und Hornhaut ein. Zwischen 1-4 Jahren nach Beginn der ersten Augensymptome
[142, 273] entwickelt sich eine nucleäre oder komplizierte Katarakt, deren Entstehung manchmal nur wenige Tage in Anspruch nimmt [124, 244, 245, 267, 278,
288, 318]. Ausnahmsweise, offenbar bei vorübergehender Verbesserung der Durchblutung, ist noch einmal eine Klärung der Linse möglich [267]. Da die Retina
gewöhnlich vor Entwicklung der Katarakt definitiv geschädigt ist, sind Star-
Operationen erfolglos und damit ohne Sinn [124, 267, 336].

Gewöhnlich schon einige Zeit vor der Kataraktbildung lassen sich die ersten
Veränderungen an der Iris nachweisen. Infolge Mangeldurchblutung wird sie
atrophisch und büßt an Stroma ein. Folge der Atrophie ist eine reaktionsträge,
weite bis mittelweite Pupille (evtl. mit Anisochorie), die ihrerseits zu einer vorderen Synechie führt. Wenn sich trotzdem nur selten ein Glaukom entwickelt
[49, 148, 182, 188, 345], so deshalb, weil der niedrige Arteriendruck eine mangel-
hafte Kammerwasserproduktion zur Folge hat, so daß die Bilanz zwischen Pro-
duktion und Abtransport des Kammerwassers ausgeglichen bleibt. Eine weitere
Folge der mangelhaften Kammerwasserproduktion ist der nach Star-Operationen
tagelang bestehende Tonus-Verlust des Bulbus [124]. An der Basis der Iris ist
häufig ein neugebildeter Gefäßring zu beobachten, der wahrscheinlich kollaterale
Funktion hat. Sato (1938) hat ein Hyphäma beobachten können.

Im Gegensatz zum gefäßarmen Fundus sind die Konjunktival-, Episkleral-
und Ciliar-Gefäße weit und reich verzweigt (Caput medusae), wahrscheinlich
weil sie Kollateralfunktionen übernommen haben und dadurch stärker durch-
blutet sind. Neugebildete Gefäße erreichen sogar gelegentlich die Cornea, an der
im übrigen Opazität, oberflächliche Ceratitis, Ulcusbildung und (an der Rück-
seite) Pigmentbeschläge auffallen [124, 239, 258, 273]. Weiterhin sind Netz-
hautablösungen [179, 258, 336], Opticusatrophie [8, 44, 64, 66, 104, 206, 273]
und Uveitis [188] bekannt geworden.

Die Messung des Augendrucks gibt in der Regel erniedrigte Werte (normal
17—27 mmHg). Der Netzhautarteriendruck kann auf 10—30 mmHg absinken [18,

200, 273, 339]. Über pathologisch-histologische Untersuchungen des Auges bei Aortenbogenvollsyndrom liegen Berichte vor von RAEDER (1927), SHIMIZU und SANO (1951), TRIAS DE BES u. Mitarb. (1955), OSTLER (1957), THURLBECK und CURRENS (1959), DOWLING und SMITH (1960).

Ophthalmodynamometrie, Ophthalmodynamographie

Die Methode erlaubt eine indirekte Bestimmung des arteriellen Drucks und die Messung des arteriellen Pulsationsvolumens in der Orbita mit Hilfe einer dem äußeren Rand der Augenhöhle dicht aufsitzenden Druckkapsel. Von Bedeutung ist der Seitenvergleich zwischen beiden Augenhöhlen und der Vergleich mit dem an den Armen gemessenen Blutdruck bzw. bei Armarterienverschlüssen mit einem blutig oder indirekt an anderer Stelle gewonnenen Blutdruckwert. Eine Druckminderung gegenüber der Gegenseite oder im Vergleich zum Arm spricht für ein Strömungshindernis in der vorgeschalteten Strombahn, gewöhnlich für eine Stenose oder einen Verschluß der A. carotis interna. Weiter proximal lokalisierte Strömungshindernisse, also die für das Aortenbogen-Syndrom typischen Stenosen und Verschlüsse der A. carotis communis, sind dagegen mit dem Verfahren nicht ausreichend sicher zu erfassen, da bei durchgängiger Carotisgabel der Internakreislauf vom Externagebiet kollateral weitgehend kompensiert wird. Aus diesem Grunde ist die Untersuchungsmethode für das Aortenbogen-Syndrom von geringem Wert. Kranke mit einem Aortenbogenvollsyndrom vertragen das Anlegen der Kapsel ohnehin schlecht oder gar nicht. Außerdem ist bei ihnen die arterielle Zufuhr so stark gedrosselt, daß weder die oscillatorische Druckmessung noch die Pulsvolumenbestimmung gelingt. Zur Durchführung und Kritik der Methode s. [45, 125-127].

Hals-Nasen-Ohrenärztliche Untersuchung

Eine Hals-Nasen-Ohrenärztliche Untersuchung ist, abgesehen vom Nachweis der Nekrosen und Perforationen im Nasen-Rachen-Raum und dem Nachweis von Schluckstörungen, zur intensiven Überprüfung des statoakustischen Organs erforderlich, dessen Ausfälle beim Vollsyndrom und bei dem brachio-basilaren Teilsyndrom auftreten können. Eine Recurrensparese sollte auch beim Fehlen von Heiserkeit immer ausgeschlossen werden.

Neurologische Untersuchung

Auf die Häufigkeit und die Vielfalt der beim Aortenbogen-Syndrom auftretenden neurologischen Symptome ist bereits hingewiesen worden. Auch grob neurologisch unauffällige Kranke mit einem angiologisch diagnostizierten Aortenbogen-Syndrom sollten einer intensiven neurologischen Diagnostik zugeführt werden, deren wichtigstes Ziel es sein wird, durch Aufdeckung herdförmiger Ausfälle den schwächsten Punkt der cerebralen Perfusion zu erkunden. Hinweise dieser Art können für das Vorgehen des Gefäßchirurgen bei revascularisierenden Operationen von großer Bedeutung sein. Das EEG wird dabei, besonders unter Hinzuziehung von Hypoxie- oder Carotis-Kompressionstest, gute Dienste leisten. Gleiches gilt für die allerdings aufwendigen und nur an wenigen Stellen verfügbaren lokalen Hirndurchblutungsmessungen mit radioaktiven Substanzen.

Zur neurologischen Symptomatik beim Aortenbogen-Syndrom liegen zahlreiche Publikationen vor [64, 66, 148, 179, 212, 215, 223, 235, 237, 245, 247, 256, 262, 263, 284, 285, 295, 335, 339].

Laboruntersuchungen

Bei dem *arteriosklerotischen Aortenbogensyndrom* sind die Laboruntersuchungen, sieht man von den Befunden einer evtl. nachweisbaren Hyperlipidämie und/oder Hypercholesterinamie ab, von geringem Interesse.

Die *syphilitische Ätiologie* des Syndroms wird praktisch immer durch die positiv ausfallenden Seroreaktionen zu klären sein. Biologisch falsch positive Reaktionen, wie sie gelegentlich bei der Takayasu-Arteriitis beschrieben wurden [217], lassen sich mit Hilfe des Treponemen-Immobilisations-Tests nach NELSON als solche erkennen. Wie CATTERALL (1961) zeigen konnte, besteht oder entwickelt sich in 60-71 % aller Patienten mit einer biologisch falsch positiven Wassermann-Reaktion eine „Kollagenerkrankung".

Ein weites Spektrum pathologischer Laborbefunde ist dagegen für die unspezifisch entzündlichen Formen des Aortenbogen-Syndroms, für die *Takayasu-Arteriitis* und für die *Riesenzellen-Arteriitis* bekannt geworden. Die Erythrocytensenkungsgeschwindigkeit ist bei mehr als der Hälfte der Patienten mäßig bis stark beschleunigt. [NAKAO u. Mitarb. (1967): in 46 von 76 Fällen 20 mm/h oder mehr]. Entscheidend für das Ausmaß der Senkungsbeschleunigung ist das Stadium der Erkrankung. Im ersten akuten Schub, vor allem im präokklusiven Stadium der Takayasu-Arteriitis, aber auch bei erneutem Aufflackern der Entzündung findet man ausnahmslos extrem beschleunigte Senkungsgeschwindigkeiten. Nach Monaten und Jahren fällt die Senkung spontan auf leicht erhöhte bis normale Werte ab (Abb. 21). Auch unter Corticosteroid-Therapie bessert sich

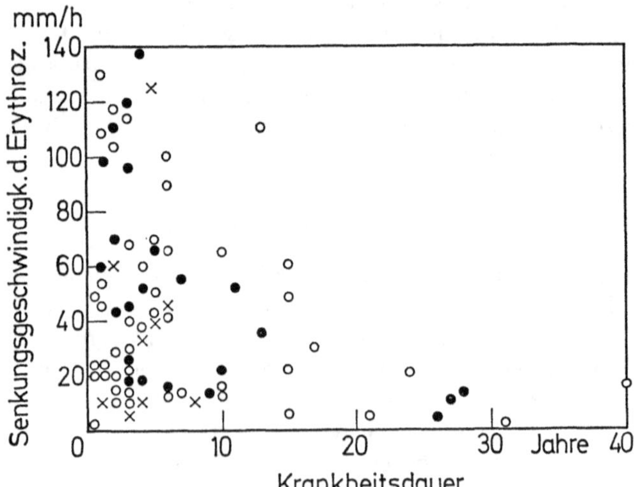

Abb. 21. Verhalten der Erythrocytensenkungsgeschwindigkeit in Abhängigkeit von der Krankheitsdauer bei Kranken mit Takayasu-Arteriitis. ○ Aortenbogensyndrom. ● Generalisierte Form. × Erkrankung der Aorta thoracica descendens und der Aorta abdominalis [NAKAO u. Mitarb. (249)]

die Senkungsgeschwindigkeit so regelmäßig, daß sie geradezu als Maß für den therapeutischen Effekt der Medikation herangezogen werden kann (Abb. 23). Etwa parallel zur Senkungsgeschwindigkeit der Erythrocyten verhält sich auch das C-reaktive Protein (C.R.P.) (Abb. 23), das häufig stark positiv gefunden wird [59, 172, 217, 249, 295]. Was für die Senkungsgeschwindigkeit gesagt wurde, gilt auch für die Leukocytenzahl, die bei florider Entzündung $15000 - 27000/mm^3$ erreichen kann [67, 68, 170, 171, 182, 209], mit Übergang in das chronische Stadium aber nur noch eine geringe Erhöhung zeigt oder Normalwerte annimmt. Gelegentlich konnte eine flüchtige Eosinophilie beobachtet werden [148, 249], in der Regel ist das Differentialblutbild aber unauffällig. Eine Linksverschiebung gehört jedenfalls nicht zum Krankheitsbild.

Fast immer stellt man eine mäßige normo- oder hypochrome Anämie fest [148, 249]. Fast obligat sind Umgruppierungen im Eiweißblutbild, ohne daß hierbei grobe Abweichungen vom normalen Gesamteiweißspiegel auftreten müssen. Eine Verminderung der Albuminfraktion bei gleichzeitiger Zunahme der Globuline führt schließlich zu einer Umkehr des Albumin/Globulin-Quotienten [30, 148, 179, 217]. Die Zunahme der Globuline erfolgt vor allem in der Unterfraktion der α_2- und der γ-Globuline [30, 88, 179, 217, 249, 295]. Auffallend häufig ist der Antistreptolysintiter erhöht [30, 217, 249, 294, 352]. Dagegen läßt sich der Rheumafaktor (Latex-Test, Waaler-Rose-Test) nur ausnahmsweise nachweisen [51, 260]. Die Liquor-Untersuchung ergibt in der Regel normale Befunde, selten eine leichte Eiweißvermehrung [247].

Über Untersuchungen der Gerinnungsfaktoren liegen kaum Mitteilungen vor. ATSUMI (1966) hat bei einer Patientin eine verminderte Fibrinolyse, eine Erhöhung des Plasma-Fibrinogens und eine Kryofibrinogenämie beschrieben. PALOHEIMO (1967) stellte bei 11 von 33 Takayasu-Kranken eine Thrombocytose fest.

Die Mitteilungen über Ergebnisse immunologischer Untersuchungen sind uneinheitlich und z. T. widersprüchlich. Weitere Untersuchungen sind gerade auf diesem Gebiet von Bedeutung, da hier möglicherweise eine Klärung der Ätiologie zu erwarten ist. Nur wenige Autoren haben einen positiven LE-Zellen-Befund mitgeteilt [148, 179, 294]. Antinucleäre Faktoren wurden dagegen recht häufig nachgewiesen [113, 148, 179, 205, 249, 274]. Sie sind ebenso wie der Nachweis von Anti-Thyreoglobulin oder ein positiver Coombs-Test als unspezifische Befunde zu werten, die der Annahme einer Takayasu-Arteriitis bestenfalls Wahrscheinlichkeit verleihen, die Diagnose aber nicht beweisen. Antikörper gegen Aortenwand glauben IKEDA (1966), ITO (1966) sowie NAKAO u. Mitarb. (1967) gefunden zu haben, während der Nachweis der sie induzierenden Antigene noch aussteht.

Besonders von japanischer Seite wurde immer wieder auf den häufig positiven Tuberkulin-Test hingewiesen. NAKAO u. Mitarb. (1967) konnten aber an dem wohl größten Krankengut zeigen, daß die Häufigkeit eines positiven Tuberkulin-Tests derjenigen in der Gesamtpopulation entspricht. Auffallend bleibt jedoch, daß ein Teil der Kranken eine Überempfindlichkeitsreaktion auf Tuberkulin aufweist, die möglicherweise Tuberkulose-unspezifisch ist und auf die mit dem Krankheitsbild einhergehenden Veränderungen der Immunitätslage zurückgeführt werden muß.

Röntgenologische Untersuchung

Konventionelle Technik

Durch die Übersichtsaufnahmen der Thoraxorgane in verschiedenen Ebenen, durch Hartstrahlbilder und durch Tomographie können Ektasie, Elongation und Verkalkung der Aorta nachgewiesen werden. Besonders die syphilitische Mesaortitis neigt zu linienförmigen Kalkeinlagerungen, die sich von der Aortenwurzel bis zum Diaphragma erstrecken können und gelegentlich auch auf die Aortenbogenäste übergehen. Weniger bekannt ist, daß auch die Takayasu-Arteriitis schon früh zu ausgedehnten Aortenwandverkalkungen führen kann, wogegen arteriosklerotisch bedingte Kalkeinlagerungen in der thorakalen Aorta seltener und von geringerem Ausmaß sind. Aneurysmen sind mit der konventionellen Technik unschwer als solche wahrscheinlich zu machen, werden aber meistens durch Aorto-Arteriographie bestätigt werden müssen. Das Vorliegen eines Aneurysmas am Aortenbogen oder an seinen Ästen erlaubt noch keine endgültige diagnostische Aussage zum Grundleiden, wenn auch nach der Häufigkeit eine Aortenlues in erster Linie in Betracht zu ziehen ist.

Gelegentlich, bei besonders starker Dilatation und Schlängelung der kollateral durchströmten Intercostalarterien, entwickeln sich Rippenusuren wie bei der Isthmusstenose [88, 101, 206]. In ähnlicher Weise kann die infolge Kollateralfunktion stark dilatierte und geschlängelte A. vertebralis Usuren an den Halswirbeln hervorrufen.

Aortenkonfiguration und Linksverbreiterung des Herzens auf der Thoraxaufnahme können Folge einer Druckbelastung bei Hypertonie oder einer Volumenbelastung durch Aorteninsuffizienz sein.

Aorto-Arteriographie

Nur durch Angiographie können Lokalisation und Ausdehnung der Verschlüsse, Stenosen und Gefäßwandveränderungen so exakt erfaßt werden, wie dies besonders im Hinblick auf die oft dringende chirurgische Therapie zu fordern ist. Auf Einzelheiten der Technik kann in diesem Zusammenhang nicht eingegangen werden (s. hierzu [141]). Solange die Becken- und Beinarterien durchgängig und nicht stenosiert sind, ziehen wir die percutane Kathetereinführung nach Seldinger von der A. femoralis aus vor. Ein Übersichtsaortogramm mit Kontrastmittelinjektion in die Aorta ascendens orientiert zunächst über die Verteilung der Verschlußlokalisationen. Der Kranke wird dabei mit dem Rumpf in halbe Rechtsseitenlage gebracht, den Kopf wendet er ganz nach rechts. Auf diese Weise liegen der Aortenbogen und beide Carotisgabeln bei antero-posteriorem Strahlengang planparallel zur Bildebene und die Aortenbogenäste projizieren sich nicht übereinander. Dadurch genügt die Schnellseriendarstellung in einer Ebene, wobei zur Darstellung späterscheinender Kollateralgefäße ein ausreichender Zeitraum bestrichen werden muß (etwa 4 sec lang 3 Aufnahmen/sec, dann 4 sec lang 2 Aufnahmen/sec). Abhängig von dem Befund des Übersichtsaortogramms werden dann einzelne oder alle Aortenbogenäste selektiv sondiert und in der geeigneten Ebene dargestellt. Dabei leistet ein Satz unterschiedlich vorgekrümmter Katheter (Abb. 22), die man gelegentlich mehrfach austauschen muß, gute Dienste [275, 276, 366, 367]. Ist die Kathetereinführung von der Leiste aus kontraindiziert oder nicht mehr möglich, so führt man den Katheter nach der gleichen Technik percutan über die linke oder über die rechte A. axillaris in die Aorta ascendens vor. Die selektive Sondierung und Darstellung der Aortenbogenäste ist auf diesem Wege allerdings nur in sehr beschränktem Umfang möglich.

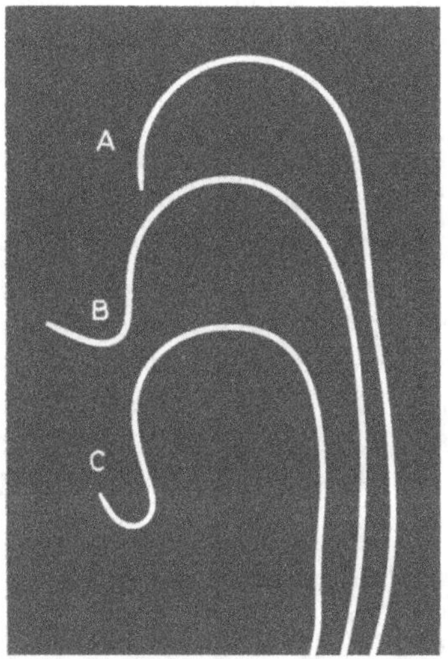

Abb. 22. Vorgekrümmte gelbe Ödman-Ledin-Katheter zur Darstellung des Aortenbogens und seiner Äste. A Katheter für die Aorta ascendens; B Katheter für den Tr. brachiocephalicus; C Katheter für die A. carotis communis sinistra. Zur selektiven Darstellung der linken A. subclavia eignen sich A und B oder ein ganz gerader Katheter

Wenn — wie häufig beim Aortenbogen-Syndrom — auch dieser Zugang verlegt ist, muß die Kardio-Angiographie herangezogen werden. Eine genügend kontrastreiche Darstellung der Aortenbogenäste und ihrer Verzweigungen ist bei Kontrastmittelinjektion vor der Lunge (rechter Vorhof, rechter Ventrikel, Pulmonalstamm) fast niemals zu erhalten. Wir injizieren aus diesem Grunde das Kontrastmittel immer in den linken Ventrikel, in den ein percutan von der Leiste aus in die V. femoralis eingeführter Katheter nach transseptaler Punktion des linken Vorhofs vorgeschoben wird. Sollten zusätzlich Selektivdarstellungen erforderlich werden, so muß man sie durch Direktpunktion der entsprechenden Arterien gewinnen, ein Verfahren, das auch im Falle des Mißlingens der selektiven Astsondierung unumgänglich werden kann. Die von einzelnen Autoren empfohlene percutane retrograde Kathetereinführung in die A. carotis communis ist bei ohnehin vorliegender Durchblutungsstörung des Gehirns u. E. nicht zu verantworten.

Das Aorto-Arteriogramm dient nicht alleine der Darstellung der Verschlüsse, Ektasien, Wandveränderungen und Aneurysmen. Darüber hinaus läßt die Strömungsrichtung und -geschwindigkeit in den Kollateralbahnen weitgehende Rückschlüsse auf die Bedeutung der Strömungshindernisse zu. Gerade die Spätaufnahmen sollten daher einer besonders eingehenden Betrachtung unterzogen

10*

werden. Auch die Wanddicke der intrathorakalen, von Lungengewebe umgebenen Arterien läßt sich im Angiogramm gut abschätzen.

Es empfiehlt sich, in Verbindung mit der Kathetereinführung immer eine blutige Druckmessung in allen erreichten Gefäßabschnitten vorzunehmen, um Druckgradienten festzustellen und dadurch auf Strömungshindernisse aufmerksam zu werden. Besonders der Katheterrückzug von der thorakalen zur abdominalen Aorta und in die Beckenarterien bei Ende der Untersuchung sollte unter Druckregistrierung erfolgen, damit eine stenosierende Miterkrankung der deszendierenden Brustaorta oder der Bauchaorta erkannt und gegebenenfalls in der gleichen Sitzung dargestellt werden kann.

Probeexcision

Erfolgversprechend ist die Probeexcision einer peripheren Arterie nur bei Verdacht auf eine Riesenzellenarteriitis. Selbst klinisch unauffällige Temporalarterien zeigen recht häufig [5] histologisch die typischen Veränderungen dieser Erkrankung. Die Takayasu-Arteriitis befällt dagegen nur selten periphere, einer Probeexcision zugängliche Arterien. Verwertbares Material kann hier in der Regel nur im Rahmen größerer operativer Eingriffe zur Wiederherstellung der Strombahn gewonnen werden. Probeexcisionen aus Haut und Muskel führen bei keinem der für ein Aortenbogen-Syndrom verantwortlichen Krankheitsbilder zur Klärung.

Differentialdiagnose

Für die Differentialdiagnose ergeben sich zwei Aufgaben:

1. Abgrenzung des Aortenbogen-Syndroms gegenüber anderen Krankheiten mit überlappender Symptomatik, und

2. Differenzierung der im Einzelfall dem Aortenbogen-Syndrom zugrunde liegenden Krankheit.

Besonders schwierig ist die Diagnose im präokklusiven Stadium der Takayasu-Arteriitis oder der Riesenzellen-Arteriitis. Die uncharakteristischen Allgemeinsymptome und Laborbefunde bei einem offenbar schwerkranken Patienten lassen viel eher an ein akutes rheumatisches Geschehen, an eine Endocarditis lenta oder an ein Krankheitsbild aus der Gruppe der sog. Kollagenosen oder der Autoimmunerkrankungen denken. Differentialdiagnostisch muß daher in solchen Situationen stets auch eine der beiden unspezifisch entzündlichen Formen des Aortenbogen-Syndroms erwogen werden. Hinweise hierfür können arterielle Strömungsgeräusche und Seitendifferenzen der Arterienpulse und des Blutdrucks geben. Im Falle der Miterkrankung einer Temporalarterie wird der optische und palpatorische Lokalbefund im Verein mit heftigem Temporalkopfschmerz die Diagnose erleichtern. Aber nicht bei jeder generalisierten Riesenzellen-Arteriitis erkranken auch die Temporalarterien.

Nicht jede Puls- oder Blutdruckdifferenz an den Armen darf mit einen Aortenbogen-Syndrom identifiziert werden. Dem Befund können auch periphere Verschlußlokalisationen zugrunde liegen, wie sie bei der Endangiitis obliterans, bei Kompressionssyndromen des Schultergürtels oder bei kongenitalen Anomalien (s. S. 129) vorkommen. Schwierig, ja unmöglich kann die klinische Differenzierung gegenüber einem Halsrippensyndrom mit thromboembolischem Verschluß der Armarterien sein, besonders, wenn der Befund doppelseitig auftritt und darüber hinaus mit einer gewöhnlich linksseitigen Hemiparese bzw. -plegie oder mit Zeichen einer Ischämie im vertebro-basilären Versorgungsbereich kombiniert ist. Ursache der cerebralen Ausfälle ist hier die retrograde Apposition des Thrombus in der Armarterie, von dem Fragmente als Embolie in die Hirnarterien gelangen, vor allen Dingen rechts in die A. carotis, seltener (sowohl rechts als auch links) in die A. vertebralis. Seit der ersten Beschreibung von GOULD (1884 und 1887) sind nur wenige weitere Fälle bekannt geworden [334]. Eine knöcherne Vorwölbung in der Supraklavikulargrube durch die Halsrippe, neurologische Begleitsymptome vonseiten des Plexus brachialis und der röntgenologische Nachweis der Halsrippe klären den Zusammenhang.

Bei allen neurologischen Symptomen, die durch eine Durchblutungsstörung hervorgerufen sind oder sein können, muß ein Aortenbogen-Syndrom in die differentialdiagnostischen Überlegungen aufgenommen werden. Die Vielfalt der bereits aufgezählten Symptome und Beschwerden (s. S. 135) verbietet eine ins Einzelne gehende Erörterung. Viel zu oft wird noch immer die Diagnose „Cerebralsklerose" gestellt, bevor durch Pulstastung und Auskultation der Halsarterien eine cerebrale Durchblutungsinsuffizienz infolge extrakranieller Strömungshindernisse wenigstens grob-klinisch ausgeschlossen ist. Das Stethoskop ist bei der neurologischen Untersuchung mindestens ebenso wichtig wie der Reflexhammer. Bei der rezidivierend auftretenden Bewußtseinstrübung oder Ohnmacht kann die Abgrenzung gegenüber Adams-Stokes-Anfällen durch intermittierende totale atrioventrikuläre Blockierung Schwierigkeiten bereiten, solange die Herzfrequenz im Anfall nicht bekannt ist, zumal bei den meist älteren Menschen mit totalem AV-Block recht häufig auch Stenosegeräusche an den Halsschlagadern zu hören sind. Für Synkopen im Rahmen eines überempfindlichen Karotissinus läßt sich in der Regel ein bestimmter Kompressions- oder Druckmechanismus erfragen. Außerdem sind hier Pulstastbefund und Auskultationsergebnis meistens normal.

Sind die Stenosegeräusche an der Halsbasis sehr laut, so kann fälschlicherweise eine Aortenklappenstenose mit belastungsbedingter Synkope angenommen werden.

Die bei dem Aortenbogen-Syndrom auftretenden Krampfanfälle unterscheiden sich von der echten Epilepsie durch das Fehlen des Einnässens und des Zungenbisses. Außerdem treten sie immer im Stehen oder im Sitzen, aber niemals im Schlaf auf und können durch Hinlegen umgehend beendet werden.

Bei der akut sich entwickelnden Symptomatik der cerebralen Durchblutungsinsuffizienz ist u. a. an ein Aortenbogen-Syndrom infolge paradoxer Embolie oder durch ein Aneurysma dissecans zu denken. Ein normaler Pulstastbefund an beiden Carotiden erlaubt diese Krankheitsbilder mit ziemlicher Sicherheit auszuschließen.

Der Ophthalmologe kann die Diagnose eines Aortenbogen-Syndroms beim Vorliegen der typischen Augenveränderungen (s. S. 141) vermuten. Auch eine rasch auftretende Katarakt sollte die differentialdiagnostischen Erwägungen in diese Richtung lenken. Bevor definitive ischämische Schäden am Auge auftreten ist eine Diagnose dagegen nur möglich, wenn eine auffallende Diskrepanz zwischen den vom Patienten angegebenen Sehstörungen und dem weitgehend normalen Augenbefund die Palpation der Arm- und Halspulse veranlaßt.

Die ätiologische Differenzierung eines diagnostizierten Aortenbogen-Syndroms wird in den meisten Fällen gelingen, gelegentlich aber, besonders wenn der Krankheitsprozeß sich schon über Jahre hinzieht, nicht mehr möglich sein. Die humoralen Zeichen der floriden Entzündung findet man nur bei der Takayasu-Arteriitis und bei der Riesenzellen-Arteriitis.

Beide unterscheiden sich durch ihren Altersgipfel: Während die Takayasu-Arteriitis gewöhnlich zwischen dem 15. und dem 35. Lebensjahr auftritt, ist die Riesenzellen-Arteriitis eine Erkrankung des höheren Alters, gewöhnlich der 6. und 7. Lebensdekade. Außerdem zeigt die Takayasu-Arteriitis eine ausgeprägte Bevorzugung des weiblichen Geschlechtes, wogegen die Riesenzellen-Arteriitis sich etwa gleichmäßig auf beide Geschlechter verteilt. Die syphilitische Ätiologie wird in der Regel an den positiven Seroreaktionen zu erkennen sein. Zum Ausschluß biologisch falsch positiver Resultate ist immer ein Nelson-Test anzuschließen. Obgleich bei uns häufigste Form, ist das arteriosklerotische Aortenbogen-Syndrom nicht so sicher zu definieren wie die übrigen Syndrome. Seine Diagnose geschieht weitgehend per exclusionem der anderen Grundkrankheiten, wodurch dieser Gruppe zweifellos auch ehemals entzündliche Krankheitsbilder zugeordnet werden. Jede ausgebrannte Takayasu-Arteriitis oder Riesenzellen-Arteriitis, auch eine evtl. seronegative syphilitische Aortitis imponiert im Spätstadium wie eine Arteriosklerose und kann selbst vom Pathologen häufig nicht mehr von dieser abgegrenzt werden. Manchmal kann hier die exakte Befragung der Anamnese Aufschluß bringen. Für die Arteriosklerose als Ursache des Syndroms sprechen andere Manifestationen der Grundkrankheit, besonders zusätzliche Stenosen und Okklusionen an den Prädilektionsstellen der Becken- und Beinarterien. Andererseits ist aber bekannt, daß auch die entzündlichen Aortenbogensyndrome zu Gefäßverschlüssen an peripheren Arterien führen können. Für die Arteriosklerose spricht weiterhin der Nachweis der dabei häufigen Fett- und Kohlehydrat-Stoffwechselerkrankungen. Der Altersgipfel liegt für das arteriosklerotische Aortenbogen-Syndrom etwa zwischen den Gipfeln für die Takayasu-Arteriitis und für die Riesenzellen-Arteriitis, also zwischen dem 40. und 60. Lebensjahr. Differentialdiagnostische Hinweise für die anderen, sehr seltenen Formen des Aortenbogen-Syndroms wurden bereits auf den Seiten 99 und 129 gegeben.

Komplikationen und Prognose

Die Prognose des akuten Aortenbogen-Syndroms ist in der Regel sehr schlecht, da irreversible ischämische Schäden des Gehirns unmittelbar oder über die damit verbundenen Komplikationen gewöhnlich in wenigen Tagen zum Tode führen.

Bei nicht akut beginnenden Formen des Aortenbogen-Syndroms zieht sich der Verlauf dagegen fast immer über mehrere Jahre hin. In der Literatur sind z. B. für die Takayasu-Arteriitis mehrfach Verlaufszeiten zwischen 10—20 Jahren mitgeteilt worden [13, 15, 108, 161, 179, 194, 205, 206, 226, 234, 280, 294, 331, 349]. Gelegentlich bleibt eine Takayasu-Arteriitis auf die beiden Aa. subclaviae begrenzt und läßt beide Karotiden frei. Erlischt die Aktivität, wie bei einem Fall von Inada, so kann trotz fehlender Armpulse völlige Beschwerdefreiheit eintreten. Auf der anderen Seite führt eine rasche Progredienz manchmal schon in wenigen Monaten zum Tod, wobei die terminale Verschlimmerung häufig auf die okkludierende Thrombose einer stark stenosierten Arterie zurückzuführen ist. Nur selten wird bei dieser Form des Aortenbogen-Syndroms die vierte Lebensdekade erreicht bzw. überschritten [194].

Unter den Todesursachen sind in erster Linie die cerebralen Komplikationen zu nennen. Es folgen kardiale Todesursachen: der Herzinfarkt bei Miterkrankung der Koronararterien [22, 40, 51, 102, 135] und die Herzinsuffizienz infolge Hypertonie oder Aortenklappeninsuffizienz (Lues, Takayasu-Arteriitis). Gerade bei den unspezifisch entzündlichen Formen des Aortenbogen-Syndroms ist der Herzinfarkt bei jugendlichen Menschen oder beim Kind [308] recht häufig, wie auch die akut einsetzende Hypertonie bei stenosierender Miterkrankung der deszendierenden thorakalen und abdominalen Aorta bei Kindern oft in kürzester Zeit zum Linksversagen führt.

Ein Aortenbogenvollsyndrom schließt Konzeption und Schwangerschaft keineswegs aus. Wie Mitteilungen zeigen [179, 260, 261, 267, 325], verläuft die Schwangerschaft für das Kind nach aller Voraussicht normal. Sie kann aber erhebliche Schäden für die Mutter mit sich bringen, sei es, daß der unspezifisch entzündliche Grundprozeß durch die hormonale Umstellung während und nach der Schwangerschaft fortschreitet, sei es auch nur dadurch, daß es bei der größeren Kreislaufbeanspruchung durch die Schwangerschaft eher zur cerebralen Minderdurchblutung kommt. Unter diesem Gesichtspunkt scheint die Schwangerschaftsunterbrechung bei einem Aortenbogenvollsyndrom berechtigt.

Therapie

Konservative Behandlung

Nur für die luetische Form des Aortenbogen-Syndroms steht eine kausale Therapie des Grundleidens zur Verfügung. Aber auch hier ist der therapeutische Effekt trotz konsequent durchgeführter Wismut-Penicillin-Behandlung meistens enttäuschend. Wenn auch gelegentlich das Wiederauftreten vorher fehlender Pulse im Anschluß an die Therapie beobachtet wurde [200, 245], ändert sich in der Regel die hämodynamische Situation ebensowenig, wie es gelingt, die positiven Seroreaktionen im Tertiärstadium zu beeinflussen. Es muß sogar fraglich bleiben, ob man mit der Therapie die Progredienz des Leidens aufhalten kann.

Für die übrigen Formen des Aortenbogen-Syndroms ergeben sich bei unbekannter kausaler Genese nur unspezifische Maßnahmen. Sie bestehen bei dem arteriosklerotisch bedingten Syndrom in der diätetisch-medikamentösen Behandlung des Grundleidens. Bei dem unspezifisch entzündlichen Formen sind in vielen Fällen, wenn auch keineswegs regelmäßig, gute Erfolge unter einer Dauermedikation mit Corticosteroiden erzielt worden, wobei häufig die Kombination mit Antikoagulantien Verwendung fand [17, 85, 108, 148, 163, 182, 194, 249, 260, 261, 294, 295, 331, 332, 339, 350]. Besonders wirkungsvoll kann diese Behandlung dann sein, wenn es gelingt, die Diagnose schon im präokklusiven Stadium zu stellen. Der Allgemeinzustand der Kranken bessert sich rasch, wobei die Differenzierung eines echten therapeutischen Effektes von der euphorisierenden Wirkung des Medikamentes nicht immer zu trennen ist. Als objektives Kriterium für den

therapeutischen Effekt hat sich das Verhalten der Erythrocytensenkungsgeschwindigkeit erwiesen (Abb. 23), die sich weitgehend bessert, allerdings nur in
wenigen Fällen normalisiert. Eine Heilung mit Normalisierung der Erythrocytensenkungsgeschwindigkeit und ausbleibender Progredienz haben WARSHAW und
SPACH (1965) bei einem 7jährigen Mädchen beobachten können. In einzelnen
Fällen sind unter der Behandlung Stenosegeräusche verschwunden und Arterienpulse wieder aufgetreten [163, 249, 260]. Nach anfänglich hoher Dosierung wird
eine Dauerbehandlung mit der an der Senkungsgeschwindigkeit ausgerichteten
Minimaldosis weitergeführt (beispielsweise zu Anfang 30 mg Prednisolon pro Tag,
später 5-10 mg Prednisolon täglich [350]).

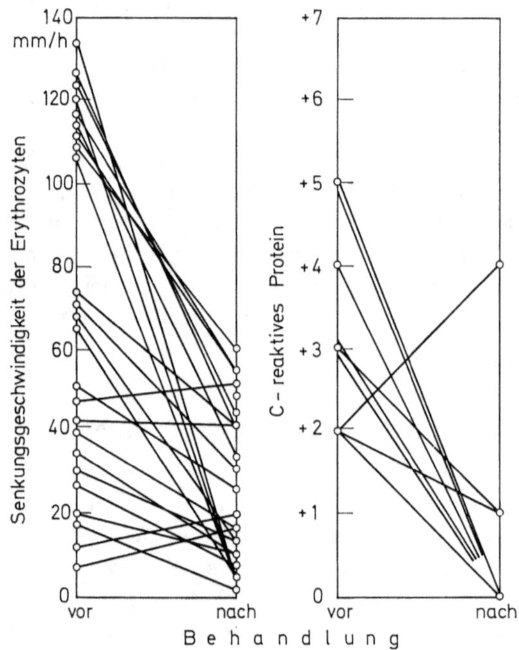

Abb. 23. Erythrocytensenkungsgeschwindigkeit und CRP bei Takayasu-Arteriitis vor und
nach Behandlung mit Kortikosteroiden (NAKAO u. Mitarb. [249])

Ob eine Antikoagulantientherapie darüber hinaus Erfolg verspricht, ist anhand
der bisher vorliegenden Beobachtungen nicht zu entscheiden. Befürwortung und
Ablehnung dieser Therapie halten sich etwa die Waage. Eine Beurteilung ist
deshalb schwierig, weil auch spontane Besserungen durch Ausbau des Kollateralkreislaufs vorkommen. Unter dem Gesichtspunkt, daß die Thrombose wahrscheinlich für lokale Verschließungen stenosierter Arterien weniger bedeutsam
ist als die Thrombocytenaggregation, scheint wenigstens im akuten Schub der
Erkrankung eine langfristige Behandlung mit Aspirin angezeigt [36] (Kontrolle
der Leukocyten und des Differentialblutbildes!). Versuche mit Antibiotika und
Sexualhormonen haben keinen Einfluß auf den Verlauf des Grundleidens
gezeigt.

Chirurgische Behandlung
Palliativmaßnahmen

Kommt eine Gefäßrekonstruktion nicht in Betracht, so kann bei anfallsweisen Ohnmachtszuständen, die durch bestimmte Bewegungs- oder Druckmechanismen reproduzierbar auszulösen sind, eine doppelseitige Denervierung des Sinus caroticus erwogen werden. Unabhängig davon, ob hierdurch eine Überempfindlichkeit der Blutdruckreceptoren behoben oder ob nur die normale Blutdruckregulation ausgeschaltet wird, scheint in vielen Fällen Anfallsfreiheit herbeigeführt werden zu können [4]. Der nach Denervierung der Sinus evtl. auftretende Blutdruckanstieg (Entzügelungshochdruck) wird sich zusätzlich günstig auf die kollaterale cerebrale Blutversorgung auswirken. Entschließt man sich zu diesem Eingriff, so ist zu bedenken, daß durch Narbenbildung an der Karotisgabel eine später evtl. notwendig werdende Umleitungsoperation erschwert oder undurchführbar werden kann.

Das Anzapfsyndrom der A. vertebralis läßt sich durch Unterbindung der anzapfenden Arterie am Abgang von der A. subclavia in einfacher Weise beheben. Andererseits ist der rekonstruierende Eingriff der Subclavia-Desobliteration heute von so geringem Risiko, daß sich für die Palliativ-Operation der Vertebralisligatur kaum noch Indikationen ergeben.

Eingriffe am sympathischen Nervensystem sind versucht worden [91, 178, 221, 227], haben aber keine überzeugenden Resultate ergeben. Es besteht sogar die Gefahr, daß die Durchblutung des Armes auf Kosten der Kopfdurchblutung verbessert wird.

Bei begleitender Hypertonie ist eine frühzeitige Behandlung mit Herzglykosiden angezeigt. Als spezifische Kontraindikation wird in der Literatur immer wieder auf die Überempfindlichkeit des Carotissinus hingewiesen, die durch Herzglykoside gesteigert werden soll. Wir konnten bisher keine derartigen Beobachtungen machen. Liegt eine (auch relative) Hypotonie vor, wobei natürlich repräsentative Blutdruckwerte bekannt sein müssen, so ist der Versuch einer Blutdruckanhebung durch Gaben von Mineralo-Corticoiden sinnvoll.

Gefäßrekonstruktion

Der Versuch einer gefäßchirurgischen Wiederherstellung der Strombahn ist bei den multiplen und oft ausgedehnten Verschlüssen des kompletten Syndroms einerseits dringend erwünscht, andererseits mit einem nicht unerheblichen Operationsrisiko verbunden. Für die Teilsyndrome, besonders für den Subclaviaverschluß mit Anzapfsyndrom der A. vertebralis ist das Risiko dagegen relativ gering. Wie bei Verschlüssen anderer Lokalisationen sind für die Operationsindikation drei Gesichtspunkte maßgebend.

1. Der Kranke muß nach allgemein-chirurgischem Urteil noch operabel sein und sollte an keiner anderen Erkrankung leiden, durch die das Leben in absehbarer Zeit begrenzt ist.

2. Klinisch-angiologisch muß die Notwendigkeit zum chirurgischen Eingriff gegeben und ein Erfolg der Maßnahme zu erwarten sein. Eine Notwendigkeit zum Eingriff besteht bei konservativ nicht beeinflußbarer intermittierender cerebro-vasculärer Insuffizienz, vor allem bei anfallsweisen Bewußtseinsverlusten,

Krampfanfällen und bei Sehstörungen. Liegen bereits grobe, definitive cerebrale Ausfälle vor, mit deren Rückbildung auch nach Strombahnwiederherstellung nicht gerechnet werden kann, so verbietet sich der Eingriff. Bei leichten Ausfällen muß die Indikation dem Einzelfall ebenso angepaßt werden wie für die prophylaktische Operation im Stadium der Symptomlosigkeit. Regeln lassen sich für diese Situationen kaum aufstellen.

3. Sind die Punkte 1) und 2) im Sinne der Operation entschieden, so ist schließlich durch Arteriographie zu klären, ob eine Revaskularisierung technisch überhaupt durchführbar ist. Während ein Verschluß der A. carotis interna nicht mehr operabel ist, können an den Aortenbogenästen sowohl Stenosen wie Verschlüsse mit etwa gleichem Erfolg und Risiko operativ angegangen werden.

Scheint der Eingriff nach Überprüfung dieser drei Punkte indiziert, kann die Strombahn entweder durch Desobliteration oder durch Anlage einer Prothesenumleitung (Bypass) wiederhergestellt werden.

Für die Desobliteration eignen sich solitäre kurze Segmentverschlüsse oder -Stenosen, vor allem arteriosklerotischer aber auch luetischer Genese. Dagegen stößt die Ausschälung der Verschlußmasse bei den unspezifisch entzündlichen Formen des Aortenbogen-Syndroms meistens auf erhebliche Schwierigkeiten, da in der narbig umgewandelten, mit dem periadventitiellen Gewebe stark verbackenen Gefäßwand keine geeignete Schicht zur Desobliteration aufzufinden ist. Da diese Verschlüsse zudem in der Regel multipel und langstreckig sind, wird gewöhnlich dem Umleitungsverfahren der Vorzug gegeben [Einzelheiten zur Technik s. bei Heberer, G., G. Rau und H.-H. Löhr (1966) und bei Vollmar (1967)].

Hämodynamisch läßt sich die Strombahn in 90—95% der Fälle wiederherstellen.

Die Angaben zu den funktionellen Ergebnissen der gefäßchirurgischen Eingriffe weisen erhebliche Unterschiede auf, deren Gründe hier nicht diskutiert werden können (s. hierzu [141] und [357]). Gute Ergebnisse werden für das komplette Syndrom in 30 [4], aber auch in 77—85% (s. [357]) mitgeteilt. de Bakey u. Mitarb. (1965), die über das größte Krankengut verfügen dürften, haben bei einer Frühletalität von 13% sogar 91% Besserung und Heilung erzielt. Im Krankengut der Chirurgischen Universitäts-Klinik Köln (Direktor: Prof. Dr. G. Heberer) hat Giessler folgende Zahlen ermittelt: Bei 57 Operationen wegen eines Aortenbogensyndroms konnte die Strombahn in 95% rekonstruiert werden. Von den Kranken mit erfolgreicher Operation waren postoperativ 90% beschwerdefrei oder gebessert. Die Operationsletalität lag mit 3 Todesfällen bei 5%.

Alle in der Arbeit wiedergegebenen Angiogramme wurden vom Autor in dem Radiologischen Institut der Universität Köln (Direktor: Prof. Dr. G. Friedmann) oder in der Röntgenabteilung der Chirurgischen Universitäts-Klinik Köln-Lindenthal (Leiter: Dr. A. E. Kallenberg) angefertigt. Beiden Herren sei für ihr Entgegenkommen und die vorzügliche Zusammenarbeit gedankt.

Neurological Institute of University of Vienna
(Director: Prof. Dr. F. SEITELBERGER)

Subacute Necrotizing Encephalomyelopathy (LEIGH)*

K. JELLINGER and F. SEITELBERGER

With 12 Figures

Contents

---

* Dedicated to Prof. Dr. W. SCHOLZ on the occasion of his 80th anniversary.

References

Alexander, L.: Wernicke's disease: Identity of lesions produced experimentally by B_1 avitaminosis in pigeons with hemorrhagic polio-encephalitis occurring in chronic alcoholism in man. Amer. J. Path. **16**, 61—69 (1940).

Allsop, J., and B. Turner: Cerebellar degeneration associated with chronic alcoholism. J. neurol. Sci. **3**, 238—258 (1966).

Anderson, R. McD.: Four cases of subacute necrotizing encephalo-myelopathy in childhood (Leigh's syndrome). Proc. Austr. Ass. Neurol. **4**, 97—101 (1966).

Aronson, S. M., and H. Okazaki: Clinical neuropathological conference. Dis. nerv. Syst. **24**, 630—635 (1963).

Åstrand, P.-O., I. Hallbäck, R. Hedman, and B. Saltin: Blood lactate after prolonged severe exercise. J. appl. Physiol. **18**, 619—622 (1963).

Austin, J., D. Armstrong, L. Shearer, and D. McAfee: Metachromatic form of diffuse cerebral sclerosis. VI. A rapid test for the sulfatase A deficiency in metachromatic leukodystrophy (MLD) urine. Arch. Neurol. (Chic.) **14**, 259—269 (1966).

—, D. McAfee, and L. Shearer: Metachromatic Form of diffuse cerebral sclerosis. IV. Low sulfatase activity in the urine of nine living patients with metachromatic leukodystrophy. (MLD): Arch. Neurol. (Chic.) **12**, 447—456 (1965).

Bargeton-Farkas, E., A. M. Cochard, H. E. Brissaud, O. Robain et J. C. le Balle: Encéphalopathie infantile familiale avec nécrose bilatérale et symétrique des corps striés. J. neurol. Sci. **1**, 429—445 (1964).

Bender, L., and P. Schilder: Encephalopathia alcoholica (polioencephalitis hemorrhagica superior of Wernicke). Arch. Neurol. Psychiat. (Chic.) **29**, 990—1053 (1933).

Bernheimer, H.: Ganglioside im Liquor cerebrospinalis und Tay-Sachssche Erkrankung. Klin. Wschr. **46**, 258—261 (1968).

Bignami, A., M. Castello, V. Colloridi e M. Zapella: Encefalopatia necrotizzante subacuta. Acta paediat. lat. (Reggio Emilia) **19**, 396—406 (1966).

Bischoff, A.: Familiäres Syndrom des Kleinkindesalters mit Myoklonie (Blick-Nick-Krämpfen). Hypsarrhythmie und schwerem psychomotorischen Entwicklungsrückstand. Psychiat. Neurol. Neurochir. (Amst.) **64**, 133—148 (1961).

Bogaert, L. van: Spongy degeneration of the white matter. In: Handbook of Clinical Neurology, P. J. Vinken, and G. W. Bruyn (edts). vol. 14. North-Holland Publ. Company; Amsterdam (in press).

—, and I. Bertrand: Spongy degeneration of the brain in infancy. Amsterdam: North-Holland Publ. Comp. 1967.

—, et P. Janssen: Sur des nécroses symétriques multiples au cours d'une infection indeterminée, chez un enfant noir. Dtsch. Z. Nervenheilk. **178**, 385—393 (1958).

Brierley, J. B.: Some neuropathological contributions to problems of hypoxia. In: Cerebral Anoxia and the Electroencephalogram. J. S. Meyer and H. Gastaut (edts). pp. 164—171. Springfield, Ill.: Ch. C. Thomas 1961.

BRIN, M.: Effects of thiamine deficiency and of oxythiamine on rat tissue transketolase. J. Nutr. **178**, 179—183 (1962).

— The oxidation of C^{14}-pyruvate and of C^{14}-ribose in thiamine deficient intact rats. Israel J. Med. Sci. **3**, 792 (1967).

BUNGE, R. P.: Glial cells and the central myelin sheath. Physiol. Rev. **48**, 197—251 (1968).

CAMPBELL, A. C. P., and J. H. BIGGART: Wernicke's encephalopathy. (Polioencephalitis haemorrhagica superior): its alcoholic and non-alcoholic incidence. J. Path. Bact. **48**, 245—259 (1939).

—, and W. R. RUSSELL: Wernicke's encephalopathy: The clinical features and their probable relationship to vitamin B deficiency. Quart. J. Med. **10**, 41—51 (1941).

CARMICHAEL, E. A., and R. PATERSON: A form of familial cerebral degeneration chiefly affecting lenticular nucleus. Brain **47**, 207—231 (1924).

CHEN, H., C. S. LIN, and I. N. LIEN: Vascular permeability in experimental kernicterus: An electron-microscopic study of the blood-brain barrier. Amer. J. Path. **51**, 69—99 (1967).

CHRISTENSEN, E., J. C. MELCHIOR, and P. PLUM: Combined lesions of basal ganglia, medulla oblongata, and spinal cord in a 10 year old boy. Acta paediat. (Uppsala) **45**, 396—414 (1956).

— — — Infantile chronic necrotizing encephalopathy. Acta paediat. (Uppsala) **52**, 304—312 (1963).

CLAUSEN, S. W.: Anhydremic acidosis due to lactic acid. Amer. J. Dis. Child. **29**, 761—766 (1925).

CLAYTON, B. E., R. H. DOBBS, and A. D. PATRICK: Leigh's subacute necrotizing encephalopathy: clinical, and biochemical study, with special reference to therapy with lipoate. Arch. Dis. Childh. **42**, 467—478 (1967).

COCHRANE, W. A., C. COLLINS-WILLIAMS, and W. L. DONOHUE: Superior hemorrhagic polioencephalitis (Wernicke's disease) occurring in an infant — probably due to thiamine deficiency use of a Soya bean product. Pediatrics **28**, 771—777 (1961).

COLLINS, G. H.: Glial cell changes in the brainstem of thiamine-deficient rats. Amer. J. Path. **50**, 791—814 (1967).

COLMANT. H, J.: Encephalopathien bei chronischem Alkoholismus. Stuttgart: F. Enke 1965.

— Spongiöse Dystrophien. Verh. dtsch. Ges. Path. **52**, 126—142 (1968).

COOPER, J. R.: The role of thiamine in nervous tissue: the mechanism of action of pyrithiamine. Biochim. Biophys. Acta (Amst.) **156**, 368—373 (1968).

— Y. ITOKAWA, and J. H. PINCUS: Thiamine triphosphate deficiency in subacute necrotizing encephalomyelopathy. Science **164** (3875), 74—75 (1969).

CORNOG, J. L. JR., N. K. GONATAS, and J. R. FEIERMAN: Effects of intracerebral injection of ouabain on the fine structure of rat cerebral cortex. Amer. J. Path. **51**, 573—590 (1967).

CRAVIOTO, H., J. KOREIN, and J. SILBERMAN: Wernicke's encephalopathy. A clinical and pathological study of 28 autopsy cases. Arch. Neurol. (Chic.) **4**, 510—519 (1961).

CROME, L.: Neuropathological changes in diseases caused by inborn errors of metabolism, pp 31—51. In: Neurometabolic disorders in childhood. K. S. HOLT, and J. MILNER (Eds.) Edinburgh-London: Livingstone 1964.

CROMPTON, M. R.: Spongiform subacute necrotizing encephalomyelopathy. Acta neuropath. **13**, 294—298 (1969).

DAVIS, R. A., and A. WOLF: Infantile beriberi associated with Wernicke's encephalopathy. Pediatrics **21**, 409—420 (1958).

DREYFUS, P. M.: The quantitative histochemical distribution of thiamine in normal rat brain. J. Neurochem. **4**, 183—190 (1959).

— The quantitative histochemical distribution of thiamine in deficient rat brain. J. Neurochem. **8**, 139—145 (1961).

— Clinical application of blood transketolase determinations. New. Engl. J. Med. **267**, 596 (1962).

— The regional distribution of transketolase in the normal and the thiamine deficient nervous system. J. Neuropath. exp. Neurol. **24**, 119—129 (1965).

—, and G. HAUSER: The effect of thiamine deficiency on the pyruvate decarboxylase system of the central nervous system. Biochim. Biophys. Acta (Amst.) **104**, 78—84 (1965).

Dreyfus, P. M., and G. Hauser: Enzymatic topography of the nervous system and its relation to the lesions produced by thiamine deprivation. Proc. Vth. Int. Congr. Neuropath., Exc. Med., ICS 100, pp. 429—432. Amsterdam 1966.

—, and M. Victor: Effects of thiamine deficiency on the central nervous system. Amer. J. Clin. Nutr. 9, 414—425 (1961).

— — Le system nerveux et la carence en thiamine: observations neuropathologiques et biochemiques. Schweiz. med. Wschr. 93, 1655—1671 (1963).

Dunn, H. G., and C. L. Dolman: Necrotizing encephalomyelopathy. Report of a case with relapsing polyneuropathy and hyperalaninemia and with manifestations resembling Friedreich's ataxia. Neurology (Minneap.) 19, 536—550 (1969).

— B. D. Lake, and J. Wilson: The neuropathy of Krabbe's infantile cerebral sclerosis (globoid cell leucodystrophy). Brain 92, 329—344 (1969).

Dunn, T. B., H. P. Morris, and C. S. Dubnik: Lesions of chronic thiamine deficiency in mice. J. nat. Cancer Inst. 8, 139—155 (1947).

Ebels, E. J., E. J. Blokzijl, and J. A. Troelstra: A Wernicke-like encephalomyelopathy in children (Leigh), an inborn error of metabolism? Report on 5 cases with emphasis to its familial incidence. Helv. paediat. Acta 20, 310—324 (1965).

Eddy, W. H., and G. Dalldorf: The Avitaminoses: The chemical, clinical and pathological aspects of vitamin deficiency diseases. 3rd edit. pp. 211—212. Baltimore: Williams & Wilkins 1944.

Eiben, R. M., J. F. Dooley, and S. M. Stowe: Subacute necrotizing encephalopathy in infancy (abstr.) Neurology (Minneap.) 15, 293 (1965).

Eichenholz, A.: Respiratory alkalosis. Arch. intern. Med. 116, 699—708 (1965).

—, R. O. Mulhausen, W. E. Anderson, and F. M. Mac Donald: Primary hypocapnia: A cause of metabolic acidosis. J. appl. Physiol. 17, 283—288 (1962).

Erickson, R. J.: Familial infantile lactic acidosis. J. Pediat. 66, 1004—1016 (1965).

Escourolle, R.: pers. Mitteilg. (1968).

Evans, C. A., E. E. Carlson, and R. G. Green: The pathology of Chastek paralysis in foxes: a counterpart of Wernicke's hemorrhagic polioencephalitis of man. Amer. J. Path. 18, 79—91 (1942).

Fehily, L.: Human-milk intoxication due to B_1 avitaminosis. Brit. med. J. 1944 II, 590—594.

Feigin, I., C. E. Pena, and G. Budzilovich: The infantile spongy degenerations. Neurology (Minneap.) 18, 153—167 (1968).

—, and A. Wolf: A disease in infants resembling chronic Wernicke's encephalopathy. J. Pediat. 45, 231—261 (1954).

Fennelly, J., O. Frank, H. Baker, and C. M. Leevy: Peripheral neuropathy of the alcoholic. I. Aetiological role of aneurin and other B-complex vitamins. Brit. med. J. 1964 II, 1290—1292.

Field, R. A.: Glycogen deposition diseases, p. 156. In: The metabolic basis of inherited disease. J. B. Stanbury, J. B. Wynngaarden and D. S. Frederickson (Eds.). New York-Toronto-London: Mc Graw Hill Book Comp. 1960.

Ford, F. R.: Diseases of the nervous system in infancy, childhood and adolescence, p. 407—410. 4th. Ed. Springfield: Ch. C. Thomas 1960.

Friede, R. L.: Topographic brain chemistry, pp. 282—316. New York: Academic Press 1966.

— L. M. Fleming, and M. A. Knoller: A comperative mapping of enzymes involved in hexosemonophosphate shunt and citric acid cycle in the brain. J. Neurochem. 10, 263—277 (1963).

Gamper, E.: Zur Frage der Polioencephalitis haemorrhagica der chronischen Alkoholiker. Dtsch. Z. Nervenheilk. 102, 122—129 (1928).

Garcin, R., J. Gruner et St. Godlewski: Spongiose disséminée de l'encéphale évoluant cliniquement par poussées chez un enfant malgache. Ses rapport éventuels avec l'encéphalopathie subaigeu de Wernicke. Rev. neurol. 95, 273—283 (1956).

Gellissen, K., u. F. Gullotta: Über die Wernicke-Enzephalopathie im Kindesalter. Arch. Kinderheilk. 178, 185—197 (1969).

Gerhard, L.: Wernicke'sche Erkrankung des Kindesalters und subakute nekrotisierende Encephalopathie (Feigin-Wolf) Zbl. allg. Path. 107, 309 (1965).

GOEDDE, H. W.: Zum Wirkungsmechanismus von Vitamin B₁: Reindarstellung und enzymatische Reaktionen von „aktivem Acetaldehyd" (2-/alpha-Hydroxäthyl/-thiamin-pyrophosphat. Int. Z. Vitamin-Forsch. **33**, 18—40 (1963).

GOLDMAN, H. I., S. KARELITZ, E. SEIFTER, H. ACS, and S. B. SCHELL: Acidosis in premature infants due to lactic acid. Pediatrics **27**, 921—930 (1961).

GRCEVIC, N.: Infantile symmetrische nekrotisierende Encephalopathie. Zbl. ges. Neurol. **192**, 118 (1968).

GREENHOUSE, A. H., and ST. SCHNECK: Subacute necrotizing encephalomyelopathy. A reappraisal of the thiamine deficiency hypothesis. Neurology (Minneap.) **18**, 1—9 (1968).

GRUNER, J. E.: Sur la pathologie des encéphalopathies alcooliques. Rev. neurol. **94**, 682—689 (1956).

GUAZZI, G. C., J. J. MARTIN, J. M. BRUCHER, H. S. TAPER, J. MACKEN, A. HEETENS et J. VAN HAEGENBORGH: Sur l'importance de l'atteinte vasculaire et de la dystrophie gliale dans l'encéphalomyélopathie nécrosante de Leigh. Etude de deux families et de trois observations anatomiques. J. neurol. Sci. **7**, 357—379 (1968).

GUBLER, C. J.: Studies on the physiological functions of thiamine. I. The effects of thiamine deficiency and thiamine antagonists on the oxidation of alpha-keto acids by rat tissue. J. biol. Chem. **236**, 3112 (1961).

GUERRERO, R. M.: Wernicke's syndrome due to vitamine B deficiency; report of two cases in infants. Amer. J. Dis. Child. **78**, 88—96 (1949).

GULLOTTA, F.: Zur Lokalisation der Wernicke-Encephalopathie im Kindes- und Erwachsenenalter. Arch. Psychiat. Nervenkr. **211**, 88—108 (1968).

HARDMAN, J. M., L. W. ALLEN, F. A. BAUGHMAN JR., and D. F. WATERMAN: Subacute necrotizing encephalopathy in late adolescence. Arch. Neurol. (Chic.) **18**, 478—486 (1968).

HARTMANN, A. F., H. J. WOHLTMANN, M. L. PURKERSON, and M. E. WESLEY: Lactate metabolism. Studies of a child with a serious congenital deviation. J. Pediat. **61**, 165—180 (1962).

HATCHER, M. A., and G. K. KLINTWORTH: The Sylvian aqueduct syndrome. A clinicopathologic study. Arch. Neurol. (Chic.) **15**, 215—222 (1966).

HAWKE, N. A., and W. C. DONOHUE: Bilateral symetrical necrosis of the corpora striata. Report of a fatal case and reference to a possible syndrome of the corpora striata. J. nerv. ment. Dis. **113**, 20—39 (1951).

HOMMES, F. A., H. A. POLMAN, and J. D. REERINK: Leigh's encephalomyelopathy: an inborn error of gluconeogenesis. Arch. Dis. Childh. **43**, 423—426 (1968).

HOWELL, R. R., D. N. ASHTON, and J. B. WYNGAARDEN: Glucose-6-phosphatase deficiency glycogen storage disease. Pediatrics **29**, 553—565 (1962).

HUCKABEE, W. E.: Abnormal resting blood lactate. II. Lactic acidosis. Amer. J. Med. **30**, 840—848 (1961).

INNES, J. R. M., and W. PLOWRIGHT: Focal symmetrical poliomalacia of sheep in Kenya. J. Neuropath. exp. Neurol. **14**, 185—197 (1955).

—, and L. Z. SAUNDERS: Deficiency diseases. In: Comperative neuropathology. J. R. M. INNES and L. Z. SAUNDERS (Eds.), pp. 669—693. New York-London: Academic Press 1962.

ISHINO, H., G. C. GUAZZI et VAN BOGAERT: Histoire naturelle de l'état spongieux. Sa signifiicance en cytopathologie optique. Arch. Psychiat. Z. Neurol. **211**, 289—307 (1968).

ISRAELS, S., J. C. HAWORTH, B. GOURLEY, and J. D. FORD: Chronic acidosis due to an error in lactate and pyruvate metabolism. Report of two cases. Pediatrics **34**, 346—356 (1964).

ITOKAWA, Y., and J. R. COPPER: The enzymatic synthesis of triphosphothiamine, Biochim. Biophys. Acta (Amst.) **158**, 180—182 (1969).

JELLINGER, K.: Morphologische und pathogenetische Aspekte beim Hirnödem. Referat Symposium Österr. Arb. Gem. f. Angiologie 1. 3. 1969.

—, and F. SEITELBERGER: Different types of infantiles encephalopathy. Proc. 1st. Contr. Int. Ass. Sci. Stud. Ment. Deficiency, Montpellier, 12.—20. sept. 1967, pp. 950—951. Jackson Publ. Comp. Reigate Surrey, Engl. 1968.

— — Spongy degenerations of the CNS in infancy. Erg. Path. vol. **52** (in press) 1969.

— — u. A. ROSENKRANZ: Infantile neuroaxonale Dystrophie. Acta neuropath. (Berl.) **10**, 123—131 (1968).

Jubb, K. V., L. Z. Saunders, and H. V. Coates: Thiamine deficiency encephalopathy in cats. J. comp. Path. **66**, 217—227 (1956).

Kamoshita, S., M. J. Aguilar, and B. H. Landing: Infantile subacute necrotizing encephalomyelopathy. Amer. J. Dis. Child. **116**, 120—129 (1968).

Kanig, K.: Die Bedeutung der B-Vitamine für das Nervensystem. Darmstadt: E. Merck 1968.

Kant, F.: Die Pseudoencephalitis Wernicke der Alkoholiker (Polioencephalitis haemorrhagica superior acuta). Arch. Psychiat. Nervenkr. **98**, 702—768 (1933).

Kepes, J. J.: pers. Mitteilung (1969).

Keul, J., D. Keppler u. E. Doll: Beziehungen zwischen Standard-bicarbonat, pH-Wert, Lactat- und Pyruvatkonzentration im Blut während und nach körperlicher Arbeit. Dtsch. med. Wschr. **92**, 66—68 (1967).

Klatzo, I.: Neuropathological aspects of brain edema. J. Neuropath. exp. Neurol. **26**, 1—14 (1967).

Koeppe, R. E., R. M. O'Neal, and C. H. Hahn: Pyruvate decarboxylation in thiamine deficient brain. J. Neurochem. **11**, 695—699 (1964).

Kolkmann, F. W., u. E. Völzke: Über die spongiösen Dystrophien des Nervensystems im frühen Kindesalter. II. Fokal-disseminierte Formen mit Bevorzugung des Hirnstammes (infantiles Wernicke-Syndrom und subakute nekrotisierende Encephalopathie.) Z. Kinderheilk. **98**, 287—306 (1967).

Lakke, J. P. W. F., E. J. Ebels, and O. J. ten Thye: Infantile necrotizing encephalomyelopathy (Leigh). Arch. Neurol. (Chic.) **16**, 227—231 (1967).

Lampert, P., and S. Carpenter: Electron microscopic studies on the vascular permeability and the mechanism of demyelination in experimental allergic encephalomyelitis. J. Neuropath. exp. Neurol. **24**, 11—24 (1965).

Lampert, P. W., and S. S. Schochet Jr.: Electron microscopic observations on experimental spongy degeneration of the cerebellar white matter. J. Neuropath. exp. Neurol. **27**, 210—220 (1968).

Lapresle, J., et M. G. Bousser: Leucoencéphalopathie cavitaire rentrant vraisemblablement dans le cadre de la maladie de Leigh. Réun. Club Neuropath. Franc., Genéve, 21 juin 1969.

Leigh, D.: Subacute necrotizing encephalomyelopathy in an infant. J. Neurol. Neurosurg. Psychiat. **14**, 216—221 (1951).

Leppla, W., H. Mannebach, D. Becker u. G. Harbauer: Experimentelle Untersuchungen zur Hyperlactatämie bei protrahierter Hyperventilation: Beitrag zur Pathogenese der „spontanen" Milchsäure-Acidose. Verh. dtsch. Ges. inn. Med. **73**, 1056—1060 (1967a).

— — u. G. Harbauer: Zur Biochemie der Milchsäure-Azidose. In: Hydrodynamik, Elektrolyt- und Säure-Basen-Haushalt im Liquor und Nervensystem. G. Kienle (Hrsg.), S. 77—83. Stuttgart: G. Thieme 1967b.

Lewis, A. J.: Infantile subacute necrotizing encephalopathy. Canad. med. Ass. J. **92**, 878—881 (1965).

Long, Don M., J. F. Hartmann, and L. A. French: The ultrastructure of human cerebral edema. J. Neuropath. exp. Neurol. **25**, 373—395 (1966).

Lopez, R. I., and G. H. Collins: Wernicke's Encephalopathy. A complication of chronic hemodialysis. Arch. Neurol. (Chic.) **18**, 248—259 (1968).

Lu, G. D.: Studies on the metabolism of pyruvic acid in normal and vitamin B_1-deficient states. I. Blood pyruvate levels in rat, pigeon, rabbit and man. III. Relation of blood pyruvate to cardiac changes. Biochem. J. **33**, 774—786 (1939).

Mason, H. H., and G. E. Sly: Blood lactic acid in liver glycogen disease. Proc. Soc. exp. Biol. (N. Y.) **53**, 145—147 (1943).

Mathieson, G., and J. Olszewski: Central pontine myelolysis with other cerebral changes. Neurology (Minn.) **10**, 345—354 (1960).

McCandless, D. W., S. Schenker, and M. Cook: Encephalopathy of thiamine deficiency: Studies of intracerebral mechanisms. J. clin. Invest. **47**, 2268—2280 (1968).

McIlwain, H.: In: Biochemistry and the central nervous system, 3rd Ed., pp. 167—176. Boston: Little, Brown and Co. 1966.

Meister, A.: Biochemistry of the Amino Acids. Vol. 2, p. 600, 2nd edition. New York: Academic Press 1965.

MIYOSHI, K., T. MATSUOKA, and S. MIZUSHIMA: Familial holotopistic striatal necrosis. Acta neuropath. (Berl.) 13, 240—249 (1969).

MONTPETIT, V. J. ANDERMANN, S. CARPENTER, and J. S. GIBERSON: Subacute necrotizing encephalomyelopathy; study of seven patients. Third Canad. Congr. Neurol. Sci. Vancouver, June 1968.

MOZZICONNAZZI, P.: cit. by THIEFFRY et al. (1965).

NAMIKI, H.: Subacute necrotizing encephalomyelopathy. Arch. Neurol. (Chic.) 12, 98—107 (1965).

NEUBUERGER, K. T.: Wernicke'sche Krankheit bei chronischer Gastritis. Z. Neurol. 160, 208—225 (1938).

NOETZEL, H.: Chronische Erkrankungen und plötzliche Todesfälle beim Angioma capillare ectaticum der Brücke. Zbl. ges. Neurol. 194, 99—100 (1969).

NORMAN, R. M.: Infantile subacute necrotising encephalopathy predominantly affecting the brain stem. In: GREENFIELD's Neuropathology (W. BLACKWOOD, W. H. MCMENEMEY, A. MEYER, R. M. NORMAN, and D. S. RUSSELL), pp. 407—408. IInd Edit. Baltimore: Williams & Wilkins Co. 1963.

ORTHNER, H.: Zur Wernicke-Encephalopathie im Kindesalter. Zbl. ges. Neurol. 192, 117 (1968).

OSER, B. L.: Hawk's Physiological Chemistry., 14th edit. pp. 600, 647 and 681. New York: McGraw-Hill 1965.

PEIFFER, J.: Diskussionsbemerkung. 12. Tg. Dtsch. Ges. Neuropath. Neuroanat., Düsseldorf 13.—14. 10. 1967.

PENTSCHEW, A.: Mangelzustände, pp. 2503—3570. In: Hdb. spez. path.-Anat. Histol., O. LUBARSCH, F. HENKE, R. RÖSSLE, Hrsg., Bd. XIII/2B, Berlin-Göttingen-Heidelberg: Springer 1958.

— Morphology and morphogenesis of lead encephalopathy. Acta neuropath. (Berl.) 5, 133—160 (1965).

—, and F. GARRO: Lead encephalo-myelopathy of the suckling rat and its implication on the pr ophyrinopathic nervous diseases. With special reference to the permeability disorders of the nervous systems capillaries. Acta neuropath. (Berl.) 6, 266—278 (1966).

— —, and P. SCHWEDA: Systematized dyshoric encephalopathy in the suckling rat produced by lead. Proc. VI. Int. Congr. Neuropath. Excerpta Medica Found. I. C. S. Nr. 100, 1966.

PERCY, A. K., and R. O. BRADY: Metachromatic leukodystrophy: diagnosis with samples of venous blood. Science 161, 594 (1968).

PETERS, R. A.: Biochemical lesion in vitamin B_1 deficiency: Application of modern biochemical analysis in this diagnosis. Lancet 1936I, 1161—1165.

PETERSON, H. DE C., and E. C. ALVORD JR.: Necrotizing encephalopathy with predilection for the brain stem. Subacute infantile and chronic juvenile forms. Trans. Amer. Neurol. Ass. 89, 104—107 (1964).

PEYTEL, J., B. SALLE, M. TOMMASI, M. MATHIEU, I. ANTENER, D. ROSENBERG et P. MONNET: Encéphalopathie et acidose lactique congénitale. A propos d'une observations anatomo-clinique. Arch. franç. Pédiat. 26, 321—336 (1969).

PHILLIPSON, E. A., and B. J. SPROULE: The clinical significance of elevated blood lactate. Canad. med. Ass. J. 92, 1334—1338 (1965).

PINCUS, J. H., Y. ITOKAWA, and J. R. COOPER: Enzyme-inhibiting factor in subacute necrotizing encephalomyelopathy (abstr.). Neurology (Minn.) 19, 841—845 (1969).

PLATT, B. S., and G. D. LU: Chemical and clinical findings in beri-beri with special reference to vitamin B_1-deficiency. Quart. J. Med. N. S. 5, 355—373 (1936).

PLUM, F., and A. G. SWANSON: Central neurogenic hyperventilation in man. Arch. Neurol. Psychiat. (Chic.) 81, 535—549 (1959).

POSER, CH., et L. VAN BOGAERT: Leuco- et polio-encéphalopathies nécrosantes. Rev. neurol. 103, 3—11 (1960).

PRADOS, M., and R. L. SWANK: Vascular and interstitial cell changes in thiamine deficient animals. Arch. Neurol. Psychiat. (Chic.) 47, 626—644 (1942).

PRICKETT, C. O.: The effect of a deficiency of vitamin B_1 upon the central and peripheral nervous system of the rat. Amer. J. Physiol. 107, 459—470 (1934).

Procopis, P. G., B. Turner. and G. Selby: Subacute necrotizing encephalopathy in an acidotic child. J. Neurol. Neurosurg. Psychiat. **30**, 349—353 (1967).

Quadbeck, G.: Der Stoffaustausch zwischen Blut und zentralnervösem Gewebe. Hab. Schrift. Heidelberg 1958.

Rabe, E. F., R. E. Flynn, and P. R. Dodge: Subdural collections of fluid in infants and children. A study of 62 patients with special reference to factor influencing prognosis and the efficacy of various forms of therapy. Neurology (Minneap.) **18**, 559—570 (1968).

Rabinovicz, Th.: Un cas de leucoencéphalopathie cavitaire (le frére du cas de Lapresle et Bousser). Réun. Club. Neuropath. Franç., Genève, 21 juin 1969.

Rapoport, S. M.: Medizinische Biochemie, 4. Aufl. Berlin: VEB Volk u. Gesundheit 1966.

Reye, R. D. K.: Subacute necrotizing encephalomyelopathy. J. Path. Bact. **79**, 165—173 (1960).

Richter, R. B.: The effect of certain quinoline compounds upon the nervous system of monkeys. J. Neuropath. exp. Neurol. **8**, 155—172 (1949).

— Infantile subacute necrotizing encephalopathy with predilection for the brain stem. J. Neuropath. exp. Neurol. **16**, 281—307 (1957).

— Discussion. Trans. Amer. Neurol. Ass. **89**, 106—107 (1964).

— Infantile subacute necrotizing encephalopathy (Leigh's disease). Its relationship to Wernicke's encephalopathy. Neurology (Minneap.) **18**, 1125—1132 (1968).

Riggs, H. E., and R. S. Boles: Wernicke's disease: a clinical and pathological study of 42 cases. Quart. J. Stud. Alcohol. **5**, 361—370 (1944—1945).

Rimalovsky, A. B., and S. M. Aronson: Pathogenetic observations in Wernicke-Korsakoff encephalopathy. Trans. Amer. Neurol. Ass. **91**, 29—31 (1966).

Rinehart, J. F., M. Friedmann, and L. D. Greenberg: Effect of experimental thiamine-deficiency on the nervous system of the Rhesus monkey. Arch. Path. **48**, 129—139 (1949).

Robertis, E. de, M. Alberici, and G. R. de Lores Arnaiz: Astrologial swelling and phosphodehydrolases in cerebral cortex of metrazol convulsant rats. Brain Res. **12**, 461—466 (1969).

Robertson, D. M., S. M. Wasan, and D. B. Skinner: Ultrastructural features of early brain stem lesions of thiamine-deficient rats. Amer. J. Path. **52**, 1081—1097 (1968).

Robinson, F., G. B. Solitare, J. B. Lamarche, and S. S. Levy: Necrotizing encephalomyelopathy of childhood. Neurology (Minneap.) **17**, 472—484 (1967).

Rolleston, F. S., and E. A. Newsholme: Effects of fatty acids, ketone bodies, lactate and pyruvate on glucose utilization by guinea-pig cerebral cortex slices. Biochem. J. **104**, 519—523 (1967).

Rosenblum, W. I., and I. Feigin: The hemorrhagic component of Wernicke's encephalopathy. Arch. Neurol. (Chic.) **13**, 627—632 (1965).

Russell, D., and K. H. Tellerman: Familial progressive diffuse cerebral sclerosis in infants. J. Dis. Childh. **12**, 71—86 (1957).

Sandbank, U.: Acute necrotizing encephalopathy localized to the brain stem. Dapim Refuiim **24**, 419—422 (1965) (Hebr.).

Sastry, P. S., and H. C. Stancer: Blood gangliosides in infantile amaurotic idiocy. Clin. chim. Acta **20**, 487—489 (1968).

Schlote, W.: Plasmatische Infiltration der Extra- und Intracellularräume der grauen Substanz (Plasmatische Infiltrationsnekrose) nach experimentellem Trauma. Acta neuropath. (Berl.) **8**, 171—184 (1967).

Scholz, W.: Histologische und topische Veränderungen und Vulnerabilitätsverhältnisse im menschlichen Gehirn bei Sauerstoffmangel, Ödem und plasmatischen Infiltrationen. Arch. Psychiat. Nervenkr. **181**, 621—665 (1949).

Schürmann, F., u. H. E. McMahon: Die maligne Nephrosklerose, zugleich ein Beitrag zur Frage der Blutgewebsschranke. Virchows Arch. path. Anat. **291**, 47—218 (1933).

Segawa, M.: Nervous symptome in a breast-fest infant which disappeared with mixed feeding. Zika-Zasshi Nr. 189 (1919), quoted by Tanaka (1934).

SEITELBERGER, F.: The problem of status spongiosus. In: Brain Edema, pp. 152—169, I. KLATZO, and F. SEITELBERGER (Eds.). Wien-New York: Springer 1967.

— General neuropathology of degenerative processes of the nervous system. In: Neurosciences Research. Vol. 2, pp. 253—299. New York: Academic Press 1969.

—, and H. GROSS: Zur Neuropathologie des Alkoholismus. pp. 12—30. In: Arbeitstagung über Alkoholismus. K. KRYSPIN-EXNER (Hrsg.). Wien 1962.

SKOU, J. C.: Enzymatic aspects of active linked transport of Na+ and K+ through the cell membrane. Progr. Biophys. 14, 133—166 (1964).

— Enzymatic basis for active transport of Na+ and K+ across the cell membrane. Physiol. Rev. 45, 595—617 (1965).

SOGA, J.: Infantile subacute necrotizing encephalomyelopthy. Report of a case. Acta neuropath. (Berl.) 8, 345—355 (1967).

SPATZ, H.: Encephalitis. In: Handb. Geisteskranheiten, H. BUMKE, Bd. XI. pp.157—288 Berlin: Springer 1930.

SPILLANE, J. D.: Nutritional disturbances of the nervous system, pp. 289—295. Edinburgh: Livingston 1947.

STORCK, J.: Kleinhirnwurmatrophie und chronischer Alkoholismus. Klinisch-anatomische Studie über 44 Fälle. Schweiz. Arch. Neurol. 99, 40—82 (1967).

STREET, H. R., H. M. ZIMMERMAN, G. R. COWGILL, H. E. HOFF, and J. C. FOX JR.: Some effects produces by long-continued subminimal intakes of Vitamin B$_1$. Yale J. biol. Med. 13, 193—308 (1940—1941).

SWANK, R. L., and M. PRADOS: Avian thiamine deficiency: II. Pathologic changes in the brain and cranial nerves (especially the vestibular) and their relation to the clinical behavior. Arch. Neurol. Psychiat. (Chic.) 47, 97—131 (1942).

TANAKA, C., and J. R. COOPER: The fluorescent microscopic localization of thiamine in nervous tissue. J. Histochem. Cytochem. 16, 362—365 (1968).

TANAKA, T.: So-called breast milk intoxication. Amer. J. Dis. Child. 47, 1286—1298 (1934).

TARISKA, I.: Az alkoholizmussal kapcsolatos idegrendszeri bántalmak, különös tekintettel a kisagyvelö localizált sorvadására. (Die Schädigungen des Nervensystems bei Alkoholisnus). Ideggyog. Szele 1968, 166—181.

—, and A. HARASZTI: Subacut nekrotizálo enkephalopathia 10 éves fiuban. Gyermek. 15, 129 to 138 (1964).

THIEFFRY, ST., E. FARKAS-BARGETON, CH. MARTIN et G. LYON: Encéphalopathie nécrosante subaigue de l'enfant. Etude anatomo-clinique. Rev. neurol. 113, 105—119 (1965).

TOM, M. I., and N. B. REWCASTLE: Infantile subacute necrotizing encephalopathy. Neurology (Minneap.) 12, 624—628 (1962).

TOMMASI, M., B. SALLE et M. ROCHET: Maladie de Leigh et Feigin diagnostiquée in vivo: étude anatomique, métabolique et enzymatique. Réun, Club Neuropath. Franç., Genève, 21 juin 1969.

— J. L. VAUZELLE, M. ROCHET, A. TABIB, F. DUMAS, et A. LEUNG-TACK-KI: L'encéphalopathie nécrotique subaigue infantile. (Deux observations anatomiques). J. méd. Lyon 49, 1403—1420 (1968).

TORACK, R. M., and R. J. BARRNETT: The fine structural localisation of nucleoside phosphatase activity in the blood-brain barrier. J. Neuropath. exp. Neurol. 23, 46—59 (1964).

— M. L. DUFTY, and J. S. GORDON: Specifity of electron microscopic localization of phosphatase activity or cerebral fine structure. In: Brain Edema. I. KLATZO and F. SEITELBERGER (Eds.), pp. 491—506. New York-Vienna: Springer 1967.

TRANQUADA, R.: Lactic acidosis. Calif. Med. 101, 450—461 (1964).

TUTHILL, C. R.: Der morphologische Wernicke-Komplex in frühen Kindesalter. Arch. Psychiat. Z. Neurol. 200, 520—530 (1960).

—, u. R. HENN: Wernicke-Syndrom im Kindesalter ohne Zeichen von Mangelernährung. Arch. Psychiat. Z. Neur. 205, 116—124 (1964).

Uchimura, J., u. H. Akimoto: Über die Wernicke'sche Polioencephalitis als Teilerkrankung der vasculären Hirnlues. Z. ges. Neurol. Psychiat. **152**, 685—702 (1935).

Ule, G.: Über eine der Wernicke'schen Pseudoencephalitis entsprechende Encephalopathie bei Kindern. Virchows Arch. path. Anat. **332**, 204—215 (1959).

—, u. F. W. Kolkmann: Experimentelle Untersuchungen zur Wernicke'schen Encephalopathie. Acta neuropath. **11**, 361—367 (1968).

— — u. P. Bambring: Experimentelle elektronenmikroskopische Untersuchungen fur formalen Genese der Wernickeschen Encephalopathie. Klin. Wschr. **45**, 886—887 (1967).

Verhaart, W. J. C.: Symmetrical degeneration of the neostriatum in Chinese infants. Arch. Dis. Child. **13**, 225—234 (1938).

Victor, M., R. D. Adams, and E. L. Mancall: A restricted form of cerebellar cortical degeneration occurring in alcoholic patients. Arch. Neurol. (Chic.) **1**, 579—688 (1959).

—, M. D. Altschule, P. D. Holliday, R. M. Gomez, and A. County: Carbohydrate metabolism in brain disease. VIII. Carbohydrate metabolism in Wernicke's encephalopathy associated with alcoholism. Arch. intern. Med. **99**, 28—39 (1957).

Vitzthum, H. v.: pers. Mitteilung (1968).

Wegener, K., F. W. Kolkmann u. H. Rein: Autohistoradiographische Untersuchungen zur Frage der Bluthirnschrankenfunktion bei experimentell ausgelösten spongiösen Encephalopathien. Virchows Arch. path. Anat., Abt. A **345**, 352—364 (1968).

Weil, M. L., K. N. Shaw, and J. Menkes: Cystathionuria accompanying necrotizing encephalomyelopathy of childhood (abstr.) Neurology (Minneap.) **18**, 301 (1968).

White, A., P. Handler, and E. L. Smith: In: Principles of Biochemistry. 3rd. Ed., pp. 317—318. New York: McGraw-Hill 1964.

Wohlwill, F. J., and R. S. Paine: Progressive demyelinating leukoencephalopathy. Neurology (Minneap.) **8**, 285—294 (1958).

Worsley, H. E., R. W. Brookfield, J. S. Elwood, R. L. Noble, and W. H. Taylor: Lactic acidosis with necrotizing encephalopathy in two sibs. Arch. Dis. Childh. **40**, 492—501 (1965).

Wortis, H., E. Buending, M. H. Stein, and N. Jolliffe: Pyruvic acid studies in the Wernicke syndrome. Arch. Neurol. Psychiat. (Chic.) **47**, 215—222 (1942).

Yashon, D., and J. A. Jane: Subacute necrotizing encephalomyelopathy in infancy and childhood. J. clin. Path. **20**, 28—37 (1967).

Yonezawa, T., and H. Iwanami: Experimental studies on thiamine deficiency of nervous tissue, using tissue culture technice. J. Neuropath. exp. Neurol. **24**, 139—140 (1965).

Yusa, T., and B. Maruo: J. Biochem. (Tokyo) **60**, 735 (1966). Quoted by Cooper, J. R. *et al.* (1969).

Eponyma

Subacute necrotizing encephalomyelopathy in infancy (and childhood); Infantile chronic necrotizing encephalopathy; Leigh's subacute necrotizing encephalopathy; Subacute necrotizing encephalopathy in infancy; Necrotizing encephalomyelopathy of childhood; (Infantile) necrotizing encephalopathy with predilection for the brain stem; Acute necrotizing encephalopathy localized to the brain stem; Wernicke-like encephalomyelopathy in infancy (and childhood); Infantile Wernicke's syndrome; Encéphalopathie infantile familiale avec nécrose bilatérale et symétrique des corps striés; Leuco- et polioencéphalopathie symétrique des corps striés; Leuco- et polioencéphalopathie symétrique nécrosante; Wernicke-Encephalopathie im Kindesalter; Fokal-disseminierte Form spongiöser Dystrophien des Nervensystems im Kindesalter mit Bevorzugung des Hirnstammes (infantiles Wernicke-Syndrom); Leigh's disease.

Abbreviations Used

ATP	adenosine triphosphate
ATPase	adenosine triphosphatase
AH	Ammon's horn
BBB	blood-brain-barrier
c. call.	corpus callosum
CNS	central nervous system
CoA	coenzyme A
cp. forn.	corpus fornicis
HETPP	alpha-hydroxyl TPP
HMP shunt	hexoseminophosphat shunt
NADPH	nicotinamide adenine dinucleotide phosphate
PEP	phosphoenolpyruvate
Py. Tr.	pyramidal tract
SNE	Subacute Necrotizing Encephalomyelopathy
TCA cycle	tricarboxylic cycle
TPP	thiamine pyrophosphate
TTP	thiamine triphosphate
WE	Wernicke's encephalopathy

Introduction

Among the wide range of encephalopathies of obscure origin in infancy and childhood, a group of progressive disorders is pathologically characterized by spongy changes or vacuolation of the CNS tissue. Although spongy lesions of the CNS are present in a large variety of circumstances, apparently caused by pathogenic factors of different character (cf. SEITELBERGER, 1967, 1969; ISHINO et al 1968; LAMPERT and SCHOCHET, 1968), several nosological entities have been recognized among these "spongy dystrophies" in infancy and childhood. On the basis of their clinical and particularly pathological features, these comparatively rare diseases of early age can be separated from other deteriorating neurological disorders of initially normal-appearing children, e. g. cerebral lipidoses and leukodystrophies.

Considering the morphological structure and pattern of the CNS lesions, two principal groups of spongy encephalopathies in infancy and childhood can be distinguished which are believed to represent different clinico-pathological entities[1]:

1. Diffuse forms referred to as "spongy degeneration of the CNS in infancy" (van Bogaert-Bertrand type) also known in the Anglo-American literature under the eponymous designation of CANAVAN's "spongy type of diffuse sclerosis". A comprehensive review of this condition was given recently by VAN BOGAERT and BERTRAND (1967). Further surveys on this disease entity are in preparation (VAN

---

[1] Progressive cerebral degeneration in infancy with spongy necrosis limited almost exclusively to the cerebral gray matter is thought to represent a special type of glio-neuronal dystrophy closely connected with the spongy encephalopathies in infancy and childhood. Since these changes are nonspecific in nature, the nosologic entity of this group, usually called *"Progressive Infantile Poliodystrophy"* (CHRISTENSEN-KRABBE) or Alpers' disease, is still controversial.

Bogaert, in volume 14 of the Handbook of Clinical Neurology, and Jellinger and Seitelberger, 1969).

2. Focally disseminated forms with predilective affection of the brain stem, first described by Leigh (1951). This disease has been commonly called "(Infantile) subacute necrotizing encephalopathy" (more accurately, encephalomyelopathy) or is referred to as "infantile Wernicke's syndrome". Despite the increasing number of case reports the disease is as yet not widely known. Its pathogenesis and nosological position are still under discussion. Although the available clinico-pathological and biochemical data have not provided a definite clue to the etiology of this condition, they furnish a broader basis for making more confident judgements of some earlier speculations about the nosological status and probable pathogenesis of this remarkable syndrome as well as about its relation to morphologically similar neurological disorders.

In the following report the literature pertaining to this and related conditions is reviewed.

1. Historical Aspects

In 1951, Leigh reported the case of a male infant aged 7 months, dying within a period of 6 weeks from an illness characterized by somnolence, blindness, optic atrophy, deafness, and spasticity of the limbs. Brain examination revealed multiple focal, frequently symmetrical necrotic lesions with predilection for the periaqueductal and periventricular structures and the tegmentum of the brain stem, also involving the thalamus, central gray matter of the medulla, inferior olives, and the posterior columns of the spinal cord. Histologically, the affected areas showed a spongy loosening of the interstitial nervous tissue with considerable demyelination but relative preservation of the neurons. There was prominence of small blood vessels and intensive microglial and histiocytic proliferation with numerous fat granule cells at the periphery of the lesions. Leigh suggested that this peculiar neuropathological disorders which she called "subacute necrotizing encephalomyelopathy" was similar to Wernicke's encephalopathy except for the distribution of the lesions especially for their sparing of the mammillary bodies, and the lack of hemorrhages.

Feigin and Wolf (1954) described three children with an essentially similar condition, two of whom were siblings and the products of a consanguineous marriage. They noted that the lesions were not limited to the gray matter and were more chronic than is usual in Wernicke's disease. They found no evidence of dietary inadequacy and suggested that a congenital metabolic defect involving either thiamine utilization or enzymatic processes with which thiamine derivatives are concerned might be operative.

According to Richter (1957) who reported three further cases, this apparently distinct entity appeared not to be classifiable properly as infantile Wernicke's disease. Recently, Richter (1968) emphasized again the salient differences between WE and this condition which is suggested to be a congenital (inherent) metabolic disorder.

Since Leigh's original report, 90 cases[2] have been found in the literature to fulfil the pathological criteria of the disorder referred to as "Subacute Necrotizing

---

[2] Including four personal clinico-pathological observations presented in this paper.

Encephalomyelopathy" (SNE). They are listed in Table 1[3]. Some reports, however, are incomplete with respect to their neuropathological features and clinical symptomatology or documentate atypical morphological syndromes. Clinically similar, but pathologically not confirmed, neurological disorders have been recognized in the siblings (21 sick children) of approximately one-fifth, i.e. 18 of the necropsy cases. Further observations without detailed clinico-pathological reports were mentioned by THIEFFRY et al. (1965) concerning two male sibs of consanguineous parents (unpublished observations by MOZZICONNAZZI, Paris), COLMANT (1968), RABE et al. (1968), and PINCUS et al. (1969). Seven cases were reported by MONTPETIT et al. (1968). Also to our knowledge, there are numerous unpublished cases in the files of various neuropathologists in various countries, some of which have been communicated to us (ESCOUROLLE, Paris — 4 cases; VITZTHUM, Frankfurt/Main — 2 cases; PEIFFER, Tübingen — one case; KEPES, Kansas City — one case). In summary, about 130 instances of this condition appear to have been observed up to date.[4]

Although the etiology and pathogenesis of this disorder are unknown, it is generally accepted as a definite clinico-pathological entity (NORMAN, 1963; ROBINSON et al., 1967; SOGA, 1967; HARDMAN et al., 1968; RICHTER, 1968). The diagnosis of this condition has been primarily an anatomic one, depending almost entirely on postmortem examinations except for rare family cases in which previous morphologically confirmed sibling cases enabled clinical diagnosis of a similar neurological syndrome (35a, 64, 64a, 68, 70, 88).

2. Genetic and Geographic Aspects

Sex incidence shows a prevalence for the male children in both the necropsy cases and the group of clinically affected siblings, the ratio of the boys and girls being 53:37 and 15:6 respectively.

---

[3] In the following we shall refer to these cases by the numbers indicated in Table 1.

[4] Further cases were recently reported by TOMMASI et al.; LAPRESLE and BOUSSER, and RABINOVICZ at the reunion of the Club Neuropathologique Français (1969).

[5] List of clinically affected siblings without necropsy:
(11) male (died at age 1 year);
(14) homocygote twin (male; onset $^2/_{12}$; death at $^7/_{12}$ years);
(16) female (data unknown)
(33) male (died at age 2 years)
(35) 3 males (died at 7 and $2^1/_2$ years; another living = 35a);
(36) male (died at 7 years);
(40) male (died at 3 years);
(47) male (died at one year);
(55) male (onset at $^4/_{12}$, death at 4 years);
(68) male (died at $^5/_{12}$ years);
(63/64) female (onset $^{10}/_{12}$, death at $6^1/_2$ years);
(70) male (onset $^8/_{12}$ years; living at age 9 years);
(71) two siblings (sex and age unknown);
(78) female;
(80/81) female (died at 3 months);
(82) female (died at 3,5 months) and male (onset $^3/_{12}$, death $^4/_{12}$ years);
(86/87) male (onset $^7/_{12}$, death $^{14}/_{12}$ years);
(88) female (data unknown).

Table 1. *Published Postmortem Cases of SNE*

	Author		Sex	Age Onset of Illness	Age at Time of Death	Duration of Illness	Familial Incidence			Nativity
							Affected Sibs	Normal Sibs	Consang. Parents	
1	Leigh (1951)		M	6,25 mo	7,75 mo	6 wks	—	1 F		GB
2	Feigin-Wolf (1954)	1	M	5 mo	12 mo	7 mo	—		first cousins	US
3	Feigin-Wolf (1954)	2	M	17 mo	21 mo	4 mo⎫	siblings			US
4	Feigin-Wolf (1954)	3	F	8 mo	48 mo	40 mo⎭				US
5	Garcin et al. (1956)		M	10 yr	15,5 yr	3,3 yr	—			Madagasc
6	Christensen et al. (1956)		M	30 mo	$10^{7}/_{12}$ yr	8 yr	—			DK
7	Richter (1957)	1	F	5 mo	16 mo	11 mo	—	1 F		US
8	Richter (1957)	2	F	4 mo	7 mo	3 mo	1 M	3 M	—	US
9	Richter (1957)	3	M	1 mo	13 mo	13 mo	—	—		US
10	Wohlwill-Paine (1958)		M	4,5 mo	9 mo	4,5 mo	—	3	—	US
11	Ule (1959)	1	F	16 mo	22 mo	6 mo	1 M (+ 1a)	4	—	D
12	Ule (1959)	2	M	33 mo	53 mo	20 mo	—			D
13	Ford (1960)		F	2 mo	2,5 mo	2 wks	—	2		US
14	Tuthill (1960)		M	2/6 mo	7 mo	5 m/3 wks	twin (+ 7 mo)	5		D
15	Poser-Bogaert (1960)		F	46 mo	80 mo	34 m/3 wks	—			B
16	Reye (1960)	1	F	15 mo	23 mo	8 mo	1 F (+ ?)	1 M		GB
17	Reye (1960)	2	M	16 mo	40 mo	24 mo	—			GB
18	Reye (1960)	3	M	15 mo	24 mo	9 mo	—			GB
19	Reye (1960)	4	M	23 mo	27 mo	4 mo	—			GB
20	Tom-Rewcastle (1962)		F	3,5 mo	3,5 mo	24 hrs	—	2	—	Austral.
21	Christensen et al. (1963)		F	32 mo	$13^{10}/_{12}$ yr	$11^{2}/_{12}$ yr	—	2		DK
22	Aronson-Okazaki (1963)	1	F	23 mo	23 mo	1 wk	—			US
23	Bargeton et al. (1964)	1	M	10 mo	23 mo	13 mo⎫	siblings	2	first cousins	F
24	Bargeton et al. (1964)	2	M	6,5 mo	8 mo	1,5 mo⎭				F
25	Peterson-Alvord (1964)	1	M	7 mo	36 mo	9 mo	—			US
26	Peterson-Alvord (1964)	2	M	24 mo	6 yr	4 yr⎫				US
27	Peterson-Alvord (1964)	3	M	4,5 yr	13 yr	8,5 yr⎬ siblings				US
28	Peterson-Alvord (1964)	4	F	6 yr	9 yr	3 yr⎭				US
29	Richter (1964)	1	F	4 mo	7 mo	3 mo⎫	siblings	3		US
30	Richter (1964)	2	M	4 mo	14 mo	10 mo⎭				US

31	Tariska-Haraszti (1964)		M	4 yrs	9 7/12 yr	5,5 yr	—		—	Hung.
32	Tuthill-Henn (1964)		M	10 yrs	11 yr	7 mo	—	2		D
33	Ebels et al. (1965)	1	M	21 mo	23 mo	2 mo }	sibs. 1 M (+2a)	—	second cousins	Holl.
34	Ebels et al. (1965)	2	M	18 mo	22 mo	4 mo }				Holl.
35	Ebels et al. (1965)	3	F	5 mo	22 mo	17 mo	2 M (+ 7,2,5a)*			Holl.
36	Ebels et al. (1965)	4	M	1 mo	50 mo	49 mo	1 M (+ 7a)			Holl.
37	Ebels et al. (1965)	5	F	13 yr	15,5 yr	22 mo	—			Holl.
38	Worsley et al. (1965)	1	M	16 mo	25 mo	9 mo }	siblings		—	GB
39	Worsley et al. (1965)	2	M	3/19 mo	26 mo	23/7 mo }				GB
40	Namiki (1965)		F	1/24 mo	15 yrs	15/13 yrs	1 M	1	1st cous.	Jap.
41	Lewis (1965)		F	2 mo	2,5 mo	9 days	—			Canad.
42	Thieffry et al. (1965)	1	M	18 mo	24 mo	4 mo	—			F
43	Thieffry et al. (1965)	2	M	15 mo	23 mo	8 mo	—			F
44	Sandbank (1965)		M	24 mo	26 mo	6 wks	—			Israel
45	Eihen et al. (1965)	1	M	9 mo	9 mo	5 hrs }	siblings			US
46	Eihen et al. (1965)	2	F	?	?	acute }				US
47	Gerhard (1956)		M	?	?	7 wks	1 M (+ 1a)			D
48	Bignami et al. (1966)		M	18 mo	3 yr	18 mo	—	1 F		Italy
49	Anderson (1966)	1	F	8 mo	25 mo	27 mo	—			Austral.
50	Anderson (1966)	2	F	6 mo	15 mo	9 mo	—			Austral.
51	Anderson (1966)	3	F	15 mo	26 mo	9 mo	—			Austral.
52	Anderson (1966)	4	M	85 mo	110 mo	25 mo	—			Austral.
53	Lakke et al. (1967)		M	23 mo	24 mo	3 wks	—	1 M		Carib.
54	Kolkmann-Völzke (1967)	1	M	12 ? mo	28 mo	16 mo	—	—	—	D
55	Kolkmann-Völzke (1967)	2	M	10 mo	11 mo	12 mo	1 M (+ 4a)	—	—	D
56	Soga (1967)		F	42 mo	47 mo	5—6 mo	—	—		US
57	Roeinson et al. (1967)	1	M	14 mo	31 mo	17 mo	—	4 F		US
58	Roeinson et al. (1967)	2	F	10 mo	19 mo	9 mo	1 F (+ Nr 88)	1 M	1st cous.	US
59	Procopis et al. (1967)		F	20/21 mo	46 mo	26 mo	—	1 F	—	Austral.
60	Yashon et al. (1967)	1	F	3 mo	12 mo	9 mo	—	1	—	US
61	Yashon et al. (1967)	2	F	6 mo	21 mo	15 mo	—	1	—	US
62	Yashon et al. (1967)	3	M	36 mo	36 mo	1,5 mo	—			US/negro
63	Clayton et al. (1967)	1	M	7 mo	45 mo	36 mo }	sibs. 1 F (+ 6,5a)	1M	—	GB
64	Clayton et al. (1967)	2	F	10 mo	6,5 yr	68 mo }				GB
65	Jellinger-Seitelberger (1967)	1	F	1/4 mo	4 mo	3 mo/2 days }	siblings	—	—	D
66	Jellinger-Seitelberger (1967)	2	M	5 mo	5,5 mo	13 days }				D

Table 1 (Continued)

	Author		Sex	Age onset of Illness	Age at Time of Death	Duration of Illness	Familial Incidence			Nativity
							Affected Sibs	Normal Sibs	Consang. Parents	
67	Jellinger-Seitelberger (1967)	3	F	13/17 mo	28 mo	9/5 mo	—	—	—	Austria
68	Greenhouse-Schneck (1968)		M	3 mo	5 mo	2 mo	1 M (+ 5/12 a)	—	—	US
69	Feigin et al. (1968)	7	M	6 mo	13 mo	7 mo	—			P. Rico
70	Weil et al. (1968)		M	36 mo	7 yr	4 yrs	1 M (living 9 yr)			US
71	Gullotta (1968)	1	F	6 mo	11 mo	5 mo	2 (+)			Venezuela
72	Gullotta (1968)	2	M	7 mo	15 mo	8 mo	—			D
73	Orthner (1968)		M	8 mo	11 mo	5 mo	—			D
74	Grcevic (1968)		?	?	34 mo	?				Yugosl.
75	Hardman et al. (1968)		M	16¹/₂ yr	17 yr	6 m/8 wk	—	1 F, 1 M	—	US
76	Kamoshita et al. (1968)	1	F	3 mo	6,5 mo	3,5 mo	—	3	—	US
77	Kamoshita et al. (1968)	2	M	15 mo	20 mo	5 mo	—	—	—	US/negro
78	Kamoshita et al. (1968)	3	F	14 mo	24 mo	10 mo	1 F	—	—	Mexico
79	Kamoshita et al. (1968)	4	M	2 wks	2,5 mo	2 mo	—	—	—	US
80	Guazzi et al. (1968)	1	F	4 mo	5 mo	1 mo }	sibs. 1 F	2 F	—	Belg.
81	Guazzi et al. (1968)	2	M	3 mo	3,5 mo	2 wks }			—	Belg.
82	Guazzi et al. (1968)	3	F	birth ?	3 mo	3 mo	1 F, 1 M	1 F	+	Belg.
83	Richter (1968)		M	5 mo	16,5 mo	11 mo	sib of 8		—	US
84	Noetzel (1969)		M	?	5¹/₂ yr	?/3 wks	?	?	?	D
85	Crompton (1969)		M	11 mo	31 mo	20 mo	—	—	—	GB
86	Gellissen-Gullotta (1969)	1	M	birth ?	7 mo	7 mo	sibs. 1 M	—	—	D
87	Gellissen-Gullotta (1969)	3	F	6 mo	11 mo	5 mo	—	—	—	D
88	Cooper et al. (1969)		F	?	?	?	sib of 58	—	—	US
89	Dunn-Dolman (1969)		M	8 mo	9¹/₂ yr	8 yr		2 F	?	Canad.
90	Jellinger-Seitelberger (1969)		F	3¹/₂ mo	4 mo	10 days	—	—	—	Austria

35a*) + 1 boy (Hommes et al.)

Familial incidence of the disorder is stated in almost 50% of the so far reported cases suggesting an autosomal recessive mode of inheritance. 12 pairs of siblings with anatomically confirmed illness and a homozygote twin with the same disease (14) were mentioned (see Table 1). It was stated in 17 instances that one or more additional siblings have died of a similar disease although not confirmed by necropsy[5]. In 10 families, however, there were additional normal sibs besides the affected ones, whereas in 17 families normal siblings of a sporadically affected infant were reported. In one family (9) the mother's brother was suspected to have died of a similar illness. In another family (47) the siblings of both grandmothers were said to have died in early infancy from a similar clinical disorder. The same was suspected in a mother's uncle of two siblings with confirmed illness (80, 81). Investigations of the family pedigree of two siblings with apoplectic lethal form of the disorder (45, 46) revealed several cases of similar clinical disease which, however, had survived. In a cousin of another two siblings (23, 24) a generalized gangliosidosis of the GM_1-type was detected. As exhaustive family studies of the disease are lacking, its hereditary pattern is still undetermined.

Consanguinity of the parents (first or second cousins) was reported in six families (3–4; 23–24; 33–34; 40; 58; 82) in all of which siblings were involved by the condition.

The *geographic occurrence* of the disease is a world wide one without racial or local delimination. Since this condition has been reported from many different countries — about 56 in Europe, more than 40 in USA and Canada, others from South America, Australia, Japan, and Madagascar — its incidence does not appear to be related to geographic or climatic factors.

3. Clinical Aspects

3.1. Prenatal and Perinatal History

The prenatal period has, in general, been unremarkable except for secondary anemia (7), a "virus infection" (4) or poor prenatal nutrition of the mother (40) and a threatened abortion during the second month of pregnancy (9). In all cases the delivery was normal and full term. No trauma or perinatal hypoxic period was reported. In most of the infants the birth weight was within normal limits, and no obvious defect was noted at the time of birth and during the very first months of life. The postnatal course was unremarkable except for rare instances having feeding difficulties dating from birth (9, 13, 41, 86). Five cases coming to necropsy were breast-fed for variable periods (23, 24, 60, 62, 80), whereas others received formula milk diet (41, 56, 61, 79). Often however, no information on the diet is available.

3.2. Clinical Course

3.2.1. Age at Onset of Illness

The age at onset of the clinical symptoms in 47, i.e. more than half of the necropsy cases, and in 9 clinical observations was *before the end of the first year of life*. 23 necropsy cases and one sibling were affected before the age of 2 years. In 10 anatomically confirmed cases the disease was said to have began between the ages of two and six, in three children between 7 and 10 years (5, 27, 32). In two

---
[5] Footnote s. p. 167

patients it became evident at the age of 13 (37) and 16,5 years (75) respectively. In 16 patients, five of them confirmed at necropsy (46, 47, 74, 84, 88), the age of onset of the illness is not stated.

Considering the onset of symptoms, three groups can be distinguished: 1. infantile, 2. late infantile, and 3. juvenile forms.

1. The *infantile* group is the largest one including 70 necropsy cases and 11 clinicaly reported sibs in whom the illness began before the end of the second year of life. The age at onset ranged from birth (82, 86), 2 weeks (79) or one month (9, 36) to 24 months.

2. The *late infantile* group includes 10 autopsy cases (6, 12, 15, 21, 27, 28, 31, 56, 62, 70) in which clinical symptoms became evident between two and six years of age.

3. The *juvenile group* comprises 4 boys and one girl (5, 32, 37, 52, 75) in whom the onset of illness was stated between the ages of 7 and 16,5 years.

3.2.2. Age at Death

The age at death ranged between 2,5 months and 17 years. The highest incidence was in the first two years of life: 33 patients — 25 necropsy cases and 8 clinical observations — died in the first year, and 24 in the second year. 29 children, 23 of them confirmed by necropsy, died between the ages of two and six, and 8 cases between 6 and 10 years. The remaining 8 patients died between 10 and 17 years of age (5, 6, 21, 27, 32, 37, 40, 75), only three of them being older than 15 years (5, 37, 75).

The oldest patient (75) escaped the usually short or subacute morbid course seen in early childhood and infancy. He was mentally retarded for at least 12 years; his terminal decline of a few months was progressive, neurological symptoms arising at the age of 16,5 years.

Considering the age of death, Lakke et al. (1967) proposed to distinguish infantile and juvenile cases. The first group includes the majority of the necropsy cases and clinical observations who died between the ages of 10 weeks and 10 years. The remaining 8 patients dying between 10 and 17 years were called the juvenile group. There was no regularity of onset of clinical symptoms to be recognized as it was stated to have been between the age of one and 24 months respectively (40) and of 5 or 16,5 years (75).

In seven cases, three of them confirmed at necropsy (46, 47, 88), the age of death is not stated.

3.2.3. Duration of Illness

The duration of illness was less than one year in 56, i.e. almost two-thirds of the postmortem cases. In 37 patients it was even less than 6 months. Eight infants died after acute illness of several hours (20, 45, 46) to 2 weeks (13, 22, 41, 66, 81, 90). In further 12 cases the illness lasted up to 2 months (1, 14, 24, 33, 44, 47, 53, 62, 68, 79, 80, 84). With one exception (62) all patients dying after short illness belonged to the infantile group. Within two years, 69, i.e. more than three-quarters, of the necropsy cases, and 9 clinically reported siblings had died. Among 10 necropsy cases with duration of illness between one and two years, six belonged to the infantile group (9, 35, 48, 49, 54, 57); in three symptoms began at late infantile age (12, 15, 61), and in one patient in juvenile age (37). In the remaining 19 postmortem cases the condition lasted between two and 15 years. Eight were infants (4, 17, 36, 59, 63, 64, 85, 89), and four were juvenile forms (5, 37, 52, 75). Only in 3 cases the duration of illness was said to have lasted more than 10 years (21, 40, 75).

PETERSON and ALVORD (1964) divided their cases into a subacute infantile and a chronic juvenile form. An analysis of the clinical course and duration of the illness in the different age groups, however, does not justify such a general distinction. In the *infantile* group, the duration of illness was between a few hours and 5,5 years. The majority of the infants died within the first two years of life and only 7 patients became older than 2 years. Except for two cases showing short periods of clinical improvement (2; 64a = case III of CLAYTON et al., 1967), the course of the disease has been a progressive deterioration. Recently, DUNN and DOLMAN (1969) reported a case with recurrent but rather atypical course (89). In the *late infantile* group the disorder lasted between 6 weeks and 13 years. Only 3 patients died after short duration of illness (44, 56, 62), whereas a subacute to subchronic progressive course was usual. In the *juvenile* group, the duration of symptoms ranged from seven months (32) to 5,5 years. With the exception of 4 patients showing short periods of improvement (5, 6, 21, 37), the course has been a subchronic progressive one.

3.3. Clinical Symptomatology

The clinical manifestations of this condition often are those of a slowly progressive disease of an insidious onset with feeding problems, lagging growth and retarded physical development or regression of acquired motor skills, followed by lassitude, weakness of trunk and limb muscles, altered muscle tone with corresponding changes of the deep tendon reflexes, loss of visual and auditory perception and progressive brain stem involvement. In some children progress was retarded. They were never able to sit up or to stand and to support the head, whereas others with obviously normal early infantile development spontaneously or after febrile states lost weight, stopped crying, became weak and began to sleep for long periods. Signs of retarded physical development and reversion to early infantile mentality later progress to a stage of complete helplessness and unresponsiveness, apparent deafness and blindness, progressive motor weakness frequently associated with generalized hypotonia. Other children show spastic signs in all limbs with increased tendon reflexes, occasional extensor or infantile type plantar responses, progressing to spastic quadruplegia. Subacute brain stem involvement includes severe oculomotor disturbances with loss of pupillary light reflexes, miosis, strabismus and ptosis, progressing to total ophthalmoplegia, occasionally preceded by nystagmus and bizarre eye movements. Respiratory irregularities and periods of hyperventilation (38, 39, 59) or apnea (86, 87), seizures, repeated episodes of vomiting, dehydration and disturbances of consciousness were seen. Often the condition deteriorated rapidly, and the child died in deep coma or decerebrate state. Respiratory failure was usually responsible for death. In other cases the illness was characterized by rapid onset of disability, consisting of muscular weakness, inactivity, poor cry, incoordination, and loss of speech, visual and auditory functions. The symptoms became apparent after a febrile state due to unspecific upper respiratory tract or ear infections (57, 58). In other instances, a subacute brain stem syndrome led to death within few weeks (44, 84).

Some children exhibited an *acute*, clinically fulminant form of the disease, and without apparent developmental difficulty died after an illness of several hours' or days' duration in which seizures, coma, hypothermia, cyanosis and hyperreflexia were the cardinal manifestation (20, 22, 81, 90). Unique cases characterized by apoplectic onset in relation to infection died within some hours in status epilepticus (45, 46).

Whereas most patients of various age onset have had a *subacute* to subchronic clinical course of several months up to 2 years, a small group showed progressive or recurrent symptoms over a more extended period. Motor disturbances of pyramidal and extrapyramidal origin, such as hemiplegia (6), rigidity (5, 6, 21), progressive tetraparesis, involuntary movements including dystonia, athetosis or choreo-athetosis (5, 27, 59) and dysarthria with or without mental deficiency characterized this small *"chronic"* group. A boy (89) who, from the age of 8 months suffered recurrend attacks of weakness and difficulties in swallowing, after the age of 2 years developed clinical features suggestive of Friedreich's ataxia with severe muscle atrophies, areflexia, equinus deformity of feet and mild mental retardation. Some of these patients showed spontaneous but temporary improvement. They also succumbed to coma, respiratory failure or pneumonia.

Among the frequently encountered *neurological signs* are loss of pupillary reaction to light, strabismus divergens and ptosis (5, 14, 25, 42, 52, 54, 83—85, 87, 89) later progressing to total ophthalmoplegia (5, 23, 40, 42, 48, 53, 67); nystagmus or other bizarre "jerky" (68, 80) or rolling eye movements (35a, 63, 64); spasticity with increased tendon reflexes and positive Babinski signs (1, 2, 6, 8, 9, 21, 23, 24, 27, 28, 37, 50, 70, 79, 80, 83) and rather common hypotonia or flaccidity of the limbs with diminished or abolished deep tendon reflexes with or without pyramidal signs, cerebellar ataxia (3, 4, 12, 16, 33, 34, 36, 37, 52, 77, 89) and tremor (3, 4, 12, 13, 16, 18, 28, 38, 39, 42, 48, 54, 56), choreo-athetotic movements (5, 12, 16, 23, 27, 35, 53, 56, 57, 59, 74, 80) and loss of auditory and visual perception. Optic atrophy was reported to be present in at least 26 necropsy cases and absent in 19. Blindness was clinically suspected in many patients (1, 5, 7, 8, 10, 24, 27, 29, 30, 38, 44, 49, 82, 83, 85, 87). Peripheral facial paresis (5, 37, 57, 63, 75) and other cranial nerve palsies (5, 9, 19) were less common. Hemiplegia was rather rare and usually progressed to spastic tetraplegia (2, 6, 15, 21, 27, 53). Occasionally, atrophy of skeletal muscles was noted (55, 57, 58, 64, 89).

Some infants having normal postnatal progress after febrile states commenced to have twitches or tonic spasms (50, 90). Myoclonic jerks and attacks of muscle twitching affecting the facial and perioral region as well as the trunk and limbs were reported (2, 6, 24, 33, 34, 36, 49, 54, 58, 76, 80, 83). Other children presented a prominent history of *seizures* (10, 50). They were the initial symptoms (48, 63, 64, 76, 88) or occurred in the further course of illness (7, 14, 15, 18, 19, 21, 29—31, 38, 39, 57, 58, 66, 76, 83) or were noted in the terminal stage (8, 20, 22, 45—47, 75, 81, 82, 87).

The *feeding problem* associated with dysphagia, inadequate sucking, regurgitation, anorexia and periods of vomiting is usually attributed to the disease progress. Although they may preced other clinical symptoms (9, 13, 41, 65, 86, 87), they are considered a result rather than a cause of the illness. In some cases they developed in the terminal stage (49, 50, 55, 56, 82, 83). Although poor feeding was noted in many instances, seldom was there any significant degree of malnutrition or severe dystrophy. Usually it was evident in the terminal phases of illness (2, 11, 15, 28, 35, 40, 55, 58, 60, 61, 63—65, 69, 89).

Mental retardation often was *not* evident or was not demonstrable because of the severity of the organic syndrome. Whereas intelligence was unimpaired until death even in occasional cases of chronic duration, mental retardation or deficiency was evident in others (7, 11, 21, 38, 39, 74, 75, 80, 82, 85, 89).

An attempt to list all the clinical symptoms recorded did not reveal any clear distinction in the symptomatology between the infantile, late infantile and juvenile groups except for the rather protracted course in cases with delayed onset. Recently KAMOSHITA et al. (1968) claimed that "lack of typical clinical features is the typical feature" of this encephalopathy. Considering the variable topography of the pathological lesions, however, it is not surprising that a great variability in presentation of signs and clinical symptoms is encountered in patients of all age groups and even in siblings.

3.4. Personal Observations

The clinical heterogeneity of this disorder is illustrated by two personal observations concerning siblings of a Bavarian family with non-contributory history (65, 66). After postnatal feeding disorders the elder sib, a girl (65), was strikingly silent and two weeks after an otitis media died from acute respiratory failure at the age of 4 months. The boy (66) suffering from seizures, at 5 months developed decerebrate rigidity and died in deep coma 2 weeks after the onset of the acute symptoms characterized by muscle weakness, increased tendon reflexes and respiratory distress.

Another sporadic case was that of a girl, descent of a healthy Austrian family with two healthy sibs (67). She showed initial feeding difficulties, mental retardation and seizures at 13 months. Progressive regression of the acquired motor skills and seizures were observed. Some weeks before death at 22 months she developed strabismus, flaccidity of the limbs and hyperreflexia. Death was due to acute respiratory failure.

A recent observation concerned a girl (90), product of healthy, non-consanguineous parents who, after unremarkable birth and early postnatal development developed seizures, respiratory disorder, generalized spasticity and progressive somnolence. Within 10 days she succumbed to acute respiratory failure.

4. Laboratory Findings

4.1. General Investigations

Cerebrospinal Fluid was usually normal except for mild increase of CSF protein up to 67,5 mg-% or even 100 mg-% (12, 25, 31, 37, 43, 55, 57—59, 63, 69, 71, 78). Colloid gold curves were negative.

Skull roentgenography revealed no abnormality.

Pneumoencephalography often was normal. In later stages mild enlargement of the ventricular system may be present (6, 21, 23, 32, 52, 55, 57, 63, 69).

Electroencephalography was normal or showed various non-specific abnormalities particularly in progressed stages of the disorder (5, 6, 32, 37, 48, 85, 87), such as infrequent bursts of sharp wave discharges without seizure activity (58), generalized paroxysmal activity (39), episodic bilateral 0,5—1,0 c/sec delta frequence of high amplitude (59) or permanent regular 4—5 c/sec theta and 0,5 to 1,0 c/sec delta frequences (23), diffuse theta-delta dysrhythmia (66) or diffuse high voltage with abnormal spindles (77).

Electromyography was normal (44) or revealed fibrillation potentials suggestive of anterior horn cell disease (57) or chronic partial denervatiou in the tibialis anterior (89). In this patient, *motor conduction velocity* was significantly slow.

Brain biopsy disclosed slight astrocytic proliferation in the white matter which did not enable a definite diagnosis (58).

Biopsy of peripheral nerves was normal or revealed slight focal demyelination (58) or distinct loss of myelin sheaths (89).

Muscle biopsies were normal or showed non-specific alterations including slight variation in muscle fiber diameter size (64 ,89).

Liver biopsy showed high glycogen content of the liver cells (77).

4.2. Clinical Biochemistry

Routine blood and urine analysis including blood sugar, blood urea nitrogen, serum iron and other heavy metals, serum cholesterol and liver tests were usually normal. In one sibling case (35a), however, glucose levels in blood and CSF were slightly lowered. A normal glucose utilization was inferred from normal glucose tolerance test, and from the normal rise in blood glucose after injecting glucagon or epinephrine. It was concluded that there was an impaired rate of gluconeogenesis (Hommes et al., 1968). Glutamine acid level in serum was normal (6) as were serum levels of lactic dehydrogenase, glutamine oxalacetic transaminase (68, 89), glutaminic pyruvic transaminase (89) and total serum transaminase (60). Serum electrophoresis revealed an elevation of globulin between the α-2- and β-1-fraction (60). Phenyl pyruvic test of urine was negative. Normal copper urine excretion was found (27).

4.2.1. Special Biochemical Findings

Clinical biochemical investigations disclosed some abnormalities which appear of special etiological interest:

1. *Aminoaciduria* was reported in several patients (24, 35a, 38, 39, 47, 49, 50); increased excretion of leucine (42), and cystationuria was noted in a living sibling of a morphological verified case (70).

2. *Hyperalaninaemia*: One patient with recurrend clinical course (89), in the relapse of polyneuropathy at 8 years, showed increased amounts of alanine in the plasma and urine. The urinary output of alpha-keto acids was high in the early phase of the relapse, but subsequent repeated tests showed normal amounts of urinary alpha-keto acids. With partial recovery, the plasma level of alanine became normal while the urine level fell but remained above the normal range. An alanine loading test four months before death gave normal results.

3. *Lactic acidosis* with persistent low plasma bicarbonate level was detected in a series of verified cases (2, 38, 39, 59, 61, 63, 69, 76, 79, 87) and in a clinically studied sibling (35a). Attacks of spontaneous hyperventilation led Worsley et al. (1965) to detect a persistent metabolic acidosis and elevation of plasma lactate and pyruvate levels during the course of illness (38, 39). There was also a renal aminoaciduria and a lowered serum phosphate concentration. While glucose uptake by erythrocytes in vitro was lower than that of controls, the over-all production of lactate was increased and was considered to be derivated from endogenous substrate. Attacks of hyperventilation associated with persistent metabolic

acidosis of undetermined origin were seen in the last months of illiness (59). In spite of acidosis, there was a normal serum potassium level and a raised chloride level (38, 39, 59) or considerable hypernatriemia (42). Hyperchloremia was attributed to the inability of the kidneys to cope with anionic blood. In a further case (74) renal tubular acidosis was noted.

4. *Hyperpyruvemia.* Raised serum levels of pyruvate and lactate were present in several cases (35a, 38, 39, 64, 64a) and were reported by MONTPETIT et al. (1968). This was an outstanding abnormality in two sibs (64, 64e):

Mean concentration of blood pyruvate was 1,9—2,17 mg/100 ml and 2,04—2,7 mg/100 ml respectively (upper normal 1,4 mg/100 ml), whereas the mean concentration of blood lactate was 28,5 mg/100 ml (64) compared to an upper normal of 16,0 mg/100 ml. In both cases, also increased urinary excretion of pyruvate was seen, the concentration of which was 1,37 mg/kg/24 hrs and 0,45 mg/kg/24 hrs respectively compared to a control value of 0,32 mg/kg/24 hrs. In both infants also an increased concentration of α-ketoglutarate was apparent. Mean concentrations found in blood were 0,15 and 0,18 mg/100 ml respectively compared with a mean control value of 0,03 mg/100 ml. Urinary excretion of α-ketoglutarate was increased. In addition, glyoxalate was detected in blood and urine of both infants (64, 64a) which quickly disappeared when Berolase® was administered and was not detected subsequently when the infants received thiamine orally. In both cases, fructose-6-phosphate was detected to be the most prominent glycolytic intermediate in erythrocytes which was not found in controls. However, total ester phosphorus was normal. Glucose uptake and lactate production in case III (64a) was considerably reduced as compared with normal controls. WORSLEY et al. (1965) suggested that the rate of production of pyruvate might be greater than its utilization.

Conversely, normal blood lactate and pyruvate levels in response to a glucose load were seen in another child with SNE later confirmed by necropsy whose sister died of this disease 3 years ago (88). There was no abnormality in the pyruvate metabolism on the patient's white blood cells as measured by $^{14}CO_2$ evolution when incubated with pyruvate C-1-14 or pyruvate C-2-14 (PINCUS et al., 1969).

5. *Transketolase activity.* Normal transketolase levels in blood were reported (64a, 68, 88). The thiamine pyrophosphate (TPP) effect, defined as the percent to which transketolase activity is raised when TPP is added to hemolyzed red blood cells was also normal (68). According to DREYFUS (1962), these findings showed that thiamine metabolism was unimpaired, that transketolase activity was normal, and that TPP, the biologically active form of thiamine, was present in adequate amounts. The activities of pyruvate dehydrogenase, alpha-ketoglutarate dehydrogenase and transketolase, the three TPP dependent enzymes, in serum and brain tissue were found within normal range (88).

6. *Thiamine status.* The thiamine concentration in erythrocytes as well as urinary excretion of thiamine were within normal values (64, 64a). Thiamine was entirely in the phosphorylated form. Very recently, COOPER et al. (1969), however, reported data suggesting that in SNE a factor is elaborated that inhibits the synthesis of thiamine triphosphate. Deproteinized extracts of the blood of a child (88) and aliquots of her urine and spinal fluid were found to inhibit thiamine-pyrophosphate-adenosine triphosphate (TPP-ATP) phosphotransferase, the enzyme that catalyzes the reversible conversion of TPP to thiamine triphosphate.

EIBEN et al. (1965) reported a family in which two siblings (45, 46) had died suddenly and several other family members had survived similar episodes. A number of relatives had blood thiamine levels below normal.

4.2.2. Biochemical Tissue Studies

Activity of enzymes in post-mortem *muscle* tissue showed normal values except for phosphofructokinase for which the activity was only 11 % of the control value (64). The activities of citrate synthase and oxaloacetate carboxylase ("malic enzyme"), deficiencies of which would depress the further metabolism of pyruvate, were found to be normal, as was the activity of fructose-diphosphatase, a specific enzyme effecting the reversal of glycolysis (64).

In *liver* tissue obtained by biopsy from a male sibling of case 35, Hommes et al. (1968) detected almost complete *absence of pyruvate carboxylase* which is responsible for the conversion of pyruvic acid to oxaloacetic acid in the process of gluconeogenesis. The specific activity of this enzyme was 3×10^{-3} μmoles/min/gr. wet weight which is only $1/_{1000}$ of the control value. The activity of phosphoenolpyruvate carboxykinase in liver was normal (35a).

In postmortem specimens of *brain* tissue, transketolase activity was normal (64). Brain pyruvate dehydrogenase and α-keto-glutarate dehydrogenase levels were comparable in both normal and SNE brains (88). In brain tissue of a child with SNE (88) obtained shortly after the patient's death, essentially *no thiamine triphosphate* was found, although the free base and other phosphate esters were present in normal concentration (Pincus et al., 1969; Cooper et al., 1969).

Alanine concentrations were found to be markedly elevated in brain tissue, heart blood, urine and cerebrospinal fluid of another necropsy case (89).

Brain Lipids. Thin layer chromatography of brain tissue showed no significant diminution of total lipid or any changes of lipid pattern in comparison with controls (77).

Trace metal analysis of the brain and liver in the same postmortem case (77) showed no significant deviation in comparison with controls (Kamoshita et al., 1968).

5. Pathological Findings

5.1. General Necropsy

Postmortem examination often produced no abnormal gross and microscopic findings of the organs except for acute passive congestion of the viscera, atelectasis of the lungs, bronchopneumonia, rare cardiac hypertrophy (20, 57), terminal gastric ulcera (51, 60) or atrophic gastric mucosa (38), splenitis (68), acute pancreatitis (40) or serous hepatitis (54). Fatty transformation of the liver was seen (2, 22, 31, 32, 56, 65, 66, 69, 79, 87). In some cases, severe cachexia was disclosed (2, 11, 55, 61, 89) but microscopic examination of the organs usually revealed no alterations suggestive of malnutrition. Skeletal muscle was reported to be normal (22) or to show slight non-specific changes (58). High glycogen content in liver cells was found (66, 77), and in addition to increase of glycogen in skeletal muscle (66) even may suggest a glycogen storage disease.

5.2. Neuropathological Findings

5.2.1. Brain Autopsy

Grossly, the brain and spinal cord may be unremarkable except for vascular congestion. Usually, however, focal gray-brown discoloration or cystic softenings in the brain stem and medulla are evident to the naked eye. Bilaterally symmetrical "butterfly"-like lesions may be found in the periaqueductal and tegmental gray matter (Figs. 1a, b). Similar ill-defined or sharply punched out lesions are seen in the wall of the third ventricle, thalamus, subthalamic nuclei, red nuclei, substantia nigra, dentate nuclei of cerebellum, inferior olives, floor of the fourth ventricle and in the central gray matter of the lower medulla and cervical cord. Spongy lesions and cavities may be present uni- or bilaterally in the striate nuclei. Few cases had marked destruction of the cerebral white matter (9, 15, 62, 80, 81). Slight enlargement of the ventricular system may be recognized (80).

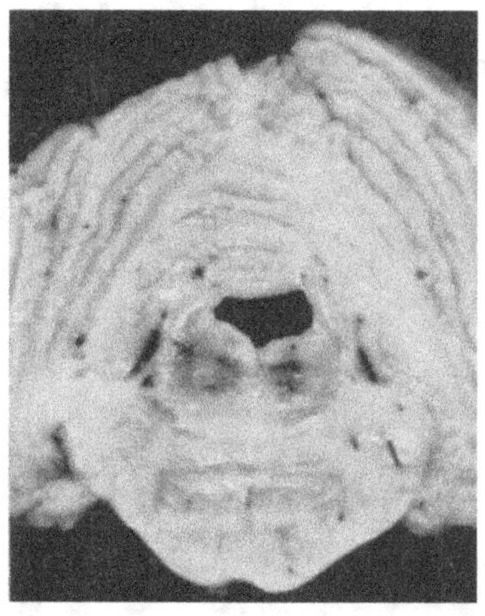
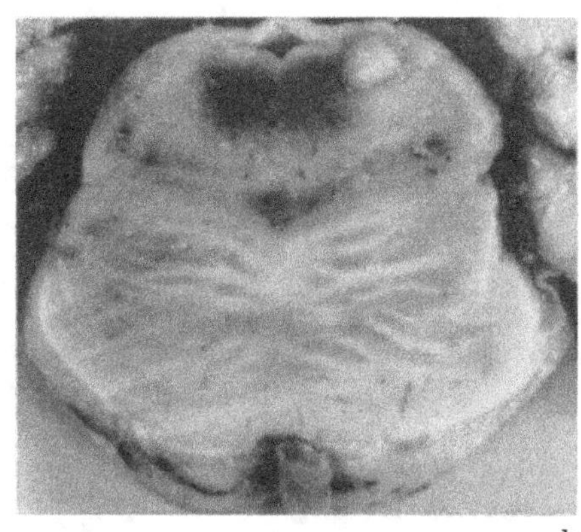

a

b

Fig. 1. a and b. Gross appearance of brain stem lesions (case 67—NI 42/67). a Bilateral symmetrical lesion in the pontine tegmentum. b Haemorrhagic lesion in dorsal tegmental gray matter of the pons

5.2.2. Quality of the CNS Lesions

The histopathological changes consist of disseminated but usually symmetrical foci of incomplete to subtotal "spongy" necrosis with variable glial reaction and prominence of small vessels. The features of this type of partial necrosis often referred to as "pseudomalacia" can be summarized as follows:

a) Rarefication of the neuropil ranging from spongy loosening and vacuolation of the "ground substance" of the nervous parenchyma (Figs. 2, 3) to microcystic disintegration accompanied by myelin swelling and glio-mesenchymal reaction.

b) Predominant vascular changes with varicose dilatation, tortuosity and engorgement, frequent but inconstant increase in number of small vessels, notably capillaries and precapillaries, with or without endothelial swelling and adventitial proliferation (Figs. 4—7).

c) Relative preservation of the nerve cells and axons even in areas with otherwise severe disintegration of neuropil and myelinated fibers (Fig. 5).

d) Destruction of myelin with varying stages of decomposition is almost constantly present in the lesions with microcystic spongiosis. Incomplete demyelination is common in the optic tracts and nerves (Fig. 12). Secondary degeneration is encountered in the long fiber tracts.

e) Microglial reaction and rather slight accumulation of fat granule cells usually accompanies the disintegration of gray and white matter (Fig. 4).

12*

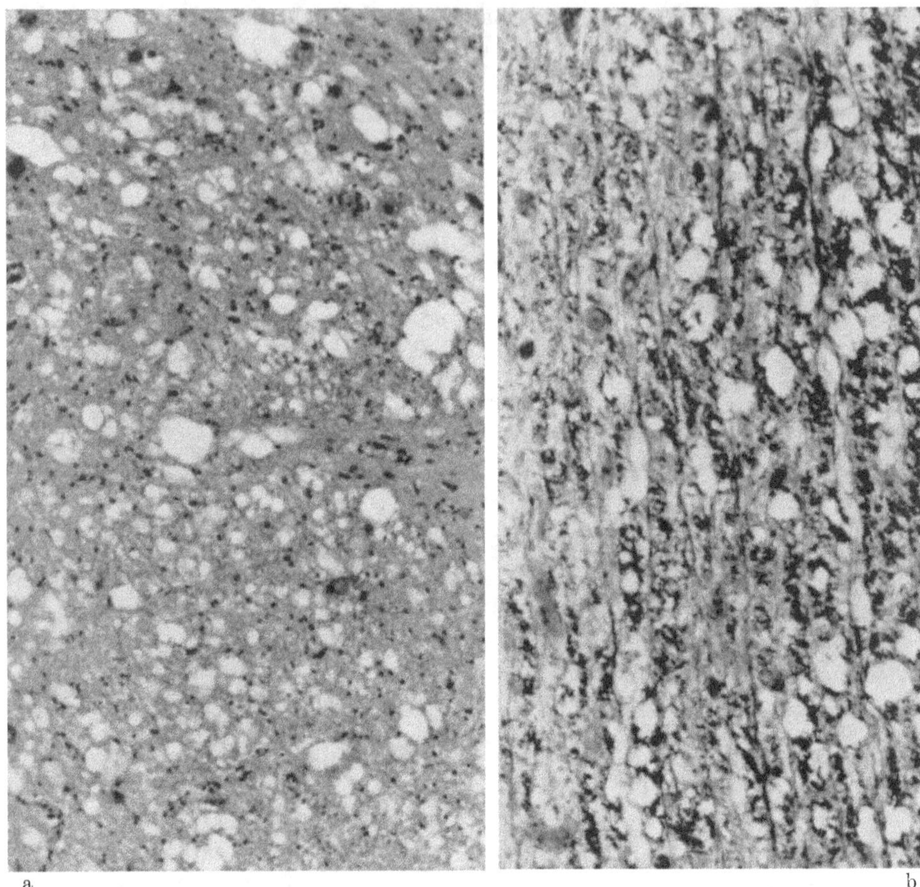

Fig. 2 a and b. Early lesions (case 67 — NI 42/67). a Vacuolation of the gray matter of zona incerta. Most vacuoles are unrelated to capillaries. H. & E. 115×. b Vacuolation within bundles of myelinated fibers in medial lemniscus. Slight myelin lesions and increase in number and size of astrocytes. Klüver-Barrera 175 ×

f) Proliferative and regressive alterations of the astroglia are present in most of the lesions (Fig. 3). They include moderate to marked focal and/or diffuse increase in cytoplasmic and gemistocytic forms, and proliferation of glial fibers terminating in dense glial scarring. Alzheimer type II-cells were rarely seen (80).

g) Marked loss of oligodendroglia within the focal lesions is a common finding.

h) Less common and prominent are non-specific changes of the nerve cells, e.g. central chromatolysis, acute necrosis, atrophy or nuclear pyknosis, and axonal destruction in severely affected areas.

i) Exceptional findings are inflammatory lesions including mild perivascular lymphocytic cuffings (18, 40, 76), and focal extravasation of erythrocytes. Despite vascular prominence, hemorrhages, thromboses and deposition of heme pigments are almost entirely missed.

The character of the morphological changes is quite uniform in all cases of SNE but the age and intensity of the lesions considerably vary from case to case

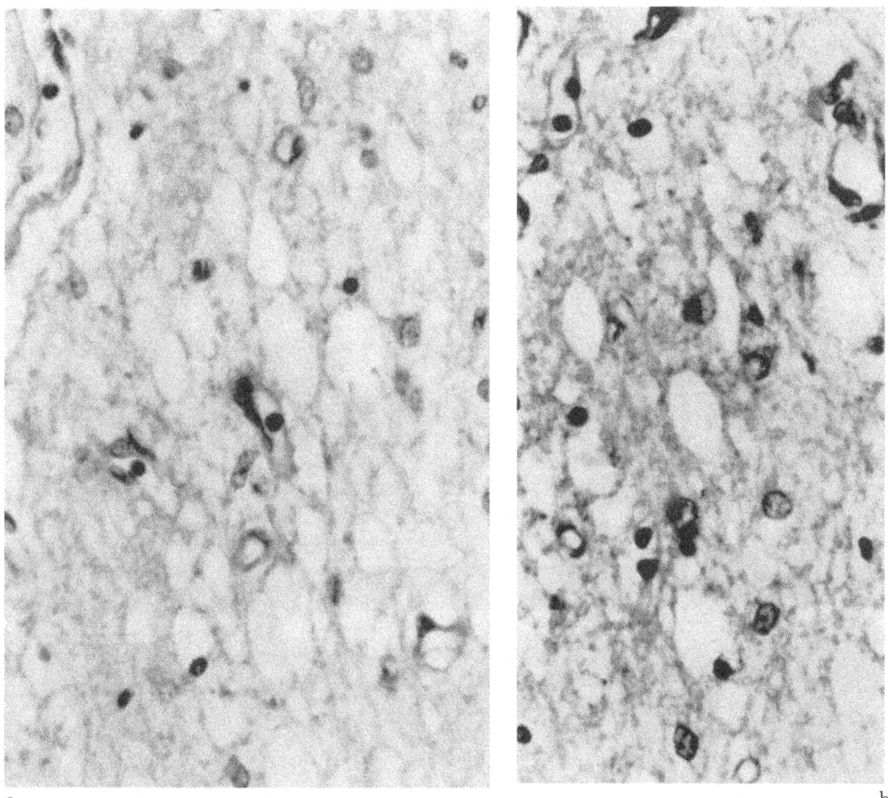

Fig. 3 a and b. Coarse vacuolation of gray matter with hyperplasia of astrocytes, dilatation of capillaries and slight endothelial swelling (case 65 — NI 258/66 A). H. & E. 440 ×. a dorsolateral putamen. b pontine tegmentum

and among the different foci within the same instance: In general, they range from acute spongy lesions with pallor of the neuropil, destruction of myelin with or without neuronal changes, moderate astroglial reaction and slight capillary proliferation (Figs. 2, 3) to a subacute stage of incomplete necrosis with myelin breakdown and decomposition accompanied by astroglial reaction and marked hypervascularization (Figs. 4 and 5). The more chronic lesions represent almost complete disintegration of the nervous parenchyma with variable degrees of glial reaction and hypervascularity (Fig. 6). In some areas, the necrosis may progress to a reparative stage with cyst formation (Figs. 7, 9 and 10), dense glial scarring and moderate increase in connective tissue fibers, decrease of vascular prominence or fibrosis of the vessels.

The *earliest* tissue changes as seen by the light microscope are a vacuolation and pallor of the gray matter, the nerve cell perikarya being essentially intact. "Spongy" loosening of the neuropil often begins far away from the capillaries without considerable widening of the so-called perivascular spaces (Fig. 2a). Similar patchy or diffuse vacuolation is seen within bundles of myelinated fibers or in white matter areas adjacent to focal gray matter lesions. The large and

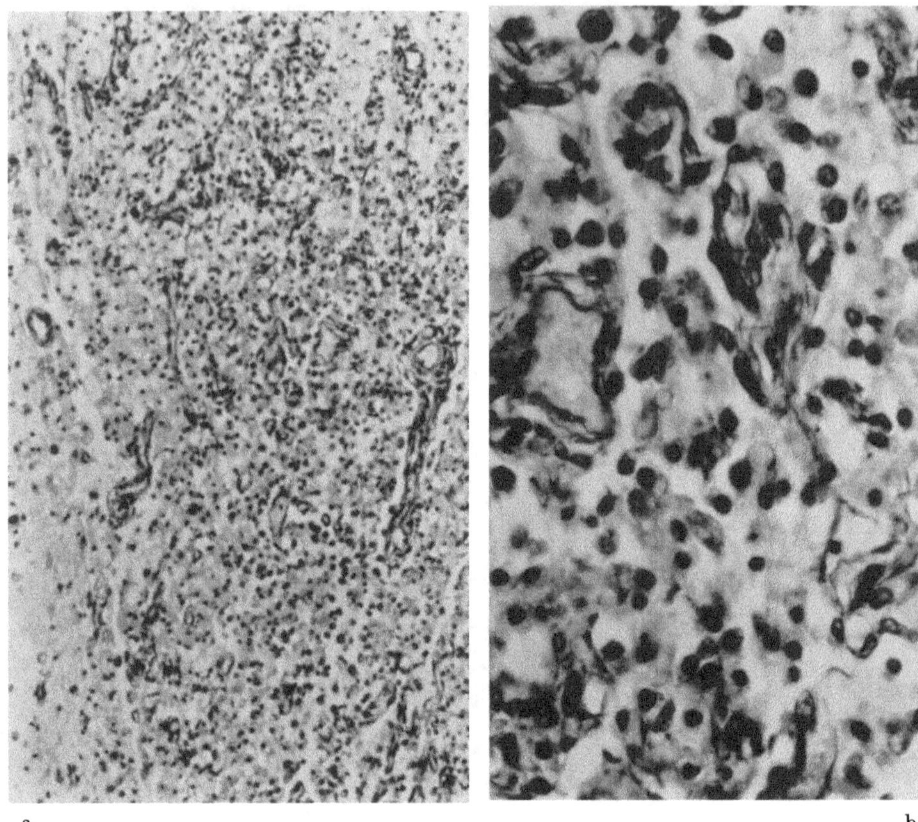

a   b

Fig. 4. a. Necrotic area in posterior tegmentum showing masses of gitter cells and capillary proliferation (Case 66 NI 258/66). H. & E. 110 ×. b. Higher magnification of "pseudomalacia". H. & E. 440 ×

occasionally multisepted vacuoles are bound by intact or swollen myelin sheaths (Fig. 2b). Reduction of the oligodendroglia and mild astrocytic proliferation may be present (Figs. 3a and b). Later on, dilatation and proliferation of capillaries with endothelial swelling becomes obvious (Figs. 4—6). The abundant capillaries are thick-walled with large and varying amounts of reticulin and collagen (Figs. 7 and 11a). In spite of active hypervascularization and necrosis of the nervous tissue, there is generally little cellular reaction. Microcystic cavitation with vascular prominence and active degradation of necrotic material by microglia and phagocytes is often recognized (Figs. 4a and b). These changes may be the lesion as represented in more advanced stage. Abundant neovascularization within the cavities themselves, without surrounding neovascularity supports this sequence (Figs. 4a and 6). However, in some cases with many years' standing, no cavitations are mentioned (26—28, 40), and this may be used as evidence against such a progression. On the other hand, even in cases of long duration, acute and advanced stages of the lesion are recognized, thus indicating a subacute to subchronic relapsing course. Nonspecific degenerative changes of the

nerve cells can be noted in and near acute and subacute lesions. In many areas
with or advanced microcystic destruction of the neuropil, however, the major part
of the neurons and axons is well preserved (Fig. 5). Thus, intact or slightly atrophic
nerve cell perikarya lie isolated between the varicose neocapillaries. Surrounded

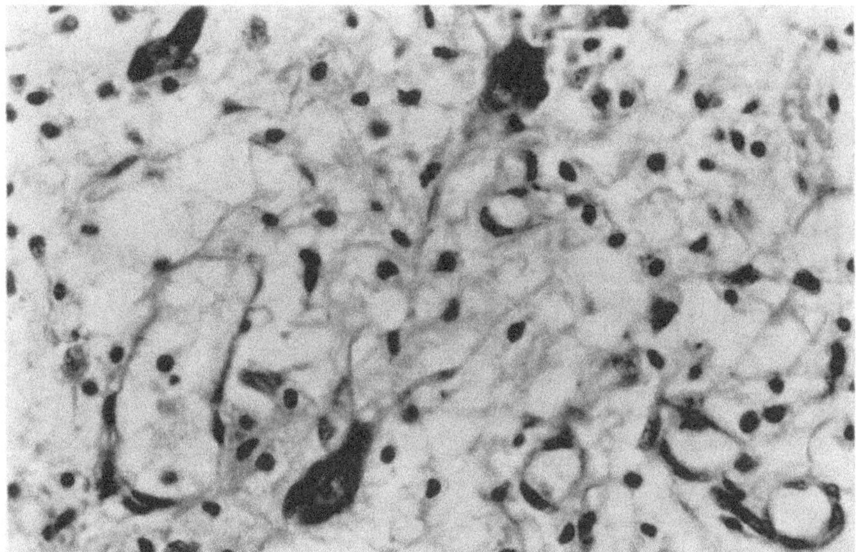

Fig. 5. Well preserved neurons within necrotic lesion in substantia nigra showing vascular
proliferation and macrophages in dissoluted tissue (case 67). K. V. 440 ×

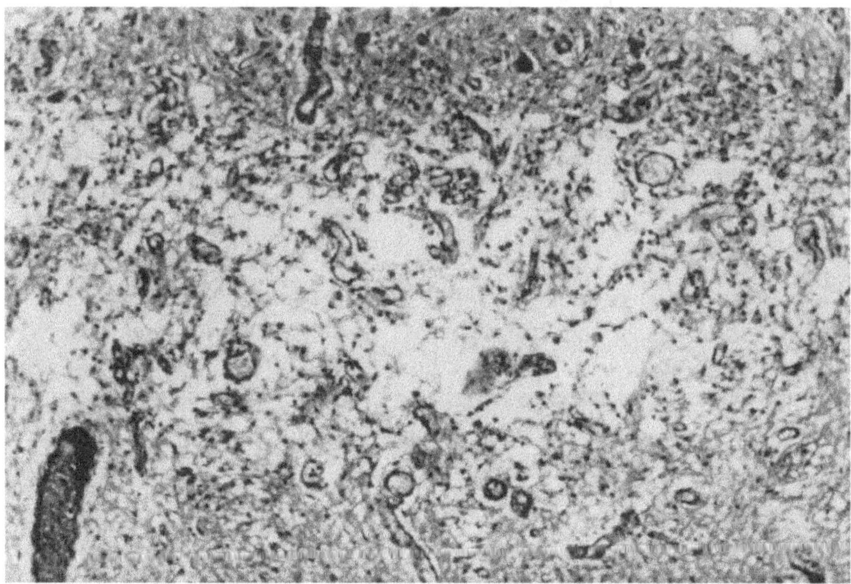

Fig. 6. Necrosis with microcystic degeneration and prominent vasculature in substantia nigra
(case 66). H. & E. 110 ×

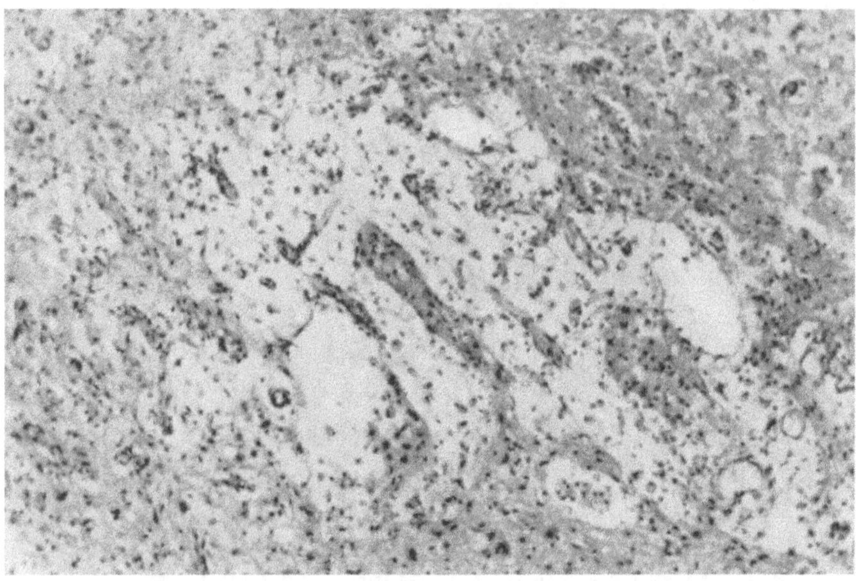

Fig. 7. Cystic necrosis with slight hypervascularity and gliomesodermal fiber proliferation in basal putamen (case 66). H. & E. 110 ×

by numerous macrophages, they are situated within a loose network of glial fibers and axons deprived of their myelin sheaths (Fig. 5). In severe lesions, however, almost complete loss of nerve cells with marked axonal destruction throughout terminates in cavitation with or without hypervascularity and glio-mesenchymal fiber proliferation which may represent the final lesion (Figs. 6 and 7).

The proliferation of the astroglia often exceeds the degree of pure active and reparative changes. Fibrillary gliosis and proliferative changes of protoplasmic astroglia are not restricted to the spongy and necrotic foci, but often a diffuse astroglial reaction with large, pale and rarely "naked" glial nuclei is encountered in the adjacent regions and even in otherwise intact areas of the gray and white matter indicating a generalized affection of the astroglia (GULLOTTA, 1968; GUAZZI et al. 1968).

5.2.3. Topography of the CNS Lesions

In almost all reported cases, bilateral, predominantly symmetrical but unsystematic focal necrosis was observed in the gray structures of the brain stem or cerebrum, or both, rather frequently associated with cerebellar and spinal cord involvement. The white matter of cerebrum, cerebellum, brain stem and spinal cord may be affected by focal lesions, patchy demyelination or secondary degeneration of fiber tracts. In this respect, three anatomical forms of lesions can be distinguished:

a) the more common lesion destroys gray and white matter without predilection for either. Thus, in the brain stem or basal ganglia, almost all areas in a single cross section may be involved.

b) The lesions may also be restricted to the periventricular gray matter or to the cortical gray (62) without involvement of the myelinated areas. Again only white matter may be affected with almost complete sparing of the gray nuclei which is a rare finding.

c) By far the less common type, is the restriction to only a certain nuclear mass with sparing of adjacent and intervening areas, e.g. by selective affection of the dentate nucleus (61).

The distribution, extent and number of lesions vary considerably among the individual examples, but usually there is a striking predilection for the gray matter along the ventricular system. Recently, GULLOTTA (1968) emphasized the frequent and almost obligatory involvement of the "circumventricular" structures. On the other hand, FEIGIN and WOLF (1954), TUTHILL (1960) a.o. noted the striking tendency of the lesion to spare a thin layer of tissue adjacent to the ventricular surface (see Figs. 8a, b and 9).

In some rare instances, the *gray matter* involvement was limited to a small number of symmetric foci of necrosis in the tegmentum of the midbrain and pons (15) or in substantia nigra and tegmentum of midbrain, pons and medulla (2, 29, 37, 62, 68) including the corpus subthalamicum (36, 41). In the majority of the cases, however, the lesion exceeded this limit. Rarely the neostriatum (23), striopallidum, subthalamic nuclei and substantia nigra (48) or the basal ganglia and dentate nuclei (17) were exclusively affected and no lesions were detected in the brain stem. Combined symmetrical and bilateral lesions of the neostriatum and brain stem were the typical features in most cases.

Table 2 lists the anatomic distribution of the nervous lesions in the hitherto reported observations.

In addition, EIBEN et al. (1965), CLAYTON et al. (1967) — and CROME (1964) respectively —, ORTHNER (1968), RABE et al. (1968), COLMANT (1968), and COOPER et al. (1969) mentioned cases with "typical" lesions, the topographic pattern of which, however, is not given in sufficient details to include in the table.

In the *brain stem*, the periaqueductal and deep tegmental nuclei of the midbrain and pons almost constantly including the substantia nigra, the inferior colliculi, the floor of the fourth ventricle and the dorsal and central gray matter of the medulla and upper spinal cord are common sites of lesions (Figs. 8a to c, 9, and 11b). In part, they are patchy, in part continuous, occasionally extending for long distances in the longitudinal axis of the brain stem. Often they are strikingly symmetric and involve various cranial nerve nuclei and large parts of the bulbo-pontomesencephalic reticular system (Figs. 1b, 8a—c, and 9). Symmetric necrosis in the subthalamic nuclei (Fig. 8d) and inferior olives are rather common (Figs. 8c and 11a). Involvement of the superior colliculi was seen in rare instances (4, 8, 32, 37). There is variable affection of the red nuclei and hypothalamus with predilection for the walls and floor of the third ventricle (Fig. 9). Involvement of the cerebellar dentate nuclei was encountered in about one-third of the postmortem cases. The basis pontis is but exceptionally affected (9, 61, 66).

Involvement of the *basal ganglia*, in particular of the putamen and thalamus, is often present but occasionally these nuclei were preserved (1, 7, 15, 20, 36, 41, 61, 67, 68, 72, 77, 78, 87). Bilaterally symmetrical necrosis of the neostriatum was found

Table 2. *Distribution of Lesions in Reported Cases of SNE*

Author (see Table 1)	Cerebral Cortex	White Matter	Optic System			Striatum			Thalamus	Hypothalamus	Mammil. Bodies	Subthal Nucl.
			N	Ch	T	Ca	Pu	Pa				
Leigh	—	—	+		+	—	—	—	++	+—	—	—
Feigin-Wolf	—	—								+—	—	
	—	—		+	+						—	+
	—	—		+	+						—	+
Garcin et al.	—	—	+	+	+	+	+	—	+	+—		
Christensen						++	++	+	+	—	—	—
Richter	—	—	+	+	+	—	—	—	—		—	—
	—	—	+	+	+	++	++	+	+		—	+
	+	+	+	+	+	++	+	+—	+		—	—
	—	++	+						+		—	
Ule	—	—					+				—	+
Ford					+							
Tuthill	—	—	+	+					+—	+	—	
Poser-Bogaert	—	++				—	—	—			—	
Reye	—	—	+	+			+				—	
		—				+	++	+			—	
		—					+	+			—	
	—	+—	+	+			+		+		—	+
Tom-Rewcastle	—	+	+	+	+	—		—	+	+	—	—
Christensen						++	++	+—	—		—	—
Aronson-Okazaki	—										—	—
Bargeton et al.	—	+—				++	++	+—				—
	—	—				++	++	+	+	+	+—	+
Peterson-Alvord	—						+				—	+
	—	—					+				—	+
	—	—					+				—	+
	—	—					+				—	+
Richter						+—	+—	+—				
						+	+	+				
Tariska	—	—				—	+				++	—
Tuthill-Henn	—	—							+—	+—	—	
Ebels et al.			—	—	+	—	—		+		—	—
			—	—	+	—	—		+		—	
			+	+	+	+	+	—			—	+
			+	+	—	—					—	+
			—	—	—	—					—	—
Worsley et al.	—	—	+	+	+	+			+		+	
Namiki	—	—				—	+	—	—		—	—
Lewis	—	—				—	—	—			—	+
Thieffery et al.	—	+					+			+	—	+
		+				+	+			+—	—	+
Sandbank												

with Pathologic Studies Given in Sufficient Detail

Nigra	Ruber	Cerebellum WM	Cerebellum DN	Sup Inf Collic.	Tegmentum Mid Brain	Tegmentum Pons	Tegmentum Medulla	Inf. Olives	Pes Pontis	Spinal Cord Cent Gray	Spinal Cord Deg Tr.	Other Nervous Lesions
+	+	−	−	+	++	+	+	+	−	−	+	
+	+	−	+	++	++	+	+			−	−	
+				+	++	+	+	+	−			
+		+	+	++	++	+	+	+	−			
+				++	+	+	+		−	+		Ammon's horn
+−	−	−	−				+	++	−	+		
+		−	−		+	+	+	−	−			
+				++	+	+	−	−	−			
+	−	+	−	−	+	+	+	+−	+\		+	Py Tr. Deg.
+	+			+	+					+		
+		+	+	+	+	+	+	+	−			Fornix
		+−	+		+							
+				+	+	+	+			+		
+	+			+	+	+	+					Fornix
		+		+	+	−	−	−	−	−	−	
+		−	−	+	+			++	−	+	+	post. spin. roots,
+		+	−	−	−		−	−	−	+	+	periph. nerve
+		+	−	+	+	+	+	+	−	+	+	N. vagus
		−	−	+		+		+		+	+	
−	−	−	−	+			+	−	−	+	−	Agenesia c. call
			+	+	+							
				−	+							
+	+			+	+	−	−	−				
			+	+	+				−			
+				+	+	+		−				
+				+	+	+		−				
+				+	+	+		−				
				+	+	+						
				+	+							
+	+		+−	++	+	+	+	+	−			
+−				++	+	+	+	−	−			Fornix
−	−	−	−	++	+	+	+	+	−	+		
−	−	−	−		+	+	+	+		+		
−	−	+−	+	+	+	+	+	+				
+	+		+	+	+	+	+	+		+	+	
−	−	+	+		+	+	+	−		−	−	
+	+	−	+	++	+	+	+	+		+	+	
		+	+		+	+						
+			+	+	+	+	+	+	−	+	+	roots, nerves
+−				+	+	+	+	+	−	−	+	
+				++	+											
+			+	+	+	+	+					
+				+		+	+	+				

Table 2.

Author (see Table 1)	Cerebral Cortex	White Matter	Optic System			Striatum			Thalamus	Hypothalamus	Mammillary Bodies	Subthalamic Nucl.
			N	Ch	T	Ca	Pu	Pa				
EIBEN et al.							+	+			+	
GERHARD							+				—	
BIGNAMI et al.	—	—	+	+		+	+	+	—		—	+
ANDERSON	—	—	+	+	+						—	+
			+	+	+	+					—	
											—	+
											—	+
LAKKE et al.	—	—								+	—	
KOLKMANN-VOELZKE			+								—	+
						+	—				—	
SOGA			+						+		—	+
ROBINSON et al.			+	+							+—	+
						+	+	+	+		—	
PROCOPIS et al.	—	+					+			+—	—	
YASHON et al.	+—	—	—						+	+—	+	—
	—		+			—	—	—	—		—	
	+					+	+		+	—	—	
JELLINGER-SEITELBERGER	—	—	—	+	+	+	+	+	—	—	—	—
	—	—	—	+		+	+	—	—	+—	—	+
	—	—	+	+	—	—	—	—	+	—	—	+
GREENHOUSE	—	+	+	+	—	—	—	—	—	—	—	—
FEIGIN et al.	—	+				+	+				—	
WEIL et al.			+									
GULLOTTA	—	+—	+	+		+	+		+		—	+
	—	—	+	+	—	—	—	—	+		—	+
GRCEVIC	—	+—	+					+	+		—	+
HARDMANN et al.	—	—	+	+		+	+	—	—	—	—	—
KAMOSHITA et al.	—	—				++	++	+			—	
	—	—				+	—	—	—	+	++	—
	—	—				—	—	—	—			
	—	—				++	++	—	—		—	—
GUAZZI et al.	++	+	+			+	+	+	—			+
	+	++				+	+	+	—			+
	—	+	+			+	+	+	+			
RICHTER	—	—	+	+		++	++	++	+	+	—	+
NOETZEL												
CROMPTON	—	++					+—	+	+	++	—	+
GELLISSEN-GULLOTTA	+	—	+	+		+—	—	—	—	+—	—	++
DUNN-DOLMAN	—	—	+	+	—	+	+	+	++	++	—	+
JELLINGER-SEITELBERGER	—	—	—	+	+	—	+	++	++	+	—	++

Explanation of Symbols: + indicates lesion present; — lesion not present; blank

(Continued)

Nigra	Ruber	Cerebellum WM	Cerebellum DN	Sup Inf Col lic.	Tegmentum Mid Brain	Pons	Med. ulla	Inf. Olives	Pes Pontis	Spinal Cord Cent Gray	Spinal Cord Deg Tr.	Other Nervous Lesions
				+								
					+		+					
+	—	—	—	—	—	—	—	—	—			
+					+	+	+					
+					+	+						
+					+	+	+					
			+		+	+	+	+				
		—	—	+	+	+			—			
+	+			+	+	+	+	+—	—			
+		—	—	+	+	—	+	+				
	+	+	+	+	+	+	+	+	—	+	+	dors. roots
—		+	+	+	+	+	+	+		+		
+		+	+	+	+	+		++	—		+	peron. nerve
+	+	+	+	+	+	+	+					
—	—	—	—		+	+	+	—				
	+	+	+	+	+	+	+	+	+		+	
	+	+	+	+	+	+	—	—				
					—	—	—					
+	—	—	—	—	++	+	—	—	+—	—	—	AH, Fornix
++	+	—	—	—	+	+	+	+	—	+	—	
+	—	—	—	—	+	+	+	+	—	+	+	
+					+	+	+	+				
				+	+	+					+	
+					+	+	+	+				Corp. call.
+					+	+	+	+	+			Fornix
+	+	+	+		+	+	+	+				C. call., Fornix
—	—	—	—	—	++	+	+		—			
+	+	—	—		++	+	+		—			
		—	—		++	+	+	+	—	+—	+	AH, cp. forn.
		—	—		+	+	+	+	—		+	
+		—	+	+	+	+			—			
+		—	—		+	+	—	—	—			
+		—	+—	+	+	+	+	—	—	—	—	peron. nerve
+	+			++	++	++	++	—	+—	—	—	
						++	++			+		
+	+				++	++	+	—	—	+		spongy lesion cer. white matter
++		—	—	—	+	—	++	—	—	+	—	AH; spin. roots
++	+	+	+	++	++	+	++	—	—	+—	++	AH; per. neurop.
+		—	—	++	++	++	++	—	—	—	+	lumb. roots

presence of lesion not stated.

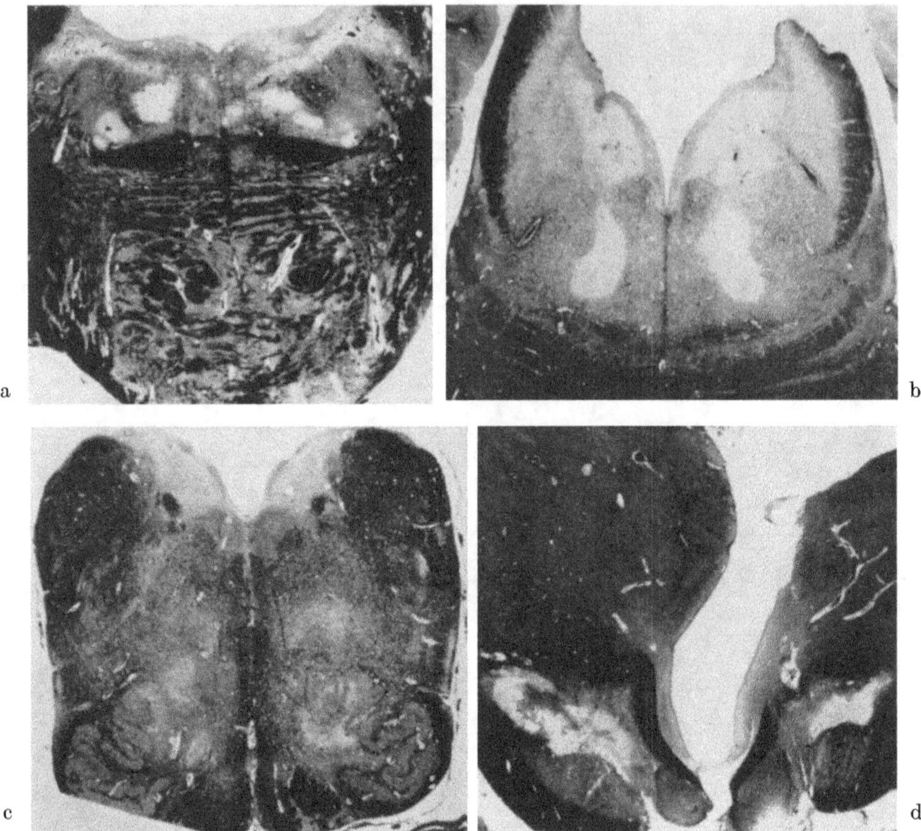

Fig. 8a—d. Symmetrical distribution of necrotic lesions in the tegmentum of pons. Klüver-Barrera 4,5 ×. a case 67 — NI 62/67; b case 44 (Sandbank); c Symmetrical foci of spongy necrosis in medulla (case 67). Klüver-Barrera 5 ×; d Symmetrical necrosis of subthalamic nucleus progressing to substantia nigra with sparing of each mammillary body. Defect in one mammillary body is artefactual. (case 67). Klüver-Barrera 1,8 ×

in about half of the necropsy cases, whereas unilateral affection is rare (40). The lesions have a predilection for the putamen (Fig. 10), while the caudate nucleus and pallidum are less often affected. The putamen may be involved alone, but isolated necrosis of the caudate nuclei is rare (31, 33—35). Neostriatal lesions are not constantly associated with involvement of the pallidum. An isolated affection of the latter was never reported or was combined with thalamic foci (74). The thalamic lesions usually ensue the periventricular parts (33, 34), rostral and medial nuclei (1, 7, 20, 38, 39, 71, 72, 76) or lateral nuclei (1, 7, 38, 39, 65, 67). There is occasional affection of the zona incerta (24, 67; Fig. 2a), corpus geniculatum laterale (45, 46, 60) and reticular thalamic nuclei (10).

Among those gray structures rarely affected are the cerebral and cerebellar cortices, and in particular, the *mammillary bodies*. The latter were severely implicated only in 4 cases (38, 45, 60, 77). They are summarized in Table 3, which also represents the general features of cases without mammillary involvement. There seems no particular reason to consider these four patients as having a separate

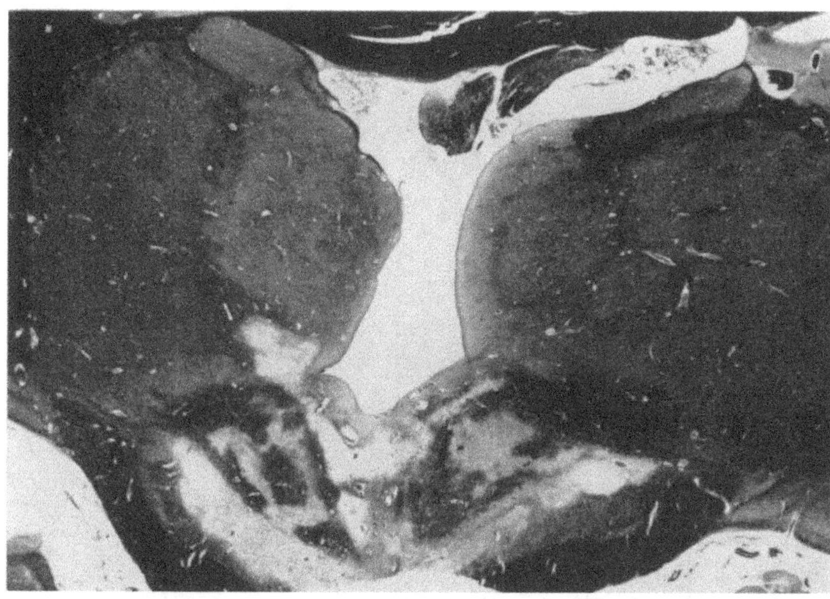

Fig. 9. Extensive bilateral lesions of rostral brain stem affecting the floor of the 3rd ventricle, each ruber and substantia nigra. Thalamus, fornix and corpus callosum are spared. (case 67 — NI 42/67). Klüver-Barrera 2,4 ×

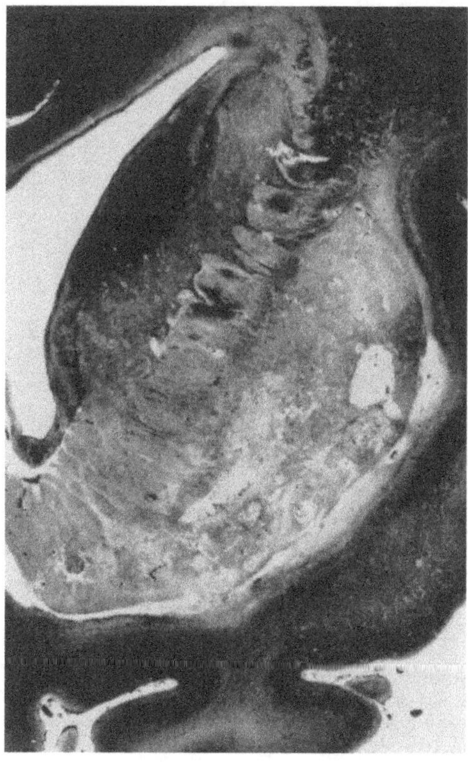

Fig. 10. Multicystic lesion in putamen progressing to the internal capsule (case 66 — NI 258/66). Klüver-Barrera 5 ×

Table 3. *Infantile Subacute Necrotizing Encephalomyelopathy with Mammillary Involvement*

Authors (Reference)	Age	Sex	Family History	Evidence of B_1 Deficiency	Major Clinical Findings	Characteristic Lesions	Approximate Duration
Worsley et al. (38)	25 mo	M	Brother died of same disease	None	Twitching, unsteady gait, episodic hyperventilation, lactic acidosis	Putamen, caudate, optic tract, midbrain, pons, medulla, cerebellum	9 mo
Eiben et al. (45)	9 mo	M	Sister died of identical disease	None	Sudden onset of convulsions after a febrile disease, status epilepticus, coma	Thalamus (hemorrhagic) amygdala, lateral geniculate body, inferior colliculus	?5 hr
Yashon and Jane (60)	12 mo	F	Unremarkable	None (terminal cachexia)	Episodic vomiting, hyperactive deep tendon reflexes	Callosal gyrus, thalamus, hypothalamus, midbrain, pons, medulla	9 mo
Kamoshita et al. (77)	20 mo	M	Unremarkable	None	Ataxia, febrile, disease, lethargy, respiratory arrest	Fornix, optic tract, pons, medulla, spinal cord	5 mo

clinico-pathological entity. In two further instances, slight affection of the mammillary bodies was present including small perivascular hemorrhages (57) and symmetric spongy lesion (24). In another case (89), lesions of the posterior hypothalamus extended to the mammillary bodies, and a lentiform lesion of one mammillothalamic tract was present. Recent reexamination of TUTHILL's observation (14), which is usually cited among the instances with mammillary involvement showed that the lesion described in the mammillary bodies affected the ganglion habenulae, the involvement of which was occasionally noted (48, 59, 71, 72), whereas the mammillary bodies themselves were essentially preserved (GULLOTTA, 1968).

Facultative lesions of the cerebral *cortex* (9, 60, 62, 80, 81, 87), the cornu Ammonis (5, 66, 80, 81, 87, 89) and of the cerebellar cortex (9, 17, 19, 57, 62, 74, 80, 82) often cannot be definitely separated from concomittant *anoxic* lesions which have been described in some cases (5, 8, 11, 80, 81). A systemic cerebellar cortical atrophy presumably not of anoxic origin was described by GUAZZI et al. (80, 81).

The *white matter* was noted to be affected with bilateral symmetrical foci similar to those seen in the gray matter (9, 20, 23, 42, 43, 68, 69, 71, 74, 80, 81); Demyelination may occur in connection to the lesions in the adjacent gray matter of the brain stem, basal ganglia (Figs. 8 b, c and 10), and cerebellum (40, 65, 67, 80); focal necrosis extends to fiber tracts of the brain stem, cerebellar white matter and internal capsule (1, 10, 21, 62, 66, 68). White matter involvement may be focal but independent of the gray matter lesions (9, 23, 32, 43, 59, 80, 82).

Occasional symmetrical necrosis was noted in the *fornix* (11, 14, 32, 66, 71, 72, 77) with or without focal lesions in corpus callosum (71, 72, 74, 81), whereas focal damage to the cerebellar white matter is rather frequent (2, 7—9, 11, 39, 57, 62, 63, 35, 37, 74, 89). The cerebral peduncles and pyramidal tracts are rarely affected (9, 11, 25, 60). Exceptional findings are spongiform or micro-cystic changes in the white matter of the cerebral hemispheres with notable sparing of the subcortical arcuate fibers (85), and extensive or widespread sudanophilic demyelination with fibrillary gliosis in the cerebral white substance (10, 15, 80).

The *optic pathways* were found to be involved in about half of the examined necropsy cases. There may be variable affection of the optic nerves, chiasm and/or tracts including selective demyelination of the optic nerves, sometimes confined to the maculopapillar bundle (38, 70—72, 89) and to the central parts of the optic chiasm (Fig. 12), whereas in other cases demyalination and gliosis involve all parts of the optic pathways (5, 7—9, 20, 48, 49, 81). Occasionally, however, the optic system is essentially preserved (33, 34, 60, 65, 66).

The *spinal cord* shows frequent gray matter lesions particularly of the anterior horns of the cervical cord (Fig. 11 b) with decreasing intensity to the lumbar parts, the latter often being rather preserved (5, 6, 17—19, 33, 34, 41, 42, 67, 68, 69). Severe gray matter involvement of the cervical and thoracic levels (38, 40, 56) and of the whole spinal cord were occasionally reported (57). The affection of the spinal fiber tracts, in addition to focal damage, usually is characterized by degeneration of the dorsal columns with demyelination and loss of axons (1, 16—19, 34, 35, 38, 40, 42, 58, 74). As it is seen in the cervical and thoracic cord or above the level of the lumbar cord (40), it is usually considered to represent secondary degeneration, whereas GUAZZI et al. (1968) suggested a "systemic degeneration" of the posterior

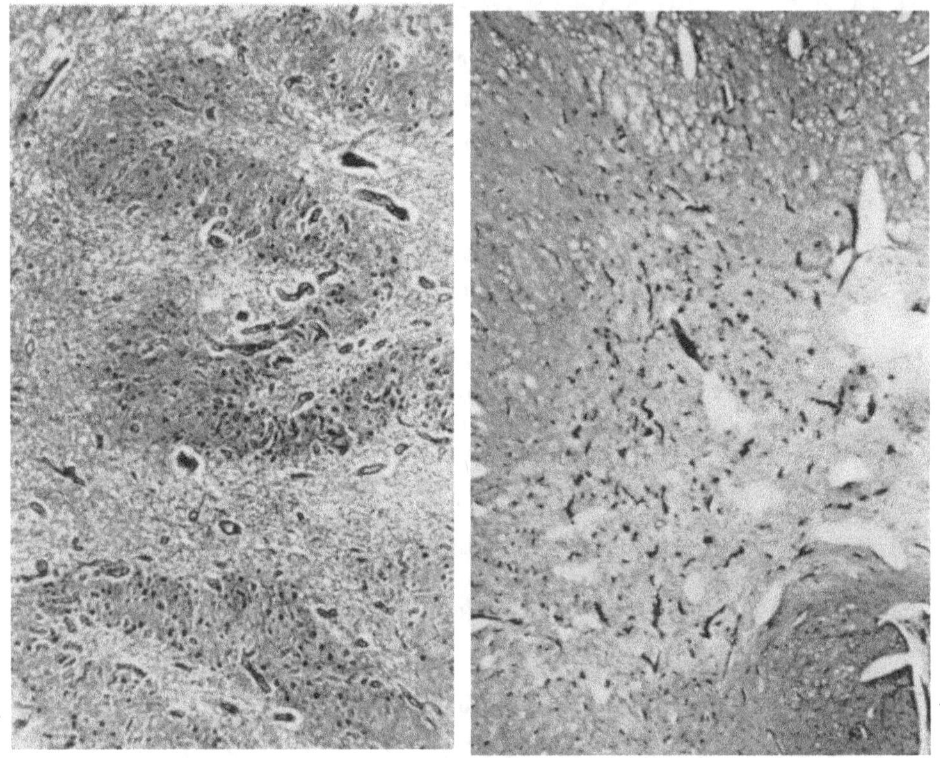

Fig. 11. a Capillary hyperplasia with increased reticulin in inferior olive (case 67). Gomori 115 × ;
b Necrotic lesions with prominent vasculature in gray matter of rostral cervical spinal cord
(case 67). H. & E. 22 ×

columns. Secondary degeneration of the descending tracts including the lateral
columns and corticospinal pathways were occasionally reported (9, 56). Dunn and
Dolman (1969) reported tract degeneration involving the fasciculi graciles and the
crossed and uncrossed pyramidal tracts. A search was made for necrotic lesions
which could have given rise to the descending degeneration by step serializing the
blocks where the change began, but nothing was found, indicating that this represented *primary tract degeneration*.

5.2.4. Peripheral Nerve Lesions

The pathological changes are not confined to the CNS, but may involve the
peripheral and autonomic nerve system as well.

Dorsal root ganglia show diffuse demyelination and axonal degeneration with
preservation of nerve cells (40, 87).

Spinal roots may present incomplete demyelination with preservation of the
axons in the posterior roots (16—18, 87, 90), patchy areas of incomplete myelin
destruction in the cervical and thoracic segments (56) or demyelination and axonal
changes without inflammatory lesions or proliferation of neurolemmal cells in the
ventral and dorsal roots (40). In other instances, no pathological changes in spinal
roots and ganglia were noted (19, 57, 60, 61, 66, 67).

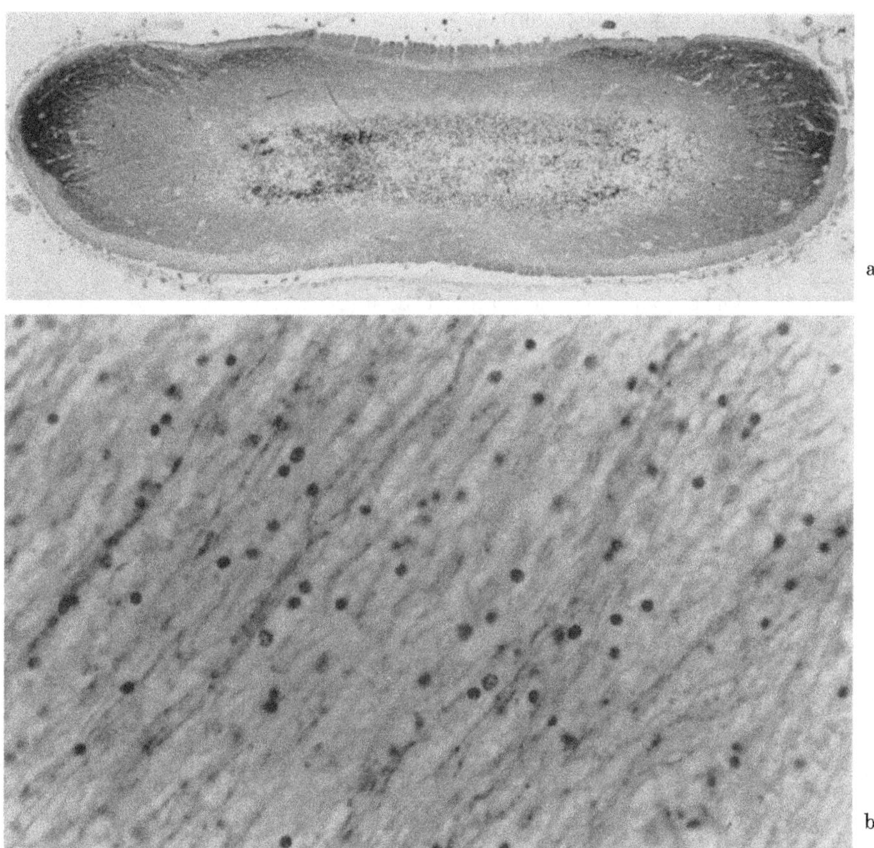

Fig 12. a Demyelination and sudanophilic degradation in central parts of the optic chiasm (case 71 — Gullotta), Sudan III 12 × ; b Diffuse demyelination and astroglial reaction in optic chiasm (case 67). Klüver-Barrera 440 ×

Peripheral nerves were essentially normal (32, 56) or showed incomplete demyelination (16—18), focal demyelination (58) with relative preservation of the axons and slight increase in Schwann cells (55, 89). Occasionally, peripheral neuropathy with demyelination and marked axonal degeneration (40) or segmental degeneration (80) was reported as well as myelin deficit in the vagus nerve (40). In a patient with relapsing neuropathy (89), the presence of thin myelin sheaths in some places suggested the possibility of remyelination in keeping with the electrical findings.

5.3. Atypical and Debatable Cases

The neuropathological findings in some cases are somewhat different from those in the majority of "typical" cases of SNE:

Eiben et al. (1965) reported a family in which 2 infants (45, 46) died suddenly after apoplectic onset of seizures apparently in relation to acute respiratory infection. Both patients had very acute necrotic lesions with hemorrhages in some of the basal ganglia, brain stem nuclei, and mammillary bodies. The authors felt that the pattern and quality of lesion justified the diagnosis of SNE.

13*

Two infants (10, 15) strikingly differed from the others by showing widespread destruction of the white matter of the cerebral hemispheres associated with some focal lesions in the brain stem: Wohlwill and Paine (1958) reported diffuse demyelination and spongy destruction of the major part of centrum semiovale associated with abundant sudanophilic degradation, liquefaction necrosis, cavitation and marked periventricular and subcortical necrosis. Poser and van Bogaert (1960) saw rather patchy "tiger" like demyelination of both cerebral hemispheres with preservation of perivascular myelin islets, spongy necrosis and cavitation accompanied by sudanophilic degradation and notable preservation of the subcortical arcuate fibers. Similar lesions were reported by Guazzi et al. (81), whereas Crompton (85) recently emphasized patchy spongy lesions in the cerebral white matter in an otherwise typical case of SNE. Sibling cases of cavitating leukoencephalopathy reminiscent of SNE were recently reported by Lapresle and Bousser (1969) and Rabinovicz (1969).

In some rare instances, focal lesions were limited to the basal ganglia, in particular the neostriatum, without involvement of the brain stem (17, 48), and, according to Hardman et al. (1968) should be excluded from this disease entity. In the elder sib of Bargeton et al. (23), symmetrical neostriated necrosis was associated with slight spongy lesions in the substantia nigra and pontine reticular formation, whereas in the younger sib (24) bilateral softenings affected the neostriatum and the brain stem as well. These observations referred to by Peiffer (1967) as "poliodystrophia spongiosa lenticularis" are suggested to link SNE with other infantile encephalopathies of obscure origin which are characterized by *symmetric necrosis of the neostriatum*. This latter group of disorders showing psychomotor deterioration, abnormal movements and postural disturbances with familial predilection in some (Carmichael and Paterson, 1924; Miyoshi et al., 1969), following febrile states in others (Marinesco and Draganesco, 1929, Hawke and Donohue, 1951; Mathieson and Olszewski, 1960) or considered to be related to nutritional disorders (Verhaart, 1938), however, should be definitely *excluded* from the disease entity referred to as SNE.

This appears also true for an observation of van Bogaert and Janssen (1958) concerning a 20 months-old native Negro infant from the Congo which died from a febrile affection of undetermined origin treated by quinine. There were symmetrical plurifocal necroses of the spinal gray matter and symmetrical lesions in the ponto-mesencephalic tegmentum, the quality and distribution of which were quite different from those usually seen in SNE. They showed remarkable resemblance to lesions encountered in focal symmetric spinal poliomalacia of sheep in Kenya (Innes and Plowright, 1955).

The symmetrical distribution of the necrotic areas in the basal ganglia and brain stem in the elder of two Jewish siblings described by Russell and Tellerman (1957) resembles that in SNE but differs in numerous points from this disorder, whereas certain lesions recall those in the case of van Bogaert and Janssen (1958).

The nosological position of a familial syndrome in three brothers including salaam tic, arrested mental development, myoclonus, EEG findings resembling hypsarrhythmia, and a rapid fatal course described by Bischoff (1961) is not clear. There was hydrocephalus due to loss of white matter, symmetric cystic cavitation in the superficial white matter of the temporal and central regions, glial dystrophy and myelin rarefication to the point of necrosis. Independent of this process there was a localized spongy state without glio-mesenchymatous organisation, and edematous distension of the perivascular spaces in the few well-myelinated regions. Some areas of cellular rarefication were found in the central gray matter, brain stem and medulla. Active myelin breakdown was missing. The water content of brain tissue was normal but there was slight decrease of total lipids without changes in the fractions and presence of esterified cholesterol in relation to the areas of myelin destruction. van Bogaert and Bertrand (1967) believed that these cases may be placed between the "necrotizing encephalopathies of the brain stem and white matter" and „symmetrical cystic degeneration" of obscure origin.

6. Clinico-Pathological Correlations

The clinical features in an individual affected by this disorder would seem to be determined principally by the rapidity, intensity and sequence of topographic involvement of the CNS. The widespread dissemination of lesions accounts for the multiple clinical symptoms. However, striking clinical similarities exist between many cases, undoubtedly due to the relative preponderance of lesions in the brain stem, basal ganglia, cerebellum, and spinal cord. The general neurological picture reflects the distribution rather than any morphological specifity of the lesions observed.

The extensive periaqueductal involvement including the inferior colliculi should produce features of Parinaud's syndrome which is rare in children or of the Sylvian aqueduct syndrome (HATCHER and KLINTWORTH, 1966) in which retraction nystagmus, pupillary anomalities and impaired vertical gaze are the most constant signs. Vertical and convergence nystagmus, convergence spasm, and extraocular palsies may also be seen. There may be only unilateral ocular muscle weakness, sluggish pupillary reactions to light stimuli, and to accomodation, and transient nystagmus. These symptoms may be due to disrupted intramesencephalic oculomotorius nerve or injury of the homolateral longitudinal fascicle. Internuclear ophthalmoplegia is a rather common finding. Motor deficiency including spastic or flaccid quadruparesis is also rather due to multiple lesions in the brain stem and occasionally in the cerebrum than in the spinal cord. The latter may account for muscle atrophy due to involvement of the anterior horns but atrophy also may result from periphere neuropathy. Rare sensory anomalies (5) may be related to damage of the medial lemniscus. The extensive destruction of the striatum often is associated with disorders of movement or alteration of muscle tone, whereas tremor and ataxia are referable to frequent cerebellar affection. Lesions in the dorsal columns of the spinal cord also can be responsible for ataxia. The difficulties in feeding, often associated with drooling, snorting noises while taking feeding, and nasal regurgitation or periodical vomiting which are often mentioned as early features of the life histories of these infants, may be a clue to the bulbar localization of lesions. Also disturbances of sleep, respiratory rhythm and voice may be related to the tegmental and reticular destructions. Hyperventilation seen in some patients (38, 39, 59) could be explained by the involvement of the pontine reticular formation (PLUM and SWANSON, 1959), although a respiratory alkalosis rather than the reported metabolic acidosis would be expected to occur. However, if hypocapnia is sustained, loss of bicarbonate continues and a metabolic acidosis due to accumulation of lactate and pyruvate acids results (cf. EICHENHOLTZ et al., 1962) which was reported in these patients. Visual disturbances could result from demyelination of the optic pathways.

The clinical expression of the illness may assume an acute and fulminant form or progress more slowly to a fatal conclusion following a subacute to subchronic course. Symptoms have persisted or increased gradually in some instances over protracted periods of years. In rare cases temporary improvement was seen. In a given case, one is apt to find a spectrum of pathological changes ranging from acute necrosis to more chronic features including glio-vascular proliferation. Although there is usually close correlation between the clinical neurological manifestations and the extent of the anatomical lesions, direct relationship between age of the changes in the disparate foci and rapidity of clinical course appears lacking. The combination of these features points to a most complex diagnostic problem that makes clinical recognition of the disorder most difficult, if not impossible.

7. Differential Diagnosis

Among the large group of conditions leading to mental deficiency associated with neurological symptoms in infancy and childhood, the disease entity referred to as SNE is rare. Its clinical syndrome is not pathognomonic, and the diagnosis will usually depend on identification of a comparable syndrome in a sibling of a pathologically confirmed case. This enabled diagnosis during life in some rare instances (35a, 63, 64, 64a, 68, 70, 88). Considering a number of characteristic clinical features, correct intra vitam diagnosis of SNE was made by Greenhouse and Schneck (1968). These findings included its incidence in siblings, onset of symptoms early in infancy, impairment of feeding, vomiting, progressive weakness, a poor cry, optic atrophy, loss of pupillary reflexes, hypotonia, increased deep tendon reflexes in the legs, bizarre eye movements, and respiratory irregularities.

On the other hand, the rarity of the disease and the nonspecific symptomatology have lead to erroneous diagnosis in a series of cases. The insidious course exhibiting signs of progressive brain stem involvement suggested the existence of an intramedullary tumor or other expanding process in the posterior fossa (53, 57) despite absence of signs of increased intracranial pressure and negative neuroradiological findings. Occasionally exploratory craniotomy was performed for a suspected mass lesion (5, 53). Surgical exploration was done for a suspected spinal vascular malformation (57), as well as X-ray therapy of suggested hypothalamic tumor (32), whereas in one patient the acute bulbar syndrome with respiratory distress led to the clinical diagnosis of poliomyelitis (67).

Among the major conditions in the differential diagnosis are the leukodystrophies, cerebral lipidoses, spongy degeneration of the CNS, infantile neuroaxonal dystrophy and Hallervorden-Spatz disease, subacute sclerosing panencephalitis and disorders due to birth injury. Many of these disorders start in early infancy and have some clinical features similar to those found in SNE.

Krabbe's globoid cell leukodystrophy which is a recessive disorder often of familial nature has an onset in previously healthy infants of 4 to 6 months of age. Restlessness and irritability are said to be the initial symptoms. Convulsions may develop later, and optic atrophy and hyperacusis are often seen. Terminally, infants are spastic or flaccid and develop bulbar signs. Clinical differences from SNE are: the cry is strong rather than weak, feeding problems are late rather than early, seizures are common, CSF-protein is usually elevated, and peripheral nerve lesions may be present (Dunn et al., 1969).

Metachromatic leukodystrophy representing a recessive familial malady of the group of generalized lipidoses, has a somewhat later onset of symptoms about the second year of life consisting of gradual "stiffening" of gait and extraocular movement abnormalities. Impairment of speech, convulsions, spasticity, and mental deterioration, late rather than early feeding difficulties appear. Duration of illness varies within 6 months and 4 years. Features not found in SNE are metachromatic granules in the urine and many body tissues, decreased conduction velocity in peripheral nerves, a non-functioning gallbladder and lack of arylsulfatase excretion in the urine (Austin et al., 1965, 1966), as well as lack of the enzyme in leucocytes (Percy and Brady, 1968).

Sudanophilic leukodystrophies including Pelizaeus-Merzbacher disease occasionally show familial incidence, usually, however, with later onset between age 4 and 12, except for the co-natal form of Pelizaeus-Merzbacher disease (Seitelberger type). Most cases have a longer course than is usual in SNE. The early appearance of seizures is common, and visual complaints in initial stages are rare, while disturbances in swallowing are rather common.

Spongy degeneration of the CNS in infancy is characterized by progressive megalencephaly, mental deterioration, hyperactive myotatit reflexes, seizures, blindness and generalized flaccidity ultimately leading to spasticity and decerebrate rigidity. The disease shows frequent Jewish heritage and usually starts in the first few months of life. In the majority of cases it leads to fatal outcome within 2–3 years after the onset.

Cerebral lipidoses. Tay-Sachs disease, often found in Jewish children, is characterized by early infantile onset between 3 and 10 months of age, progressive apathy, arrest of development and loss of acquired abilities, followed by generalized hypotonia or spasticity, blindness, macular cherry-red spot, late head enlargement, seizures and death at age 2 to 4 years. Diagnosis during life is easily performed by demonstration of Tay-Sachs gangliosides in CSF (BERNHEIMER, 1968) and blood (SASTRY and STANCER, 1968). Other lipid storage diseases appearing during the first year of life are Niemann-Pick disease and the acute infantile form of Gaucher's disease with frequent cerebral involvement. Another rare disorder to be considered is systemic late infantile amaurotic idiocy.

Infantile neuroaxonal dystrophy (Seitelberger's disease) often shows familial incidence with onset in the first year of life. Psychomotor deficiency with abnormalities in gait and posture, spastic or flaccid pareses, cerebellar symptoms, and cranial nerve palsies are often associated with blindness and seizures. Feeding difficulties and subacute brain stem involvement have been also reported in this condition (JELLINGER et al., 1968).

Late infantile *Hallervorden-Spatz disease* might be excluded in familial cases, whereas the age of onset and the clinical course offer no definit clues for an exact differentiation. Involuntary movements and terminal stiffering being the most important features of this condition, however, are less common in SNE.

Hepatocerebral degeneration may show similar clinical symptoms but is characterized by presence of a corneal ring, decrease in ceruloplasmin, excretion of copper in urine, and pathologic liver function.

In *infantile cerebral palsy* due to para- and postnatal anoxic encephalopathies, birth injury, Rhesus factor incompatibility, etc., clinical symptoms appear soon after birth and are not markedly progressive. They include extrapyramidal and pyramidal disorders with or without mental deficiency. Feeding difficulties and brain stem involvement are not the features of these conditions.

8. Nosological Aspects

Whereas the variability of the clinical manifestations of the hitherto reported cases referred to as SNE are not necessarily in support of their common nosological entity, the congruence of the histopathological lesions both in respect to their quality and localization is striking. The main aspects of the tissue response of the lesion are: a) the spongy destruction of the neuropil and desintegration of myelin; b) the prominent capillary vascularity and variable astroglial reaction often not directly related to the vascular reaction, and c) the relative preservation of the nerve cells and axons. This type of incomplete necrosis of the central nervous parenchyma often referred to as "pseudomalacia" has been aptly called *"pseudo-encephalitic syndrome"* (SPATZ, 1930; PENTSCHEW, 1957) or *"Wernicke's tissue syndrome"* (FEIGIN and WOLF, 1954; ULE, 1959; COLMANT, 1965, a. o.). Another typical aspect of this pathological process is its almost invariable tendency to involve bilaterally symmetrical areas of the gray matter with predilection for periventricular and periaqueductal parts including the brain stem and basal ganglia.

8.1. Relationship to Other Human and Experimental Disorders

The essential characteristics of the morphological lesion usually recognized in SNE, however, are also seen in various spontaneous and experimental conditions, e.g. Wernicke's encephalopathy (WE) in adults and infants, so-called breast-milk intoxication in Japan, spontaneous and experimentally induced thiamine deficiency in various animals, experimental quinoline intoxication in monkeys, and even chronic lead encephalopathy. Consideration of similarities and differences between SNE and these various disorders may offer some morphogenic clues for the underlying lesions.

8.1.1. Wernicke's Encephalopathy

The characteristic morphological lesion in SNE has been linked with that present in WE. A number of authors classified SNE as a "Wernicke-like" syndrome in infants (Leigh, 1951; Feigin and Wolf, 1954; Ebels et al., 1965, etc.) and the question has been raised whether the process is not simply the infantile form of WE (Ule, 1959; Tuthill, 1960; Kolkmann and Völzke, 1967; Gullotta, 1968; Orthner, 1968; Gellissen and Gullotta, 1969). There are similiarities and differences between these two conditions:

a) Although the *quality* of the basic morphological syndrome as seen under the light microscope is essentially comparable, there are differences concerning the hemorrhagic component often recognized in WE (Neubuerger, 1938; Cravioto et al., 1961; Rosenblum and Feigin, 1965; Colmant, 1965; Gullotta, 1968, a.o.) which is quite unusual in SNE. It should be emphasized, however, that hepatic and renal disorders or both, conditions which can attribute to bleeding diathesis, were often associated with WE cases characterized by hemorrhagic lesions. This is in contrast to SNE, where general necropsy almost never indicated such severe hepatic or renal disfunctions. Thus, these histopathological differences between WE and SNE probably can be attributed to one of the underlying processes or rather to another concomitant disorder in WE. Whereas in WE the degree or fibrillary gliosis is usually not severe, in certain instances of SNE it is marked (Richter, 1968). It is, however, that this merely signifies a difference in the age of the lesions according to the variable duration of the illness.

b) Although in both disorders, the *distribution of the lesions* varies considerably among the individual examples, they show a striking predilection for the periventricular gray matter. In Table 4 a the anatomical distribution of the lesions in the hitherto sufficiently reported necropsy cases of SNE are compared with those in 4 important neuropathological studies of WE. Although there is a certain overall correspondence between the two disorders in the involvement of the brain stem often extending for long distances in the longitudinal axis from the lower medulla to the diencephalon and septum pellucidum (Pentschew, 1957; Colmant, 1965; Gullotta, 1968) with almost constant affection of the periaqueductal and periventricular nuclei of the brain stem tegmentum including the inferior colliculi and posterior hypothalamus, there are also impressive differences:

The most definite deviation is to be found in the condition of the *mammillary bodies*, a fact that has been commented upon by many authors. In WE they are almost constantly involved (see Tables 4a and b), their affection occasionally representing the only lesion noted in this condition (GAMPER, 1928; SPATZ, 1930; PENTSCHEW, 1957), whereas they are involved only in rare cases of SNE. The sparing of the mammillary bodies, however, appears not absolutely specific for SNE. Case 2 of KAMOSHITA et al. (77) showing symmetric fornico-mammillary necrosis probably bridges between WE and SNE in a morphological sense, as fornical necrosis is rather frequent in both disorders.

Table 4a. *Reported Anatomic Sites of CNS Lesions in Necrotizing Encephalomyelopathy (SNE) and Wernicke's Encephalopathy (WE)*

	SNE 84 Cases	WE_{1-3} 111 Cases
Tegmentum of Midbrain	$75/77$[a]	$53/108$[a]
Tegmentum of Pons	71/76	29/90
Tegmentum of Medulla	62/70	41/109
Spinal Gray	23/32	2/4
Cerebellum	31/47	13/93
Neo-Striatum	46/59	20/108
Pallidum	23/41	
Thalamus	27/43	83/107
Hypothalamus	$13 + 8\ (\pm)/32$	63/110
Mammillary Bodies	$4 + (3\ \pm)/70$	97/103
Optic System	38/46	4/54
Cerebral Cortex and/or White Matter	20/59	37/98
Inferior Olives	37/56	
Substantia nigra	51/59	
Ruber	18/30	
Corpus Luys	34/49	

1) RIGGS-BOLES (1944), CAMBELL-RUSSEL (1941)
2) CRAVIOTO et al. (1961)
3) COLMANT (1965)

[a] Figures in these columns reflect incidence of lesions reported at the respective sites; i. e., 75 of 77 examined cases had lesions of the tegmentum of midbrain in SNE.

Table 4b. *Survey of Mammillary Body Involvement in Important Studies of WE*

		Total cases	No of cases with mammillary bodies affected
1) GAMPER	(1928)	16	16
2) SPATZ	(1930)	13	13
3) KANT	(1933)	17	17
4) BENDER and SCHILDER	(1933)	6	6
5) NEUBUERGER	(1938)	35	35
6) CAMPBELL-BIGGART	(1941)	12	12
7) CAMPBELL-RUSSEL	(1941)	9	9
8) MEYER	(1944)	6	6
9) RIGGS and BOLES	(1944)	23	21
10) CRAVIOTO et al.	(1961)	28	28
11) COLMANT	(1965)	31	27
		194	190

Whereas the posterior hypothalamus except for the mammillary bodies is the site of typical lesions in both conditions, the usually severe and extended changes of the anterior hypothalamus in WE are less common in SNE. Conversely, one might stress the frequent affection of the subthalamic nuclei, red nuclei and substantia nigra in SNE which is rather rare in WE (Table 4a).

While the frequency and pattern of the thalamic changes with predilection for the periventricular parts, the oral and dorsomedial nuclei in WE (Cravioto et al., 1961; Colmant, 1965; Gullotta, 1968) are comparable with those in SNE, the affection of the striatum, cerebellum, optic system and spinal cord is not. Neostriatal lesions often terminating in cystic necrosis which are so typical for SNE are rare findings in WE. We have been unable to find a published case of WE in which the pallidum was said to be involved as it is so strikingly in many instances of SNE. In this latter disorder, focal necroses similar to those found in the brain stem and basal ganglia are recognized in the cerebellar white matter and dentate nuclei, whereas in WE cerebellar lesions are usually restricted to cortical atrophy (Neubuerger, 1938; Victor et al., 1959; Allsop and Turner, 1966; Storck, 1967; Tariska, 1968) and patchy or diffuse gliosis (Colmant, 1965) with rare demyelination (Seitelberger and Gross, 1962).

In SNE gray matter lesions often extend to the spinal cord and are associated with focal changes and secondary degeneration of fiber tracts, changes not usually seen in WE. Here, spinal gray matter involvement appears to be very rare (Bender and Schilder, 1933; Colmant, 1965), whereas combined degeneration has been reported.

Focal or widespread involvement of the cerebral white matter is occasionally associated with both SNE and WE (Pentschew, 1957, Colmant, 1965, Cravioto et al., 1961, etc.) Although involvement of the optic pathways with predilection for the central parts of the optic nerves and chiasm appears to be compatible in both diseases, its frequency is not. Affection of the optic system was seen only in few typical cases of WE (Campbell and Russell, 1941; Uchimura and Akimoto, 1935; Gruner, 1956, Colmant, 1965).

Although overall morphological similarities exist in these two disorders, a difference of emphasis on location thus exists.

c) Another difference is the *age of onset*. In WE adults are usually affected, whereas SNE is restricted to younger age groups.

8.1.2. Infantile Wernicke's Encephalopathy

Of the few necropsy reports of WE in infancy and childhood only 6 cases had sufficiently detailed morphological studies for comparison with the SNE cases.

Campbell and Russell (1941) reported the case of a $3^{1}/_{2}$ year old child which had been breast fed for 3 months. It died after an acute illness characterized by listlessness and anorexia, occasional vomiting for 2 weeks, fever and hallucinosis for 3 days. Necropsy disclosed acute lesions in the mammilary bodies and other parts of the hypothalamus. Two other siblings had previously died of a clinically similar disease without postmortem examination.

Among the 42 WE cases studied by Riggs and Boles (1944) one was aged $2^{1}/_{2}$ years. His history showed coma, involuntary movements, and ophthalmoplegia. No history of gastrointestinal disorder was present. Lesions were noted in the cortex, mammillary bodies, thalamus and periaqueductal gray matter.

Davis and Wolf (1958) reported the case of a $5^1/_2$ months old Negro boy who died after acute brief illness characterized by irritability and somnolence terminating in coma, excessive sweating, abdominal distension, tachypnea and tachycardia. Acidosis and azotemia were marked. Necropsy revealed findings compatible with both beriberi and WE. Brain lesions were restricted to the walls of the 3rd and 4th ventricle, and to the periaqueductal region including the mammillary bodies, posterior corpora quadrigemina and various cranial nerve nuclei. Scattered lesions were seen in the dentate and olivary nuclei. There was rarefication of the tissue, vascular prominence, and acute nerve cell necrosis. Fresh hemorrhages were seen in the necrosis in one posterior quadrigeminal corpus.

Cochrane et al. (1961) saw an 8 months old infant which had suffered from anorexia at the age of 6 months, vomiting, difficulties to suck and support his head. Later ophthalmoplegia developed, and after acute course, the infant succumbed to coma and respiratory failure. A retrospective diet history indicated that it had received soya bean product because of gastrointestinal allergy resulting in a deficient thiamine intake. CNS lesions around the quaeduct and in the tissues adjacent to the floor of the 4th ventricle consisted of degeneration and loss of nerve cells, glial proliferation and marked endothelial hyperplasia of the blood vessels as well as of spongy appearance of the tissue.

Brierley (1961) reported WE in a 2-year-old boy who had survived one month after resuscitated cardiac arrest, implying anoxia as an etiology of this particular case.

Lopez and Collins (1968) reported on WE associated with central pontine myelinolysis as a complication of chronic uremia and its management (dialysis) in a 12-year-old Negro girl. Focal lesions consisting of fresh hemorrhages, astroglial reaction and macrophages formation were seen in all periaqueductal and periventricular structures extending from the hypothalamus to the midpons and at the level of the rostral medulla. The areas most strikingly affected were the dorsomedial hypothalamus, mammillary bodies, and periaqueductal gray. A small focus was seen in the thalamus.

Perhaps some of these infantile cases of WE would be more correctly grouped with SNE. However, even in this age group the regional distribution of the injury apparently differs from that in "typical" cases of SNE.

d) Almost all WE cases are said to have a *primary nutritional disturbance* producing thiamine deficiency. WE has been described in a variety of conditions in which nutritional deficiency was present or suggested (Neubuerger, 1938; Campbell and Biggart, 1939; Campbell and Russell, 1941; Pentschew, 1957; Victor et al., 1957; Colmant, 1965; Rimalovsky and Aronson, 1966, a.o.). There appears good reason to believe that a combination of liver and gastrointestinal tract disorder is necessary to evoke the specific vitamin deficiency state in both alcoholic and nonalcoholic patients. This is in contrast to SNE, where no convincing evidence for a dietary etiology has been offered so far. In none of the reported patients was there a history of primary dietary deficiency or evidence of hepatic or gastroenteric disease. Whereas correcting the nutritional deficiency may reverse the clinical course of WE, this was never seen in SNE.

e) The *clinical picture* offers no clues for a definite distinction of both disorders, as diverse neurological signs and symptoms occur in either condition. The most critical clinical difference, however, lies in the familial incidence of SNE which strongly indicates that, unlike WE, the infantile condition referred to as SNE is a congenital metabolic disorder.

Summarizing the comparative study of SNE and WE, we come to the conclusion that in spite of the overall compatibility of the basic histopathological process referred to as "Wernicke's tissue syndrome", there are apparent differences between the two disorders. Therefore, it seems reasonable to *separate SNE as a pathogenic entity different from WE sensu strictiori.*

Whether or not this disorder is a manifestation in infants of essentially the same basic morbid process as in WE which may cause a distribution of the lesions different from that in adults, is not known. Namely, no explanation has been advanced for the possibility that mammillary bodies acquire a tendency for more progressive involvement as the age of the patients advances.

8.1.3. "Breast Milk Intoxication"

This condition in Japanese infants (Segawa, 1919; Tanaka, 1934) which is thought to be a form of infantile beriberi (Fehily, 1944; Eddy and Dalldorf, 1944) attributed to the ingestion of milk from mothers with beriberi, has been reported by Tanaka (1934) to resemble WE. In a $5^1/_2$ month-old boy whose illness lasted 4 days, he noted subacute necrotizing lesions with capillary proliferation in the cervical spinal cord, medulla, corpus striatum, cerebellum, and cerebrum. Damage to the mammillary bodies was not described, and no examination of the other organs was made. In Karasawa's (1910) case, where fatty degeneration and brown pigmentation of the organs were consistent with beriberi, no detailed study of the CNS was made. Thus, the coexistence of WE or SNE and pathological findings in beriberi has not been well-documented.

8.1.4. Experimental Thiamine Deficiency

Lesions similar in topographic distribution and histological characteristics to the WE and SNE in the human have been produced by thiamine-deficient diets in several species of experimental animals (f. rev.: Spillane, 1947; Pentschew, 1958; Innes and Saunders, 1962; Collins, 1967; Robertson et al., 1968; McCandless et al., 1968). Lesions can be produced when animals are fed a diet deficient in vitamin B_1, if a disproportionately large supply of other vitamins is offered (Alexander et al., 1938). On an entirely vitamin-free diet, the lesions are rarely of the Wernicke type (Alexander, 1940).

Thiamine deficiency results in selective focal lesions of the CNS. Early reports indicated the involvement of the pons, medulla and cerebellum (Prickett, 1934) and the floor of the 4th ventricle (Street et al., 1940). More recently it was shown that the lesion may be highly localized and is restricted to the region of the lateral and superior vestibular nucleus (Swank and Prados, 1942; Rinehard et al., 1949; Jubb et al., 1956; Dreyfus and Victor, 1961; Collins, 1967, Ule et al., 1967) and less frequently in the medial vestibular and cerebellar roof nuclei (Robertson et al., 1968).

In advanced lesions there is a total necrosis of all tissue elements (Rinehard et al., 1949; Dreyfus and Victor, 1961). Previous light microscopic studies have emphasized changes in the neurons and their processes (Prados and Swank, 1942) or blood vessels (Rinehard et al., 1949; Alexander, 1940; Dunn et al., 1947) as being the most significant morphological features. Recent studies, however, have shown that early and mild lesions appear predominantly to involve the glia and myelin sheaths with relative sparing of the neurons (Dreyfus and Victor, 1961), this selectivity being a feature of Wernicke's tissue syndrome.

Electron microscopic studies showed that the early brain stem lesion in thiamine deficient rats coincident with the onset of neurological signs, is vacuolation of the neuropil and within bundles of myelinated fibers due to cytoplasmic swelling of the perivascular astroglial processes (Collins, 1967; Robertson et al., 1968).

Conversely, ULE and KOLKMANN (1968) demonstrated the initial lesion in thiamin-deficient pigeons to be a spongy state of the neuropil independent of the vasculature. Whereas pericapillary foot processes showed no swelling, hydropic changes were evident in glial processes at a distance from capillaries and in postsynaptic dendrites. There are no ultrastructural alterations in endothelium, endothel junctions and basement membranes which have been associated with gross permeability changes in cerebral vessels (LAMPERT and CARPENTER, 1965; PENTSCHEW et al., 1966; CHEN et al., 1967). Later, edema involves the extracellular spaces and myelin sheaths (ROBERTSON et al., 1968). This occurs in a phase when necrosis is notably absent and hence is not interpreted as being merely reactive edema to tissue damage. In later necrotic lesions massive extracellular edema and hemorrhages are encountered suggesting that reactive vascular changes play a role at that time (ROBERTSON et al., 1968). Astroglial alteration is associated with changes of the capillary basement membrane showing topographic relationship to abnormal glial cells, whereas the endothelial cells appear normal (COLLINS, 1967). In more advanced lesions, large vacuoles within glial cells associated with progressive accumulation of electron dense material, probably representing lipid content, and fibrillary gliosis are present.

COLLINS (1967) and ROBERTSON et al. (1968) suggested that glial cells are primarily and almost exclusively involved, whereas the neurons tend to be spared in all but the most severe lesions (YONEZAWA and IWANAMI, 1965). Despite the involvement of glial cells, apparently in such a way as to produce focal myelin degeneration, this process does not seriously affect the functional relationship between glia and neuron. On the other hand, ULE et al. (1967) noted additional swelling of nerve cell processes in the initial stages. In progressed phases of spongy necrosis and myelin breakdown, they missed changes of the capillary basement membrane and primary alterations of the pericapillary astroglia. Autoradiography failed to demonstrate considerable glial cell proliferation in the early stages (WEGENER et al., 1968).

The mechanisms involved in the production of CNS lesions in thiamine deficiency and the factors underlying their highly specific localization are not clear. The suggested causal mechanisms involve two thiamine-dependent enzymes utilized in two areas of cerebral metabolism, the hexose monophosphate (HMP) shunt, and the tricarboxylic acid (TCA) cycle (McILWAIN, 1966):

a) Impairment of pyruvate decarboxylase, an enzyme that catalyzes the oxidative conversion of pyruvate to acetyl coenzyme A (CoA). This high energetic compound has a number of biologic functions, of which condensation with oxalacetate to form citric acid, a key substance in the TCA cycle, is perhaps paramount. Since the TCA cycle is the principal means of cerebral oxidation synthesis of energy, ultimately in the form of ATP, it has been postulated that impairment of this pathway by decreased pyruvate oxidation may result in a decreased cerebral energy (ATP) synthesis (McILWAIN, 1966; ROBERTSON et al., 1968). Recent studies by McCANDLESS et al., (1968) however, suggest that this concept is incorrect, since ATP concentration in brain tissue of symptomatic thiamine-deficient rats were normal.

b) Reduction of transketolase activity with possible impairment of the HMP shunt and subsequent decrease in nicotinamide adenine dinucleotide phosphate (NADPH). The latter may be important in maintaining glutathion in a reduced form (GHS), which apparently functions by keeping enzymes in a reduced (active) form (McIlwain, 1966).

The relative importance and functional significance of impaired pyruvate decarboxylation with concomitant lactic acidosis (Peters, 1936) vs. transketolation as a cause of encephalopathy in thiamine-deficient animals are still unsettled, although most authors currently favor the latter mechanism (Dreyfus and Hauser, 1961, 1963, 1965). Recent data by McCandless et al. (1968), however, suggest that the depression of transketolase is not important per se, but may only be an index of some other critical aspects of the HMP shunt.

It is not possible from currently available data to evaluate conclusively the functional importance of impaired pyruvate decarboxylation, as compared to decreased transketolase, for the induction of neurologic dysfunctions seen in the thiamine-deficient animals (McCandless et al., 1968). First, a normal elaboration of $^{14}CO_2$ from labeled pyruvate injected into thiamine-deficient animals (Dreyfus and Hauser, 1965) depends on the over-all pyruvate decarboxylation in various tissues, and may not necessarily reflect regional metabolism of pyruvate. Second, normal oxidation of infused labeled pyruvate to $^{14}CO_2$ in thiamine-deficient rats was found (Brin, 1967), but this study, based on differential labeling of cerebral glutamate after infusion of glucose-^{14}C, was carried out assaying only whole brain. Finally, although Dreyfus and Hauser (1965) observed an earlier and greater fall in brain stem transketolase than pyruvate decarboxylase activity in thiamine-deficient rats and logically related the transketolase fall to the observed morphological abnormalities in the brain stem of these animals, these observations do not rule out the possibility that a small but perhaps critical depletion of the pyruvate decarboxylase pathway may be of considerable significance in the induction of nervous tissue lesions in thiamine deficiency.

In low thiamine encephalopathy, the fall in cerebral transketolase is quantitatively much higher than that of pyruvate decarboxylase (Dreyfus and Hauser, 1961, 1963; McCandless et al., 1968). These biochemical abnormalities occur primarily and are most evident in the lateral brain stem tegmentum and cerebellum, the usual sites of maximal tissue damage. Histochemical data on the enzyme structure of nervous tissue (Friede et al., 1963) and chemical analysis of thiamine-deficient nervous tissue (Dreyfus, 1959, 1961; Dreyfus and Hauser, 1961, 1963) have provided some evidence that the defect in transketolase function due to thiamine deficiency would have a serious defect on oligodendrocytes (Dreyfus, 1965). These findings along with the several which implicate the oligos in myelin metabolism (cf. Bunge, 1968) were suggested to indicate the probable nature of one of the metabolic links between thiamine deficiency and the structural changes it induces. Collins (1967), however, was unable to conclude whether the cells involved in recurrent thiamine deficiency were oligos rather than astrocytes. On the other hand, heavily myelinated portions of the neuraxis, rich in oligodendroglia (centrum ovale, corpus callosum, spinal white matter), are not affected in thiamine deficiency, whereas several poorly myelinated areas (caudate nucleus, mammillary bodies, periaqueductal gray) may be involved in some species. Thus it seems unlikely that a disturbance in metabolism of oligodendroglia or myelin should itself account for the lesions.

From their ultrastructural findings indicating initial perivascular glial swelling, Robertson et al. (1968) postulated that the early changes in thiamine deficiency are a breakdown of energy-dependent electrolyte transport by perivascular astroglia with consequent influx of fluid across the blood-barrier (BBB). The resulting swelling was suggested thus to be another example of "cytotoxic" edema (Klatzo, 1967). As depression of the membranbound ATPase activity produces marked glial intracellular edema (Cornog et al., 1967; de Robertis et al., 1969), it was argued that the failure of active electrolyte transport at the BBB results from interference with production of chemical energy by thiamine-dependent enzymes involved in carbohydrate metabolism. The manner in which an impairment of the TCA cycle or the HMP shunt may induce these lesions is conjectural, since normal cerebral ATP concentration and small GSH fall during encephalopathy with little GHS rise in reversal of neurological signs, reported by McCANDLESS et al. (1968), suggest that a depletion of neither substance is instrumental in causing these disorders.

Conversely, ULE et al. (1967) recognized hydropic swelling of the neuropil without primary alteration of the pericapillary astroglia. They considered the initial lesion to be fluid accumulation in the peripheral processes of glial and nerve cells due to "local impairment" of cellular metabolism of the neuropil without primary affection of the BBB. This type of hydropic swelling of the neuropil was separated from ordinary "brain edema". This assumption was supported by QUADBECK'S (1958) studies on the function of the BBB in thiamine- deficient pigeons. Using Na^{24}-labeled sodium chloride, he demonstrated a comparatively late breakdown of the BBB after the onset of clinical symptoms. Consequently, it appears probable that the perivascular change is contributory, but is not the primary and sole determinant in the pathogenesis of CNS lesions in thiamine deficiency.

8.1.5. Other Experimental Conditions

Histopathological lesions of the CNS similar to those in WE and SNE have been observed in other experimental conditions, such as *Chastek paralysis in foxes* brought about by feeding fresh fish to foxes (EVANS et al., 1942). The mechanism is not clear, but enzyme antagonists are believed to be present in the fish inducing thiamine deficiency because thiamine application will prevent this condition.

Lesions produced experimentally with certain *quinoline* compounds have histological resemblance to those in SNE and were attributed to some enzyme antagonism (RICHTER, 1949). Also, similar lesions characterized by progressive vascular changes were reported in acute experimental *inanition* in cats (FERRARO and ROIZIN, 1942). The mammillary bodies were involved to a lesser extent than in WE, and widerspread neuronal degeneration was seen which is unusual for SNE.

9. Pathogenetic Aspects

The morphological features of the CNS lesions in SNE — as in WE — are those of incomplete necrosis of the nervous parenchyma usually referred to as "*Wernicke's tissue syndrome*". From previous light microscopic findings indicating transition of protein-rich plasma constituents into the perivascular spaces, later progressing into the surrounding parenchyma, SCHOLZ (1949) suggested a subacute to subchronic dysfunction of the BBB as the essential pathogenic factor of this lesion. It was considered to be a special type of "plasmatic infiltration necrosis". The protein-rich exudate within the nervous tissue was thought to produce a formative stress on the capillary endothelium and on the astroglia, producing the striking vascular prominence and glial response, whereas the nerve cell perikarya and the axons remained unimpaired. PENTSCHEW (1965) considered it a special type of "system- bound dyshoric encephalopathies" (PENTSCHEW et al., 1966) due to "chronic metabolic hypoxidosis", i. e. a certain kind of deficient energy metabolism, which was believed to cause a system-bound impairment of the capillary endothelium and consequent dysfunction of the BBB with extravasation of serum proteins. As breakdown of the BBB produced in certain toxic states, e. g. experimental lead poisoning (Pentschew et al., 1966) results in a tissue response similar to that in SNE and WE, an increased permeability of the BBB was assumed to be the first step in the morphogenic process. Fluid accumulation within the interstitial nervous tissue was suggested to induce its further breakdown with myelin destruction and glio-mesodermal reaction without serious involvement of neurons. The changes in SNE and WE were assumed thus to be the results of "dyshoria" (Schürmann and McMahon, 1933), i.e. gross permeability changes of the cerebral vessels for serum proteins for which a dysfunction of the endothelial compartment of the BBB was suggested (Klatzo, 1967). From the predilective location of the foci in proximity of areas where a BBB physiologically is missed, Gullotta (1968) suggested a spreading of the edema fluid responsible for the lesions mainly from these "permeable" circumventricular districts into the nervous tissue. Further spreading was thought to be conditioned by local tissue structures.

Considering the results of light microscopic analysis of the lesions in SNE and their formal consequence, and our present knowledge on the ultrastructure and pathophysiology of the BBB, these morphogenic theories need to be revised.

9.1. Dysfunction of Active Transport Mechanisms

The initial stage of the lesion in "Wernicke's tissue syndrome" as seen under the light microscope is a vacuolation of the "ground substance" of the gray matter or within bundles of myelinated fibers both in the vicinity of small blood vessels or at a distance from them. The astroglia cells are swollen and slightly increased in number, whereas the capillary endothelium, nerve cell perikarya and axons are essentially preserved at that time. Comparable vacuolating reticulation of the neuropil, considered as a special type of "spongy state" (Seitelberger, 1967), is encountered in various forms of brain edema and in diffuse spongy dystrophies in infants and adults. From this point of view, *SNE could be considered as one special form of spongy encephalopathies.*

From the light microscopic findings, however, a definite separation of the lesions typical for SNE from those in "ordinary" brain edema of various etiology and from diffuse spongy dystrophies appears impossible. As the ultrastructural features and electrolyte content of the focal changes in SNE and WE are not known at present, a definite or even speculative answer in terms of pathogenesis, is not forthcoming. It should be admitted, however, that unlike banal edema and diffuse spongy dystrophies, the tissue changes in SNE are strictly localized and usually bilaterally symmetrical. Both in their histological features and location they are comparable with those in experimental thiamine deficiency. From light optical findings this is also true for the initial stages of this lesion. *Experimental thiamine deficiency* thus appears to represent, at least in part, one *pathogenic model of the human disorder.*

From comparison with electron microscopical findings in experimental thiamine deficiency, the *initial lesion* in human SNE is considered a *hydropic swelling of the neuropil* probably due to fluid accumulation in the cytoplasm and processes of both glial cells and nerve cell dendrites. These changes can be clearly distinguished from both the "vasogenic" edema (Klatzo, 1967) due to increased vascular permeability associated with severe disintegration of the BBB leading to escape of water and macromolecular plasma constituents into the surrounding parenchyma, and the "plasmatic infiltration necrosis" characterized by plasma exudation into the system of extracellular gaps (SCHLOTE, 1967). The supposed initial changes in SNE (and in WE) would rather be compatible with the "cytotoxic" type (KLATZO, 1967) or — more accurately — the "glial" type of cerebral edema (JELLINGER, 1969). Here, the basic pathogenic mechanism is related to an effect on the cellular elements of the nervous parenchyma resulting in their swelling caused by selective disorder of the BBB or other *dysfunction of the active, energy-bound transport mechanisms at the cellular membrane-system*. This is not necessarily associated with gross permeability changes of the cerebral vessels for serum proteins and other macromolecules. These active transport mechanisms are strongly related to the activity of membrane-bound AT Pases activated by Na^+ and K^+ (SKOU, 1964, 1965) which are located on the surface of both the astroglia and nerve cell membranes (TORACK et al., 1967).

In brain edema of various etiology, the accumulation of fluid due to dysfunction of the BBB usually begins in the pericapillary astroglial processes and later progresses to a generalized glial hydrops in the gray matter (cf. LONG et al., 1966). In experimental thiamine deficiency, some authors described similar initial perivascular lesions, whereas others emphasized primary cell swelling in parts of the neuropil remote from capillaries without considerable involvement of the astroglial compartment of the BBB. Whether the perivascular lesions described by COLLINS (1967) and ROBERTSON et al. (1968) are peculiar to the lateral vestibular nucleus and whether there exist species-dependent and topographic differences in the early changes in thiamine deficiency is not understood so far. From the contradictory ultrastructural findings in experimentally induced thiamine deficiency, however, pathomechanisms somewhat different from those in other forms of "cytotoxic" or "glial" edema could tentatively be assumed in this type of spongy lesion of the neuropil. The *dysfunction of active transcellular transport mechanisms* suggested as the *basic pathogenic factor* of this tissue change is probably not bound to the BBB itself but may affect the membrane-bound metabolic transport functions in other compartments of the neuropil.

9.2. Vascular Permeability Changes

The alterations mentioned above which appear to be related to the further development of tissue changes apparently do not seriously affect the functional relationship between glia and neurons, as these tend to be spared in all but the most severe lesions. On the other hand, an early and diffuse astroglial reaction noted in and around the focal lesions strongly indicates a primary alteration of the astroglia. Like the striking endothelial changes and vascular prominence in fully developed stages of SNE (and WE), they are not believed to represent simple responses to the changes of the neuropil, but secondary effects induced by the defect in the functional relationship between endothelium and astroglia, i.e. the glio-vascular unit. These alterations are suggested to cause *secondary gross permeability changes of the vasculature* due to breakdown or even morphological disintegration of the BBB which may further promote the tissue necrosis and gliomesodermal cellular reaction.

The mechanism involved in the production of this selective lesion in human and experimental disorders is not clear. Probably it is related to metabolic dysfunctions ranging within the wide field of "dysenzymatic" hypoxidosis. From the ultrastructural data in experimental thiamine deficiency one could speculate that the basic failure could be an impairment of active transport mechanisms in the neuropil from interference with production of chemical energy by distinct thiamine-dependent enzymes involved in carbohydrate metabolism. The causal mechanisms involved are obscure (cf. McCadless et al., 1968) but a considerable amount of evidence has been accumulated to support the thesis that thiamine in some still unknown form has a specific role in ion movements in nervous tissue that is independent of its role as a coenzyme (Cooper, 1968; Tanaka and Cooper, 1968).

Although comparable findings and experimental reproduction of the lesions encountered in SNE are not existing at present, the sequence of light microscopically observed alterations is lending support to the assumption that there are two basic pathogenic steps responsible for the production of the tissual change which are believed to be in close morphogenic relationship to each other:

a) *Primary impairment of local cell metabolism in the neuropil* particularly due to *dysfunction of certain membrane-bound metabolic transport mechanisms* from certain interference with production of chemical energy, the causal mechanisms of which are still unknown.

b) *Secondary gross disturbance of the BBB,* i.e. permeability changes of the vasculature for serum proteins, which are suggested to be the further and most important pathogenic step promoting the subsequent necrotizing process of the nervous parenchyma and gliomesodermal reaction.

9.3. Localization Problems

The cause for the symmetrical and almost specific localization pattern of the lesions in SNE also remains undetermined. A selective vulnerability of the nervous parenchyma in the damaged areas or regional metabolic factors should be considered. Although scarce information on the regional distribution of the various enzymes with respect to pathological human material precludes a definite association with a specific metabolic pathway, the distribution of certain enzymes conforms to the injury pattern of SNE. Among the substances so distributed are catechol-o-methyl-transferase of monoamine catabolism, and the polypeptide substance P (Friede, 1966). On the other hand, experimental studies on thiamine metabolism and, specifically, on transketolase activity, suggest that these substances do *not* play an essential role in SNE because their local distribution follows that of WE rather than SNE (Dreyfus, 1961; Dreyfus and Hauser, 1966). Several parts of the brain stem in particular the lateral pontine tegmentum showing high transketolase activity, however, are affected equally in both disorders. By contrast, pyruvate decarboxylase shows its highest activity in the gray matter of the cerebrum and cerebellum indicating its essential role in neuronal oxidative metabolism (Dreyfus and Hauser, 1965). In rat brain, transketolase is more susceptible to thiamine deprivation than pyruvate decarboxylase (cf. McCandless et al., 1968). It was therefore postulated that the principal "biochemical lesion" of the athiaminotic state consists in a failure in the transketolase system, the distribution of which, however, is quite different from the lesional pattern in human SNE.

10. Etiological Aspects

The etiology of the disorder under discussion is unknown at present. In spite of a certain resemblance of the lesions to those found in "breast milk intoxication", this factor is apparently not important, since several patients with SNE were not breast-fed and still had characteristic CNS lesions. From the analysis of the prenatal period and of paranatal and postnatal factors in the recorded cases, no clues as to etiology are obtained. In addition, no convincing evidence for a dietary etiology or other exogenous factors has been offered so far. Severe malnutrition and early infantile dystrophy were reported in but rare instances. The feeding difficulties representing a rather frequent clinical symptom are usually attributed to the disease process due to brain stem involvement and thus are considered a result rather than a cause of the disease. The morphological structure of the CNS lesions, the occasional presence of peripheral neuropathy reminiscent of that due to deficiency of thiamine and pantothenic acid (NAMIKI, 1965) and, in particular, the frequent familial incidence of the disorder give strong support to the suggestion that the condition is related to an *inborn, genetically determined error of metabolism*.

Of the several theories as to the etiological factor, a congenital metabolic disorder involving the utilization of thiamine or the enzymatic process with which thiamine derivatives are concerned (FEIGIN and WOLF, 1954; EBELS et al., 1965), inborn error of pyruvate metabolism (WORSLEY et al., 1967) probably related to thiamine deficiency (NAMIKI, 1965), endogenous toxemia or inherent metabolic defect possibly of enzymatically determined origin (RICHTER, 1957, 1968; ULE, 1959) or disorder of one or more of the essential amino acids (BARGETON et al. 1964; THIEFFRY et al., 1965) have been the most prominent considered in this regard.

10.1. Important Biochemical Abnormalities

Biochemical investigations of postmortem tissue and on living patients with SNE, the results of which are summarized in the laboratory section, as well as clinical therapeutic trials have failed to clarify or establish the presumed underlying disturbances of this disease.

The most important biochemical abnormalities recorded have been:

a) persistent *metabolic acidosis* with low plasma bicarbonate levels;

b) *high pyruvate* and *lactate serum* levels (WORSLEY et al., 1965; CLAYTON et al., 1967);

c) *increased alanine* in serum, urine and brain (DUNN and DOLMAN, 1969).

d) *pyruvate-carboxylase deficiency in liver* (HOMMES et al., 1968);

e) *thiamine triphosphate deficiency in brain* (COOPER et al., 1969).

It remains speculative, however, whether these biochemical alterations are related to the disorder and as to how they might produce the characteristic morphological lesions.

On the other hand, there were some important *negative findings:*

a) *normal transketolase activity* which rules out an ordinary thiamine deficiency state (GREENHOUSE and SCHNECK, 1968; CLAYTON et al., 1967; COOPER et al., 1969).

b) normal trace metal analysis in brain and liver excluding the possibilities of metal intoxication or of a trace-metal dependent inborn error, as Wilson's disease (KAMOSHITA et al., 1968).

14*

c) normal lipid chemical analysis of one brain, indicating that the disease is not due to primary abnormality of lipid synthesis (Kamoshita et al., 1968).

10.1.1. Impairment of Pyruvate Metabolism

Worsley et al. (1967) suggested an inborn error of metabolism resulting in the production of excess lactate as the basis of the disease. In their patient plasma lactate and pyruvate levels were increased proportionally so that their normal ratio was maintained. In addition, there habe been other reports of infants with chronic lactic acidosis of unknown origin (Israels et al., 1964, Hartmann et al., 1962; Erickson, 1965; Peytel et al., 1969). Some clinical findings in these children resembled SNE, but no autopsy was made.

Besides this uncommon "primary" or idiopathic variety, increase in serum pyruvate and lactate levels are found following strenuous muscle exercise (Astrand, 1963; Keul et al., 1967) and in several disorders including diabetes mellitus, hypocapnia and acute liver necrosis (cf. Tranquada, 1964; Leppla et al., 1967a, b). Lactic acidosis may occur secondary to pyruvate accumulation or in association with hypoxic conditions which lead to anaerobic metabolism (Huckabee, 1961; Tranquada, 1964; Philipson and Sproule, 1965). In children, lactic acidosis usually is due to well-defined causes, such as dehydration (Clausen, 1925), glycogen storage disease (Mason and Sly, 1943; Howell et al., 1962; Field, 1960), respiratory distress syndrome (Huckabee, 1961; Eichenholz et al., 1962) and intake of lactic acid milk preparations (Goldman et al., 1961). None of these conditions except for occasional dehydration have occurred in SNE, nor have any of these patients had clinical states leading to severe hypoxia.

An increase in the concentration of pyruvic acid in the blood, a substance normally metabolized under the influence of thiamine pyrophosphate (cocarboxylase) has also been observed in beriberi (Platt and Lu, 1936, Lu, 1939) and in WE (Wortis et al., 1942, Victor et al., 1957; Fennelly et al., 1964), thus indicating a thiamine deficiency. In both conditions as in experimentally induced thiamine deficiency, thiamine administration was associated with rapid clinical improvement and with a decrease in the abnormally high pyruvate (and lactate) concentration in the blood (cf. Prickett, 1934, Victor et al., 1957; Dreyfus, 1961, McCandless et al., 1968).

10.1.2. Problem of Thiamine-Linked Lesion

Despite some evidence suggesting thiamine deficiency as the cause of SNE, there are reasons for doubting this association: The activity of blood transketolase is believed to be a sensitive index of the state of thiamine nutrition in the brain (Dreyfus and Hauser, 1961, 1963; Brin et al., 1962; Koeppe et al., 1964). Laboratory studies in three confirmed cases in which ante-mortem diagnosis of SNE was possible, failed to disclose any malformation of the cocarboxylase-dependent transketolase system (Clayton et al., 1967; Greenhouse and Schneck, 1968; Cooper et al., 1969) or any abnormality in the formation of TPP — cocarboxylase (Greenhouse and Schneck, 1968), while thiamine administration proved ineffective in arresting the progression of the disease (2, 9, 12, 63, 64, 68) or in lowering the elevated pyruvate levels in the blood (63, 64, 64a). These biochemical findings appear to have *ruled out a thiamine-deficient state* in children affected by this disorder.

If SNE is not caused by an actual thiamine deficiency, one might then wonder whether it is due to an impairment of thiamine utilization. There are three important steps in carbohydrate metabolism which require thiamine — in the form of TPP or a coenzyme (OSER, 1965):

a) the transketolase reaction which catalyzes reactions necessary for the operation of the HMP shunt;

b) the oxidative conversion of pyruvate to acetyl CoA in the presence of pyruvate decarboxylase. This enzymatic process requires several enzymes and cofactors, and the sum of these has also been designated as pyruvic acid dehydrogenase (WHITE et al., 1964);

c) another thiamine-dependent enzymatic reaction of the TCA cycle is the decarboxylation of α-ketoglutarate to succinate.

It is not possible from currently available data in SNE to establish the presumed basic metabolic disturbances of this disorder in connection with impaired utilization of thiamine.

ad a) The transketolase level and the transketolase reaction have been shown to be normal in verified cases of SNE (64a, 68, 88).

ad b) If the decarboxylation of pyruvate was impaired, perhaps due to a defect in the formation, structure, or function of the enzyme pyruvate decarboxylase, then one would expect to find an elevation in pyruvic acid levels, normal transketolase activity, normal TPP effect, and failure of thiamine administration to correct the metabolic abnormality. It is of interest, that these 4 features have been demonstrated in SNE; the first and forth in the patients of CLAYTON et al. (1967); the second, third and fourth in that of GREENHOUSE and SCHNECK (1968).

A possible explanation for the accumulation of pyruvate which was observed in some cases of SNE is increased removal of pyruvic acid because of an abnormality in decarboxylation. The conversion of pyruvate to acetyl CoA is accomplished through a complicated series of reactions, requiring pyruvate decarboxylase, TPP, lipoic acid, pantothenic acid, nicotinamide, adenine dinucleotide, Mg^{2+}, and CoA (cf. OSER, 1965; RAPOPORT, 1966; KANIG, 1968; see Table 5).

Table 5. *Intermediate Steps in the Oxidation of Pyruvate by Pyruvate Dehydrogenase*

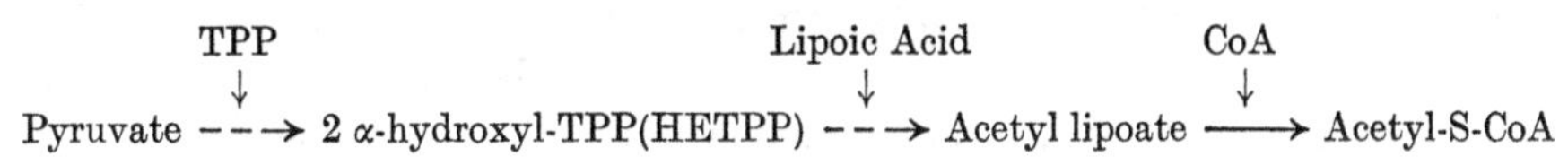

A specific alteration in the structure or formation of pyruvate decarboxylase has not been demonstrated in SNE so far. Abnormalities in other component of the pyruvate decarboxylase reaction appear less plausible. Administration of lipoic acid failed to induce a long-term improvement (CLAYTON et al., 1967). Furthermore it is a constituent of most foods and a clinical deficiency has never been observed (ISRAELS et al., 1964). An abnormality of the niacin-dependent metabolism reaction was eliminated by WORSLEY et al. (1965), since their patients did not respond to nicotinamide feedings. Since CoA has widespread metabolic activities, a defect in its function would seem incompatible with the duration of life seen in cases with SNE.

ad c) An accumulation of pyruvate and possibly lactate, might also result from an abnormality in the conversion of α-ketoglutarate to succinyl CoA. This reaction requires TPP in an enzyme system similar to pyruvate decarboxylase (GOEDDE, 1963; KANIG, 1968), but is apparently less affected by thiamine deficiency (GUBLER, 1961). A defect in α-ketoglutarate decarboxylation or in other steps of the Krebs cycle could produce some of the metabolic derangements noted above, and a careful investigation of all involved reactions and components of the TCA cycle should be done in children suspected of having SNE. Only if studies along with these lines prove fruitless, one might then be justified in concluding that a defect in metabolic processes involving thiamine utilization is unrelated to the etiology of this disorder (Greenhouse and Schneck, 1968).

A *thiamine-linked lesion* in SNE which is ultimately reflected in the CNS changes characteristic for this condition has been very recently suggested by Pincus et al. (1969) and Cooper et al. (1969). In the brain of a patient without abnormality of the pyruvate metabolism, these authors disclosed a *deficiency of thiamine triphosphate*. Extracts of the patient's blood, urine and spinal fluid were found to inhibit TPP-ATP phosphotransferase, the enzyme that catalyzes the reversible conversion of TPP to thiamine triphosphate. From these findings, it was suggested that the loss of activity of this enzyme may be causally related to the disease. Support for this contentation comes from the finding of the virtual absence of TTP in the brain of the patient. The presence of TTP in kidney and liver of the same child suggests that the inhibitor acts only upon neural tissue.

10.1.3. Impairment of Gluconeogenesis

Another metabolic background of this syndrome was recently offered by Hommes et al. (1968) who described a *deficiency of the* enzyme *pyruvate carboxylase* in the liver of a living sibling case with SNE. This enzyme is responsible for the conversion of pyruvic acid to oxalacetic acid in the process of gluconeogenesis: Lactate, produced in peripheral tissue by glycolysis, is partly converted to glucose in the liver, and to a minor extent in some other tissues. This process, known as gluconeogenesis, involves initially the chain designated in Table 6: Pyruvate is converted, by the specific enzyme pyruvate carboxylase to oxaloacetate, which is subsequently converted to PEP by the enzyme PEP carboxykinase.

The absence of pyruvate carboxylase as observed in this infant, could account for the persisting high pyruvate and lactate levels from blockage at the step where oxalacetate is formed from pyruvate. It could also account for the low blood glucose levels in this case, as gluconeogenesis is impaired, though, owing to the existence of alternative pathways, e.g. involving malate, for the production of oxaloacetate, it is not abolished. From these findings, Hommes et al. (1968) suggested that SNE may be the result of a lack of pyruvate carboxylase, such representing an *inborn error of gluconeogenesis*. It is not clear how this enzyme defect causes CNS lesions. A high pyruvate level might interfere with the metabolism of glutaminic acid, notably transaminase reactions. Rolleston and Newsholme (1967) demonstrated that lactate at a concentration of 5 mM (43 mg/100 ml) inhibits glycolysis of brain cortex.

10.1.4. Impairment of Alanine Metabolism

Recently, Dunn and Dolman (1969) reported an intermittent *disturbance in alanine metabolism* which was evidently aggravated at the time of relapses in the patient's neurological disorder. The basic error was obscure. In mammals, L-alanine is utilized for peptide and protein synthesis, can be transaminated with

Table 6. *Important Metabolic Pathways of Pyruvate and Alanine*

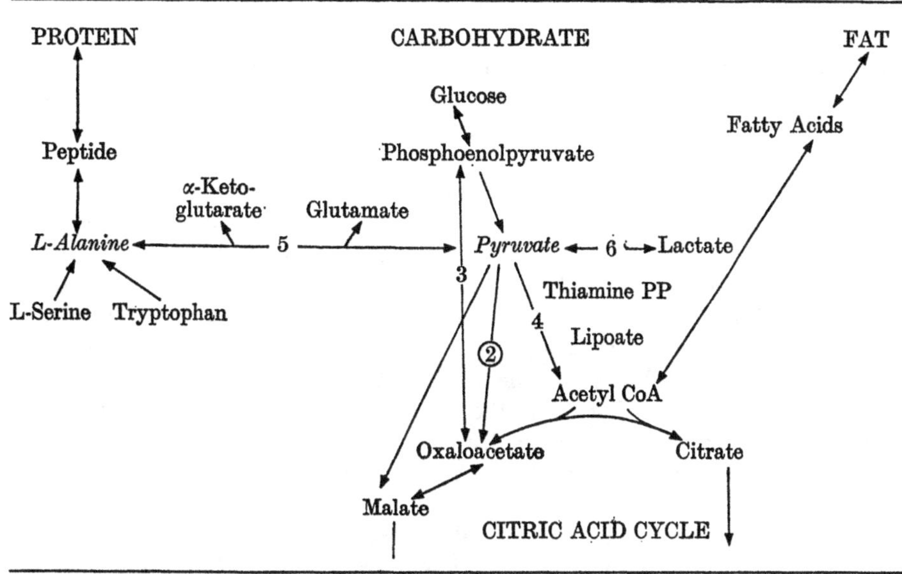

Key to Enzymes: 1 Pyruvate Kinase
2 *Pyruvate Carboxylase*
3 PEP Carboxykinase
4 Pyruvate Dehydrogenase
5 Glutamic-Pyruvic Transaminase
(Alanine Aminotransferase)
6 Lactic Dehydrogenase

alpha-keto-glutaric acid to yield glutamic and pyruvic acids, and can be oxidatively deaminated by a specific L-amino acid oxidase in the kidney (MEISTER, 1965). Of these pathways, transamination to pyruvic acid is probably the major route for disposal of alanine derivated from dietary sources. The absence of excessive amounts of pyruvic acid in this patient's urine argued against accumulation of pyruvic acid as a cause of the excessive concentrations of alanine, but raised levels of blood pyruvate have been reported in several cases of SNE. Such accumulated pyruvate might then be converted not only to lactate but also to alanine (Table 6). Incubation of the patient's blood cells with DL-alanine did not show a significant increase in lactate formation; thus the formation of lactate may not have served as an "overflow route" for accumulated alanine. Since there are normal activities of serum glutamic-pyruvic transaminase (alanine amino-transferase) which transfers the amino group of alanine to alpha-ketoglutaric acid, it was suggested that there is a connection with a disturbance of pyruvate metabolism and an "overflow transamination" to alanine. The relationship of metabolism of alanine and pyruvate is illustrated in Table 6.

10.1.5. Critical Remarks

From the currently available morphological and biochemical data in SNE with regard to their etiological significance it is believed that the presence of a simple thiamine deficiency can be excluded with high certainty. Demonstration

of elevated blood lactate and pyruvate associated with normal transketolase levels
and reactions in patients with SNE give impetus for a further study of reactions
which require TPP as a partizipating coenzyme, such as the conversion of pyruvate acid to acetyl CoA by the enzyme pyruvate cocarboxylase. From the local
distribution of this latter enzyme in normal brain tissue (Dreyfus and Hauser,
1965, 1966), however, a direct defect of pyruvate decarboxylase appears rather not
plausible as an essential etiological factor of the morphological lesion in SNE.
Demonstrating a deficiency of pyruvate carboxylase in the liver, Hommes et al.
(1968) suggested an inborn error of gluconeogenesis as the problabe underlying
metabolic defect while Dunn and Dolman (1969) discussed a disturbance of pyruvate and alanine metabolism. Although an impairment of metabolic steps involving
thiamine utilization was discussed (Greenhouse and Schneck, 1968), the exact
biochemical defect in the most important steps of carbohydrate metabolism which
require thiamine is still undetermined. In this respect, the recent data indicating
thiamine triphosphate deficiency in the brain in an infant with SNE unassociated
with a disorder of pyruvate metabolism (Cooper et al., 1969) probably might
offer a new biochemical approach to the probable metabolic defect underlying
this condition.

Of the total thiamine in the body, about 80 % is in the form of TPP, about
10 % is TTP, and the remainder is thiamine monophosphate (TMP) and thiamine.
The coenzyme role of TPP is well documented, but virtually nothing is known
about the function of TTP except for a report that it may be involved in the binding of TPP to an apoenzyme (Yusa and Maruo, 1966).However, there is no evidence of a disorder of the three TPP dependent enzymes in SNE. Since thiamine in
some still unknown form is suggested to have a role in active ion movement in the
CNS which is independent of its role as a coenzyme, it was argued that the neuro-
physiologically active form of the vitamine is TTP and that in SNE a factor is
elaborated that inhibits the synthesis of TTP, the lack of which is ultimately reflected in the peculiar neurologic syndrome (Cooper et al., 1969).

From the currently available biochemical data one could speculate whether the
metabolic error may be the same in all cases of the disease.

Further detailed investigations of the carbohydrate metabolism with special
emphasis on thiamine-linked reactions in additional patients with SNE, and corre-
lative biochemical and clinico-pathological studies are required before the etiology
and pathogenesis of this rare disorder are understood.

11. Therapeutic Aspects

The treatment of this disease will remain a difficult problem until the exact
cause is discovered. Therapeutic trials of oral and intramuscular administration
of thiamine (2, 19, 12, 68), thiamine pyrophosphate (Berolase) (Clayton et al., 1967)
and other vitamin B-compounds (Tariska and Haraszti, 1964; Clayton et al.,
1967) were without effect. No significant clinical and biochemical response to
administration of pyruvate oxidation factor and D-penicillamine (Clayton et al.,
1967) or nicotinamide feedings (Worsley et al., 1965) was observed. Although
Clayton et al. (1967) and Crome (1964) reported general clinical improvement
and evidence of biochemical response in a case given α-lipoic acid, this patient died

of the disease 3 years later. It was given as oral enteric-coated lipoic acid (5 mg twice a day) and as lipoic acid powder and lipoate intramuscularly (5—10 mg twice weekly). Accompanying the periodic clinical improvement characterized by cessation of vomiting attacks, eye-rolling movements, sighing respiration and possibility to swallow solid food, evidence of a biochemical response was suggested by slow but continuous decrease of pyruvate concentrations and the increase of citrate concentration in the blood. The beneficial effect of lipoic acid was confirmed by HOMMES et al. (1968). The effects of physical exercise demonstrated, however, that lipoic acid failed to correct completely the depressed rate of lactate utilization, for blood lactate then rose to pathological levels despite lipoic acid therapy. It would not be expected to correct the disturbed lactate utilization completely, because it is not involved in the pyruvate carboxylase reaction. Its mode of action must, therefore, be sought in some other metabolic route.

If lactic acidosis is encountered, the use of sodium bicarbonate or other means of correcting the disturbance in blood pH is suggested (PROCOPIS et al., 1967; GREENHOUSE and SCHNECK, 1968), whereas WORSLEY et al. (1965) recommended the use of fluoride, presumably to reduce anaerobic glycosis. No causal treatment of the condition is available so far.

Summary

Among the large group of infantile encephalopathies of obscure origin, Subacute Necrotizing Encephalomyelopathy (SNE) appears to be a distinct clinico-pathological entity. Since LEIGH's original report of this disorder in 1951, about 130 cases, 90 of them confirmed at necropsy (including 4 personal cases) have been observed. The condition shows slight preferance for the male children but does not appear to be related to racial or geographic factors. Its high familial incidence (in about 50% of the reported cases) suggests an autosomal recessive disorder. The condition may manifest itself at any age during childhood though most frequently in infancy or in the first two years of life, instances of late infantile or juvenile onset being rare. Infantile cases usually show an acute, occasionally even fulminant clinical course, whereas patients with later onset are subjected to a rather subacute or subchronic illness. The course, variable in duration, is, nevertheless progressive and leads to fatal outcome within several months to about 2 years after the onset.

The clinical features are increasing motor weakness later progressing to spasticity, feeding difficulties, incoordination, loss of acquired motor skills, lassitude, impairment of vision and hearing, extrapyramidal and cerebellar symptoms, occasional convulsions and progressive brain stem involvement with oculomotor disturbances, loss of pupillary reflexes, bizarre eye movements, respiratory irregularities, and rather inconstant mental retardation. Death is usually due to respiratory failure. As the clinical syndrome is not pathognomonic, the diagnosis will depend upon postmortem examination or identification of a comparable syndrome in a sibling of a pathologically confirmed case.

The neuropathological changes are approximately symmetrical foci of incomplete necrosis, ranging from spongy lesion of the neuropil with myelin lesion and astroglial reaction to subacute stages with myelin breakdown and degradation, prominent capillary reaction with relative preservation of neurons and axons, terminating in cyst formation or glial scars. The symmetrical necrotizing lesions are scattered throughout the basal ganglia, tegmentum of brain stem, the cerebellar nuclei and spinal gray matter with predilection for the periventricular and periaqueductal gray. Affection of the optic pathways is rather common. Occasional lesions of the cerebral and cerebellar cortices, cerebral white matter and fornix are opposed by almost uniform sparing of the mammillary bodies which were involved in but 4 cases of SNE. The morphological features closely resemble those in Wernicke's encephalopathy and experimental thiamine deficiency, the basic morphological syndrome of these conditions usually being referred to as "Wernicke's tissue syndrome". SNE is distinguished from WE by its frequent familial incidence, lack of nutritional deprivation and certain distinct deviations in the topographic distribution of lesions. Thus it seems reasonable to separate SNE as a definite nosological entity and not simply to classify it as the infantile form of WE.

The etiology and pathogenesis of this condition are unknown. Earlier morphogenic theories suggested dyshoria, i.e. gross vascular permeability changes, as the primary and essential factor in producing this type of partial necrosis. The morphologic analysis of the sequence of lesions in SNE, its comparison with recent ultrastructural findings in experimental thiamine deficiency as one pathogenic model of the human disorder, and the available data on the pathophysiology of cell membranes and BBB, however, indicate a primary impairment of local cell metabolism in the neuropil due to dysfunction of active membrane-bound ion- and fluid transport mechanisms. Gross disturbances of the BBB are believed to represent secondary lesions which promote the subsequent necrotizing process of the nervous tissue and the prominent glio-mesodermal reaction.

The genetic and clinico-pathological features suggest that the condition is related to an inborn, genetically determined error of metabolism. Currently available biochemical data and clinical therapeutic trials, however, have failed to clarify or establish the presumed underlying disturbances of the disease. The recent finding of elevated blood lactate and pyruvate associated with normal transketolase levels and lack of malformations of the cocarboxylase-dependent transketolase system indicate that SNE is not related to a simple thiamine deficiency which is known to be the essential etiological factor in Wernicke's encephalopathy. Certain defects in metabolic processes involving thiamine utilization are under discussion. Recent findings of thiamine triphosphate deficiency in the brain in a case with SNE unassociated with disorders of pyruvate metabolism (Cooper et al.) might indicate a thiamine-linked metabolic defect, whereas demonstration of deficiency of pyruvate carboxylase in the liver of another patient suggested an inborn error of gluconeogenesis (Hommes et al.) as the probable etiological factor of this condition. Before the etiology of this disorder is understood, no causal therapy is available.

Acknowledgements

We are indebted to Prof. O. Stochdorph, Munich, for the case-notes and the neuropathological material of case Nr. 65 and 66, to Dr. U. Sandbank, Beilinson

Hospital, Petah-Tikvah, Israel, for sending us slides of his case (Nr. 44) and to Doz. F. GULLOTTA, Bonn, for providing Fig. 12a. We also thank Doz. A. RETT (Dept. of Retarded Children Lainz-Hospital, Vienna) for the clinical history of case Nr. 67. Our thanks are due to Prof. J. J. KEPES, Kansas City, for revising the manuscript.

Addendum: While this paper was in the course of publication our attention was drawn to three further necropsy cases reported by TOMMASI et al. (1968) which could not have been included in the Tables. One of them had suffered from severe neonatal jaundice. The cerebral lesions of these infants did not show any analogy with those in a case of infantile congenital lactic acidosis.

Aus der Universitäts-Kinderklinik Hamburg-Eppendorf
(Direktor: Prof. Dr. K. H. SCHÄFER)

Die transitorische Neugeborenenhyperbilirubinämie und ihre biochemischen Grundlagen

W. SCHRÖTER

Mit 3 Abbildungen

Inhalt

Literatur

AICARDI, J.: Hyperbilirubinémie indirecte et occlusions neonatales. Arch. franç. Pédiat. 20, 839 (1963).

AIDIN, R., B. CORNER, and G. TOVEY: Kernicterus and prematurity. Lancet 1950 I, 1153.

ÅKERRÉN, Y.: Prolonged jaundice in the newborn associated with congenital myxedema. A syndrome of practical importance. Acta paediat. (Uppsala) 43, 411 (1954).

ALLEN JR., F. H.: Early jaundice in the newborn. New Engl. J. Med. 258, 1302 (1958).

ALLISON, A. C.: Danger of vitamin K to newborn. Lancet 1955 I, 669.

ANKE, W. K., R. FENICHEL, and L. A. BARNES: The effect of saccharolactone on bilirubin and bilirubin excretion in newborn infants. Amer. J. Dis. Child. 98, 559 (1959).

ANSELMINO, K. J., u. F. HOFFMANN: Die Ursache des Icterus neonatorum. Arch. Gynäk. 143, 477 (1930).

ARIAS, I. M., M. FURMAN, D. F. TAPLEY, and J. E. ROSS: Glucuronide formation and transport of various compounds by Gunn rat intestine in vitro. Nature (Lond.) 197, 1109 (1963a).

—, and L. M. GARTNER: Production of unconjugated hyperbilirubinaemia in full-term newborn infants following administration of pregnane-3 (alpha), 20 (beta), diol. Nature (Lond.) 203, 1292 (1964).

— —, M. FURMAN, and S. WOLFSON: Studies of the effect of several drugs on hepatic glucuronide formation in newborn rats and humans. Ann. N. Y. Acad. Sci. 111, 274 (1963b).

— —, S. SEIFTER, and M. FURMAN: Prolonged neonatal unconjugated hyperbilirubinemia associated with breast feeding and a steroid, pregnane-3 (alpha), 20 (beta)-diol, in maternal milk that inhibits glucuronide formation in vitro. J. clin. Invest. 43, 2037 (1964).

—, L. JOHNSON, and S. WOLFSON: Biliary excretion of injected conjugated and unconjugated bilirubin by normal and Gunn rats. Amer. J. Physiol. 200, 1091 (1961).

—, and S. WOLFSON: Inhibition of bilirubin conjugation in vitro by serum from infants with transient familial hyperbilirubinemia and serum from their mothers. Gastroenterology 38, 797 (1960).

— —, J. F. LUCEY, and R. J. MCKAY JR.: Transient familial neonatal hyperbilirubinemia. J. clin. Invest. 44, 1442 (1965).

BALLARD, J. F., and I. T. OLIVER: Ketohexokinase, isoenzymes of glucokinase and glycogen synthesis from hexoses in neonatal rat liver. Biochem. J. 90, 261 (1964a).

— — The effect of concentration on glucose phosphorylation and incorporation into glycogen in the livers of foetal and adult rats and sheep. Biochem. J. 92, 131 (1964b).

BARTON, M. E., J. WILSON, and W. WALKER: Idiopathic jaundice in premature infants. Lancet 1962 II, 847.

BECK, K., F. AZIMI u. P. M. REISERT: Über den Einfluß synthetischer Glucocorticoide auf die Bildung und Ausscheidung gepaarter Glucuronsäuren. II. Mitteilung. Spät einsetzende Wirkungen. Klin. Wschr. 45, 428 (1967).

—, P. M. REISERT u. H. W. BAYER: Über den Einfluß synthetischer Glucocorticoide auf die Bildung und Ausscheidung gepaarter Glucuronsäuren. I. Mitteilung. Die schnell einsetzenden Wirkungen. Klin. Wschr. 42, 524 (1964).

BEHRMANN, R. E., and E. HIBBARD: Bilirubin: Acute effects in newborn Rhesus monkeys. Science 144, 545 (1964).

BESKOW, B.: The duration of physiological icterus neonatorum. Acta paediat. (Uppsala) 32, 323 (1944/45).

BETKE, K.: Icterus neonatorum gravis als Manifestation einer hereditären Sphärocytose. Z. Kinderheilk. 78, 359 (1956).

— Hämatologie der ersten Lebenszeit. Ergebn. inn. Med. Kinderheilk. N. F. 9, 437 (1958).

—, u. W. KELLER: Icterus neonatorum gravis ohne Inkompatibilität und Austauschtransfusion. Medizinische 1957, 947.

BICKEL, H.: Indikation zum Blutaustausch bei Hyperbilirubinämie Frühgeborener (Nachuntersuchungen über 6 Jahre). Mschr. Kinderheilk. 111, 318 (1963).

—, u. F. LINNEWEH: Austauschtransfusion als prophylaktische Maßnahme beim Kernikterus Frühgeborener. Klin. Wschr. 35, 929 (1957).

BILLING, B. H., P. G. COLE, and G. H. LATHE: Increased plasma bilirubin in newborn infants in relation to birth weight. Brit. med. J. 1954 II, 1263.

— — — The excretion of bilirubin as a diglucuronide giving the direct van den Bergh reaction. Biochem. J. 65, 774 (1957).

—, Q. MAGGIORE, and M. A. CARTTER: Hepatic transport of bilirubin. Ann. N. Y. Acad. Sci. 111, 319 (1963).

Black-Schaffer, B., S. Kambe, M. Furuta, and W. C. Moloney: Neonatal jaundice and kernicterus. Amer. J. Dis. Child. 87, 737 (1954).

Blondheim, S. H.: The relationship between the albumin concentration of serum and its dye-binding capacity. J. Lab. Clin. Med. 45, 740 (1955).

Blumenschein, S. D., R. J. Kallen, B. Storey, J. Natzschka, G. B. Odell, and B. Childs: Familial nonhemolytic jaundice with late onset of neurological damage. Pediatrics 42, 786 (1968).

Boggs, T. R., Jr., J. B. Hardy, and T. M. Frazier: Correlation of neonatal serum total bilirubin concentrations and developmental status at age of eight months. J. Pediat. 71, 553 (1967).

Bolt, R. J., R. S. Dillon, and H. M. Pollard: Interference with bilirubin excretion by a gall-bladder dye (bunamiodyl). New Engl. J. Med. 265, 1043 (1961).

Borrell, S.: Effect of β-glucuronidase upon the hydrolysis of corticoids in cat urine. Biochem. J. 70, 727 (1959).

Bos, S. E., et R. R. C. Scharff: L'hyperbilirubinémie du nouveau-né. Helv. paediat. Acta 14, 400 (1959).

Bowman, J. M.: The influence of blood group incompatibility, sex, birth weight, and birth order upon serum bilirubin levels in a newborn population. Amer. J. Dis. Child. 92, 482 (1956).

Brodersen, R., and L. S. Hermann: Intestinal reabsorption of unconjugated bilirubin: A possible contributing factor in neonatal jaundice. Lancet 1963 I, 1242.

—, J. Jacobsen, H. Hertz, H. Rebbe, and B. Sørensen: Bilirubin conjugation in the human fetus. Scand. J. clin. Lab. Invest. 20, 41 (1967).

Broughton, P. M. G., E. J. R. Rossiter, C. B. M. Warren, G. Goulis, and P. S. Lord: Effect of blue light on hyperbilirubinaemia. Arch. Dis. Childh. 40, 666 (1965).

Brown, A. K.: Bilirubin metabolism with special reference to neonatal jaundice. Advanc. Paediat. 12, 121 (1962).

—, and S. L. Buquir: Spontaneous Heinz body formation in full-term and premature infants. Amer. J. Dis. Child. 102, 589 (1961).

—, G. Henning: The effect of novobiocin on the development of the glucuronide conjugating system in newborn animals. Ann. N. Y. Acad. Sci. 111, 307 (1963).

—, and W. W. Zuelzer: Studies in hyperbilirubinemia. I. Hyperbilirubinemia of the newborn unrelated to isoimmunisation. Amer. J. Dis. Child. 93, 263 (1957).

— —, and H. H. Burnet: Studies on the neonatal development of the glucuronide conjugating system. J. clin. Invest. 37, 332 (1958).

Burns, L. E., J. E. Hodgeman, and A. B. Cass: Fatal circulatory collapse in premature infants receiving chloramphenicol. New Engl. J. Med. 261, 1318 (1959).

Caiger, P., R. K. Morton, O. H. Filsell, and I. G. Jarrett: A comparative study of nicotinamide nucleotide coenzymes during growth of the sheep and rat. Biochem. J. 85, 351 (1962).

Catz, Ch., and S. J. Yaffe: Barbiturate enhancement of bilirubin conjugation and excretion in young and adult animals. Pediat. Res. 2, 361 (1968).

Carbone, J. V., and G. M. Grodsky: Constitutional nonhemolytic hyperbilirubinemia in the rat: defect of bilirubin conjugation. Proc. Soc. exp. Biol. (N. Y.): 94, 461 (1957).

Chen, H.: Kernicterus in the Chinese newborn. A morphological and spectrophotometric study. J. Neuropath. exp. Neurol. 23, 527 (1964).

Chen, H.-C., I.-N. Lien, and T.-C. Lu: Kernicterus in newborn rabbits. Am. J. Path. 46, 331 (1965).

Christensen, J. F.: Prolonged icterus neonatorum and congenital myxedema. Acta paediat. (Uppsala) 45, 367 (1956).

Chu, J., J. A. Clements, E. Cotton, M. H. Klaus, A. Y. Sweet, M. A. Thomas, and W. H. Tooley: Preliminary report. The pulmonary hypoperfusion syndrome. Pediatrics 35, 733 (1965).

Claireaux, A.-E., J. W. Gerrard et E.-A. Marsland: Les ictères neonateaux. Rev. intern. hépatol. 5, 1153 (1955).

COHEN, F., W. W. ZUELZER, D. C. GUSTAFSON, and M. M. EVANS: Mechanisms of isoimmunization. I. The transplacental passage of fetal erythrocytes in homospecific pregnancies. Blood 23, 621 (1964).

COLE, P. G., G. H. LATHE, and B. H. BILLING: Separation of bile pigments of serum, bile and urine. Biochem. J. 57, 514 (1954).

COMLEY, A., and B. WOOD: Albumin administration in exchange transfusion for hyperbilirubinaemia. Arch. Dis. Childh. 43, 151 (1968).

COMROE, H. JR.: The main functions of the pulmonary circulation. Circulation 33, 146 (1966).

CONNEY, A. H., C. DAVISON, R. GASTEL, and J. J. BURNS: Adaptive increases in drug-metabolizing enzymes induced by phenobarbital and other drugs. J. Pharmacol. exp. Ther. 130, 1 (1960).

CORNER, B. D.: Hyperbilirubinaemia in premature infants treated by exchange blood transfusion. Proc. Roy. Soc. Med. 51, 1019 (1958).

CREMER, R. J., P. W. PERRYMAN, and D. H. RICHARDS: Influence of light on the hyperbilirubinaemia of infants. Lancet 1958 I, 1094.

CRIGLER, J. F., JR., and N. I. GOLD: Sodium phenobarbital-induced decrease in serum bilirubin in an infant with congenital nonhemolytic jaundice and kernicterus. J. clin. Invest. 45, 998 (1966).

— — Effect of sodium phenobarbital on bilirubin metabolism in an infant with congenital nonhemolytic, unconjugated hyperbilirubinemia, and kernicterus. J. clin. Invest. 48, 42 (1969).

—, and V. A. NAJJAR: Congenital familial nonhemolytic jaundice with kernicterus. Pediatrics 10, 169 (1952).

CROSSE, M., and D. OBST: The incidence of kernicterus (not due to hemolytic disease) among premature babies. In: A. SASS-KORTSAK (Ed.): Kernicterus, p. 4. Toronto: Univ. Toronto Press 1961.

CROSSE, V. M., T. C. MEYER, and J. W. GERRARD: Kernicterus and prematurity. Arch. Dis. Childh. 30, 501 (1955).

—, P. G. WALLIS, and A. M. WALSH: Replacement transfusion as a means of preventing kernicterus of prematurity. Arch. Dis. Childh. 33, 403 (1958).

CRUSE, P.: Beiträge zur Kenntnis des Icterus neonatorum. Arch. Kinderheilk. 1, 353 (1880).

CUNNINGHAM, M. D., and J. R. MACE: Clinical experience with phenobarbital in icterus neonatorum. Abst. 66, 16th Ann. Meeting Western Soc. Pediat. Res. 1968.

CZERMAK, H., A. KREJCI u. H. G. WOLF: Heterospezifische Schwangerschaft und Icterus neonatorum. Öst. Z. Kinderheilk. 11, 146 (1955).

CZERNY, A., u. H. KELLER: Des Kindes Ernährung, Ernährungsstörungen und Ernährungstherapie. 2. Aufl., Bd. II/1. Leipzig-Wien: Deuticke 1925.

DAMEROW, R.: Der Einfluß der Ernährung auf den Verlauf des Serumbilirubinspiegels bei Frühgeborenen. Z. Kinderheilk. 91, 66 (1964).

DANCIS, J., S. DANOFF, J. ZABRISKIE, and M. E. BALIS: Hemoglobin metabolism in the premature infant. J. Pediat. 54, 748 (1959).

DANOFF, S., A. BOYER, and L. E. HOLT JR.: The treatment of bilirubinemia of the newborn with intravenous glucuronic acid. Pediatrics 23, 570 (1959).

DAVIDSON, L. T., K. K. MERRITT, and A. A. WEECH: Hyperbilirubinemia in newborn. Amer. J. Dis. Child. 61, 958 (1941)

DAVIS, J. A., and D. SCHIFF: Bruising as a cause of neonatal jaundice. Lancet 1966 II, 636.

DAY, R.: Kernicterus. Further observations on toxicity of hem pigments. Pediatrics 17, 925 (1956).

DAY, R., and L. M. JOHNSON: Kernicterus. In: L. M. TOKANTIS (Hrsg.): Fortschritte der Hämatologie, Bd. II, S. 131. Dtsch. Übersetzung von H. BRAUNSTEINER. Stuttgart: Thieme 1961.

DESFORGES, J. F., and TH. O. VILLADOLID: The failure of hydrocortisone to affect neonatal jaundice. Amer. J. Dis. Child. 91, 126 (1956).

DIAMOND, I., and R. SCHMID: Experimental bilirubinencephalopathy. The mode of entry of bilirubin-14C into the central nervous system. J. clin. Invest. 45, 678 (1966).

— — Oxidative phosphorylation in experimental bilirubin encephalopathy. Science 155, 1288 (1967).

Diczfalusi, E., O. Cassmer, C. Alonso, and M. de Miquel: Oestrogen metabolism in the human foetus. I. Tissue levels following the administration of 17 β-oestradiol and oestriol. Acta endocr. (Kbh.) 37, 353 (1961a).

— — — —, and B. Westin: Oestrogen metabolism in the human foetus. II. Oestrogen conjugation by foetal organs in vitro and in vivo. Acta endocr. (Kbh.) 37, 516 (1961b).

— — — — Oestrogen metabolism in the human foetus. III. Nature of the conjugated oestrogen formed by the foetus. Acta endocr. (Kbh.) 38, 31 (1961c).

—, u. C. Lauritzen: Oestrogene beim Menschen. Berlin-Göttingen-Heidelberg: Springer 1961.

Dieckhoff, J., u. J. Schmidt: Zur Leberfunktion des reifen und unreifen Neugeborenen. Unter besonderer Berücksichtigung der intravenösen Fruktosebehandlung. Arch. Kinderheilk. 159, 113 (1959).

—, B. Schneeweiss, R. Schicke u. U. Wiegand: Zur Wirkung von Human-Albumin bei Austauschtransfusionen. Kinderärztl. Prax. 30, 337, 381 (1962).

—, u. L. Theile: Zur Pathogenese und Therapie der Hyperbilirubinämie des Neugeborenen. Münch. med. Wschr. 102, 209 (1960).

Done, A. K.: Perinatal pharmacology. Ann. Rev. Pharmacol. 6, 189 (1966).

Drayer, N. M.: Steroid excretion studies on newborn infants. Utrecht: Drukk. Elinkwijk, 1965. (Zit. n. Excerpta Med. Endocr. 20, 339 (1966).

Driscoll, S. G., R. M. Dowben, L. Grana, A. Wilkinson, and D. Y.-Y. Hsia: The effect of sodium glucuronate and glucuronolactone on bilirubin conjugation. Amer. J. Dis. Child. 98, 581 (1959).

—, and D. Y.-Y. Hsia: The development of enzyme systems during early infancy. Pediatrics 22, 785 (1958).

Dubin, I. N.: Chronic idiopathic jaundice; a review of fifty cases. Amer. J. Med. 24, 268 (1958).

Dundon, S.: The prevention of kernicterus in the premature. J. Irish. med. Ass. 38, 99 (1956).

Dutton, G. J.: Glucuronide synthesis in foetal liver and other tissues. Biochem. J. 71, 141 (1959).

— Glucuronide conjugation. Proc. First Internat. Pharmacolog. Meeting, Vol. 6, p. 39. Oxford-London-New York-Paris: Pergamon Press 1962.

— Neonatal drug toxicity caused by defective glucuronide synthesis: Unsuitability of the rat as a test animal? Proc. Europ. Soc. for the Study of Drug Toxicity. Vol. 4, 121 (1964).

— The biosynthesis of glucuronides. In G. J. Dutton (Ed.): Glucuronic acid, free and combined, p. 185. New York-London: Academic Press 1966.

—, and C. G. Greig: Observations on the distribution of glucuronide synthesis in tissues. Biochem. J. 66, 52 P (1957).

—, D. E. Langelaan, and P. E. Ross: High glucuronide synthesis in newborn liver: choice of species and substrate. Biochem. J. 93, 4P (1964).

—, and W. S. Myles: Unpublished work 1963 (zit. nach Dutton, G. J., 1966).

—, and I. H. Stevenson: Synthesis of glucuronides and of uridine diphosphate glucuronic acid in kidney cortex and gastric mucosa. Biochim. biophys. Acta 31, 568 (1959).

—, and I. D. E. Storey: Uridine compounds in glucuronic acid metabolism, I. The formation of glucuronides in liver suspensions. Biochem. J. 57, 275 (1954).

Ebnöter, P., u. M. Vest: Zum Problem der Hyperbilirubinämie und des Kernikterus. Ann. Paediat. (Basel) 193, 279 (1959).

Emery, J. L.: The distribution of haemopoietic foci in the infantile human liver. J. Anatom. 90, 293 (1956).

Erlandson, M. E., I. Schulman, B. Walden, and C. H. Smith: Chromium[51] elution from hemoglobin and intact erythrocytes of adults, infants and patients with Cooley's anemia. Proc. Soc. exp. Biol. (N. Y.) 99, 173 (1958).

Fashena, G. J.: Mechanism of hyperbilirubinemia in the newborn infant. Experimental demonstration of functional hepatic immaturity. Amer. J. Dis. Child. 76, 196 (1948).

Fanconi, G.: Der Icterus des Neugeborenen. Schweiz. med. Wschr. 88, 1275 (1958).

Fellenberg, R. v., H. Eppenberger, R. Richterich u. H. Aebi: Das glykolytische Enzymmuster von Leber, Niere, Skeletmuskel, Herzmuskel und Großhirn bei Ratte und Maus. Biochem. Z. 336, 334 (1962/63).

Fertman, M., and M. Fertman: Toxic anemias and Heinz bodies. Medicine 34, 131 (1955).

FISCHER, K.: Morbus haemolyticus im ABO-System. Stuttgart: Thieme 1961.
— Persönliche Mitteilung (1966).
—, u. H. OSTER: Zur Methodik der Spätaustauschtransfusion. Mschr. Kinderheilk. **106**, 412 (1958).
—, u. K. H. SCHÄFER: Indikation, Technik und Gefahren der Blutaustauschtransfusion beim Neugeborenen. Dtsch. med. Wschr. **86**, 1702 (1961).
FLINT, M., G. H. LATHE, and T. R. RICKETTS: The effect of undernutrition and other factors on the development of glucuronyl transferase activity in the newborn rabbit. Ann. N. Y. Acad. Sci. **111**, 295 (1963).
— — —, and G. SILMAN: Development of glucuronyl transferase and other enzyme systems in the newborn rabbit. Quart. J. Exp. Physiol. **49**, 66 (1964).
FOCONI, S., and S. SJÖLIN: Survival of Cr^{51}-labelled red cells from new-born infants. Acta paediat. (Uppsala) **48**, Suppl. 117, 18 (1959).
FOUTS, J. R.: Factors affecting hepatic microsomal enzyme systems involved in drug metabolism. Advanc. Enzyme Regulation **1**, 225 (1963).
FROEHLICH, A., and I. A. MIRSKY: Susceptibility to convulsions in relation to age. II. Influence of bile salts. Proc. Soc. exp. Biol. (N. Y.) **50**, 25 (1942).
GARBY, L., S. SJÖLIN, and J. VUILLE: Studies on erythro-kinetics in infancy. V. Estimations of the life span of red cells in the newborn. Acta paediat. (Uppsala) **53**, 165 (1964).
GARTNER, L. M., and I. M. ARIAS: Developmental pattern of glucuronide formation in rat and guinea pig liver. Amer. J. Physiol. **205**, 663 (1963).
— — Production of unconjugated hyperbilirubinemia in full-term newborn infants following administration of pregnane-3-(α), 20(β)diol. J. Pediat. **65**, 1045 (1964).
— — Studies of prolonged neonatal jaundice in the breast-fed infant. J. Pediat. **68**, 54 (1966).
— — The transfer of bilirubin from blood to bile in the neonatal guinea pig. Pediat. Res. **3**, 171 (1969).
GASSER, C.: Die hämolytischen Syndrome im Kindesalter. Stuttgart: Thieme 1951.
— Heinz body anemia and related phenomena. J. Pediat. **54**, 673 (1959).
GATZIMOS, C. D., and R. H. JOWITT: Jaundice in mucoviscidosis. (Fibrocystic disease of pancreas). Amer. J. Dis. Child. **89**, 182 (1955).
GELLIS, S. S., J. M. CRAIG, and D. Y. Y. HSIA: Prolonged obstructive jaundice in infancy. IV. Hepatitis. Amer. J. Dis. Child. **88**, 285 (1954).
GILARDI, A., u. P. MIESCHER: Die Lebensdauer von autologen und homologen Erythrocyten bei Frühgeborenen und älteren Kindern. Schweiz. med. Wschr. **87**, 1456 (1957).
GILBERTSEN, A. S., I. BOSSENMAIER, and R. CARDINAL: Enterohepatic circulation of unconjugated bilirubin in man. Nature **196**, 141 (1963).
GJONE, E., and O. M. ORNING: Jaundice due to chloramphenicol. Acta hepatosplenol. **13**, 288 (1966).
GLEISS, J.: Hyperbilirubinämie bei unreifen Neugeborenen im Gefolge medikamentöser Prophylaxe des Staphylokokken-Hospitalismus. Z. Kinderheilk. **86**, 280 (1962).
GOLDBLOOM, A., and R. GOTTLIEB: Icterus neonatorum. Amer. J. Dis. Child. **38**, 57 (1929).
GOVAN, A. D. T., and J. M. SCOTT: Kernicterus and prematurity. Lancet **1953** I, 611.
GREGORY, C. H.: Studies of conjugated bilirubin. III. Pigment I, a complex of conjugated and free bilirubin. J. Lab. clin. Med. **61**, 917 (1963).
GRIMES, A. J., A. MEISLER, and J. V. DACIE: Congenital Heinz-body anaemia. Further evidence of the cause of Heinz-body production in red cells. Brit. J. Haemat. **10**, 281 (1964).
GRODSKY, G. M., and J. V. CARBONE: The synthesis of bilirubin glucuronide by tissue homogenates. J. biol. Chem. **226**, 449 (1957).
— —, and R. FANSKA: Encymatic defect in metabolism of bilirubin in fetal and newborn rat. Proc. Soc. exp. Biol. (N. Y.) **97**, 291 (1958).
HALAC JR., E., and S. FRANK: Glucuronyl transferase and glycogen deficiency in liver of Gunn rats. Biochem. biophys. Res. Commun. **2**, 379 (1960).
—, and A. REFF: Studies on bilirubin UDP-glucuronyltransferase. Biochim. biophys. Acta **139**, 328 (1967).
HAMILTON, J. R., and A. SASS-KORTSAK: Jaundice associated with severe bacterial infection in young infants. J. Pediat **63**, 121 (1963).
HARGREAVES, T.: Cholestatic drugs and bilirubin metabolism. Nature (Lond.) **206**, 154 (1965).

Hargreaves, T., and J. B. Holton: Jaundice of the newborn due to novobiocin. Lancet 1962 I, 839.

—, and G. H. Lathe: Inhibitory aspects of bile secretion. Nature (Lond.) 200, 1172 (1963).

Harnack, G. A. von, u. K. Fischer: Die serologisch und nicht-serologisch bedingte Hyperbilirubinämie des Neugeborenen vom Standpunkt des Pädiaters. In: R. Elert u. K. A. Hüter (Hrsg.): Die Prophylaxe frühkindlicher Hirnschäden, S. 101. Stuttgart: Thieme 1966.

Harris, L. E., F. J. Farrell, R. G. Shorter, E. A. Banner, and D. R. Mathieson: Conjugated serum bilirubin in erythroblastosis fetalis: An analysis of 38 cases. Mayo Clin. Proc. 37, 574 (1962).

Harris, R. C., D. H. Andersen, and R. L. Day: Obstructive jaundice in infants with normal biliary tree. Pediatrics 13, 293 (1954).

—, J. F. Lucey, and J. R. MacLean: Kernicterus in premature infants associated with low concentrations of bilirubin in plasma. Pediatrics 21, 875 (1958).

Hart, L. G., R. H. Adamson, R. L. Dixon, and J. R. Fouts: Stimulation of hepatic microsomal drug metabolism in the newborn and fetal rabbit. J. Pharmacol. exp. Ther. 137, 103 (1962).

Hartiala, K. J. V.: Studies on detoxication mechanisms. III. Glucuronide synthesis of various organs with special reference to the detoxyfying capacity of the mucous membrane of the alimentary canal. Ann. Med. exp. Fenn. 33, 239 (1955).

— Experimental studies of gastrointestinal conjugation functions. Biochem. Pharmacol. 6, 82 (1961).

—, and M. O. Pulkkinen: Studies on detoxication mechanisms. IV. Glucuronide synthesis in foetal rabbit. Ann. Med. exp. Fenn. 33, 246 (1955).

Haselhorst, G., u. K. Stromberger: Über den Gasgehalt des Nabelschnurblutes vor und nach der Geburt des Kindes und über den Gasaustausch in der Placenta. Z. Geburtsh. Gynäk. 98, 49 (1930).

Hauschild, G., u. H. Kändler: Ikterus als Symptom einer Pyelonephritis im frühen Säuglingsalter. Z. Kinderheilk. 96, 181 (1966).

Haworth, J. C., and J. D. Ford: The effect of early and late feeding and glucagon upon blood sugar and serum bilirubin levels of premature babies. Arch. Dis. Child. 38, 328 (1963).

Haywood, C., and R. Höber: The permeability of the frog liver to certain lipoid-insoluble substances. J. Cell. Comp. Physiol. 10, 305 (1937).

Heesen, W., u. W. Heyde: Diagnostische und therapeutische Bedeutung der Glucuronidausscheidung bei der Tuberkulose. Ärztl. Wschr. 14, 483 (1959).

Hellmich, E.: Der Einfluß von Frauenmilch- und Kuhmilchernährung auf den Icterus neonatorum Frühgeborener. Z. Kinderheilk. 102, 166 (1968).

Hilgenberg, F. C.: Statistischer Beitrag zur Frage des Icterus neonatorum simplex. Mschr. Geburtsh. 68, 326 (1925).

Hirsch, A.: Die physiologische Ikterusbereitschaft des Neugeborenen. Z. Kinderheilk. 9, 196 (1913).

Hitzig, W. H., P. G. Frick, K. Betke u. T. H. Z. Huisman: Hämoglobin Zürich: eine neue Hämoglobinanomalie mit sulfonamidinduzierter Innenkörperanämie. Helv. paediat. Acta 15, 499 (1960).

Hoffbauer, H., u. H. J. Pettenkofer: Blutgruppenverträglichkeit als Ursache des Ikterus neonatorum? Dtsch. med. Wschr. 78, 214 (1953).

Hoffmann, F., u. K. J. Anselmino: Über die Bedeutung der Durchlässigkeit der Hautkapillaren für das Zustandekommen des Icterus neonatorum. Arch. Gynäk. 143, 500 (1930).

Hoffmann, W., u. H. Breuer: Vorkommen von UDP-Glucuronyltransferasen in der Magenschleimhaut des Menschen. Z. klin. Chem. 6, 85 (1968).

Hoffman, H. N., F. F. Whitcomb jr., H. R. Butt, and J. C. Bollman: Bile pigments of jaundice. J. clin. Invest. 39, 132 (1960).

Hohorst, H. J., F. H. Kreutz, M. Reim, and H. J. Hübener: The oxidation/reduction state of the extramitochondrial DPN/DPNH system in rat liver and the hormonal control of substrate levels in vivo. Biochem. biophys. Res. Commun. 4, 163 (1961).

Hollingworth, J. W.: Life span of fetal erythrocytes. J. Lab. clin. Med. 45, 469 (1955).

HOLLMANN, S., and O. TOUSTER: Alterations in tissue levels of uridine diphosphate glucose dehydrogenase, uridine diphosphate glucuronic acid pyrophosphatase and glucuronyl transferase induced by substances influencing the production of ascorbic acid. Biochim. biophys. Acta. 62, 338 (1962).

HOLMAN, G. H.: Studies on physiologic hyperbilirubinemia of negro and white premature infants. Pediatrics, 22, 1115 (1958).

HOLMES, G. E., J. B. MILLER, and E. E. SMITH: Neonatal bilirubinemia in production of long-term neurological deficits. Amer. J. Dis. Child. 116, 37 (1968).

HSIA, D. Y.-Y., F. H. ALLEN, L. K. DIAMOND, and S. S. GELLIS: Serum bilirubin levels in the newborn infant. J. Pediat. 42, 277 (1953).

— —, S. S. GELLIS, and L. K. DIAMOND: Erythroblastosis foetalis. VIII. Studies of serum bilirubin in relation to kernicterus. New Engl. J. Med. 247, 668 (1952).

—, R. M. DOWBEN, and S. RIABOV: Inhibitors of glucuronyl transferase in the newborn. Ann. N. Y. Acad. Sci. 111, 326 (1963b).

—, S. RIABOV, and R. M. DOWBEN: Inhibition of glucuronosyl transferase by steroid hormones. Arch. Biochem. 103, 181 (1963a).

HUBBELL, J. P., J. E. DRORBAUGH, A. J. RUDOLPH, P. A. M. AULD, R. B. CHERRY, and C. A. SMITH: "Early" versus "late" feeding of infants of diabetic mothers. New Engl. J. Med. 265, 835 (1961).

—, D. M. MUIRHEAD JR., and J. E. DRORBAUGH: The newborn infant of the diabetic mother. Med. Clin. N. Am. 49, 1035 (1965).

INSCOE, J. K., and J. AXELROD: Some factors affecting glucuronide formation in vitrol. J. Pharm. exp. Ther. 129, 128 (1960).

ISRAELS, L. G., T. YAMAMOTO, J. SKANDERBERG, and A. ZIPURSKY: Shunt bilirubin: Evidence of two components. Science 139, 1054 (1963).

ISSELBACHER, K. J.: Enzymatic mechanisms of hormone metabolism. II. Mechanism of hormonal glucuronide formations. In: G. PINCUS (Ed.): Recent progress in hormone research, Vol. 12, p. 134. New York: Academic Press 1956.

— Solubilization and purification of glucuronyl transfersae from rabbit liver microsomes. Biochem. biophys. Res. Commun. 5, 243 (1961).

—, and J. AXELROD: Enzymatic formation of corticosteroid glucuronides. J. Amer. Chem. Soc. 77, 1070 (1955).

—, M. F. CHRABAS, and R. C. QUINN: The solubilization and partial purification of a glucuronyl transferase from rabbit liver microsomes. J. biol. Chem. 237, 3033 (1962).

—, and E. McCARTHY: Studies on bilirubin sulfate and other nonglucuronide conjugates of bilirubin. J. clin. Invest. 38, 645 (1959).

JACOBSEN, J., R. BRODERSEN, and D. TROLLE: Patterns of bilirubin conjugation in the newborn. Scand. J. clin. Invest. 20, 249 (1967).

JANOVSKY, M.: Zevní kefalhematomy a hyperbilirubinémie novorozence. Česk. Pediat. 18, 818 (1963).

JANSEN, F. H., K. P. M. HEIRWEGH, and A. DEVRIENT: Foetal bilirubin conjugation. Lancet 1969 I, 702.

JELIU, G., R. SCHMID, and S. S. GELLIS: Administration of glucuronic acid to icteric newborn infants. Pediatrics 23, 92 (1959).

JONES, B.: Glucuronyl transferase inhibition by steroids. J. Pediat. 64, 815 (1964).

— Negative effect of vitamin K preparations on glucuronyltransferase activity. Pediatrics 40, 993 (1967).

JOSEPHSON, B., and P. FURST: Sulfonamides competing with bilirubin for conjugation to albumin. Scand. J. clin. Lab. Invest. 18, 51 (1966).

JOSSIFIDES, I. A., I. SMITH, and H. G. KEITEL: Chloramphenicol-bilirubin intraction in premature babies. J. Pediat. 62, 735 (1963).

JOSTEN, E. A.: Das übertragene, das überreife und das spätgeborene Neugeborene. Arch. Kinderheilk. 149, 27 (1954).

KAPLAN, E., and K. S. HSU: Determination of erythrocyte survival in newborn infants by means of Cr^{51}-labelled erythrocytes. Pediatrics 27, 354 (1961).

KARUNAIRATNAM, M. C., L. M. H. KERR, and G. A. LEVVY: The glucuronide synthesizing system in the mouse and its relationship to β-glucuronidase. Biochem. J. 45, 496 (1949).

15*

Kaufman, N. A., A. J. Smicha, and S. H. Blondheim: The uptake of bilirubin by blood cells from plasma and its relationship to the criteria for exchange transfusion. Clin. Science **33**, 201 (1967).

Kaufmann, H. J.: Neuere Erkenntnisse über die Hyperbilirubinämie im Neugeborenenalter. Blut **6**, 35 (1960).

—, R. Knoepfli u. A. Hottinger: Über die therapeutische Beeinflußbarkeit der Hyperbilirubinämie des Neugeborenen. Paediatria Internaz. **9**, 489 (1959).

— — — Über die Behandlung der Hyperbilirubinaemie im Neugeborenenalter mit Natrium-Glukuronat. Ann. Paediat. **194**, 46 (1960).

Kehrer, F. A.: Studien über den Icterus neonatorum. Österr. Jahrb. Pädiat. Hrsg. Ritter von Rittershain u. Herz, II S. 71 Wien, 1871.

Kellner, H., u. J. Stoermer: Der Kernikterus, seine Pathogenese und Therapie unter Berücksichtigung neuer Kenntnisse über das „direkte" und „indirekte" Bilirubin. Dtsch. med. Wschr. **83**, 1983 (1958).

Killander, A., M. Michaëlsson, U. Müller-Eberhard, and S. Sjölin: Hyperbilirubinaemia in full-term newborn infants. Acta paediat. (Uppsala) **52**, 481 (1963).

—, U. Müller-Eberhard, and S. Sjölin: Indications for exchange transfusion in newborn infants with hyperbilirubinemia not due to Rh-immunization. Acta paediat. (Uppsala) **49**, 377 (1960).

Kitchen, W. H., V. J. Krieger, and M. A. Smith: The use of human albumin during exchange transfusion. Med. J. Austr. **47**, 781 (1960).

Klatskin, G., and L. Bungards: Bilirubin-protein linkages in serum and their relationship to the van den Bergh reaction. J. clin. Invest. **35**, 537 (1956).

Knox, W. E., V. H. Auerbach, and E. C. Lin: Enzymatic and metabolic adaptations in animals. Physiol. Rev. **36**, 164 (1956).

Koch, C. A.: Hyperbilirubinemia in premature infants. A follow-up study II. J. Pediat. **65**, 1 (1964).

—, D. V. Jones, M. S. Dine, and E. A. Wagner: Hyperbilirubinemia in premature infants. A follow-up study. J. Pediat. **55**, 23 (1959).

Koldovský, O., V. Jirsová, and A. Heringová: β-Glucuronidase activity in the liver of infant mammals. Experientia (Basel) **21**, 336 (1965).

König, H.: Untersuchungen über Bilirubintransportstörungen im Hinblick auf die Kernikterusgefährdung Frühgeborener und Neugeborener. Z. Kinderheilk. **85**, 387 (1961).

Köttgen, U., u. E. Braun: Frühgeburt und Kernikterus. Z. Kinderheilk. **76**, 454 (1955).

Kornfeld, R., and D. H. Brown: The activity of some enzymes of glycogen metabolism in fetal and neonatal guinea pig liver. J. biol. Chem. **238**, 1604 (1963).

Krauer-Mayer, B., M. Keller u. A. Hottinger: Über den frauenmilchinduzierten Icterus prolongatus des Neugeborenen. Helv. paediat. Acta **23**, 68 (1968).

Kreek, M. J., and M. H. Sleisenger: Reduction of serum-unconjugated bilirubin with phenobarbitone in adult congenital non-haemolytic unconjugated hyperbilirubinaemia. Lancet **1968 II**, 73.

Kretchmer, N., R. E. Greenberg, and F. Sereni: Biochemical basis of immaturity. Ann. Rev. Med. **14**, 407 (1963).

Künzer, W.: Über den Blutfarbstoffwechsel gesunder Säuglinge und Kinder. Basel-New York: Karger 1951.

— Untersuchungen zur Reifungszeit der Retikulocyten von Neugeborenen, jungen Säuglingen und Frühgeburten. Zugleich ein Beitrag zur Frage der Lebensdauer von Neugeborenenerythrocyten. Z. Kinderheilk. **77**, 249 (1955).

— Das Blut des normalen Säuglings und Kindes. In: Handbuch der gesamten Hämatologie, Hrsg. L. Heilmeyer und A. Hittmaier, Bd. I, 1. Teil, S. 60. München: Urban & Schwarzenberg 1957.

— Der Ikterus des Neugeborenen. Ein Überblick. Ann. paediat. (Basel) **198**, 240, 314, 375 (1962).

Kuenzle, C. C., C. Maier, and J. R. Rüttner: The nature of four bilirubin fractions from serum and of three bilirubin fractions from bile. J. Lab. clin. Med. **67**, 294 (1966a).

—, M. Sommerhalder, J. R. Rüttner, and C. Maier: Separation and quantitative estimation of four bilirubin fractions from serum and three bilirubin fractions from bile. J. Lab. clin. Med. **67**, 282 (1966b).

KÜSTER, F., u. A. DORTMANN: Gibt es eine Bilirubinenzephalopathie? Dtsch. med. Wschr. **83**, 1193 (1958).

LANDSTEINER, K., and A. S. WIENER: An agglutinable factor in human blood recognized by human sera for Rhesus blood. Proc. Soc. exp. Biol. (N. Y.) **43**, 223 (1940).

LANGE, R. D., and J. H. AKEROYD: Congenital hemolytic anemia with abnormal pigment metabolism and red cell inclusion bodies: a new clinical synchrome. Blood **13**, 950 (1958)

LARSEN, E. H., and T. K. WITH: The metabolism of bile pigments in infants, with special regard to icterus neonatorum. Acta paediat. (Uppsala) **31**, 153 (1943/44).

LATHE, G. H., A. E. CLAIREAUX, and A. P. NORMAN: Jaundice in the newborn infant. I. Non-obstructive jaundice. In: GAIRDNER, D. (Ed.): Recent advances in pediatrics, p. 107. Boston: Little, Brown Comp. 1958.

—, and M. WALKER: The synthesis of bilirubin glucuronide in animal and human liver. Biochem. J. **70**, 705 (1958a).

— — Inhibition of bilirubin conjugation in rat liver slices by human pregnancy and neonatal serum and steroids. Quart. J. exper. Physiol. **43**, 257 (1958b).

LAURANCE, B. M., and B. H. SMITH: The premature baby's diet. Lancet **1962I**, 589.

LAURITZEN, C., u. W.-D. LEHMANN: Die Bedeutung der Steroidhormone für Hyperbilirubinämie und Icterus neonatorum. Geburtsh. Frauenheilk. **25**, 962 (1965).

— — Die Bedeutung der Steroidhormone für die Entstehung von Hyperbilirubinämie und Icterus neonatorum. Z. Kinderheilk. **95**, 143 (1966).

LEE, T.-C., and D. Y.-Y. HSIA: Experimental studies on blood-spinal fluid barrier for bilirubin. J. Lab. clin. Med. **54**, 512 (1959).

LENDING, M.: The relationship of hypercapnia to production of kernicterus. J. Pediat. **65**, 1108 (1964).

LEON, A. DE, L. M. GARTNER, and I. M. ARIAS: The effect of phenobarbital on hyperbilirubinemia in glucuronyl transferase deficient rats. J. Lab. clin. Med. **70**, 273 (1967).

LEONARD, S., and B. ANTHONY: Giant cephalhematoma of newborn. Am. J. Dis. Child. **101**, 170 (1961).

LESTER, R., R. E. BEHRMANN, and J. F. LUCEY: Transfer of bilirubin-C^{14} across monkey placenta. Pediatrics **32**, 416 (1963).

—, and R. SCHMID: Intestinal absorption of bile pigments. II. Bilirubin absorption in man. New Engl. J. Med. **269**, 178 (1963).

— — Bilirubin metabolism. New Engl. J. Med. **270**, 779 (1964).

LEUSDEN, H. A. I. M. VAN, J. A. J. M. BAKKEREN, F. ZILLIKEN, and L. A. M. STOLTE: p-Nitrophenylglucuronide formation by homozygous adult Gunn rats. Biochem. biophys. Res. Commun. **7**, 67 (1962).

LEVINE, P., L. BURNHAM, E. M. KATZIN, and P. VOGEL: The role of iso-immunization in the pathogenesis of erythroblastosis fetalis. Amer. J. Obstet. Gynec. **42**, 925 (1941).

—, and R. E. STETSON: An unusual case of intragroup agglutination. J. Amer. med. Ass. **113**, 126 (1939).

LEVVY, G. A.: The preparation and properties of β-glucuronidase. 4. Inhibition by sugar acids and their lactones. Biochem. J. **52**, 464 (1952).

—, L. M. H. KERR, and J. G. CAMPBELL: β-glucuronidase and cell proliferation. Biochem. J. **42**, 462 (1948).

LINNEWEH, F., u. H. BICKEL: Klinische Indikation zur Kernikterus-Prophylaxe Frühgeborener (Nachuntersuchungen von 34 Frühgeborenen). Klin. Wschr. **37**, 963 (1959).

LOKIETZ, H., R. M. DOWBEN, and D. Y.-Y. HSIA: Studies on the effect of novobiocin on glucuronyl transferase. Pediatrics **32**, 47 (1963).

LUCEY, J. F., J. ARIAS, and R. J. McKEY, JR.: Transient familial neonatal hyperbilirubinemia. Amer. J. Dis. Child. **100**, 787 (1960).

—, R. E. BEHRMANN, and A. L. WARSHAW: "Physiologic" jaundice in newborn rhesus monkey. Amer. J. Dis. Child. **106**, 350 (1963).

—, and R. G. DOLAN: Hyperbilirubinemia of newborn infants associated with the parenteral administration of a vitamin K analogue to the mother. Pediatrics **23**, 553 (1959).

—, and T. J. DRISCOLL: An attempt to prevent hyperbilirubinemia of prematurity using N-acetyl-p-aminophenol. Amer. J. Dis. Child. **98**, 678 (1959).

Lucey, J. F., M. Ferreiro, and J. Hewitt: Prevention of hyperbilirubinemia of prematurity by phototherapy. Pediatrics **41**, 1047 (1968).

—, E. Hibbard, R. E. Behrmann, F. O. Esquivel de Gallardo, and F. Windle: Kernikterus in asphyxiated newborn rhesus monkeys. Exp. Neurol. **9**, 43 (1964).

Lücking, Th., u. W. Künzer: Untersuchungen zur Kohlebehandlung des Neugeborenen-Ikterus. Ann. paediat. (Basel) **206**, 258 (1966).

Maclean, I. R., J. F. Lucey, and R. C. Harris: Study of bilirubinemia of prematures with relation to kernicterus. Amer. J. Dis. Child. **90**, 573 (1955).

Marchi, S., U. Bertazzoni, and V. Zambotti: Effect of hydrocortisone on UDPG-dehydrogenase. Enzymol. biol. clin. **5**, 168 (1965).

Martin, N. H.: Preparation and properties of serum and plasmaproteins. XXI. Interactions with bilirubin. J. Am. chem. Soc. **71**, 1230 (1949).

Maurer, H. M., J. A. Wolff, and K.-H. Luke: Phenolsulfonphthalein binding capacity of serum in newborn infants. J. Pediat. **74**, 231 (1969).

Melichar, V., K. Poláček, and M. Novák: The relationship between bilirubin concentration and the level of non-esterified fatty acid in the blood of newborn infants. Biol. Neonat. (Basel) **4**, 94 (1962).

Mentzel, H., u. H. Wolf: Die Beeinflussung des Frühgeborenen-Ikterus durch Wehenmittel. Klin. Wschr. **41**, 815 (1963).

Meyer, T. C.: Study of serum bilirubin levels in relation to kernicterus and prematurity. Arch. Dis. Childh. **31**, 75 (1956).

Michaelis, R., and V. Melichar: Serum bilirubin in premature and hypotrophic newborns. Biol. Neonat. (Basel) **12**, 358 (1968).

—, M. Weher u. H. P. Bötzelen: Vakuumextraktion und Icterus neonatorum. Dtsch. med. Wschr. **93**, 295 (1968).

Miller, C. A., and H. R. Reed: The relation of serum bilirubin to respiratory function of premature infants. Pediatrics **21**, 362 (1958).

Mills, G. T., J. Paul, and E. E. B. Smith: Studies on β-glucuronidase. III. The influence of age, partial hepatectomy and other factors on the β-glucuronidase activity of rat liver. Biochem. J. **53**, 245 (1953).

—, E. E. B. Smith, B. Stary and I. Leslie: The behaviour of β-glucuronidase and nucleic acids in rat liver during growth. Biochem. J. **47**, XLVIII (1950).

Mollison, P. L.: Blood transfusion in clinical medicine, 3rd. ed., p. 150. Oxford: Blackwell 1961.

—, and M. Cutbush: A method of measuring the severity of a series of cases of hemolytic disease of the newborn. Blood **6**, 777 (1951).

Mosler, W.: Icterus neonatorum und Blutgruppenunverträglichkeit. Z. Geburtsh. Gynäk. **144**, 279 (1955).

Munch-Petersen, A., H. M. Kalckar, E. Cutolo, and E. E. B. Smith: Uridyl transferases and the formation of uridine triphosphate. Enzymic production of uridine triphosphate: uridine diphosphoglucose pyrophosphorolysis. Nature (Lond.) **172**, 1036 (1953).

Müting, D.: Die Glucuronidbildung bei Hepatitis und Leberzirrhose nach Belastung mit Glucose und Fructose. Verh. dtsch. Ges. inn. Med. **35**, 964 (1957).

Napp, J. H., u. J. Plotz: Die Bedeutung der Leber für die Genese des Icterus neonatorum. Arch. Gynäk. **176**, 781 (1949).

Nasralla, M., E. Gawronska, and D. Y.-Y. Hsia: Studies on the relation between serum and spinal fluid bilirubin during early infancy. J. clin. Invest. **37**, 1403 (1958).

Nemeth, A.: Diskussionsbemerkung. Ann. N. Y. Acad. Sci. **111**, 522 (1963).

Neubaur, J., u. S. Hollmann: Die Aktivität der Glucuronyltransferase in der Leber des menschlichen Feten und Frühgeborenen. Klin. Wschr. **44**, 723 (1966).

Newman, A. J., and S. Gross: Hyperbilirubinemia in breast-fed infants. Pediatrics **32**, 995 (1963).

Novák, M., K. Poláček, and V. Melichar: Competition between bilirubin and nonesterified fatty acids for binding to albumin. Biol. Neonat. (Basel) **4**, 310 (1962).

Obrinsky, W., M. L. Denley, and R. W. Brauer: Sulfobromophthalein sodium excretion-test as a measure of liver function in premature infants. Pediatrics **9**, 421 (1952).

ODELL, G. B.: The dissociation of bilirubin from albumin and its clinical implication. J. Pediat. 55, 268 (1959a).
— Studies in kernicterus. I. The protein binding of bilirubin. J. clin. Invest. 38, 823 (1959b).
—, S. N. COHEN, and P. C. KELLY: Studies in kernicterus. IV. The determination of the saturation of serum albumin with bilirubin. J. Pediat. 74, 214 (1969).
—, J. C. NATZSCHKA, and B. STOREY: Bilirubin in the liver and kidney in jaundiced rats. Amer. J. Dis. Child. 112, 351 (1966).
ORTH, J.: Über das Vorkommen von Bilirubinkrystallen bei neugeborenen Kindern. Virchow's Arch. 63, 447 (1875).
OSKI, F. A., and J. L. NAIMAN: Red cell binding of bilirubin. J. Pediat. 63, 1034 (1963).
— — Hemotologic problems in the newborn. Maj. Probl. Clin. Pediat., IV. Philadelphia-London: Saunders Comp. 1966.
OSLER, M.: Structural and chemical changes in infants of diabetic and prediabetic mothers. In: LEIBEL, B. S., and G. A. WRENSHALL (Eds.), On the nature and treatment of diabetes, p. 692. Amsterdam: Excerpta Medica Foundation 1965.
OSTROW, J. D., and R. SCHMID: The protein-binding of C^{14}-bilirubin in human and murine serum. J. clin. Invest. 42, 1286 (1963).
PALADE, G. E., and P. SIEKEVITZ: Liver microsomes; an integrated morphological and biochemical study. J. biophys. biochem. Cytol. 2, 171 (1956).
PEARSON, H. A.: Life-span of the fetal red blood cell. J. Pediat. 70, 166 (1967).
—, and L. K. DIAMOND: Fetomaternal transfusion. Amer. J. Dis. Child. 97, 267 (1959).
PEDERSEN, J.: The pregnant diabetic and her newborn. Copenhagen: Munksgaard 1967.
PETERS, V. B., G. W. KELLY, and H. M. DEMBITZER: Cytologic changes in fetal and neonatal hepatic cells of the mouse. Ann. N. Y. Acad. Sci. 111, 87 (1963).
PLÜCKTHUN, H., u. L. WILLE: Zur Frage des Einflusses von Prednison auf die Hyperbilirubinämie bei Frühgeburten und Neugeborenen ohne hämolytische Erkrankung. Z. Kinderheilk. 89, 245 (1964).
POGELL, B. M., and L. F. LELOIR: Nucleotide activation of liver microsomal glucuronidation. J. biol. Chem. 236, 293 (1961).
POLÁČEK, K.: Die frühzeitige Indikationsstellung zur Austauschtransfusion bei hämolytischen Neugeborenenerkrankungen. Mschr. Kinderheilk. 111, 6 (1963).
— Unser Verfahren bei der Indikationsstellung zur Austauschtransfusion. Pädiat. Pädol. 1, 313 (1965).
—, M. NOVÁK, and V. MELICHAR: Influence of free fatty acids on the distribution of bilirubin and its clinical significance in the newborn. Rev. Czech. Med. 11, 161 (1965).
PRAAGH, R. VAN: Diagnosis of kernicterus in the neonatal period. Pediatrics 28, 870 (1961).
RAUSEN, A. R., and L. K. DIAMOND: "Enclosed" hemorrhage and neonatal jaundice. Amer. J. Dis. Child. 101, 164 (1961).
REDMONT, A., S. ISANA, and D. INGALL: Relation of onset of respiration to placental transfusion. Lancet 1965 I, 283.
REMMER, H., u. H.-J. MERKER: Enzyminduktion und Vermehrung von endoplasmatischem Reticulum in der Leberzelle während der Behandlung mit Phenobarbital (Luminal). Klin. Wschr. 41, 276 (1963).
REUSS, A. V.: Die Krankheiten der Neugeborenen. Berlin: Springer 1914.
ROBINSON, D., and R. T. WILLIAMS: Do cats form glucuronides? Biochem. J. 68, 23 P (1958).
ROBINSON, R. J.: Effect of phenobarbitone on low birth weight infants. Lancet 1968 II, 1243.
ROSS, S. G., T. R. WAUGH, and H. T. MALLOY: The metabolism and excretion of bile pigment in icterus neonatorum. J. Pediat. 11, 397 (1937).
RUDOLPH, A. J., J. P. HUBBELL JR., J. E. DRORBAUGH, R. B. CHERRY, P. A. M. AULD, and C. A. SMITH: Early versus late feeding of infants of diabetic mothers: a controlled study. Amer. J. Dis. Child. 98, 496 (1959).
RUYS, J. H., and H. H. VAN GELDEREN: Administration of albumin in exchange transfusion. J. Pediat. 61, 113 (1062).
SACREZ, R., J. M. LÉVY, E. SCHEPPLER, and M. KLEIN: Relation entre l'ictère physiologique du prémature et la toxemice de la grossesse. Etude clinique. Ann. Pédiat. Sem. Hop. Paris 36, 1219 (1960).

Saito, M., J. F. Gittleman, J. B. Pincus, and A. E. Sobel: Plasma protein patterns in premature infants of varying weights on the first day of life. Pediatrics 17, 657 (1956).

Salitis, G., and I. T. Oliver: Inhibition of uridine diphosphate glucose dehydrogenase by metabolic intermediates of galactose. Biochim. biophys. Acta 81, 55 (1964).

Sanford, H. N., and C. G. Grulee: Icterus in the newborn. Brennemann's practice of pediatrics, Vol. 1, Chapter 42, p .83. Hagerstown: W. F. Prior 1935.

Schachter, D.: Nature of the glucuronide indirekt-reacting bilirubin. Science 126, 507 (1958).

—, D. J. Kass, and T. J. Lannon: The biosynthesis of salicyl glucuronides by tissue slices of various organs. J. biol. Chem. 234, 201 (1959).

Schäfer, K. H.: Anämisierung und Icterus simplex des Neugeborenen. Mschr. Kinderheilk. 98, 154 (1950).

Schalm, L., and A. Ph. Weber: Jaundice with conjugated bilirubin in hyperhaemolysis. Acta med. scand. 176, 549 (1964).

Schellong, G.: Zur Problematik des „kritischen Bilirubinspiegels" beim Neugeborenen. Mschr. Kinderheilk. 108, 128 (1960).

— Ikterus Neonatorum. Untersuchungen über die physiologische Bilirubinämie des Neugeborenen. Stuttgart: Thieme 1962.

— Untersuchungen über die Brauchbarkeit des Poláček-Diagramms für die Indikation zur Austauschtransfusion. Mschr. Kinderheilk. 115, 1 (1967).

—, u. J. Rocholl: Untersuchungen über die Beziehungen zwischen Blutzucker- und Serumbilirubinkonzentration beim Neugeborenen. Mschr. Kinderheilk. 110, 8 (1962).

Schenker, S.: Disposition of bilirubin in the fetus and the newborn. Ann. N. Y. Acad. Sci. 111, 303 (1963).

—, and B. Combes: Role of hepatic adenosine triphosphate in BSP transport and metabolism in vivo. Amer. J. Physiol. 212, 295 (1967).

—, N. H. Dawber, and R. Schmid: Bilirubin metabolism in the fetus. J. clin. Invest. 43, 32 (1964).

—, and R. Schmid: Excretion of C^{14}-Bilirubin in newborn guinea pigs. Proc. Soc. exp. Biol. (N. Y.) 115, 446 (1964).

Schick, B.: Über die Verteilung der Gelbfärbung der Haut beim Icterus neonatorum. Z. Kinderheilk. 38, 513 (1924).

Schmid, R.: Direct-reacting bilirubin, bilirubin glucuronide, in serum, bile and urine. Science 124, 76 (1956a).

— Glucuronsäure-konjugiertes Bilirubin, das „direkt" reagierende Bilirubin in Serum, Harn und Galle. Schweiz. med. Wschr. 86, 775 (1956b).

—, J. Axelrod, L. Hammaker, and R. L. Swarm: Congenital jaundice in rats, due to a defect in glucuronide formation. J. clin. Invest. 37, 1123 (1958).

—, Buckingham, S., L. Hammaker, and G. Mendilla: Bilirubin metabolism in the fetus. Amer. J. Dis. Child. 98, 631 (1959b).

— —, G. A. Mendilla, and L. Hammaker: Bilirubin metabolism in the foetus. Nature (Lond.) 183, 1823 (1959a).

—, L. Hammaker, and J. Axelrod: The enzymatic formation of bilirubin glucuronide. Arch. Biochem. 70, 285 (1957).

Schmöger, R.: Besonderheiten des Icterus neonatorum Frühgeborener. Arch. Kinderheilk. 150, 226 (1955).

Schmorl, G.: Zur Kenntnis des Icterus neonatorum, insbesondere der dabei auftretenden Gehirnveränderungen. Verh. dtsch. Ges. Path. 6, 109 (1904).

Schriefers, H., R. Ghraf u. F. Pohl: Biosynthese von Steroidglucuroniden durch Rattenlebermikrosomen. Zur Frage des Verhaltens der UDP-Glucuronyl-Transferase-Aktivität unter Nahrungsentzug und im Alloxandiabetes. Hoppe-Seylers Z. physiol. Chem. 344, 25 (1966).

—, B. Keck u. M. Otto: Biosynthese von Steroidglucuroniden bei verschiedenen Stoffwechselzuständen. Acta endocr. (Kbh.) 50, 25 (1965).

Schröter, W.: Grundlagen der intracellulären Stoffwechselregulation in der Perinatalperiode. Mschr. Kinderheilk. 116, 162 (1968).

— Frühkindliche Manifestationen erythrocytärer Enzymdefekte. Dtsch. med. Wschr. 93, 1202 (1968).

Schröter, W.: Mechanismen der Stoffwechselkontrolle in der Neugeborenenperiode. In: G. Joppich u. H. Wolf (Hrsg.): Stoffwechsel des Neugeborenen — Ergebnisse eines Symposions über neonatale Biochemie in Deidesheim/Weinstraße, 24.—26. Oktober 1968, S. 254. Stuttgart: Hippokrates 1970a.

— Die Aktivität der UDP-Glucuronsäure-Pyrophosphatase in der Leber während der Entwicklung. Z. Kinderheilk. (1970b) (im Druck).

—, u. U. Eggeling: Zur enzymatischen Regulation der Glucuronidsynthese in der Leber von neugeborenen Ratten. Klin. Wsch. 43, 829 (1965a).

— — Erhöhte Glucuronyltransferaseaktivität in der Leber von neugeborenen Ratten. Klin. Wschr. 43, 116 (1965b).

— — Unveröff. Versuche (1965c).

Schulman, I., C. H. Smith, and G. S. Stern: Studies on the anemia of prematurity. Amer. J. Dis. Child. 88, 567 (1954).

Schultze-Jena, B. S., and G. Schaper: Galaktosämie. Z. Kinderheilk. 80, 267 (1957).

Scott, J. L., A. Haut, G. E. Cartwright, and M. M. Wintrobe: Congenital hemolytic anemia associated with red cell inclusion bodies, abnormal pigment metabolism and an electrophoretic hemoglobin abnormality. Blood 16, 1239 (1960).

Seelemann, K.: Untersuchungen über die Erythropoese beim Neugeborenen und jungen Säugling. Z. Kinderheilk. 75, 189 (1954).

Segal, S., H. Roth, and D. Bertoli: Galactose metabolism by rat liver tissue: influence of age. Science 142, 1311 (1963).

Seifert, G., u. J. Oehme: Pathologie und Klinik der Zytomegalie. Leipzig: Thieme 1957.

Sereni, F., L. Perletti, and A. Marini: Influence of diethylnicotinamide on the concentration of serum bilirubin of newborn infants. Pediatrics 40, 446 (1967).

—, and N. Principi: The development of enzyme systems. Pediat. Clin. N. Amer. 12, 515 (1965).

Silverman, W. A., D. H. Andersen, W. A. Blanc, and D. W. Crozier: A difference in mortality rate and in incidence of kernicterus among premature infants allotted to two prophylactic antibacterial regimens. Pediatrics 18, 614 (1956).

Smith, C. A.: The physiology of the newborn infant. 3rd. Ed. Oxford: Blackwell Sci. Publ. 1959.

Smith, R. L., and R. T. Williams: Implications of the conjugation of drugs and other exogenous compounds. In: G. P. Dutton (Ed.): Glucuronic acid, free and combined, p. 457. New York-London: Academic Press 1966.

Stegmann, H., u. H. Beck: Die doppelte Traubenzuckerbelastung nach Staub-Traugott beim Neugeborenen. Ärztl. Forsch. 9, 406 (1955).

Stempfel, R., B. Broman, F. E. Escardó, and R. Zetterström: Obstructive jaundice complicating hemolytic disease of the newborn. Pediatrics 17, 471 (1956).

Stern, L., and R. L. Denton: Kernicterus in small premature infants. Pediatrics 35, 483 (1965).

Stevens, L.: A comparative study of enzymes in foetal, young and adult rat. Comp. Biochem. Physiol. 6, 129 (1962).

Stevenson, I. H., and G. J. Dutton: Mechanism of glucuronide synthesis in skin. Biochem. J. 77, 19 P (1960).

— — Glucuronide synthesis in kidney and gastrointestinal tract. Biochem. J. 82, 330 (1962).

—, D. Greenwood, and J. McEwen: Hepatic UDP-glucuronyltransferase in Wistar and Gunn rats — In vitro activation by diethylnitrosamine. Biochem. biophys. Res. Commun. 32, 866 (1968).

Stiehm, E. R., and J. Ryan: Breast-milk jaundice. Report of 8 cases and effect of breast feeding on incidence and severity of unexplained hyperbilirubinemia. Amer. J. Dis. Child. 109, 212 (1965).

Storey, I. D. E.: Some differences in the conjugation of o-aminophenol and p-nitrophenol by the uridine diphosphate transglucuronylase of mouse liver homogenates. Biochem. J. 95, 200 (1065).

—, and G. J. Dutton: Uridine compounds in glucuronic acid metabolism. II. The isolation and structure of uridine-diphosphate glucuronic acid. Biochem. J. 59, 279 (1955).

Strominger, J. L., H. M. Kalckar, J. Axelrod, and E. S. Maxwell: Enzymatic oxidation of uridine diphosphate glucose to uridine diphosphate glucuronic acid. J. Amer. chem. Soc. **76**, 6411 (1954).

—, E. S. Maxwell, J. Axelrod, and H. M. Kalckar: Enzymatic formation of uridine diphosphoglucuronic acid. J. biol. Chem. **224**, 79 (1957).

Stur, O.: Indikation und Technik der Austauschtransfusion. Pädiat. Pädol. **1**, 267 (1965).

Suderman, J. H., F. D. White, and L. G. Israels: Elution of chromium-51 from labeled hemoglobins of human adult and cord blood. Science **126**, 650 (1957).

Sutherland, J. M.: Fatal cardiovascular collapse of infants receiving large amounts of chloramphenicol. Amer. J. Dis. Child. **97**, 761 (1959).

—, and W. H. Keller: Novobiocin and neonatal hyperbilirubinemia. Amer. J. Dis. Child. **101**, 447 (1961).

Swoboda, W., u. H. G. Wolf: Der Icterus neonatorum prolongatus beim kongenitalen Myxödem. N. Öst. Z. Kinderheilk. **1**, 149 (1955).

— — Besonderheiten des Icterus neonatorum bei Kindern mit angeborenem Schilddrüsenmangel. Mschr. Kinderheilk. **104**, 152 (1956).

Talamo, C., and W. D. Hendren: Prolonged obstructive jaundice. Report of a case in a neonate with meconium ileus and jejunal atresia. Amer. J. Dis. Child. **115**, 74 (1968).

Tarnowski, W.: Habil. Schrift Med. Fakultät Hamburg 1966.

—, M. Kittler u. H. Hilz: Die Wirkung von Cortisol auf die Umwandlung von Hexosephosphaten in Glykogen. Biochem. Z. **341**, 45 (1964/65).

Taylor, P. M., E. L. Birchard, N. H. Bright, J. H. Wolfson, and D. W. Watson: Hyperbilirubinemia in infants of diabetic mothers. Amer. J. Dis. Child. **98**, 499 (1959).

Teague, R. S.: The conjugates of D-glucuronic acid of animal origin. Advanc. Carbohydr Chem. **9**, 185 (1954).

Theile, H.: Biochemie, Pathogenese, Prophylaxe und Therapie der Hyperbilirubinämie und der Bilirubinencephalopathie. Mschr. Kinderheilk. **111**, 1 (1963).

—, u. J. Dieckhoff: Tierexperimentelle Untersuchungen zur Wirkung von Periston N auf die Bilirubin-Encephalopathie. Z. Kinderheilk. **85**, 141 (1961).

—, u. J. Reich: Die Wirkung oraler Zuckergaben auf die Hyperbilirubinämie der Frühgeborenen. Z. Kinderheilk. **89**, 201 (1964).

Tisdale, W. A., G. Klatskin, and E. D. Kinsella: The significance of the direct-reacting fraction of serum bilirubin in hemolytic jaundice. Amer. J. Med. **26**, 214 (1959).

Tomlinson, G. A., and S. J. Yaffe: Formation of bilirubin and p-nitrophenylglucuronides by rabbit liver. Biochem. J. **99**, 507 (1966).

Toro, R. di, L. Lupi, and V. Ansanelli: Glucuronation of the liver in premature babies. Nature (Lond.) **219**, 265 (1968).

—, Martucci e M. Durante: Riliers sul comportamento della bilirubinemia e dell'attivitá glucosido-6-deidrogenasica ericitaria del neonato a termine trattato con trijodtrionina. Pediatria (Napoli) **69**, 788 (1961).

Touster, O.: Carbohydrate metabolism. Ann. Rev. Biochem. **31**, 407 (1962).

Trolle, D.: Phenobarbitone and neonatal icterus. Lancet **1968a** I, 251.

— Decrease of total serum-bilirubin concentration in newborn infants after phenobarbitone treatment. Lancet **1968 b II**, 705.

— A possible drop in first week mortality rate for low-birth-weight infants after phenobarbitone treatment. Lancet **1968 c II**, 1123.

— Vortrag 12. internat. Kongr. Kinderheilk. Mexiko (1968).

Ulstrom, R. A., and E. Eisenklam: The enterohepatic shunting of bilirubin in the newborn infant. I. Use of oral activated charcoal to reduce normal serum bilirubin values. J. Pediat. **65**, 27 (1964).

Usher, R., and J. Lind: Blood volume of the newborn premature infant. Acta paediat. scand. **54**, 419 (1965).

—, M. Shepard, and J. Lind: The blood volume of the newborn infant and placental transfusion. Acta paediat. (Uppsala) **52**, 497 (1963).

Valquist, B. C.: Das Serumeisen. Acta paediat. (Uppsala) 28. Suppl. 5 (1941).

Vardi, P.: Der optimale Abnabelungszeitpunkt. Acta chir. Acad. Sci. hung. **6**, 19 (1965).

VEST, M.: Der Einfluß von Naphthohydrochinonderivaten (wasserlöslichen Vitamin K-Ersatzpräparaten, Synkavit) auf Erythrocytenabbau und -regeneration bei Frühgeburten und auf das Glucuronidbildungsvermögen der Leber in vitro. Schweiz. med. Wschr. 88, 969 (1958a).

— Austauschtransfusionen zur Verhütung von Kernicterus bei der Hyperbilirubinämie der Frühgeburten und Neugeborenen. Schweiz. med. Wschr. 88, 208 (1958b).

— Physiologie und Pathologie des Neugeborenenikterus. Bibliotheca Paediat. Suppl. Ann. Paediat. Fasc. 69. Basel-New York: Karger 1959.

— Bilirubinstoffwechsel beim Feten und Neugeborenen. In: R. KEPP und G. OEHLERT (Hrsg.): Aktuelle Probleme des Morbus haemolyticus neonatorum. S. 1. Beih. Z. Geburtsh. Bd. 160. Stuttgart: Enke 1963.

— Die Entwicklungsphysiologie der Leber. In: H. WIESENER (Hrsg.): Einführung in die Entwicklungsphysiologie des Kindes. S. 219. Berlin-Göttingen-Heidelberg: Springer 1964.

— Kongenitale Bilirubinstoffwechselstörungen. Schweiz. med. Wschr. 95, 843 (1965).

—, and H.-R. GRIEDER: Erythrocyte survival in the newborn infant, as measured by chromium[51] and its relation to the postnatal serum bilirubin level. J. Pediat. 59, 194 (1961).

—, H. J. KAUFMANN, and E. FRITZ: Chronic non-haemolytic jaundice with conjugated bilirubin in the serum and normal liver histology: a case study. Arch. Dis. Childh. 35, 600 (1960).

—, L. STREBEL, and D. HAUENSTEIN: The extent of 'shunt'-bilirubin and erythrocyte survival in the newborn infant measured by the administration of ^{15}N-glycine. Biochem. J. 95, 11c (1965).

VOLHARD, E.: Über die hämatogene Hyperbilirubinämie und den hämato-hepatogenen Icterus der Neugeborenen. Ergebn. inn. Med. Kinderheilk. 37, 465 (1930).

WALKER, D. G., and S. RAO: The effect of glucose analogues on the hepatic glucose-phosphorylating enzyme. Biochim. biophys. Acta 77, 662 (1963).

WALLERSTEIN, H.: Treatment of severe erythroblastosis by simultaneous removal and replacement of the blood of the newborn infants. Science 103, 583 (1946).

WATERS, W. J.: The reserve albumin binding capacity as a criterion for exchange transfusion. J. Pediat. 70, 185 (1967).

—, R. DUNHAM, and W. R. BOWEN: Inhibition of bilirubin conjugation in vitro. Proc. Soc. exp. Biol. (N. Y.) 99, 175 (1958).

—, and E. G. PORTER: Dye-binding capacity of serum albumin in hemolytic disease of the newborn. Amer. J. Dis. Child. 102, 807 (1961).

— — Indications for exchange transfusion based upon the role of albumin in the treatment of hemolytic disease of the newborn. Pediatrics 33, 749 (1964).

WATSON, D.: Extraction methods for bilirubin assay; bilirubin monoglucuronide in neonatal hyperbilirubinemia. Pediatrics 35, 361 (1965).

—, and T. G. MADDISON: Bilirubinaemia of prematurity. Biol. Neonat. (Basel) 4, 86 (1962).

WEBER, A. PH., L. SCHALM, and J. WHITMANS: Bilirubin monoglucuronide (pigment I): A complex. Acta med. scand. 173, 19 (1963).

WENNBERG, R. P., R. SCHWARTZ, and A. Y. SWEET: Early versus delayed feeding of low birth weight infants: Effects on physiologic jaundice. J. Pediat. 68, 860 (1966).

WERDER, E. A., and S. J. YAFFE: Glucuronyl transferase activity in experimental neonatal hypothyroidism. Biol. Neonat. (Basel) 6, 8 (1964).

WESTPHAL, M., E. VIERGIVER, and R. ROTH: Analysis of a bilirubin survey. Pediatrics 30, 12 (1962).

WESTPHAL, M. C., T. R. BOGGS JR., W. R. EBERLEIN, and A. M. BONGIOVANNI: The effect of triiodothyronine on the serum bilirubin in the newborn. Amer. J. Dis. Child. 98, 658 (1959).

WHIPPLE, G. A., T. R. C. SISSON, and C. J. LUND: Delayed ligation of the umbilical cord. Its influence on the blood volume of the newborn. Obstet. gynec. Surv. 10, 603 (1957).

WIENER, A. S., and J. B. WEXLER: The use of heparin when performing exchange blood transfusions in newborn infants. J. Lab. clin. Med. 31, 1016 (1964).

WIESENER, H.: Experimentelle und klinische Untersuchungen zur Prophylaxe des Kernikterus von Frühgeborenen mit Prednison. Mschr. Kinderheilk. 108, 1 (1960)

WILLI, H., u. F. HARTMEIER: Spontane Innenkörperbildung beim Neugeborenen. Schweiz. med. Wschr. 80, 1091 (1950).

Wishingrad, L., M. Cornblath, T. Takakuwa, I. M. Rozenfeld, L. D. Elegant, A. Kaufman, E. Lassers, and R. I. Klein: Studies of non-hemolytic hyperbilirubinemia in premature infants. I. Prospective randomized selection for exchange transfusion with observations on the levels of serum bilirubin with and without exchange transfusion and neurologie evoluations one year after birth. Pediatrics **36**, 162 (1965).

With, T. K.: Biologie der Gallenfarbstoffe. Dtsch. Übers. von A. Clotten, Stuttgart: Thieme 1961.

Wood, B. S. B., P. E. Culley, J. A. H. Waterhouse, and D. J. Powell: Factors influencing neonatal jaundice. Arch. Dis. Childh. **37**, 371 (1962).

Yaffe, S. J., G. Levy, T. Matsuzawa, and T. Baliak: Enhancement of glucuronide-conjugating capacity in a hyperbilirubinemic infant due to apparent enzyme induction by phenobarbital. New Engl. J. Med. **275**, 1461 (1966).

Ylppö, A.: Icterus neonatorum (incl. I n. gravis.) und Gallenfarbstoffsekretion beim Foetus und Neugeborenen. Z. Kinderheilk. **9**, 208 (1913).

Zetterström, R.: The blood-brain barrier system. In: F. Linneweh (Hrsg.): Die physiologische Entwicklung des Kindes, S. 73. Berlin-Göttingen-Heidelberg: Springer 1959.

—, and L. Ernster: Bilirubin, an uncoupler of oxidative phosphorylation in isolated mitochondria. Nature (Lond.) **178**, 1335 (1956).

—, B. Strindberg, and R. G. Arnhold: Hyperbilirubinemia and AB0 hemolytic disease in newborn infants of diabetic mothers. Acta paediat. (Uppsala) **47**, 238 (1958).

Ziegelroth, P.: Vermehrung der roten Blutkörperchen im Gebirge und Icterus neonatorum. Münch. med. Wschr. **73**, 1440 (1926).

Zipursky, A.: The erythrocytes of the newborn infant. Sem. Hemat. **2**, 167 (1965).

Zuelzer, W. W., and A. K. Brown: Neonatal jaundice. A review. Amer. J. Dis. Child. **101**, 87 (1961).

—, and E. Kaplan: AB0 heterospecific pregnancy and hemolytic disease. A study of normal and pathological variants. III. Hematologic findings and erythrocyte survival in normal infants. Amer. J. Dis. Child. **88**, 307 (1954).

—, and R. T. Mudgett: Kernicterus: Etiologic study based on an analysis of 55 cases. Pediatrics **6**, 452 (1950).

—, L. E. Reisman, and A. K. Brown: Studies in hyperbilirubinemia. Separate metabolic defects in premature infants reflected in the partition of serum bilirubin. Am. J. Dis. Child. **102**, 815 (1961).

I. Einleitung

„Groß ist die Anzahl derjenigen Untersuchungen, die den Icterus neonatorum als Gegenstand gehabt haben! Viele Theorien hat man über seine Entstehung aufgestellt, aber die Frage ist immer noch offen und viel umstritten."

Mit diesen auch heute noch gültigen Sätzen beginnt Ylppö seine 1913 erschienene Arbeit über die Gallenfarbstoffsekretion beim Neugeborenen. Er weist als erster nach, daß eine Beziehung zwischen dem Bilirubingehalt des Blutes und der Intensität des Hautikterus besteht und formuliert die Hypothese vom rein hepatogenen Ursprung des Neugeborenenikterus, deren Kernpunkt die ungenügend entwickelte Funktion der Leber ist, Bilirubin auszuscheiden. Ein starkes Argument für die Richtigkeit dieser Ansicht war die später immer wieder bestätigte Beobachtung, daß unreife Neugeborene häufiger als reife ikterisch werden und daß bei ihnen die Bilirubinkonzentrationen im Blut höher ansteigen als bei reifen Kindern.

Die Hypothese Ylppös ist nicht unwidersprochen geblieben. In den dreißiger Jahren gewann die hämatogene Theorie der Entstehung des Neugeborenenikterus an Boden. Auf Grund der Untersuchungen von Haselhorst und Stromberger wurde vermutet, daß der Fetus infolge eines chronischen Sauerstoffmangels eine

Polyglobulie entwickle. Mit ausreichender Sauerstoffzufuhr nach der Geburt sei diese Kompensation überflüssig. Der jetzt einsetzende starke Erythrocytenabbau bewirke einen vermehrten Anfall von Bilirubin und sei als Ursache des Neugeborenenikterus anzusehen (ZIEGELROTH, ANSELMINO u. HOFFMANN, GOLDBLOOM u. GOTTLIEB, VOLHARD). Diese Theorie mußte fallengelassen werden, nachdem zahlreiche Autoren feststellten, daß der Sauerstoffgehalt des Nabelschnurblutes nicht so gering ist, wie HASELHORST und STROMINGER festgestellt hatten (SMITH), daß die Polyglobulie erst postpartal durch Abstrom von Plasma ins Gewebe zustande kommt (KÜNZER, 1957; BETKE, 1958; VEST, 1959) und daß bei Neugeborenen keineswegs eine Hämolyse großen Stils einsetzt (VALQUIST; VEST, 1959).

Seit Beginn der fünfziger Jahre stand daher die Ausscheidungsschwäche der Leber für Bilirubin als Ursache des Neugeborenenikterus wieder im Vordergrund (ROSS et al.; FASHENA; NAPP u. PLOTZ; SCHÄFER; VEST, 1959). Offen blieb die Frage, ob nicht doch ein beschleunigter Abbau der Neugeborenenerythrocyten — allerdings nicht in der Größenordnung wie ursprünglich vermutet — an der Entstehung des Neugeborenenikterus beteiligt sei (VEST, 1959; SCHELLONG, 1962).

Einige andere Theorien über die Entstehung des Neugeborenenikterus, wie z. B. die der infektiösen Genese (CZERNY u. KELLER) müssen heute als überholt angesehen werden (VEST, 1959; SCHELLONG, 1962).

Die Entdeckung, daß Bilirubin im Plasma in verschiedenen Verbindungen vorkommt (COLE et al.), der Nachweis, daß das wasserlösliche, in der van den Bergh-Reaktion „direkt" reagierende Bilirubin, an Glucuronsäure gebunden ist (SCHMID, 1956a; 1956b; BILLING et al., 1957) und schließlich die Tatsache, daß diese Koppelung des Bilirubins an Glucuronsäure vorwiegend in der Leberzelle unter Ausnützung von UDP-Glucuronsäure (DUTTON u. STOREY, 1954; STOREY u. DUTTON, 1955; STROMINGER et al., 1954) durch das Enzym Glucuronyltransferase katalysiert wird (SCHMID et al., 1957; GRODSKY u. CARBONE) gaben der Erforschung der Genese der Neugeborenenhyperbilirubinämie neue Impulse.

Die 1958 von BROWN et al. und von GRODSKY et al. gemachte Beobachtung, daß die Glucuronyltransferase-Aktivität in der Leber neugeborener Meerschweinschen und Ratten geringer ist als in der Leber erwachsener Tiere, gab eine einleuchtende Erklärung für die schon länger bekannte Verminderung der Glucuronidsynthese in der Leber verschiedener neugeborener Labortiere (KARUNAIRATNAM et al.; HARTIALA u. PULKKINEN, 1955). Diese Ergebnisse wurden auf die Verhältnisse beim Menschen übertragen, und die Ansicht, daß die Ursache der Neugeborenenhyperbilirubinämie die verminderte Glucuronyltransferase-Aktivität der Neugeborenenleber sei, wurde allgemein anerkannt. Der Analogieschluß überrascht um so mehr, wenn man daran denkt, daß YLPPÖ bereits 1913 erwähnt, daß er bei seinen Beobachtungen im Berliner Zoologischen Garten lediglich bei neugeborenen Pferden einen Ikterus nachweisen konnte. Er äußerte mit Recht die Vermutung, daß der Icterus neonatorum nur beim Menschen (und anderen Primaten) und beim Pferd vorkomme.

Die Hypothese, die niedrige Glucuronyltransferase-Aktivität der Neugeborenenleber sei die Ursache der Neugeborenenhyperbilirubinämie, entstand in der mehr descriptiven Periode der neonatalen Biochemie, deren Ergebnisse von KNOX et al. und von DRISCOLL und HSIA 1956 und 1958 zusammengefaßt wurden. Die in den letzten Jahren mit der Entwicklung der molekularen Biochemie mehr in den Vordergrund getretene dynamische Betrachtung der perinatalen Stoffwechselregulationen (Kretchmer et al.; Sereni u. Principi; Schröter, 1968) hat Zweifel an der Gültigkeit dieser Hypothese aufkommen lassen (Schröter, 1970a). Diese Frage soll im 4. und 5. Abschnitt dieser Übersicht eingehend erörtert werden. Voraussetzung für ihre Beantwortung ist die Trennung von experimentellen Ergebnissen, die an Versuchstieren gewonnen wurden und von Untersuchungen am reifen und unreifen Neugeborenen des Menschen.

II. Definition der transitorischen Neugeborenenhyperbilirubinämie

In den folgenden Ausführungen wird unter „transitorischer Neugeborenenhyperbilirubinämie" der bei nahezu allen normalen Neugeborenen ohne Isoimmunisierung der Mutter in den ersten Lebenstagen aus unbekannter Ursache auftretende Anstieg der Konzentration von unkonjugiertem Bilirubin im Serum verstanden, der mit einer mehr oder weniger ausgeprägten Gelbfärbung der Haut einhergeht und sich spontan bis zum Ende der 2. Lebenswoche zurückbildet. Diese Bezeichnung wird der vorübergehenden Störung des Gallenfarbstoffwechsels beim Neugeborenen gerecht. Sie hat den Vorteil, daß sie durch Messung der Bilirubinkonzentration im Serum objektiver charakterisierbar ist als die häufig synonym gebrauchten und nur subjektiv beschreibbaren Begriffe „physiologischer Neugeborenenikterus", "Icterus neonatorum simplex" und „Neugeborenenikterus". Wegen des dehnbaren Begriffes „physiologisch" ist sie Bezeichnungen wie „physiologische Bilirubinämie" und „physiologische Hyperbilirubinämie" vorzuziehen.

Ältere Angaben über Häufigkeit, Beginn, Höhe und Dauer der transitorischen Neugeborenenhyperbilirubinämie sind nur bedingt verwertbar, da bis zur Aufklärung der Pathogenese der fetalen Erythroblastose (Levine u. Stetson; Levine et al.) und der Entdeckung des Rh-Faktors durch Landsteiner und Wiener im Jahre 1940 diese Krankheit nicht von der transitorischen Neugeborenenhyperbilirubinämie unterschieden wurde. Erst seit 1960 können die ebenfalls mit einem vermehrten Erythrocytenabbau einhergehenden und die Neugeborenenhyperbilirubinämie verstärkenden leichteren Fälle der AB0-Erythroblastose sicher abgegrenzt werden (Fischer, 1961; Schellong, 1962). Erschwert wird die Beurteilung quantitativer Aussagen älterer Untersuchungen durch die infolge der Anwendung ungeeichter Methoden ungenauen Bilirubinbestimmungen (Schellong, 1960, 1962).

Unter Berücksichtigung dieser Voraussetzungen können nach den Untersuchungen von Schellong (1962) an 242 *reifen Neugeborenen* die oberen Grenzen der Bilirubinkonzentration für die transitorische Neugeborenenhyperbilirubinämie wie folgt festgelegt werden:

Nabelschnurblut	2,4 mg Bilirubin/100 ml Serum
24 Std	7,0 mg Bilirubin/100 ml Serum
48 Std	10,3 mg Bilirubin/100 ml Serum
72 Std	12,7 mg Bilirubin/100 ml Serum
96 Std	13,3 mg Bilirubin/100 ml Serum

Die höchsten Bilirubinkonzentrationen werden am 3.—5. Lebenstag erreicht, die obere Grenze des „Normalbereiches" wird mit 14 mg/100 ml angegeben. Erst bei höheren Konzentrationen spricht SCHELLONG, im Hinblick auf die bei Erwachsenen normale Bilirubinkonzentration von 1 mg/100 ml nicht ganz zu Recht, von „Hyperbilirubinämie". Dieser Grenzwert wird von 1,6% der reifen Neugeborenen ohne erkennbare Ursache überschritten. Bei 20% steigt die Bilirubinkonzentration über 10 mg/100 ml an. Gut mit diesen Werten übereinstimmende Ergebnisse ermittelten DAVIDSON et al.; HSIA et al., 1953; ZUELZER und KAPLAN; BOWMAN sowie VEST (1959). VEST konnte darüberhinaus zeigen, daß die Bilirubinkonzentration bis spätestens zum Ende der 3. Lebenswoche auf die unter 1 mg/ 100 ml liegenden Werte normaler Erwachsener absinkt.

Eine Abgrenzung der transitorischen Neugeborenenhyperbilirubinämie von pathologischen Ikterusformen ist auf Grund der genannten Grenzen nicht exakt möglich, da bei Hyperbilirubinämien anderer Genese die Bilirubinkonzentrationen selbstverständlich in den für die transitorische Neugeborenenhyperbilirubinämie angenommenen Grenzen liegen können.

Für praktische Zwecke gilt, daß eine Neugeborenenhyperbilirubinämie dann nicht mehr als „normal" anzusehen ist, wenn

a) der Ikterus innerhalb der ersten 24 Lebensstunden auftritt, oder wenn die Bilirubinkonzentration innerhalb der ersten 24 Lebensstunden auf über 7 mg/ 100 ml ansteigt (Icterus neonatorum praecox),

b) der Ikterus besonders stark ausgeprägt ist, und wenn die Bilirubinkonzentration auf über 14 mg/100 ml ansteigt (Icterus neonatorum gravis),

c) die Gelbfärbung der Haut über die 2. Lebenswoche hinaus bestehen bleibt, bzw. wenn die Bilirubinkonzentration am Ende der 2. Lebenswoche mehr als 2, am Ende der 3. Lebenswoche mehr als 1,5 mg/100 ml Serum beträgt (Icterus neonatorum prolongatus) (BESKOW; SCHELLONG, 1962; VEST, 1959).

Diese Kriterien gelten nicht für die transitorische Hyperbilirubinämie *unreifer Neugeborener*, denn zahlreiche Autoren haben übereinstimmend festgestellt, daß bei Frühgeborenen Ikterus und Hyperbilirubinämie häufiger, früher und stärker auftreten, daß die Maxima von Ikterus und Bilirubinkonzentration später erreicht werden und daß Ikterus und Hyperbilirubinämie länger dauern als bei reifen Neugeborenen (YLPPÖ; HSIA et al., 1953; BILLING et al., 1954; SCHMÖGER; DIECKHOFF u. SCHMIDT; VEST, 1959; BARTON et al., v. HARNACK u. FISCHER). Zusammenfassend läßt sich auf Grund der an verschiedenen Kollektiven Frühgeborener ermittelten Ergebnisse die transitorische Hyperbilirubinämie Frühgeborener wie folgt charakterisieren: Ein Ikterus tritt bei 80—100% aller frühgeborenen Kinder bereits am 2. oder 3. Lebenstag auf (KEHRER; SCHMÖGER). Bei 76% der Frühgeborenen steigt die Bilirubinkonzentration auf über 10 mg/100 ml, bei 49% auf über 15 mg/100 ml (SCHELLONG, 1962) und bei 12,9% auf über 18 mg/100 ml Serum an (v. HARNACK u. FISCHER); bei Kindern mit einem Geburtsgewicht unter 1500 g wird dieser Wert sogar von jedem dritten Kind erreicht. Das Maximum der Bilirubinkonzentration tritt am 5. (SCHELLONG, 1962) oder am 6.—8. (VEST, 1959) Lebenstag auf. Noch am 30. Lebenstag beträgt die durchschnittliche Bilirubinkonzentration 2,8 mg/100 ml. Nach 40 Tagen werden die Normalwerte Erwachsener erreicht, in Einzelfällen auch noch später (VEST, 1959). Nach statistischer Berechnung wäre als obere Grenze des „Normalbereiches" bei Frühgeborenen eine Bilirubinkonzentration von 24 mg/100 ml anzusehen. Bei 1,5% der Frühgeborenen steigt die Bilirubinkonzentration über diesen Wert an (SCHELLONG, 1962).

III. Klinische Erscheinungen und Gefahren der transitorischen Neugeborenenhyperbilirubinämie

Das führende, in Abhängigkeit von der Höhe der Bilirubinkonzentration des Serums auftretende Symptom der transitorischen Neugeborenenhyperbilirubinämie ist der Hautikterus. Andere, auf dem Höhepunkt der Gelbsucht besonders bei Frühgeborenen gelegentlich auftretende Symptome wie Mattigkeit, Trinkunlust, Gähnen, starke Schwankungen der Körpertemperatur, übermäßige Gewichtsabnahme und motorische Unruhe (Ylppö, Sanford u. Grulee, Bickel u. Linneweh, van Praagh) sind dagegen vermutlich nicht nur Folge der erhöhten Bilirubinkonzentration des Serums sondern möglicherweise erste Anzeichen der bei hohen Bilirubinkonzentrationen entstehenden Bilirubinencephalopathie.

1. Ikterus

Es besteht eine gewisse, aber keine absolute Korrelation zwischen der Höhe der Bilirubinkonzentration und der Intensität des Hautikterus (Davidson et al.). Ausnahmen, bei denen trotz relativ hoher Bilirubinkonzentrationen kein Ikterus nachweisbar ist und umgekehrt kommen vor. Die Hautdurchblutung (Hirsch, Schick, Smith), die Durchlässigkeit der Capillaren (Hoffmann u. Anselmino) und schließlich Art und Helligkeit der bei der Beurteilung des Ikterus benutzten Lichtquelle (Allen) beeinflussen die Intensität der Gelbfärbung der Haut. Der Einfluß dieser Faktoren und die Subjektivität des Beobachters schränken die Bedeutung der Aussagen über Häufigkeit, Beginn und Dauer des Neugeborenenikterus stark ein. Für verbindliche quantitative Aussagen ist daher die Bestimmung der Bilirubinkonzentration im Serum unerläßlich.

Angaben über die *Häufigkeit des Neugeborenenikterus* bei reifen Neugeborenen schwanken zwischen 15 und 100% (v. Reuss), in neueren Untersuchungen zwischen 32 und 78% (Davidson et al.; Beskow; Hoffbauer u. Pettenkofer, Czermak et al.; Mosler). Übereinstimmend wurde bei unreifen Neugeborenen der Ikterus häufiger als bei reifen Kindern nachgewiesen (s. S. 239). Knaben werden aus noch unbekannten Gründen häufiger ikterisch als Mädchen (Kehrer; Cruse; Hilgenberg; Hoffbauer u. Pettenkofer; Czermak et al.; Bos u. Scharff; Schellong, 1960; 1962). Frühere Beobachtungen, nach denen der Ikterus bei Neugeborenen von Erstgebärenden häufiger auftritt als bei Neugeborenen von Mehrgebärenden (Kehrer; Hilgenberg), wurden nicht bestätigt (Hoffbauer u. Pettenkofer; Czermak et al.). Auch die Bilirubinkonzentrationen dieser beiden Gruppen unterscheiden sich nicht (Schellong, 1962). Ob der Geburtsverlauf die Häufigkeit des Neugeborenenikterus beeinflußt, ist noch unklar. Schellong (1962) konnte bei Neugeborenen, deren Geburt besonders schwer verlief, keine höheren Bilirubinkonzentrationen ermitteln als bei Neugeborenen mit normaler Geburt. Der Zeitpunkt der Abnabelung scheint dagegen die Ausprägung der Hyperbilirubinämie entscheidend zu beeinflussen. Usher und Lind konnten nachweisen, daß bei spät abgenabelten Neugeborenen die Bilirubinkonzentrationen häufiger über 20 mg/100 ml ansteigen als bei früh abgenabelten Kindern. Auch nach der Gabe von Wehenmitteln ist die Hyperbilirubinämie stärker ausgeprägt (Mentzel u. Wolf).

Sicher ist, daß *Beginn, Intensität und Dauer des Neugeborenenikterus* vom Reifegrad des Neugeborenen abhängen. Auch die Höhe der Bilirubinkonzentration steht im umgekehrten Verhältnis zum Geburtsgewicht, zur Geburtslänge und zum Gestationsalter (BILLING et al., 1954; Bos u. SCHARFF; VEST, 1959; SCHELLONG, 1960; 1962). *Niedrigere Bilirubinkonzentrationen* als bei Neugeborenen gleichen Gewichtes gesunder junger Mütter wurden bei Neugeborenen relativ alter Mütter (WOOD et al.) und bei Neugeborenen, deren Mütter an einer Schwangerschafts-nephropathie litten, gemessen (SACREZ et al.; WOOD et al.; BARTON et al.). Mit diesen Beobachtungen stimmen die Untersuchungen von JOSTEN und von MICHAELIS und MELICHAR gut überein, nach denen auch überreife und spät geborene (JOSTEN) sowie hypotrophe Neugeborene (MICHAELIS u. MELICHAR), die besonders von Müttern mit Placentainsuffizienz, z. B. bei Nephropathie, geboren werden, eine geringere Hyperbilirubinämie entwickeln. Auch bei neugeborenen Negern ist die Hyperbilirubinämie geringer ausgeprägt als bei gleich schweren Neugeborenen weißer Rasse (HOLMAN). Bei Neugeborenen mit Acidose werden infolge der Ver-drängung des Bilirubins aus dem Plasma ins Gewebe niedrigere Bilirubinkonzen-trationen gemessen (ODELL, 1959a; KÖNIG).

Offen ist die Frage, ob bei Neugeborenen mit Atemstörungen, bei denen eine *Hypoxie* zu vermuten ist, die Bilirubinkonzentrationen auf höhere Werte ansteigen als bei gesunden Neugeborenen. Von verschiedenen Autoren wird ein Zusammen-hang von Sauerstoffmangel bzw. von Atemstörungen und dem Grad der Hyper-bilirubinämie angenommen (BROWN u. ZUELZER,; MILLER u. REED; ZUELZER u. BROWN; KÜNZER, 1962; WOOD et al.). SCHELLONG (1962) konnte diesen Zusammen-hang bei der Untersuchung asphyktischer Neugeborener nicht bestätigen. Da bei allen Untersuchungen über die Bedeutung der Hypoxie für die Ausprägung der Hyperbilirubinämie die Sauerstoffsättigung des Blutes nicht gemessen wurde, muß diese Frage offen bleiben.

Ebenso unsicher ist die von verschiedenen Seiten postulierte ursächliche Be-ziehung zwischen der Höhe der *Blutglucosekonzentration* und der Höhe der Bili-rubinämie (KÜNZER, 1962). SCHELLONG und ROCHOLL fanden zwar bei Neugebore-nen mit niedrigen Glucosekonzentrationen auch hohe Bilirubinkonzentrationen, doch sprechen spätere Untersuchungen, bei denen durch Zufuhr von Glucose die Glucosekonzentration im Blut auf normale Werte ansteigt, ohne daß die Bilirubin-konzentrationen beeinflußt wurden, eindeutig gegen einen ursächlichen Zusammen-hang von Hypoglykämie und Hyperbilirubinämie (SCHELLONG, 1962).

Erwiesen ist dagegen, daß bestimmte Medikamente, z. B. Novobiocin (SUTHER-LAND u. KELLER; GLEISS; HARGREAVES u. HOLTON; LOKIETZ et al.) und wasser-lösliche Vitamin K-Analoge (GASSER, 1951; VEST, 1958a; LUCEY u. DOLAN) Neu-geborenenikterus und Hyperbilirubinämie verstärken. Auf den Wirkungsmechanis-mus dieser Medikamente sowie auf die den Neugeborenenikterus verstärkende Wirkung verschiedener Steroide (ZUELZER u. BROWN; LAURITZEN u. LEHMANN, 1965; 1966) wird in einem späteren Abschnitt bei der Besprechung der Entstehung der transitorischen Neugeborenenhyperbilirubinämie eingegangen.

Die Überschreitung der für gesunde Neugeborene ermittelten oberen Grenzen der Bilirubinkonzentrationen (S. 238) erfordern den Ausschluß *pathologischer Ikterusformen*. Hier sollen nur die wichtigsten differentialdiagnostisch zur transitorischen Neugeborenenhyperbilirubinämie in Frage kommenden Krankheitsgruppen erwähnt werden.

Ein *Icterus neonatorum praecox* tritt am 1. Lebenstag infolge stark beschleunigten Erythrocytenabbaus bei der Rh-Erythroblastose und bei den selteneren Formen der fetalen Erythroblastose auf.

Bei anderen hämolytischen Anämien wie ABO-Erythroblastose (Fischer, 1961) hereditärer Sphärocytose (Betke, 1956; Oski u. Naiman, 1966), nichtsphärocytären hämolytischen Anämien mit hereditärem Enzymdefekt der Erythrocyten (Schröter, 1968), hereditärer Heinz-Körperanämie mit instabilem Hämoglobin (Lange u. Akeroyd; Scott et al.; Grimes et al.) und der spontan oder durch Exposition mit Sulfonamiden und Vitamin K-Analogen auftretenden Innenkörperanämie (Willi u. Hartmeier; Gasser, 1959; Lucey u. Dolan; Fertman u. Fertman; Allison; Brown u. Buquir; Künzer, 1962) tritt der Ikterus in der Mehrzahl der Fälle am 2. Lebenstag auf. Die Bilirubinkonzentration überschreitet häufig die für normale Neugeborene als obere Grenze angesehene Konzentration von 14 mg/100 ml Serum. Dagegen verstärken die meisten Hämoglobinopathien, mit Ausnahme von Hämoglobin Zürich (Hitzig et al.) und der bereits erwähnten instabilen Hämoglobine den Neugeborenenikterus nicht.

Die stärkere Hyperbilirubinämie bei Neugeborenen mit Blutungen in Gewebe und Körperhöhlen (Kephalhämatom, intracranielle Blutungen, Blutungen nach Vakuumextraktion und Gewebsquetschungen) ist ebenfalls auf den vermehrten Abbau von Erythrocyten zurückzuführen (Brown u. Zuelzer; Claireau et al.; Leonard u. Anthony; Rausen u. Diamond; Brown; Janovsky; Davis u. Schiff; Michaelis et al.).

Ein *Icterus neonatorum gravis* kommt neben gesteigertem Blutabbau auch bei Neugeborenen diabetischer Mütter (Zetterström et al.; Taylor et al.; Rudolph et al.) häufiger vor als bei gleich schweren aber reiferen Kindern gesunder Mütter, jedoch nicht häufiger als bei unreifen aber leichteren Neugeborenen gleichen Gestationsalters (Osler, Pedersen), so daß als Ursache der verstärkten Hyperbilirubinämie bei Neugeborenen diabetischer Mütter die Unreife dieser Kinder anzusehen ist.

Der congenitale nichthämolytische Ikterus mit Kernikterus (Crigler u. Najjar) ist auf eine hereditäre Störung der Bilirubinkonjugation in der Leber zurückzuführen. Auch Infektionen, besonders die Sepsis, werden als Ursache eines Icterus gravis immer wieder diskutiert. Vest (1959), kritisiert die diesbezüglichen Angaben und kommt zu dem Schluß, daß der Ikterus entgegen der allgemein gültigen Meinung keineswegs ein führendes Symptom der Sepsis bei Neugeborenen sei. Auch die Frage, ob die Cytomegalie einen Icterus gravis hervorruft, ist noch nicht eindeutig geklärt (s. Diskussion bei Schellong, 1962 zu Seifert u. Oehme). Bei anderen Infektionen (Lues, Toxoplasmose, bakterielle und virale Infektionen) scheint die Schädigung der Leberparenchymzellen die wesentliche Ursache des Icterus gravis zu sein (Hamilton u. Sass-Kortsak).

Bei den bisher erwähnten Krankheiten dauern Ikterus und Hyperbilirubinämie länger als bei normalen Neugeborenen. Darüber hinaus tritt ein *Icterus neonatorum prolongatus* bei zahlreichen anderen Erkrankungen auf: Fehlbildungen der Gallengänge, Riesenzellhepatitis, Virushepatitis (Übersichten bei Zueler u. Brown; Claireaux et al.), intrahepatische Gallenstauung ("inspissated bile syndrome") (HSIA et al., 1952; GELLIS et al., HARRIS et al. 1954; STEMPFEL et al.), angeborene Verschlüsse des Magen-Darm-Traktes (KÜNZER, 1962; AICARDI; TALAMO u. HENDREN), Galaktosämie (SCHULTZE-JENA u. SCHAPER), kongenitale Hypo- und Athyreose (ÅKERRÉN; SWOBODA u. WOLF, 1955; 1956; CHRISTENSEN), spastische Pylorushypertrophie (ZUELZER u. BROWN), Down-Syndrom (WESTPHAL et al., 1962), Mucoviscidose (GATZIMOS u. JOWITT) und Pyelonephritis (HAUSCHILD u. KÄNDLER). Differentialdiagnostisch abzugrenzen ist der familiär gehäuft auftretende, frauenmilchinduzierte Icterus prolongatus mit vermehrter Ausscheidung von Pregnandiol in der Frauenmilch (LUCEY et al., 1960; ARIAS u. WOLFSON; ARIAS et al., 1964; 1965; ARIAS u. GARTNER; GARTNER u. ARIAS, 1964; 1966; KRAUER-MAYER et al., NEWMAN u. GROSS; STIEHM u. RYAN).

2. Bilirubinencephalopathie

Die ursprünglich bei der Erythroblastose entdeckte Beziehung zwischen der Bilirubinkonzentration im Serum und dem Auftreten eines Kernikterus (MOLLISON u. CUTBUSH; HSIA et al., 1952) wurde später auch für nicht auf Inkompatibilitäten beruhende Hyperbilirubinämien bestätigt (CROSSE et al., 1955; BLACK-SCHAFFER et al.; BROWN u. ZUELZER). Es kann als erwiesen gelten, daß die 1875 erstmals von ORTH beschriebene Gelbfärbung bestimmter Hirnkerne, die SCHMORL als „Kernikterus" bezeichnete, auf eine Ablagerung von unkonjugiertem Bilirubin in den Nervenzellen zurückzuführen ist.

Zahlreiche Untersuchungen haben gezeigt, daß ein Kernikterus im allgemeinen bei hohen Bilirubinkonzentrationen auftritt (ZUELZER u. MUDGETT; MOLLISON u. CUTBUSH; HSIA et al., 1952; CROSSE et al., 1955; KÖTTGEN u. BRAUN; MEYER; BROWN u. ZUELZER; MACLEAN et al.; BETKE u. KELLER). Vereinzelte Angaben über die Entwicklung von Kernikterus bei nur mäßigen Bilirubinkonzentrationen, vorwiegend bei Frühgeborenen, beruhen vermutlich darauf, daß andere Faktoren, z. B. Acidose (ODELL, 1959a; 1959b; DIAMOND u. SCHMID, 1966) oder Sulfonamide und Vitamin K Bilirubin aus der Bindung an das Serumalbumin verdrängen und zu einer vermehrten Ablagerung im Gewebe führen (SCHMÖGER; HARRIS et al. 1958; CROSSE u. OBST; KÖTTGEN u. BRAUN; MACLEAN et al.; SILVERMAN et al.; STERN u. DENTON). Auch die niedrige Serumalbuminkonzentration (SAITO et al.) dürfte bei Frühgeborenen die Entstehung eines Kernikterus bei niedrigeren Bilirubinkonzentrationen begünstigen.

Die Bindung des unkonjugierten Bilirubins an das Albumin des Plasmas ist stark pH-abhängig (MARTIN). ODELL (1959a; 1959b) hat berechnet, daß bei pH 7,9 pro Mol Albumin 3,3 Mole, bei pH 7,4 1,9 Mole Bilirubin gebunden werden. Bei pH 7,0 ist das Bilirubin praktisch vollständig vom Albumin dissoziiert (KLATSKIN u. BUNGARDS). Das dissoziierte Bilirubin hat nur eine geringe Wasserlöslichkeit (bei pH 7,4 0,1 mg/100 ml). Entsprechend seiner Affinität zu Lipiden dringt es bevorzugt in Nervenzellen ein. Möglicherweise wirkt es hier durch Entkoppelung der Atmungskettenphosphorylierung toxisch (DAY; ZETTERSTRÖM u. ERNSTER). Von DIAMOND und SCHMID (1967) konnte allerdings in isolierten Mitochondrien aus Nervenzellen, die aus Gehirnen neugeborener Meerschweinchen mit künstlich erzeugter Bilirubinencephalopathie gewonnen wurden, keine Hemmung der oxydativen Phosphorylierung nachgewiesen werden.

16*

Diese auf in vitro-Versuchen beruhende Hypothese über die *Wirkung von Bilirubin* wird von Behrman und Hibbard ergänzt. Sie fanden bei neugeborenen Rhesusaffen nach Bilirubininfusionen eine Abnahme der Sauerstoffkonzentration im Gewebe bis auf 50% und vermuten daher, daß eine durch hohe Bilirubinkonzentrationen hervorgerufene Vasoconstriction Ursache der Hypoxie sei. Die auf Grund dieser Experimente entwickelte Annahme, daß Bilirubin durch hypoxisch geschädigte Zellmembranen leichter diffundiere, läßt sich gut mit der Beobachtung vereinbaren, daß ein Kernikterus bei asphyktischen Neugeborenen besonders häufig auftritt (Govan et al., Dieckhoff et al.; Day u. Johnson; Lucey et al., 1964; Lending; Chen et al.). Das bevorzugte Eindringen von Bilirubin in bestimmte Hirnareale könnte darauf zurückzuführen sein, daß die Zellen der betroffenen Gebiete infolge einer noch stark entwickelten oxydativen Phosphorylierung gegen Hypoxie besonders anfällig sind (König). Die Bedeutung der hypoxischen Zellschädigung für die Entstehung eines Kernikterus wird durch Tierexperimente unterstrichen. Bei neugeborenen Tieren läßt sich allein durch Bilirubininfusion praktisch kein Kernikterus erzeugen (Lathe et al.; Chen); eine zusätzliche Schädigung durch die Hypoxie ist die Voraussetzung für die Ablagerung des Bilirubins. Daß eine Membranschädigung die Entstehung des Kernikterus begünstigt, zeigt auch die Beobachtung von Blumenschein et al. Bei einem Patienten mit familiärer nichthämolytischer Hyperbilirubinämie, der seit der Geburt eine schwere Hyperbilirubinämie hatte, traten neurologische Erscheinungen im Sinne eines Kernikterus erst im Alter von 16 Jahren, vermutlich nach einer Encephalitis, auf.

Die Gefahr, daß Bilirubin in Nervenzellen eindringt, tritt u. a. dann auf, wenn die *Albuminbindungskapazität des Plasmas* für Bilirubin überschritten wird. Dies kann geschehen durch einen hohen Anstieg der Bilirubinkonzentration im Plasma, in dem der Farbstoff außer an Albumin auch noch an andere Plasmaproteine gebunden wird, durch Verdrängung des Bilirubins aus der Albuminbindung bei Acidose und kompetitiv durch Sulfonamide (Josephson u. Furst) und Vitamin K sowie durch körpereigene Substanzen, z. B. freie Fettsäuren (Melichar et al.; Poláček et al.; Novák et al.). Körpereigene Substanzen besetzen nach Blondheim (1955) normalerweise etwa 1,4 g Albumin/100 ml Serum. Da 1 g Albumin bei pH 7,4 15 mg Bilirubin transportieren kann, läßt sich eine Bindungskapazität des Plasmaalbumins für Bilirubin von 22—30 mg/100 ml errechnen.

Es hat nicht an Versuchen gefehlt, die Gefahr der Kernikterusentstehung durch *Bestimmung der freien Bilirubinbindungskapazität des Albumins* zu ermitteln (Blondheim, 1955; Waters u. Porter, 1961; 1964; Waters, 1967; Maurer et al.). Diese Versuche haben aus zwei Gründen bisher nicht zu praktisch anwendbaren Ergebnissen geführt: Erstens ist nicht sicher, ob die Bindung des anstelle von Bilirubin als Indicator zur Messung der freien Bindungskapazität verwendeten Farbstoffs Phenolsulphalein den gleichen physikalischen Gesetzen folgt wie die Bindung von Bilirubin, und zweitens hängt die Entstehung des Kernikterus nicht nur von der Bilirubinkonzentration und der Bindungskapazität des Albumins ab. Die gleichen Einschränkungen gelten auch für die Bestimmung der Bilirubinbindungskapazität mittels Salicylat (Odell et al., 1969) und für die Bilirubinbindung der Erythrocyten (Oski u. Naiman, 1963; Kaufman et al., 1967). Neben der bereits erwähnten hypoxischen Zellmembranschädigung scheinen die

Durchlässigkeit der „Blutliquorschranke" (FROEHLICH u. MIRSKY; NASRALLA et al.; ZETTERSTRÖM, LEE u. HSIA) und die Capillarpermeabilität (AIDIN et al.) eine Rolle zu spielen. Diese Faktoren könnten neben der häufigeren Acidose und den niedrigeren Albuminkonzentrationen mit dazu beitragen, daß unreife Neugeborene häufiger als reife Neugeborene bereits bei niedrigeren Bilirubinkonzentrationen einen Kernikterus entwickeln (CROSSE et al., 1955; KOCH et al.; KOCH). Sie könnten auch erklären, warum die Bilirubinencephalopathie vorwiegend in der ersten Lebenswoche auftritt (DAY u. JOHNSON).

Die erfolgreiche Anwendung der Austauschtransfusion bei der Erythroblastose (WALLERSTEIN; WIENER u. WEXLER) hat nach Kenntnis des Zusammenhanges zwischen der Höhe der Bilirubinkonzentration und der Kernikterusentstehung bald dazu geführt, diese Maßnahme auch zur *Prophylaxe der Bilirubinencephalopathie* bei der transitorischen Neugeborenenhyperbilirubinämie anzuwenden. Andere Versuche wie Albuminsubstitution (KITCHEN et al., THEILE u. DIECKHOFF; DIECKHOFF et al.; THEILE, RUYS u. VAN GELDEREN; COMLEY u. WOOD) und die Infusion künstlicher Plasmaersatzmittel haben sich als nicht voll wirksam erwiesen (THEILE u. DIECKHOFF).

In Anbetracht der zahlreichen, die Entstehung eines Kernikterus beeinflussenden Faktoren überrascht es nicht, daß über die *Indikation zur Austauschtransfusion* bei der transitorischen Neugeborenenhyperbilirubinämie keine einheitliche Meinung besteht. Praktische Erwägungen haben davon auszugehen, die Austauschtransfusion durchzuführen, solange noch keine bleibenden Hirnschäden entstanden sind; andererseits sollte wegen des — allerdings nicht zu überschätzenden — Risikos der Austauschtransfusion (v. HARNACK u. FISCHER) die Indikation auch nicht zu großzügig gestellt werden. Unter Berücksichtigung dieser Gesichtspunkte lehnen die meisten Autoren die von verschiedenen Seiten (BROWN u. ZUELZER; BICKEL u. LINNEWEH; KILLANDER et al. 1960) vertretene Ansicht ab, eine Austauschtransfusion erst dann durchzuführen, wenn Frühsymptome der Bilirubinencephalopathie auftreten, denn es ist unbekannt, ob diese leichten Schädigungen reversibel sind. Andererseits erscheint es auf Grund gründlicher Nachuntersuchungen von Kindern, die als Neugeborene eine stärkere Hyperbilirubinämie hatten, und dennoch keine bleibenden cerebralen Schäden aufwiesen, nicht gerechtfertigt, das Überschreiten der relativ starr festgelegten Grenzen der Bilirubinkonzentration von 20 mg/100 ml bei reifen und von 18 mg/100 ml bei unreifen Neugeborenen als zwingende Indikation zur Austauschtransfusion anzusehen, wie dies von vielen Autoren in den fünfziger Jahren gefordert wurde (CROSSE et al., 1955; MEYER, DUNDON; BETKE u. KELLER; CROSSE et al., 1958; KÜSTER u. DORTMANN; CORNER; FANCONI; FISCHER u. OSTER; DIECKHOFF u. THEILE; FISCHER u. SCHÄFER). Da reife Neugeborene mit Bilirubinkonzentrationen über 20 mg/100 ml nur selten einen Kernikterus entwickeln, wird vorgeschlagen, eine Austauschtransfusion erst bei Bilirubinkonzentrationen von über 24 mg/100ml durchzuführen (VEST, 1958b; ZUELZER u. BROWN; KILLANDER, 1963; WISHINGRAD et al., 1965). Eine Umfrage von STUR hat ergeben, daß inzwischen zahlreiche europäische Kliniken davon abgekommen sind, die zunächst allgemein anerkannte Bilirubinkonzentration von 18—20 mg/100 ml als Indikation für die Austauschtransfusion anzusehen. Für praktische Zwecke hat sich ein von POLÁČEK, 1965; 1966) vorgeschlagenes Schema als brauchbar erwiesen, nach dem die als Indikation zur Austauschtransfusion angesehene Bilirubinkonzentration mit dem Alter des Kindes variiert (Schellong, 1967).

Alle bisher genannten Versuche, die Indikation zur Austauschtransfusion nach der Höhe der Bilirubinkonzentration zu stellen, können nicht voll befriedigen, zumal bekannt ist, daß eine zu cerebralen Dauerschäden führende Bilirubinencephalopathie beim Neugeborenen auch ohne klinische Erscheinungen verlaufen kann (Koch et al., Koch). Verbindlich kann diese Frage erst entschieden werden, wenn behandelte und unbehandelte Kinder, die als Neugeborene etwa gleichstark ausgeprägte Hyperbilirubinämien hatten, im Schulalter im Hinblick auf die Folgen einer Bilirubinencephalopathie verglichen werden (Linneweh u. Bickel). In einer ersten Studie an 63 Schulkindern, deren Konzentrationen an unkonjugiertem Bilirubin in der ersten Lebenswoche zwischen 5,5 und 23,4 mg/100 ml lagen, fanden Holmes et al. keinen Anhalt für auch nur minimale Hörschäden oder Störungen der motorischen Entwicklung. Auch Bickel konnte bei 20 Kindern, die als Neugeborene Bilirubinkonzentrationen über 20 mg/100 ml hatten und nicht mit einer Austauschtransfusion behandelt wurden, im Alter von 6 Jahren keine neurologischen Ausfälle, wohl aber eine Gelbfärbung der Milchzähne nachweisen. Die von Boggs et al. im Alter von 8 Monaten nachgewiesene Retardierung der psychomotorischen Entwicklung bei Frühgeborenen, deren Bilirubinkonzentration 15 mg/100 ml überschritten hatte, bedarf der Überprüfung wenn die Kinder das Schulalter erreicht haben.

IV. Ätiologie und Genese der transitorischen Neugeborenenhyperbilirubinämie

Die meisten der in den letzten 50 Jahren entwickelten Theorien über die Ätiologie und Genese der transitorischen Neugeborenenhyperbilirubinämie sehen in der noch ungenügend entwickelten Leberfunktion des Neugeborenen den Hauptgrund für den postpartalen Anstieg der Bilirubinkonzentration, während die immer wieder diskutierte Vermutung, daß der vermehrte Bilirubinanfall die Hyperbilirubinämie verursache, in den Hintergrund getreten ist. Die stärksten Argumente für die Richtigkeit der hepatogenen Theorie lieferte in den letzten 10 Jahren die Biochemie. Gleichzeitig wurde jedoch mit der Entwicklung empfindlicherer Methoden klar, daß sich die „ungenügend entwickelte Funktion der Leberzelle" beim Neugeborenen in die drei Komponenten Bilirubinaufnahme, Bilirubinkonjugation und Bilirubinsekretion zerlegen läßt. Die Frage, welche dieser einzelnen Komponenten bei der Entstehung der transitorischen Neugeborenenhyperbilirubinämie führend ist, ist Gegenstand lebhafter Diskussionen. Insbesondere wurden Zweifel geäußert, ob die in den letzten Jahren ganz im Mittelpunkt des Interesses stehende und als Ursache der Hyperbilirubinämie anerkannte Erniedrigung der Glucuronyltransferase-Aktivität in der Neugeborenenleber wirklich der limitierende Faktor der verminderten Bilirubinausscheidung ist. Daher sollen zunächst die durch Untersuchung von Geweben und Organextrakten gewonnenen Erkenntnisse über die Regulation der Glucuronidsynthese im reifen Organismus und während der Entwicklung besprochen werden. Hierauf aufbauend wird dann die Bedeutung der an der Bilirubinbildung und der einzelnen an der Bilirubinelimination beteiligten Funktionen der Leberzelle für die Entstehung der transitorischen Neugeborenenhyperbilirubinämie beim Menschen diskutiert.

1. Die Glucuronidsynthese im reifen Organismus

Der Hauptanteil der Glucuronidsynthese läuft in der Leber ab, andere Organe wie Niere, Haut und Darmschleimhaut scheinen nur eine untergeordnete Rolle zu spielen. Die Bedeutung der hepatischen Glucuronidsynthese besteht darin, daß körpereigene und körperfremde Stoffe durch Bindung an Glucuronsäure in eine zur Ausscheidung im Urin und in der Galle geeignete Verbindung übergeführt werden. Da ein Teil dieser Konjugate weniger toxisch ist als die unkonjugierten Verbindungen, wurde die Glucuronidbildung auch als „Entgiftung" bezeichnet. In Wirklichkeit ist aber das Produkt der Glucuronidsynthese keineswegs immer weniger toxisch, oft aber weniger wirksam als die ursprüngliche Substanz. Die Glucuronidsynthese kann daher nicht allgemein als ein „Stoffwechselweg der Entgiftung" bezeichnet werden. Selbst die Annahme, daß die Koppelung von Substanzen an Glucuronsäure den Sinn hat, diese Substanzen ausscheidungsfähig zu machen, umfaßt die Bedeutung der Glucuronidsynthese nicht vollständig; denn nach Untersuchungen von TOUSTER scheinen Glucuronide, deren Aglucon allerdings noch nicht bekannt ist, obligate Zwischenprodukte der Ascorbinsäuresynthese zu sein. Darüber hinaus wird angenommen, daß die Glucuronidbildung in der Magen- und Dünndarmschleimhaut Voraussetzung für die Resorption mancher Stoffe ist (ARIAS et al., 1963 a).

In der Regel wird durch die Bindung an Glucuronsäure die Polarität und damit die Wasserlöslichkeit einer Substanz erhöht, während die Fettlöslichkeit abnimmt. Dadurch wird das Eindringen von konjugierten Substanzen in die Zelle erschwert, die Ausscheidung durch Galle und Urin aber erleichtert. Dies ist besonders für die „Entgiftung" von Bilirubin, das zu 80% als Glucuronid und zu etwa 20% als Sulfat ausgeschieden wird (ISSELBACHER u. McCARTHY) bei Neugeborenen wichtig. Nur das unkonjugierte, im Plasma an Albumin gebundene Pigment, kann in die Nervenzellen eindringen und einen Kernikterus erzeugen.

a) Struktur der Glucuronide

Die wichtigsten endogenen Stoffe, die als Glucuronide ausgeschieden werden, sind Bilirubin (SCHMID et al., 1957), bestimmte Steroide und Thyroxin (ISSELBACHER u. AXELROD). Von den körperfremden Stoffen seien Morphin, Codein, Salicylate, Chloralhydrat, Chloramphenicol und Menthol genannt (DONE). Da D-Glucuronsäure ein am C-Atom 6 oxydiertes Glucosemolekül ist, kann sie die genannten und eine große Zahl anderer Acceptoren (TEAGUE; SMITH u. WILLIAMS) in glykosidischer Bindung als Glucuronide (Glucosiduronsäuren) binden.

Nach der chemischen Struktur kann man 5 Typen der Glucuronidbindung unterscheiden. Die 4 Typen, die für die Konjugation wichtig sind, sind in Abb. 1 dargestellt. Der 5. Typ kommt nur in Polysacchariden vor.

Typ 1 ist eine Ätherbindung zwischen der OH-Gruppe von Phenolen und primären, sekundären und tertiären Alkoholen und dem C-Atom 1 der Glucuronsäure. o-Aminophenol und p-Nitrophenol, zwei häufig für experimentelle Zwecke verwendete Aglucone, werden in dieser Form an Glucuronsäure gebunden. Bilirubin wird ebenfalls über eine Sauerstoffbrücke an Glucuronsäure gebunden. Der Sauerstoff stammt aber nicht aus einer Hydroxylgruppe, sondern aus den Propionsäureseitenketten des Pigmentes (Schachter). Die Bindung wird daher als Acylester-Bindung bezeichnet (Typ 2). Typ 3 ist eine N-glykosidische Bindung, die bei einigen aliphatischen und aromatischen Substanzen vorkommt. Über eine Schwefelbrücke werden z. B. Thiophenol und Mercaptobenzthiazole gebunden (Typ 4).

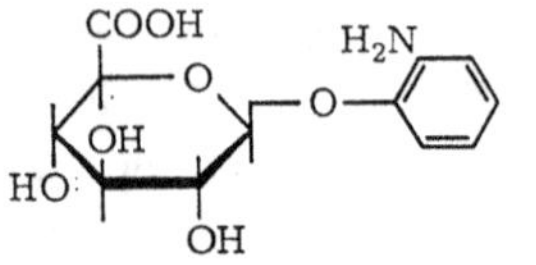

Typ 1
Äther-Bindung

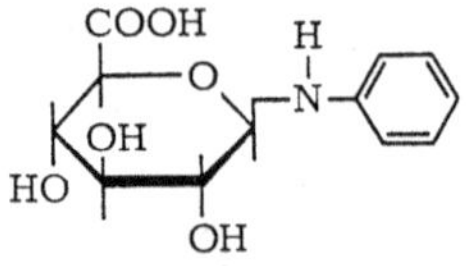

Typ 3
N-glykosidische Bindung

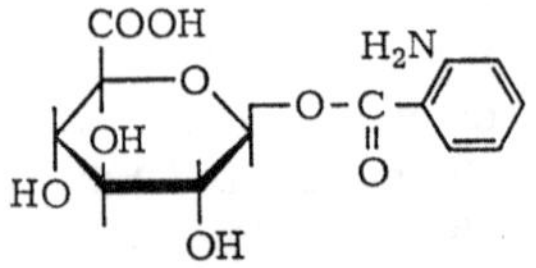

Typ 2
Acylester-Bindung

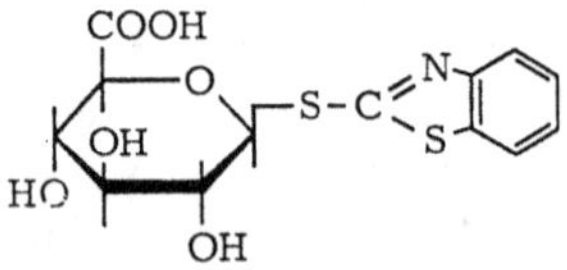

Typ 4
S-glykosidische Bindung

Abb. 1. Typen der Glucuronidbindung
Beispiele: Typ 1. o-Aminophenol, p-Nitrophenol; Typ 2. Bilirubin; Typ 3. Anilin; Typ 4. Mercaptobenzthiazol, Thiophenol

b) Mechanismus und Regulation der Glucuronidsynthese

Seit 1954 ist bekannt, daß der Glucuronsäureanteil der Glucuronide aus der durch UTP aktivierten Uridindiphosphat-glucuronsäure (UDP-Glucuronsäure) stammt (Dutton u. Storey). Die Übertragung auf das Aglucon wird unter Freisetzung von UDP durch das Enzym Glucuronyltransferase katalysiert (Abb. 2, Nr. 6), UDP-Glucuronsäure entsteht durch Oxydation von UDP-Glucose in der UDP-Glucosedehydrogenase-Reaktion (Abb. 2, Nr. 5) (Strominger et al., 1957). Dabei werden pro Mol UDP-Glucose 2 Mole NAD zu NADH reduziert. UDP-Glucose ist auch das Substrat für die Glykogensynthese. Die Verbindung entsteht in der UDP-Glucose-pyrophosphorylase-Reaktion (Abb. 2, Nr. 4) aus Glucose-1-phosphat und UTP (Munch-Petersen et al.). Glucose-1-phosphat wird aus Glucose-6-phosphat (Abb. 2, Reaktion 3) gebildet, das durch Phosphorylierung von Glucose entsteht. Für diesen Schritt stehen 2 Enzyme zur Verfügung: Die für Glucose und Mannose spezifische Glucokinase (Abb. 2, Nr. 2) und die unspezifische Hexokinase (Abb. 2, Nr. 1).

Dieser Hauptweg der Glucuronidsynthese ist in Abb. 2 durch dicke Pfeile hervorgehoben. Er ist gekoppelt mit einem Zyklus der Uridinnucleotide: Das zur Aktivierung des Glucose-1-phosphates notwendige UTP entsteht unter Mitwirkung von ATP aus dem in der Glucuronyltransferase-Reaktion aus UDP-Glucuronsäure freiwerdenden UDP. Alle an der Synthese der UDP-Glucuronsäure beteiligten Enzyme sind im Cytoplasma enthalten. Nur das letzte Enzym der

Glucuronidsynthese, die Glucuronyltransferase, ist ein an Zellpartikel gebundenes Enzym (ISSELBACHER, 1956; HALAC u. FRANK). Bei allen bisherigen Untersuchungen konnte seine Aktivität nur in vollständigen Zellhomogenaten oder in der Mikrosomenfraktion nachgewiesen werden. Ob das Enzym an der Oberfläche der Partikel oder in den Partikeln selbst sitzt, ist unbekannt. Für die weitere Betrachtung der Regulation der Glucuronidsynthese ist die Tatsache, daß die Glucuronyltransferase ein partikelgebundenes Enzym ist, von entscheidender Bedeutung. Struktur und Entstehung der Mikrosomen sollen daher kurz besprochen werden.

Die *Mikrosomen* sind, morphologisch gesehen, Kunstprodukte. Sie bestehen aus kleinen Bläschen, die sich aus den beim Homogenisieren der Zellen zerfallenden Membranen des endoplasmatischen Reticulums bilden und aus den diesen Membranen aufsitzenden oder auch frei vorkommenden Ribosomen. Das endoplasmatische Reticulum ist ein netzartig verzweigtes Hohlraumsystem, das den größten Raum der Leberzelle ausfüllt (PALADE u. SIEKEVITZ). Es besteht aus 2 Gruppen von Membranen:

1. aus granulabesetzten röhrenartigen Membranen (Ergastoplasma, "rough membranes"). Mit Hilfe dieser Fraktion, deren Granula Ribosomen sind, werden Proteine synthetisiert.

2. aus tubulären und vesiculären Membranen ohne Granulabesatz ("smooth membranes"). In dieser Fraktion des endoplasmatischen Reticulums sind arzneimittelentgiftende Enzyme in höherer Konzentration als im Ergastoplasma enthalten (FOUTS).

Um isolierte Mikrosomen zu erhalten, wird das Gewebe homogenisiert, wobei die Zellstrukturen zerstört werden. Durch fraktioniertes Zentrifugieren trennt man bei geringer Umdrehungszahl zunächst grobe Zelltrümmer, Zellkerne und Mitochondrien ab. Dann werden die Mikrosomen bei 100 000 $\times$ g sedimentiert. Durch längeres Zentrifugieren kann man sie auch bei niedrigerer Beschleunigung gewinnen.

Versuche, die Glucuronyltransferase mit Ultraschall, organischen Lösungsmitteln oder Salzen der Gallensäuren aus der Mikrosomenfraktion in echte Lösung zu bringen, waren erfolglos (ISSELBACHER, 1956; TOMLINSON u. YAFFE). Zu bezweifeln ist, ob die von POGELL und LELOIR angewandte Technik der Behandlung der Mikrosomen mit Digitonin zu einer echten Lösung des Enzyms führte, denn die Autoren zentrifugierten nach der Digitoninbehandlung nur 10 min bei 10 000 $\times$ g und hatten die Aktivität dann im Überstand, vermutlich aber auch einen Teil der Mikrosomen. Nur ISSELBACHER (1961) gelang es, das Enzym aus Kaninchenleber nach Behandlung der Mikrosomen mit Gift der Schlange *Trimeresurus flavoviridis* in Lösung zu bringen und 30fach anzureichern. Allerdings wurde bei späteren Versuchen mit Schlangengift das Enzym vollständig inaktiviert (TOMLINSON u. YAFFE).

Die Frage nach der *Regulation der Glucuronidsynthese* ist zunächst die Frage nach dem Verhältnis der Aktivitäten der an der Glucuronidsynthese beteiligten Enzyme. Unter Berücksichtigung der an erwachsenen gesunden Ratten durchgeführten Experimente kann man die an der Glucuronidsynthese beteiligten Enzyme nach der Höhe ihrer Aktivitäten in zwei Gruppen einteilen. Zur *ersten Gruppe* gehören die Enzyme, die die Bildung von UDP-Glucose aus Glucose katalysieren (vgl. Abb. 2). Ihre mittleren Aktivitäten pro g Leberfrischgewicht, angegeben in μMol Substratumsatz/Std betragen:

Glucokinase (37°)	160 E. (Ballard u. Oliver, 1964a)
Phosphoglucomutase (30°)	960 E. (Fellenberg et al.)
UDP-Glucosepyro-phosphorylase (30°)	1630 E. (Tarnowski)

Zur *zweiten Gruppe* gehören die Enzyme UDP-Glucosedehydrogenase und Glucuronyltransferase. Sie katalysieren die Bildung von UDP-Glucuronsäure und

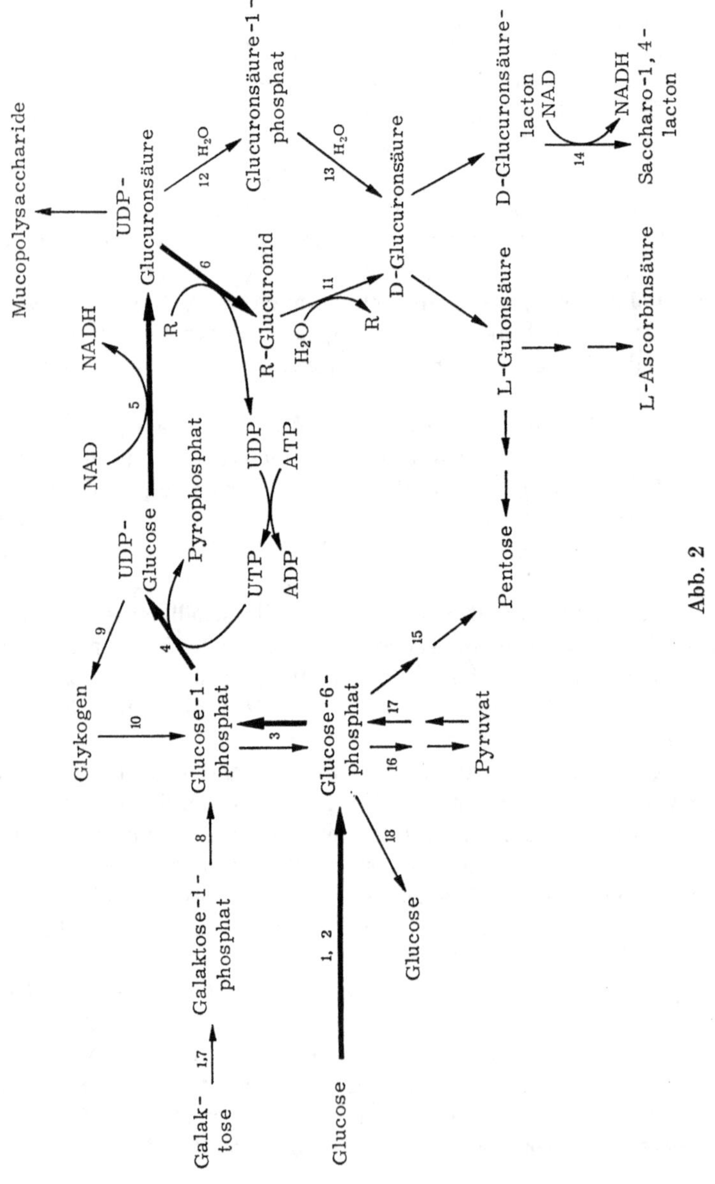

Abb. 2

deren Konjugation mit dem Aglucon. Verglichen mit den Enzymen der ersten Gruppe sind ihre Aktivitäten — ebenfalls in μMol Substratumsatz/Std/g Leberfrischgewicht angegeben — um 2–3 Größenordnungen geringer:

UDP-Glucosedehydrogenase (37°)   25   E. (Marchi et al.)
Glucuronyltransferase (37°)   0,15 E. (Hollmann u. Touster,
                                                  Schröter u. Eggeling, 1965b)

Da stets die langsamste Reaktion einer Kette hintereinander geschalteter Enzymreaktionen die Umsetzungsgeschwindigkeit der ganzen Kette begrenzt, engt sich die Frage nach der Regulation der Glucuronidsynthese auf die Frage ein, welche Enzyme des Stoffwechselweges „Schlüsselenzyme" sein können. Die Aktivitäten der Enzyme der ersten Gruppe sind, verglichen mit den Enzymen der zweiten Gruppe, so hoch, daß es wenig wahrscheinlich ist, daß ein Enzym dieser Gruppe die Kapazität der Glucuronidsynthese begrenzt.

Es ist allerdings zu bedenken, daß diese drei Enzyme, die aus Glucose und UTP UDP-Glucose bilden, auch das aktivierte Substrat der *Glykogensynthese* bilden. Diese Tatsache legt die Vermutung nahe, daß bei gesteigerter Glykogensynthese die Kapazität der Enzyme der ersten Gruppe, besonders die der Glucokinase, voll ausgenützt wird. Das Produkt UDP-Glucose wird in dieser Stoffwechselsituation vorwiegend für die Glykogensynthese benutzt. Seine Konzentration in der Zelle sinkt um fast 50% ab (Tarnowski et al.), so daß die Bildung von UDP-Glucuronsäure benachteiligt werden könnte. Bei der niedrigen Michaeliskonstante der UDP-Glucosedehydrogenase für UDP-Glucose von 1×10^{-5}M (Salitis u. Oliver) dürfte sich allerdings die bei gesteigerter Glykogensynthese auf etwa 2×10^{-4}M

Abb. 2. Schema der Glucuronidsynthese und der mit ihr verbundenen Stoffwechselwege Die Zahlen neben den Pfeilen bezeichnen die zugehörigen Enzyme in der Reihenfolge der Tabelle. Der Hauptweg der Glucuronidsynthese ist durch dicke Pfeile hervorgehoben.

Nr. im Stoffwechselschema	Enzyme und Stoffwechselwege	Index (E. C.)*
1	Hexokinase	2.7.1.1
2	Glucokinase	2.7.1.2
3	Phosphoglucomutase	2.7.5.1
4	UDP-Glucosepyrophosphorylase	2.7.7.9
5	UDP-Glucosedehydrogenase	1.1.1.22
6	Glucuronyltransferase	2.4.1.17
7	Galactokinase	2.7.1.6
8	Galactose-1-phosphaturidyltransferase und	2.7.7.10
	UDP-Galactose-4-epimerase	5.1.3.2
9	Glykogensynthetase	2.4.1.11
10	Glykogenphosphorylase	2.4.1.1
11	β-Glucuronidase	3.2.1.31
12	UDP-Glucuronsäurepyrophosphatase	
13	Glucuronsäure-1-phosphat-phosphatase	
14	Glucuronsäurelactondehydrogenase	
15	Pentosephosphat-Zyklus	
16	Glykolyse	
17	Gluconeogenese	
18	Glucose-6-phosphat-phosphatase	3.1.3.9

* In der dritten Spalte der Tabelle ist die systematische Nr. der Enzyme nach dem "Report of the Commission of Enzymes of the International Union of Biochemistry" angegeben. (Comprehens. Biochem., Vol. 13, Elsevier Publ. Amsterdam, 1964.)

erniedrigte UDP-Glucosekonzentration (Tarnowski) nicht wesentlich auswirken. Da letztlich die Aktivität der UDP-Glucosedehydrogenase vom Verhältnis NADH/NAD abhängt, ist infolge der Erhöhung dieses Quotienten bei gesteigerter Glykogensynthese (Hohorst et al.) doch mit einer geringeren Bildung von UDP-Glucuronsäure zu rechnen. Durch die gleichzeitige Senkung des UDP-Glucuronsäure/UDP-Quotienten wird dann zusätzlich die Glucuronidsynthese gebremst (Brodersen et al.).

Die bisherigen Betrachtungen haben gezeigt, daß bei normaler Glykogensynthese in der Leber erwachsener Ratten nicht mit einer Begrenzung der Glucuronidsynthese durch die Enzyme Glucokinase, Phosphoglucomutase und UDP-Glucosepyrophosphorylase zu rechnen ist. Die Suche nach dem Schlüsselenzym kann sich daher auf die beiden Enzyme UDP-Glucosedehydrogenase und Glucuronyltransferase konzentrieren.

Die *UDP-Glucosedehydrogenase* katalysiert in reversibler, NAD-abhängiger Reaktion die Oxydation von UDP-Glucose zu UDP-Glucuronsäure. Da die intracelluläre Konzentration von NAD etwa 3mal höher ist als die Konzentration von NADH (Caiger et al.) muß das Gleichgewicht auf seiten der UDP-Glucuronsäure liegen, deren Konzentration, die wiederum vom Verbrauch in der Glucuronyltransferase-Reaktion abhängt, die Geschwindigkeit der UDP-Glucoseoxydation bestimmt. Die Aktivierung der Glucuronsäure hat zur Folge, daß die Glucuronyltransferase-Reaktion eine stark exergonische Reaktion und daher praktisch irreversibel ist.

Die Irreversibilität der *Glucuronyltransferase-Reaktion* und die niedrige Konzentration des Enzyms in der Leberzelle sprechen dafür, daß die Glucuronyltransferase- und nicht die UDP-Glucosedehydrogenase-Reaktion die Schlüsselreaktion der Glucuronidsynthese ist. Es muß zunächst offen bleiben, ob die Enzym*konzentration* der begrenzende Faktor ist. Wahrscheinlicher ist, daß die UDP-Glucuronsäurekonzentration, die nach den Untersuchungen von Dutton (1959) etwa 2×10^{-4}M beträgt, die Reaktion begrenzt. Sie liegt unter der Michaeliskonstante der Glucuronyltransferase von 6×10^{-4}M (Isselbacher et al.; Hsia et al., 1963a).

An dieser Stelle müssen zwei Punkte eingehend erörtert werden, die eine definitive Aussage über die Schlüsselreaktion der Glucuronidsynthese außerordentlich erschweren: Erstens, daß die Glucuronyltransferase ein *partikelgebundenes Enzym* ist und zweitens die Frage, ob alle konjugationsfähigen Aglucone durch *ein und dasselbe Enzym* an Glucuronsäure gebunden werden.

1. Die Bestimmung der Glucuronyltransferaseaktivität in isolierten Lebermikrosomen von Ratten zeigt, daß die Aktivität des Enzyms bei Überschuß an UDP-Glucuronsäure mit rund 0,15 µMol Substratumsatz/Std/g Leberfrischgewicht im Vergleich zu der anderer Enzyme der Glucuronidsynthese sehr gering ist. Auch die Tatsache, daß die Aktivität in der Leber anderer Tiere, z. B. des Meerschweinchens 20mal höher ist, verschiebt das Verhältnis zu den Aktivitäten der übrigen Enzyme nicht wesentlich. Es erhebt sich die Frage, ob die Aktivität, die in Mikrosomensuspensionen gemessen wird, der wirklich in den Mikrosomen enthaltenen Enzymmenge entspricht, oder ob andere Faktoren, etwa die Durchlässigkeit der Mikrosomen für die Aglucone, eine so niedrige Enzymaktivität vortäuschen. Dieses Problem soll hier nur angedeutet werden. Im 2. Abschnitt dieses

Kapitels (S. 265) wird diese Frage ausführlich besprochen. Es soll aber hier schon erwähnt werden, daß ISSELBACHER et al. im Überstand von Mikrosomen, die mit Schlangengift behandelt wurden, eine größere Gesamtaktivität bestimmten als in den unbehandelten Mikrosomen.

2. Die Untersuchungen von ISSELBACHER et al. zeigen, daß N- und O-Glucuronide durch verschiedene Enzyme gebildet werden. Bei der Präparation der Glucuronyltransferase aus Kaninchenleber konnte das Enzym, das p-Nitrophenol, Bilirubin und Anthranilsäure konjugierte, in Lösung gebracht und angereichert werden, während das Enzym, das Anilin konjugierte, nicht von den Mikrosomen zu trennen war. Die für die Untersuchungen bei Neugeborenen wichtige Frage, ob Glucuronsäure mit Bilirubin und p-Nitrophenol oder o-Aminophenol, zwei Agluconen, die häufig für experimentelle Zwecke verwendet werden und die wie Bilirubin über eine Sauerstoffbrücke an Glucuronsäure gebunden werden, durch das gleiche Enzym konjugiert wird, ist noch nicht zu beantworten. ISSELBACHER et al. fanden nach Reinigung des Enzyms keine Veränderung des Verhältnisses von Bilirubinkonjugation/p-Nitrophenolkonjugation, was dafür spricht, daß beide Aglucone durch das gleiche Enzym konjugiert werden. Einige indirekte Hinweise, die dafür sprechen, daß die genannten Aglucone durch verschiedene Enzyme konjugiert werden könnten, wurden von DUTTON (1962, 1966) zusammengestellt. Es sei nur erwähnt, daß sich in der Leber fetaler Ratten und in der Leber neugeborener Mäuse die Fähigkeit, o-Aminophenol und p-Nitrophenol zu konjugieren, unterschiedlich schnell entwickelt. In der Leber neugeborener Kaninchen bestehen im Vergleich zu erwachsenen Tieren gewisse Unterschiede in der Konjugation von Bilirubin und p-Nitrophenol (TOMLINSON u. YAFFE). TOMLINSON und YAFFE zeigten auch, daß verschiedene Effektoren die Konjugationsfähigkeit der Mikrosomen für Bilirubin und p-Nitrophenol unterschiedlich beeinflussen. Auch die Kinetik der Konjugation von o-Aminophenol und p-Nitrophenol unterscheidet sich (STOREY).

Alle genannten Befunde sind nur Hinweise dafür, daß es verschiedene Glucuronyltransferasen geben könnte (ausführliche Diskussion dieser Frage bei DUTTON, 1966). Solange das Enzym nicht von den Mikrosomen getrennt werden kann, ist die Existenz verschiedener Enzymformen jedoch nicht bewiesen. Die beobachteten Unterschiede könnten ebenso auf ein verschieden schnelles Eindringen der Aglucone in die Mikrosomen zurückzuführen sein. Wie kompliziert die Frage nach den Glucuronyltransferase-Isoenzymen ist, zeigt das folgende Beispiel: In Katzenleber läßt sich keine Glucuronyltransferaseaktivität nachweisen (ROBINSON u. WILLIAMS; BORRELL) und dennoch soll die Galle Bilirubinglucuronid enthalten (ISSELBACHER, zitiert nach DUTTON, 1962).

Auf S. 248 wurde erwähnt, daß die Glykogensynthetase mit der UDP-Glucosedehydrogenase um das gemeinsame Substrat UDP-Glucose konkurriert und daß daher vermutlich bei gesteigerter Glykogensynthese die Glucuronidsynthese langsamer abläuft. Ein Blick auf das Stoffwechselschema in Abb. 2 zeigt, daß auch um das Substrat UDP-Glucuronsäure mehrere Enzyme konkurrieren:

1. die schon erwähnte Glucuronyltransferase (Abb. 2, Nr. 6),

2. die UDP-Glucuronsaurepyrophosphatase (Abb. 2, Nr. 12) und

3. das die Synthese der Mucopolysaccharide einleitende Enzym.

Diese Tatsache läßt daran denken, daß die Glucuronsäurekonjugation in der Glucuronyltransferase-Reaktion durch die Mucopolysaccharid-Synthese und durch die Hydrolyse von UDP-Glucuronsäure zu freier Glucuronsäure, die das Ausgangssubstrat für Ascorbinsäure, Pentosen (Touster) und Saccharo-1,4-lacton, einen spezifischen Hemmstoff der β-Glucuronidase (Levvy), ist, beeinflußt wird.

Experimentell belegt ist, daß in der Leber von Ratten, die zur Hemmung der *Mucopolysaccharid-Synthese* 5 Tage lang mit Hydrocortison behandelt wurden, die UDP-Glucosedehydrogenase-Aktivität um 41% abnimmt (Marchi et al.), womit selbstverständlich nicht bewiesen ist, daß die Oxydation von UDP-Glucose zu UDP-Glucuronsäure durch Hydrocortison vermindert wird und daß über diesen Mechanismus die verminderte Mucopolysaccharidsynthese zustande kommt, wie es die Autoren vermuten.

Daß die *UDP-Glucuronsäure-Hydrolyse* (Reaktionen 12 und 13 in Abb. 2) zu einer Erniedrigung der UDP-Glucuronsäurekonzentration und damit zu einer Hemmung der Glucuronidsynthese führen kann, soll hier nur kurz erwähnt werden. Dieser Punkt wird ausführlich auf S. 261 abgehandelt. Vorweggenommen sei, daß noch nicht bekannt ist, welche Bedeutung die UDP-Glucuronsäure-Hydrolyse hat, deren Enzyme wie die Glucuronyltransferase in den Mikrosomen lokalisiert sind (Hollmann u. Touster), zumal die Synthese von Ascorbinsäure, Pentosen und Saccharo-1,4-lacton nicht über die UDP-Glucuronsäurepyrophosphatase, sondern über die Glucuronyltransferase- und die β-Glucuronidase-Reaktion (vgl. Abb. 2) zu verlaufen scheint (Hollmann u. Touster; Touster).

Zusammenfassend ist zu sagen, daß die Intensität der um die Zwischenprodukte der Glucuronidsynthese UDP-Glucose und UDP-Glucuronsäure konkurrierenden Stoffwechselwege die Höhe der Glucuronidsynthese beeinflussen kann, daß exakte Untersuchungen, die diese Annahme belegen, jedoch noch fehlen. Ob in der Leber neugeborener Tiere die Glucuronidsynthese durch die Intensität der konkurrierenden Stoffwechselwege beeinflußt wird, soll im 2. Abschnitt dieses Kapitels besprochen werden. Eine diese Ansicht stützende Hypothese haben kürzlich Brodersen et al. entwickelt.

c) Effektoren der Glucuronidsynthese

Außer dem Alter des Tieres beeinflussen noch zahlreiche andere Faktoren die Intensität der Glucuronidsynthese. Nur sie sollen in diesem Abschnitt besprochen werden. Die entwicklungsbedingten Veränderungen der Glucuronidsynthese werden getrennt dargestellt.

Mehrere Autoren haben gezeigt, daß die parenterale Zufuhr von *Carcinogenen* wie 3,4-Benzpyren und 3-Methylcholanthren und von *Hypnotica* wie Barbital und Chloreton (Trichlormethylpropanol), die als Glucuronide ausgeschieden werden, in der Leber die Aktivität mikrosomaler Enzyme und die Synthese und die Ausscheidung von Glucuroniden und Ascorbinsäure steigern (Zusammenfassung bei Arias et al., 1963b). Neben dem Anstieg der Glucuronyltransferase-Aktivität bewirken diese Stoffe auch einen Aktivitätsanstieg des cytoplasmatischen Enzyms UDP-Glucosedehydrogenase (Hollmann u. Touster; Arias et al., 1963b). Da der Aktivitätsanstieg der Enzyme durch Äthionin und Puromycin verhindert wird, ist anzunehmen, daß es sich um eine Neusynthese von Enzymprotein handelt. Gleichzeitig mit dem Anstieg der mikrosomalen Enzymaktivitäten läßt sich elektronenoptisch eine Vermehrung des endoplasmatischen Reticulums nachweisen (REMMER u. MERKER). In den letzten Jahren hat besonders die Aktivierung der Glucuronidsynthese durch Barbiturate eine gewisse Bedeutung für die Beeinflussung der Neugeborenenhyperbilirubinämie erlangt (S. 276).

Bei Ratten, nicht aber bei Meerschweinchen und Mäusen, unterscheidet sich die Glucuronyltransferase-Aktivität in der Leber weiblicher und männlicher Tiere (INSCOE u. AXELROD). Die *Geschlechtsunterschiede* scheinen hormonal bedingt zu sein, denn Testosteron steigert die Aktivität in der Leber weiblicher Tiere, während Oestradiol die Aktivität in der Leber männlicher Tiere vermindert. An isolierten Mikrosomensuspensionen hatten die Hormone keinen Einfluß. Auch bei verschiedenen Stämmen der gleichen Tierart kommen Unterschiede in der Glucuronyltransferase-Aktivität vor (DUTTON, 1962). Gunn-Ratten zeichnen sich durch einen genetisch bedingten Mangel an Glucuronyltransferase in Leber und Darmschleimhaut aus (CARBONE u. GRODSKY; SCHMID et al., 1958; ARIAS et al., 1963a), der durch Phenobarbitalbehandlung nicht beeinflußt werden kann (DE LEON et al..

In vitro wurde eine Steigerung der Glucuronyltransferase-Aktivität durch *ATP und UDP-N-Acetylglucosamin* in Rattenlebermikrosomen-Suspensionen beobachtet (POGELL u. LELOIR). Es wird angenommen, daß diese Wirkung auf eine Verminderung der UDP-Glucuronsäure-Hydrolyse durch kompetitive Hemmung der UDP-Glucuronsäurepyrophosphatase zurückzuführen ist.

STEVENSON und DUTTON (1962) beobachteten diesen Effekt auch mit Homogenaten verschiedener Meerschweinchengewebe. Sie fanden, daß UDP-Glucuronsäure bis zu einer Konzentration von $1{,}4 \times 10^{-3}$M die Glucuronyltransferase-Aktivität (mit o-Aminophenol als Acceptor) in Homogenaten aus Magen, Niere und Leber fetaler Meerschweinchen und aus Magen und Niere erwachsener Meerschweinchen, nicht aber aus der Leber erwachsener Tiere steigert. Die Autoren deuten diese Befunde, indem sie für die Homogenate, in denen die Erhöhung der UDP-Glucuronsäurekonzentration einen Effekt hat, einen erhöhten UDP-Glucuronsäure-Abbau in der UDP-Glucuronsäurepyrophosphatase-Reaktion postulieren. Das mag auch für Homogenate aus der Magenschleimhaut erwachsener Meerschweinchen, in denen eine vermehrte UDP-Glucuronsäure-Hydrolyse nachgewiesen wurde, zutreffen. Da Nieren- und Darmschleimhauthomogenate fetaler Tiere UDP-Glucuronsäure nicht vermehrt zerstören, muß bezweifelt werden, daß die Steigerung der Glucuronyltransferase-Aktivität durch hohe UDP-Glucuronsäure-Konzentrationen in diesen Geweben auf einer Sättigung der UDP-Glucuronsäurepyrophosphatase mit dem Nucleotid beruht. Die von SCHRIEFERS et al. (1966) beobachtete Aktivierung der Glucuronyltransferase durch ATP und UDP-N-Acetylglucosamin in Mikrosomensuspensionen aus Rattenleber mit Testosteron als Aglucon kann nicht ohne weiteres als Hemmung der UDP-Glucuronsäurezerstörung angesehen werden. Auch die unterschiedliche Aktivierbarkeit der Glucuronyltransferase in Lebermikrosomen durch ATP bei erwachsenen Ratten und Meerschweinchen läßt sich nicht durch eine kompetitive Hemmung der bei beiden Species gleich hohen UDP-Glucuronsäurepyrophosphataseaktivität erklären (SCHRÖTER, 1970b).

Die Aktivierbarkeit der Glucuronyltransferase durch das Carcinogen *Diäthyl-nitrosamin* scheint dagegen auf einer direkten Veränderung des Enzymproteins zu beruhen (Stevenson et al.). Es ist bemerkenswert, daß auch in Leberhomogenaten von Gunn-Ratten, bei denen ein genetisch bedingter Mangel an Glucuronyltransferase angenommen wird, die Aktivität des Enzyms durch Diäthylnitrosamin zwanzigfach auf die Werte normaler Ratten gesteigert werden kann. Dies läßt daran denken, daß bei diesem Rattenstamm das Enzymprotein nicht fehlt, sondern daß es nur in inaktiver Form vorliegt. Die Aktivierung der Glucuronyltransferase durch *Äthylendiamintetraacetat* wird auf eine Veränderung der Mikrosomenstruktur zurückgeführt (Halac u. Reff).

In vitro wird die Glucuronyltransferase durch bestimmte *Hormone* und durch *Novobiocin* gehemmt. Nicht nur die freien Hormone, sondern auch die entsprechenden Glucuronide sind wirksam (Hsia et al., 1963a; Jones, 1964). Unklar ist noch, ob es sich um eine kompetitive oder um eine nichtkompetitive Hemmung handelt. Während Hsia et al. eine kompetitive Hemmung der o-Aminophenolkonjugation durch Pregnandiolglucuronid und 17-α-Äthyl-19-nortestosteron fanden, wies Jones eine nichtkompetitive Hemmung durch Pregnandiolglucuronid und Hydrocortisonhydrogensuccinat nach. Wir selbst fanden, daß die p-Nitrophenolkonjugation durch Hydrocortisonhemisuccinat nichtkompetitiv gehemmt wird (Schröter u. Eggeling, 1965c). Die Konzentrationen der Hormone die eine 50%ige Hemmung des Enzyms bewirken, liegen zwischen 7×10^{-4} und 4×10^{-3}M. Es gibt keinen Hinweis dafür, daß die Hemmwirkung auf einer sterischen Spezifität der Hormone beruht, denn chemisch so unterschiedliche Steroide wie Testosteron und Pregnandiol hemmen die o-Aminophenolkonjugation etwa gleich stark (Hsia et al., 1963b).

Novobiocin hemmt die Glucuronyltransferase nichtkompetitiv (Hsia et al., 1963b). Bei neugeborenen Meerschweinchen soll das Antibioticum nach Injektion die Aktivität der Glucuronyltransferase und die Aktivität der UDP-Glucosedehydrogenase in der Leber steigern (Brown u. Henning). In vitro fanden auch Brown und Henning eine Hemmung der Glucuronyltransferase durch Novobiocin. Nichtkompetitiv hemmen *Chloramphenicol* und *Streptomycin* (Waters et al.). Dagegen konnte die verschiedentlich vermutete Hemmung der Glucuronyltransferase durch *Vitamin K* nicht bestätigt werden (Hsia et al., 1963b; Jones, 1967).

Vor kurzem konnten Schriefers et al. (1966) zeigen, daß die im *Hunger* und bei *alloxandiabetischen Ratten* verminderte Synthese von Steroidglucuroniden nicht auf eine erniedrigte Konzentration der Glucuronyltransferase in den Mikrosomen zurückzuführen ist (Schriefers et al., 1965). Da die Enzymaktivität in Gegenwart von je 6×10^{-4}M ATP und UDP-N-Acetylglucosamin bestimmt wurde, kann man nicht entscheiden, ob die im Hunger und bei Ratten mit Alloxandiabetes verminderte Synthese von Testosteronglucuronid auf eine verminderte Bildung von UDP-Glucuronsäure oder z. B. auf einen Mangel an ATP zurückzuführen ist.

Abschließend seien die Faktoren, die die Glucuronidsynthese bzw. die Glucuronyltransferaseaktivität beeinflussen, *zusammengefaßt.*

Verminderung	*in vivo*	*in vitro*
	Unreife	Unreife
	Mangelernährung	SH-Reagentien
	Alloxandiabetes	Testosteronderivate
	Oestradiol	Oestriol
		Progesteron
		Pregnandiol
		Novobiocin
		Chloramphenicol
		Streptomycin
Steigerung	*in vivo*	*in vitro*
	Testosteron	ATP
	Benzpyren	UDP-N-Acetylglucosamin
	Methylcholanthren	Äthylendiamintetraacetat
	Aminopyrin	Diäthylnitrosamin
	Chloroquin	
	Pamaquin	
	Phenobarbital	
	Novobiocin	

d) Extrahepatische Glucuronidsynthese

Das ursprünglich in der Leber entdeckte Enzym Glucuronyltransferase (DUT-TON u. STOREY, 1954) kommt bei allen Säugetieren, außer bei der Katze und bei Gunn-Ratten (Literaturzusammenfassung bei DUTTON, 1962), auch in der Niere (DUTTON u. STEVENSON; STEVENSON u. DUTTON, 1962), in der Schleimhaut von Magen und Dünndarm (DUTTON, 1959) und in der Haut (STEVENSON u. DUTTON, 1960) vor. Auch UDP-Glucuronsäure wurde in diesen Geweben nachgewiesen. Es ist noch nicht restlos geklärt, welche Bedeutung die extrahepatische Glucuronid-bildung hat und wie groß ihr Anteil an der Gesamtglucuronidsynthese ist. Es liegen Hinweise dafür vor, daß die Glucuronidbildung in der Darmschleimhaut mit dem Transport verschiedener Substanzen durch die Schleimhaut zusammenhängt. Für Thyroxinanaloge und Testosteron wurde von ARIAS et al. (1963a) nachgewiesen, daß die Bindung dieser Hormone an Glucuronsäure die Voraussetzung für ihre Resorption ist. Auch in der Magenschleimhaut des Menschen werden Steroide an Glucuronsäure gekoppelt (HOFFMANN u. BREUER). HARTIALA (1955, 1961) ver-mutet, daß die Entstehung von Magengeschwüren nach Füttern von Cinchophen oder Salicylat auf eine Hemmung der Mucopolysaccharidsynthese durch Entzug der UDP-Glucuronsäure zugunsten der Konjugation der exogen zugeführten Stoffe zurückzuführen ist.

HOFFMAN et al. nehmen an, daß extrahepatisch Bilirubin nur als *Monoglucuronid* konjugiert wird, da sie bei hepatektomierten Hunden nur dieses Konjugat fanden. Von anderer Seite wird jedoch bezweifelt, daß es Bilirubinmonoglucuronid wirklich gibt, da bei wiederholter Chromatographie aus der sog. „Monoglucuronidfraktion" 2 Substanzen isoliert werden konnten, bei denen es sich um freies Bilirubin und um Bilirubindiglucuronid handelte. Bei einer getrennten quantitativen Bestimmung von Bilirubin und Glucuronsäure ergibt dieses Gemisch ebenfalls ein Bilirubin/Glu-curonsäure-Verhältnis von 1:1. GREGORY und WEBER et al. nehmen daher an, daß das sog. Monoglucuronid ein Gemisch aus freiem Bilirubin und aus Diglucuronid ist, das nur mit spezieller Methodik getrennt werden kann. KUENZLE et al. (1966a,

1966b) haben dies mit säulenchromatographischen Methoden bestätigt. Neuere Untersuchungen von Watson haben ergeben, daß auch bei Frühgeborenen kein Monoglucuronid vorkommt, wie ursprünglich angenommen wurde (Watson u. Maddison).

2. Die Regulation der Glucuronidsynthese während der Entwicklung

Bei erwachsenen Tieren hat die Leber den größten Anteil an der Glucuronidbildung. Bedeutung und Ausmaß der extrahepatischen Glucuronidbildung können noch nicht abgesehen werden. Vermutlich spielt sie aber für die Entgiftung nur eine untergeordnete Rolle. Bei fetalen und neugeborenen Tieren scheint nach neueren Untersuchungen das Verhältnis von hepatischer und extrahepatischer Glucuronidbildung anders als bei erwachsenen Tieren zu sein. Es ist daher notwendig, die entwicklungsbedingten Veränderungen der Glucuronidsynthese in der Leber und in anderen Organen getrennt zu besprechen.

a) Besonderheiten der Glucuronidsynthese in der Leber neugeborener Tiere und des neugeborenen Kindes

1949 wurde von Karunairatnam et al. erstmals gezeigt, daß Leberschnitte neugeborener Mäuse weniger o-Aminophenol konjugieren als Leberschnitte von erwachsenen Tieren. Hartiala und Pulkkinen (1955) bestätigten dies für die Leber fetaler und neugeborener Kaninchen. Auch in Leberzellhomogenaten von fetalen oder neugeborenen Mäusen (Dutton, 1959), Meerschweinchen (Brown et al.; Dutton, 1959), Kaninchen (Flint et al., 1964), Ratten (Grodsky et al., 1958) und menschlichen Frühgeborenen (Lathe u. Walker, 1958a) wurde eine geringere Glucuronidbildung nachgewiesen als in Leberhomogenaten der erwachsenen Tiere. Da diese Homogenate mit UDP-Glucuronsäure angereichert wurden, war es naheliegend anzunehmen, daß die Ursache der verminderten Glucuronidbildung eine Erniedrigung der Aktivität des Enzyms Glucuronyltransferase ist. Seither gilt die geringe Aktivität dieses Enzyms in der Leber neugeborener Kinder als entscheidender Faktor in der Genese der transitorischen Neugeborenenbilirubinämie.

Es soll bereits hier darauf hingewiesen werden, daß die Enzymaktivität bei verschiedenen Species bei der Geburt verschieden hoch ist und daß sich auch die postpartale Aktivitätsänderung des Enzyms unterscheidet. Dies gilt besonders für die Ratte, bei der bei späteren Untersuchungen, wenn UDP-Glucuronsäure im Überschuß zugesetzt wurde, mit o-Aminophenol und p-Nitrophenol als Agluconen höhere Enzymaktivitäten als bei erwachsenen Tieren gefunden wurden.

Beim Menschen ist die Frage, ob reife Neugeborene eine niedrige Glucuronyltransferase-Aktivität haben, noch nicht restlos geklärt. Bis vor kurzem gab es nur 7 Bestimmungen der Glucuronyltransferase-Aktivität in Leberproben menschlicher Neugeborener. Drei stammen von Feten (Dutton, 1959; Gartner u. Arias, 1963), drei von Frühgeborenen (Lathe u. Walker, 1958a) und eine von einem reifen Neugeborenen (van Leusden et al.). Alle Autoren fanden übereinstimmend keine oder nur eine wenige Prozent der Erwachsenenwerte betragende Aktivität. In Anbetracht der langen Zeit zwischen Tod und Entnahme der Lebern (90—240 min) dürfen diese Untersuchungen aber überdies nur mit Vorbehalt betrachtet werden. Kürzlich zeigten Neubaur und Hollmann, daß in der in situ belassenen Rattenleber schon 120 min nach dem Tode des Tieres nur noch 20% der ursprünglichen

Enzymaktivität nachweisbar sind. Nach 240 min war das Enzym praktisch vollständig inaktiviert. Aber auch diese Autoren konnten in 5 Lebern von 6—8 Monate alten Feten, deren Leber 0—180 min nach dem Tode entnommen wurde, keine Glucuronyltransferase-Aktivität nachweisen. Bei einem 6 Monate alten Feten, dessen Leber sofort nach dem Tode untersucht wurde, betrug die Aktivität immerhin 25% der Aktivität erwachsener Ratten. Vergleichswerte erwachsener Menschen wurden nicht angegeben. DI TORO et al. (1968) untersuchten die Konjugation von 4-Methylumbelliferon im Lebergewebe von 29 Frühgeborenen, das durch Nadelbiopsie gewonnen wurde, und stellten fest, daß die Aktivität der Glucuronidierung in den ersten Lebenswochen 10—25% der in der Erwachsenenleber meßbaren Aktivität beträgt. Die Erwachsenenwerte wurden erst im Alter von 8 Wochen erreicht.

Bei den meisten Tierarten beginnt die Glucuronyltransferase-Aktivität schon während der letzten Tage der Fetalzeit anzusteigen. Bei der Geburt beträgt sie 5—60% der Aktivität erwachsener Tiere. Bei Mäusen, Kaninchen und Meerschweinchen steigt die Aktivität des Enzyms nach der Geburt rasch an und erreicht dann langsam innerhalb des ersten Lebensmonates die Aktivität erwachsener Tiere. Dies gilt nach der Zusammenstellung von DONE für die Konjugation aller exogenen und endogenen Stoffe, die in der Leber an Glucuronsäure gebunden werden.

Es ist bisher nicht bewiesen, daß es sich bei dem postpartalen Anstieg der Glucuronyltransferase-Aktivität um eine Neusynthese von Enzymprotein handelt. Da die Aktivität gewöhnlich auf das Leberfrischgewicht bezogen wird, ist es gut möglich, daß durch die Abnahme des Wasser- und Lipidgehaltes der Leber und durch den Abbau des erythropoetischen Gewebes postpartal ein stärkerer Anstieg der Glucuronyltransferaseaktivität vorgetäuscht wird, der zumindest teilweise auf die relative Abnahme des Lebergewichtes zurückzuführen ist (GARTNER u. ARIAS, 1969). Die Unterschiede zwischen Neugeborenen- und Erwachsenenleber sind daher häufig geringer, wenn die Aktivität auf den Proteingehalt der Leber bezogen wird.

Der pränatale Anstieg der Glucuronyltransferase-Aktivität zeigt, daß die sehr verlockende, bisher aber unbewiesene Hypothese, daß Bilirubin, das offenbar erst nach Wegfall der Placenta vom Neugeborenen in größerer Menge konjugiert wird, die Bildung der Glucuronyltransferase induziert, zumindest pränatal nicht zutreffen kann. Alle Versuche, den postpartalen Anstieg der Glucuronyltransferase-Aktivität mit körpereigenen Substanzen zu beschleunigen, sind bisher erfolglos gewesen (FLINT et al., 1963). Nach 1—5tägiger Applikation zeigten folgende Substanzen bei neugeborenen Kaninchen keine Wirkung: Hypophysenextrakt, ACTH, Insulin, Hydrocortison, Thyroxin, Wachstumshormon, Prednisolon, 3-Methylcholanthren und Phenobarbital. Bemerkenswert ist, daß *Phenobarbital* die Glucuronyltransferase-Aktivität nicht erhöhte, obwohl bei neugeborenen Kaninchen (HART et al.) und Ratten (CONNEY et al.) die Aktivität anderer, am Abbau bestimmter Medikamente beteiligter Enzyme des endoplasmatischen Reticulums nach Phenobarbitalinjektion ansteigt. Allerdings konnten CATZ und YAFFE vor kurzem nachweisen, daß Leberhomogenate neugeborener Mäuse, deren Müttern 4—6 Tage vor der Geburt Phenobarbital injiziert wurde, mehr Bilirubinglucuronid bilden als neugeborene Mäuse einer Kontrollgruppe. *Mangelnde Nahrungszufuhr*

17*

scheint dagegen den Anstieg der Glucuronyltransferase-Aktivität zu beeinflussen: Bei 8 vier Tage lang teilweise hungernden Kaninchen betrug die Glucuronyltransferase-Aktivität nur 60% der Aktivität nicht hungernder Tiere. Die Aktivität wurde bei UDP-Glucuronsäure-Konzentrationen von $4,2 \times 10^{-4}$M bestimmt. Wurde neugeborenen Kaninchen ein Aminosäurehydrolysat verfüttert, entwickelte sich das Enzym wie bei den mit Milch ernährten Kontrolltieren.

Bei neugeborenen Ratten ließ sich die Glucuronyltransferase-Aktivität mit o-Aminophenol als Aglucon durch *Benzpyren* auf das 3 fache und durch *Chloroquin* auf das 2,5 fache steigern (ARIAS et al., 1963b). Die Belastung fetaler Ratten mit Anthranilsäure, die als Glucuronid ausgeschieden wird, und die Belastung neugeborener Kinder mit dem Aglucon N-Acetyl-p-aminophenol führten nicht zu einem Aktivitätsanstieg der Glucuronyltransferase (SCHMID et al., 1959a, b; LUCEY u. DRISCOLL).

Zusammenfassend kann gesagt werden, daß die bisherigen Untersuchungen keinen sicheren Schluß darüber zulassen, welche Faktoren die fetale und postpartale Entwicklung der Glucuronyltransferase-Aktivität in der Leber regulieren. Es ist denkbar, daß der postpartale Anstieg der Enzymaktivität mit der elektronenoptisch nachweisbaren Umformung des endoplasmatischen Reticulums zusammenhängt. PETERS et al. fanden bei Mäusen, daß am ersten postpartalen Tag, an dem die Glykogenvorräte schnell aufgebraucht werden, eine Differenzierung des Ergastoplasmas eintritt. An den Stellen, wo kein Glykogen mehr nachzuweisen ist, ist eine unregelmäßige tubuläre Form des endoplasmatischen Reticulums zu erkennen, die mit dem Ergastoplasma in Verbindung steht. Es wurde bereits erwähnt, daß bei erwachsenen Tieren die tubuläre Form des endoplasmatischen Reticulums die arzneimittelentgiftenden Enzyme in höherer Konzentration als die granulabesetzte Form enthält (FOUTS). Der Beweis, daß auch die Glucuronyltransferase hier lokalisiert ist, steht noch aus.

Zwei Enzyme, deren Aktivität die Glucuronidsynthese in der Neugeborenenleber beeinflussen könnten, müssen noch besprochen werden: Die Glucokinase und die β-Glucuronidase.

Es wurde bereits erwähnt, daß in der Erwachsenenleber die Aktivität der *Glucokinase*, die 85% der Glucosephosphorylierung katalysiert, so hoch ist, daß sie kaum die Bildung von UDP-Glucuronsäure begrenzen dürfte. In der Leber neugeborener Ratten und Meerschweinchen ist die Situation anders. BALLARD und OLIVER (1964a) und WALKER und RAO zeigten, daß die Aktivität des bei Erwachsenen vorkommenden Glucokinase-Isoenzyms bei der Geburt gering ist. Sie beträgt etwa 15% der Aktivität erwachsener Tiere und steigt erst am 15. Lebenstag an. Die hohe Michaeliskonstante dieses Enzyms für Glucose von $1-4 \times 10^{-2}$M erlaubt eine Regulation der Glucosephosphorylierung in weiten Grenzen. Neugeborene Tiere haben diese Regulationsmöglichkeit nicht. Die bei neugeborenen Ratten nachgewiesene Hexokinase hat eine niedrige Michaeliskonstante von $5-8 \times 10^{-5}$M. BALLARD und OLIVER (1964b) konnten beweisen, daß in der Leber fetaler und neugeborener Ratten bei Glucosekonzentrationen über 5×10^{-2}M keine Proportionalität zwischen der Glucosephosphorylierung und der Glykogensynthese auf der einen Seite und der Glucosekonzentration auf der anderen Seite besteht, während bei erwachsenen Tieren die Glykogensynthese bis zu 4 mal höheren Konzentrationen annähernd proportional zur Glucosekonzentration ansteigt. Vermutlich macht sich diese Beschränkung der Glucosephosphorylierung bei Neugeborenen in vivo aber nicht bemerkbar, weil erstens durch Hydrolyse des Hauptkohlenhydrates der Milch, Lactose, Glucose und Galactose in gleichen Mengen freigesetzt werden, so daß Galactose, die unter Umgehung der Glucokinase-Reaktion von der Leber neugeborener Ratten 4mal schneller als von der Leber erwachsener Ratten aufgenommen (SEGAL et al.) und in Glykogen eingebaut wird, und weil zweitens bei niedrigen Glucosekonzentrationen von $1-5 \times 10^{-3}$M in der Leber neugeborener Ratten trotz des Fehlens der Glucokinase 15mal mehr Glucose in Glykogen eingebaut wird als in der Leber erwachsener Tiere (BALLARD u. OLIVER, 1964b). Der Grund hierfür ist die höhere Aktivität der unspezifischen Hexokinase in der Leber neugeborener Tiere.

Die schon bei Erwachsenen diskutierte Konkurrenz der Glykogensynthetase und der UDP-Glucosedehydrogenase um das gemeinsame Substrat UDP-Glucose dürfte sich vom 2. Lebenstag an, an dem die Glykogensynthese stark ansteigt (KORNFELD u. BROWN) negativ auf die Glucuronidsynthese auswirken, indem die Konjugation mit UDP-Glucuronsäure langsamer abläuft. Diese Ansicht wird durch die kürzlich von BRODERSEN et al. entwickelte Hypothese gestützt, nach der bei aktiver Glykogensynthese infolge des niedrigen Quotienten UDP-Glucuronsäure/UDP durch Verschiebung des Gleichgewichtes der Reaktion

$$\text{Bilirubin} + \text{UDP-Glucuronsäure} \rightarrow \text{Bilirubinglucuronid} + \text{UDP}$$

nach links die Glucuronidsynthese gebremst wird.

Auf Grund der Untersuchungen von LEVVY et al. und von KARUNAIRATNAM et al., nach denen in der Leber und Niere neugeborener Mäuse die *β-Glucuronidase-Aktivität* erhöht ist, wurde vermutet, daß die verminderte Glucuronidsynthese bei Neugeborenen durch eine gesteigerte Hydrolyse schon gebildeter Glucuronide vorgetäuscht werden könne. Diese Anschauung führte, in der Hoffnung die Entstehung der Neugeborenenhyperbilirubinämie zu verhindern, dazu, neugeborene Kinder mit Saccharo-1,4-lacton, einem spezifischen Hemmstoff der β-Glucuronidase, zu behandeln. Nach oraler Gabe des Hemmstoffes wurde der postpartale Anstieg der Konzentration an freiem Bilirubin jedoch nicht beeinflußt (ANKE et al.). Auch der Zusatz von Saccharo-1,4-lacton zu Leberhomogenaten neugeborener Tiere bewirkte keine Steigerung der Glucuronidsynthese (BROWN et al.; GRODSKY et al.; LATHE u. WALKER, 1958a; DUTTON, 1959). Diese Befunde sprechen dagegen, daß eine durch β-Glucuronidase katalysierte Glucuronidhydrolyse eine erniedrigte Glucuronyltransferase-Aktivität vortäuscht. Später haben Untersuchungen von MILLS et al. (1950; 1953) und von SCHRÖTER und EGGELING (1965a) an Ratten und von KOLDOVSKÝ et al. an Mäusen, Kaninchen und Ratten gezeigt, daß die β-Glucuronidase-Aktivität in Leberhomogenaten neugeborener Tiere niedriger ist als in den entsprechenden Präparationen erwachsener Tiere. Lediglich in der Leber neugeborener Meerschweinchen war die Aktivität bei der Geburt leicht erhöht (KOLDOVSKÝ et al.). Die Diskrepanz zwischen den Untersuchungen von LEVVY et al. und von KARUNAIRATNAM et al. und den genannten Untersuchungen ist vermutlich dadurch zu erklären, daß bei den älteren Untersuchungen nur die cytoplasmatische β-Glucuronidase-Aktivität erfaßt wurde. Eine verminderte Hemmbarkeit der β-Glucuronidase neugeborener Ratten durch Saccharo-1,4-

lacton, die ebenfalls eine erhöhte Glucuronidhydrolyse bewirken könnte, konnte ausgeschlossen werden (Schröter u. Eggeling, 1965a).

Angesichts der genannten Befunde kann also die These, daß die Glucuronidsynthese in der Leber neugeborener Tiere durch eine vermehrte Hydrolyse des bereits gebildeten Glucuronids wieder zunichte gemacht wird, als überholt angesehen werden.

b) Entwicklung der Glucuronidsynthese in extrahepatischen Geweben

In der *Niere* fetaler und neugeborener Meerschweinchen ist die Glucuronidsynthese ebenso wie in der Leber erniedrigt (Dutton, 1959; Stevenson u. Dutton, 1962). Die Ursache der geringen Glucuronidsynthese ist vermutlich eine erniedrigte Glucuronyltransferase-Aktivität. Die Erwachsenenaktivität wird in diesen Organen kurz nach der Geburt erreicht.

In der Schleimhaut von *Magen und Dünndarm* (Stevenson u. Dutton, 1962) und in der *Haut* (Stevenson u. Dutton, 1960; Dutton, 1962) ist die Glucuronyltransferase-Aktivität in späten Stadien der fetalen Entwicklung höher oder gleich hoch wie in den entsprechenden Organen Erwachsener. Stevenson und Dutton nehmen an, daß beim Fetus die Summe aus intestinaler und dermaler Glucuronidsynthese die Glucuronidsynthese in der Leber übertrifft.

Diczfalusy et al. (1961a, b, c) und Diczfalusy und Lauritzen zeigten, daß die Magen- und Dünndarmschleimhaut sowie die Lunge und die Niere menschlicher Feten Oestrogene konjugieren. Die Hauptmenge der konjugierten Steroide bestand jedoch nicht aus Glucuroniden, sondern aus Sulfaten. Lediglich im Darm wurde Glucuronid gebildet. Die Magenschleimhaut fetaler Meerschweinchen scheint auch Bilirubinglucuronid zu bilden (Stevenson u. Dutton, 1962).

Eine endgültige Aussage über Bedeutung und Ausmaß der extrahepatischen Glucuronidsynthese bei Neugeborenen ist auf Grund der bisher vorliegenden Ergebnisse noch nicht möglich. Trotz der Erhöhung der Glucuronyltransferase-Aktivität in der Schleimhaut des Intestinaltraktes spricht bisher nichts dafür, daß postpartal die Summe von hepatischer und extrahepatischer Glucuronidsynthese ebenso groß ist wie bei Erwachsenen.

c) Glucuronyltransferase und Kapazität der Glucuronidsynthese während der Entwicklung

Bei der Besprechung der Regulation der Glucuronidsynthese wurde gezeigt, daß in der Leber erwachsener Ratten von den Enzymen der Glucuronidsynthese die Aktivität der Glucuronyltransferase um 2—3 Größenordnungen niedriger ist als die der anderen Enzyme. Da die Konzentration des Substrates der Glucuronyltransferase, der UDP-Glucuronsäure, in der Leber unter der Michaeliskonstante der Glucuronyltransferase liegt und da die Reaktion praktisch irreversibel ist, kann angenommen werden, daß die Glucuronyltransferase-Reaktion die Schlüsselreaktion der Glucuronidsynthese ist. Offen bleibt, ob die Enzymkonzentration die Reaktionsgeschwindigkeit begrenzt. Diese Frage ist wegen der methodischen Schwierigkeiten, das in oder an den Mikrosomen lokalisierte Enzym in echte Lösung zu bringen, bisher nicht zu beantworten (S. 249).

Da in den letzten Jahren in der Leber neugeborener Tiere und einiger menschlicher Feten wiederholt eine niedrigere Glucuronyltransferase-Aktivität als in der Leber Erwachsener gefunden wurde, war es naheliegend, die erniedrigte Enzymaktivität als den begrenzenden Faktor der Glucuronidsynthese und damit als Ursache der Bilirubinämie neugeborener Kinder anzusehen. Mit diesem allgemein anerkannten Konzept sind einige experimentelle Befunde nur schwer zu vereinbaren. Sie sollen im folgenden gemeinsam mit theoretischen Erwägungen, die ebenfalls die Gültigkeit dieses Konzeptes fragwürdig erscheinen lassen, besprochen werden.

1. Bei den meisten Tierarten und beim Menschen *fehlt* bei der Geburt die Glucuronyltransferase *nicht vollständig*, sondern ihre Aktivität liegt mit verschiedenen Agluconen zwischen 5 und 50% der Aktivität erwachsener Tiere (HARTIALA u. PULKKINEN; BROWN et al., GRODSKY et al.; EBNÖTER u. VEST; LATHE u. WALKER, 1958a). Bei 1 Tag alten Meerschweinchen fand DUTTON (1959) in Homogenaten mit o-Aminophenol als Aglucon sogar 60% der Aktivität erwachsener Tiere. Es ist durchaus möglich, daß die in der Leber neugeborener Tiere vorhandene Enzymmenge ausreicht, um die endogen anfallenden Aglucone zu konjugieren. Auch die Konjugation von Bilirubin ist bei neugeborenen Meerschweinchen 48 Std nach der Geburt so hoch wie bei erwachsenen Tieren (GARTNER u. ARIAS, 1969).

2. Wenn die niedrige Glucuronyltransferase-Aktivität der Leber die Ursache für den postpartalen Anstieg der Bilirubinkonzentration wäre, müßte bei den verschiedenen Tierarten eine *Korrelation zwischen der Höhe der Glucuronyltransferase-Aktivität und dem Grad der Hyperbilirubinämie* bestehen. Dies ist keineswegs der Fall. Bei neugeborenen Meerschweinchen (BROWN u. HENNING; GARTNER u. ARIAS, 1969; SCHRÖTER, 1970a) und bei neugeborenen Mäusen (SCHRÖTER, 1970a), deren Glucuronyltransferase-Aktivität gering ist, konnte bisher keine nennenswerte Erhöhung der Bilirubinkonzentration im Serum nachgewiesen werden. Auch neugeborene Ratten entwickelten keine Hyperbilirubinämie (BROWN u. HENNING; HSIA et al., 1963b; SCHRÖTER, 1970a). Die Glucuronidsynthese der neugeborenen Ratte zeigt jedoch Besonderheiten, die diese Species im Hinblick auf die Genese der Neugeborenenhyperbilirubinämie als Versuchstier besonders ungeeignet erscheinen läßt. Neben erniedrigten Aktivitäten der Glucuronyltransferase wurden auch normale oder erhöhte Aktivitäten des Enzyms beschrieben (SCHACHTER et al.; INSCOE u. AXELROD; STEVENS, VAN LEUSDEN et al., GARTNER u. ARIAS, 1963; DUTTON et al.; DUTTON, 1964; SCHRÖTER u. EGGELING, 1965a). Die Diskrepanz der Ergebnisse könnte dadurch zu erklären sein, daß infolge der hohen UDP-Glucuronsäurepyrophosphatase-Aktivität in der Leber neugeborener Ratten UDP-Glucuronsäure schneller zerstört wird als bei Neugeborenen anderer Tierarten. Vermutlich ist die erhöhte Glucuronidsynthese nur bei hohen UDP-Glucuronsäurekonzentrationen nachweisbar (DUTTON u. GREIG; STEVENSON u. DUTTON, 1960; POGELL u. LELOIR; SCHRÖTER, 1969b).

3. Neben der Glucuronyltransferase-Aktivität ist in der Leber neugeborener Meerschweinchen auch die *Aktivität der UDP-Glucosedehydrogenase vermindert* (BROWN et al., DUTTON; 1959), so daß die Bildung von UDP-Glucuronsäure vermindert sein könnte.

4. Grodsky et al. und Dutton (1959) zeigten, daß die intracelluläre *UDP-Glucuronsäurekonzentration* in der Leber von neugeborenen Ratten und Meerschweinchen mit 4×10^{-5}M um rund eine Zehnerpotenz niedriger liegt als in der Erwachsenenleber. Da die Michaeliskonstante der Glucuronyltransferase für UDP-Glucuronsäure 6×10^{-4}M beträgt, kann man annehmen, daß die UDP-Glucuronsäurekonzentration in der Neugeborenenleber die Konjugation in der Glucuronyltransferase-Reaktion begrenzt. Die niedrige UDP-Glucuronsäurekonzentration kann durch folgende Stoffwechselbesonderheiten erklärt werden:

a) Die Verminderung der UDP-Glucosedehydrogenase-Aktivität bewirkt eine verminderte Oxydation von UDP-Glucose zu UDP-Glucuronsäure.

b) Durch die in der Neugeborenenleber stark erhöhte Glykogensynthese (Kornfeld u. Brown) könnte die stationäre UDP-Glucosekonzentration so stark erniedrigt werden, daß nur wenig UDP-Glucose zu UDP-Glucuronsäure oxydiert werden kann.

c) Schließlich könnte in der Neugeborenenleber die Hydrolyse von UDP-Glucuronsäure zu Glucuronsäure-1-phosphat und weiter zu Glucuronsäure erhöht sein. Pogell und Leloir konnten durch kompetitive *Hemmung der UDP-Glucuronsäurepyrophosphatase mit ATP oder UDP-N-Acetylglucosamin* zeigen, daß dieses Enzym den UDP-Glucuronsäure-Abbau limitiert. Da zur Sättigung der Glucuronyltransferase aus fetaler Meerschweinchenleber höhere Konzentrationen an UDP-Glucuronsäure notwendig sind als beim Erwachsenenenzym (Stevenson u. Dutton, 1962), und da in fetaler Meerschweinchenleber nach Hemmung der Pyrophosphatase die Glucuronyltransferase-Aktivität ohne Erhöhung der einmal eingesetzten UDP-Glucuronsäuremenge um mehr als 100% ansteigen soll, ist in der fetalen Leber mit einem erhöhten UDP-Glucuronsäure-Abbau, möglicherweise infolge einer erhöhten UDP-Glucuronsäurepyrophosphatase-Aktivität, zu rechnen. Postpartal ist bei Meerschweinchen dagegen eine negative Beeinflussung der Glucuronidsynthese durch die UDP-Glucuronsäurepyrophosphatase wenig wahrscheinlich, denn die niedrige Glucuronyltransferase-Aktivität läßt sich am ersten Lebenstag mit p-Nitrophenol als Acceptor durch ATP auf das Sechsfache steigern (Schröter, 1970a), obwohl die UDP-Glucuronsäurepyrophosphatase-Aktivität viel niedriger als in der Erwachsenenleber ist (Schröter, 1970b), während umgekehrt bei erwachsenen Tieren trotz hoher Pyrophosphataseaktivität keine ATP-Aktivierbarkeit nachweisbar ist.

d) Um das Substrat UDP-Glucuronsäure konkurriert neben der Glucuronyltransferase und der UDP-Glucuronsäurepyrophosphatase das den ersten Schritt der Mucopolysaccharidsynthese katalysierende Enzym, so daß nach der Geburt UDP-Glucuronsäure der Glucuronyltransferase auch durch diesen Stoffwechselweg entzogen werden könnte.

5. 3,4-Benzpyren sowie die Antimalariamittel Chloroquin und Pamaquin steigern zwar die Aktivität der Glucuronyltransferase in der Leber neugeborener Ratten, wenn den Versuchsansätzen UDP-Glucuronsäure im Überschuß zugesetzt wird, sie erhöhen aber gleichzeitig auch die Aktivität der UDP-Glucosedehydrogenase (Arias et al., 1963b). Chloroquin steigert, wenn es trächtigen Ratten gegeben wird, auch die Glucuronyltransferase-Aktivität in der Leber der neugeborenen Tiere, so daß man annehmen kann, daß das Medikament die Placenta durch-

dringt. Die Gabe an schwangere Frauen beeinflußte aber nicht die Bilirubinkonzentration im Serum neugeborener Kinder in der ersten Lebenswoche (Arias
et al., 1963 b).

6. Untersuchungen von Schenker sowie von Schenker und Schmid und von
Schenker et al. zeigen, daß die *Ausscheidung des konjugierten Bilirubins durch die
Neugeborenenleber vermindert* ist. Die Autoren infundierten neugeborenen Meerschweinchen und Kaninchen ^{14}C-markiertes konjugiertes Bilirubin. Die Tiere
schieden weniger Radioaktivität mit der Galle aus als erwachsene Tiere. Unkonjugiertes Bilirubin wurde von 1 Tag alten Meerschweinchen $^1/_2 \times$ so schnell, konjugiertes Bilirubin $^1/_3 \times$ so schnell wie von erwachsenen Tieren ausgeschieden. Diese
Versuche beweisen zwar noch nicht eine verminderte Sekretion von konjugiertem
Bilirubin aus den Leberzellen in die Gallencapillaren, sie machen sie aber doch sehr
wahrscheinlich. Es wäre auch möglich, daß das infundierte konjugierte Bilirubin
nur verzögert in die Leberzellen aufgenommen wird, bevor es in die Gallencapillaren abgegeben werden kann. Auch die Untersuchungen von Gartner und Arias
(1969) an Meerschweinchen zeigen, daß die Sekretion des konjugierten Bilirubins
und nicht die Bilirubinkonjugation die Ausscheidung des Farbstoffs zu limitieren
scheint. Die in vitro gemachte Beobachtung, daß die Glucuronidbildung in Leberhomogenaten postpartal schneller ansteigt als in Gewebsschnitten, weist darauf hin,
daß in intakten Zellen die Aufnahme des unkonjugierten Aglucons oder die Sekretion des Konjugates und nicht die Konjugation selbst limitierend sein können.

7. Einige *Hormone*, besonders das von Arias et al. (1964) aus Frauenmilch isolierte Pregnan-3-α-, 20-β-diol, verstärken die Neugeborenenhyperbilirubinämie
und hemmen in vitro die Glucuronyltransferase. Wenn man Homogenate aus
Erwachsenenleber mit Homogenaten aus Neugeborenenleber vermischt, läßt sich
jedoch keine Hemmwirkung der Neugeborenenhomogenate auf die Erwachsenenhomogenate nachweisen (Flint et al., 1964).

8. Alle Bestimmungen der Glucuronyltransferase-Aktivität bei neugeborenen
Tieren wurden bisher in Gewebeschnitten, Leberhomogenaten oder mit isolierten
Mikrosomen durchgeführt. Da in diesen Präparationen das Enzym nicht gelöst,
sondern an die Mikrosomenfraktion gebunden ist, ist es für das Aglucon nicht unmittelbar zu erreichen. Es ist also gut denkbar, daß die Aglucone bei Tieren verschiedenen Alters die Mikrosomenmembranen verschieden schnell durchdringen,
und daß durch die *unterschiedliche Permeabilität der Mikrosomen* unterschiedliche
Glucuronyltransferase-Aktivitäten vorgetäuscht werden. Die in diesen Präparationen durchgeführten Bestimmungen können also keine Auskunft darüber geben,
wie groß die Enzymmenge in den Mikrosomen wirklich ist. Diese Ansicht gründet
sich auf die Untersuchungen von Schröter (1970a), die eindeutig gezeigt haben,
daß die Aktivität der Glucuronyltransferase in Mikrosomen z. T. maskiert ist und
daß diese Maskierung durch ATP oder durch raschen Temperaturwechsel teilweise
aufgehoben werden kann. Die Aktivierung scheint immer dann möglich zu sein,
wenn die freie Aktivität primär gering ist, z. B. bei neugeborenen Meerschweinchen
und bei erwachsenen Ratten. Mit einer Permeabilitätsänderung der Mikrosomen
bei raschem Temperaturwechsel erklären auch Dutton und Myles die von ihnen
beobachtete Aktivierung der Glucuronyltransferase mit o-Aminophenol als Acceptor.

V. Die Entstehung der transitorischen Neugeborenenhyperbilirubinämie beim Menschen

Die bisher besprochenen Untersuchungen haben ergeben, daß sich bei den Neugeborenen der am häufigsten als Versuchstiere verwendeten Spezies Maus, Meerschweinchen, Kaninchen und Ratte postpartal kein Anstieg der Bilirubinkonzentration nachweisen läßt. Es konnten auch keine Angaben gefunden werden, die besagen, daß Neugeborene dieser Spezies ikterisch werden. Schon 1913 zeigte Yllpö, daß auch neugeborene Hunde nicht ikterisch werden. Day und Johnson konnten bei neugeborenen Ratten durch intraperitoneale und subcutane Applikation großer Mengen von Bilirubin die Bilirubinkonzentration im Serum auf nicht mehr als 8 mg/100 ml erhöhen, was dafür spricht, daß die Tiere den Farbstoff schnell ausscheiden. Ein Kernikterus ließ sich nach Infusion einer über 100 mg Bilirubin/100 ml enthaltenden Lösung nicht erzeugen. Ähnliche Beobachtungen machte Fischer (1966) an neugeborenen, gegen einen dem menschlichen Rh-Faktor ähnlichen Blutfaktor sensibilisierten Kaninchen, bei denen es trotz starker Hämolyse nicht zu einer nennenswerten Bilirubinämie kam. Lediglich bei neugeborenen Pferden (Yllpö) und bei Affen (Lucey et al., 1963) scheint eine Hyperbilirubinämie vorzukommen.

Man muß hieraus schließen, daß der postpartale Anstieg der Bilirubinkonzentration und des Icterus neonatorum nur bei Primaten und möglicherweise bei Pferden vorkommende Erscheinungen sind, deren Ursache irgendeine artspezifische Besonderheit der Neugeborenen dieser Arten sein muß. Es soll hier schon gesagt werden, daß die These, reife neugeborene Kinder entwickeln eine Hyperbilirubinämie, weil ihre Glucuronyltransferase-Aktivität in der Leber in Analogie zu den Neugeborenen verschiedener Nagetierarten vermutlich auch niedrig ist, nicht richtig sein kann, da diese Tiere nach der Geburt überhaupt keine Bilirubinämie und keinen Ikterus bekommen. Hinzu kommt, daß es bisher keinen direkten Beweis dafür gibt, daß die Glucuronyltransferase-Aktivität in der Leber reifer neugeborener Kinder erniedrigt ist. Sie wurde bisher nur in der Leber eines einzigen reifen neugeborenen Kindes bestimmt (van Leusden et al.). Wie fragwürdig die Aktivitätsbestimmung des Enzyms in nicht sofort nach dem Tode entnommenem Lebergewebe ist, wurde auf S. 258 besprochen. Erwähnt sei, daß bei zwei Feten von Rhesusaffen am Ende der Tragzeit die Glucuronyltransferase-Aktivität der Leber immerhin 20 und 75% der Aktivität erwachsener Tiere betrug (Lester et al.).

Die Besprechung der *Genese der transitorischen Neugeborenenhyperbilirubinämie* hat von vier Entstehungsmechanismen, die theoretisch den Ikterus erzeugen können, auszugehen. Es sind

1. ein gesteigertes Angebot von Gallenfarbstoff an die Leberzellen,

2. eine Störung der Diffusion des Bilirubins aus den Lebersinusoiden in die Leberzellen zum endoplasmatischen Reticulum,

3. eine Störung der Konjugation des Bilirubins mit Glucuronsäure im endoplasmatischen Reticulum und

4. eine Störung der Sekretion des konjugierten Bilirubins aus der Leberzelle in die Gallencapillaren.

In Abb. 3 werden diese 4 Möglichkeiten schematisch dargestellt.

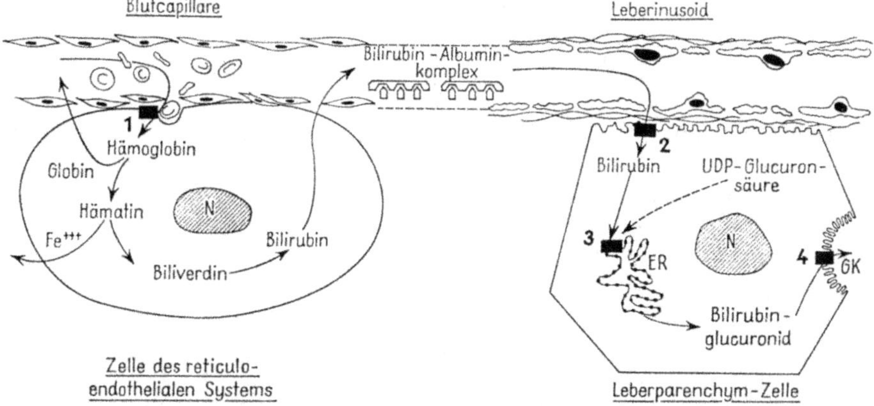

Abb. 3. Schema der Bildung, des Transportes und der Ausscheidung von Bilirubin
N = Nucleus; ER = Endoplasmatisches Reticulum; GK = Gallencapillare. Die Zahlen zeigen
an, welche Faktoren bei der Entstehung des Neugeborenenikterus ursächlich zusammen-
wirken können. 1. Gesteigerter Erythrocytenzerfall; 2. Störung des Transportes von Bilirubin in die Leberzelle; 3. Verminderte Konjugation des Bilirubins mit UDP-Glucuronsäure
im endoplasmatischen Reticulum; 4. Verminderte Ausscheidung von Bilirubinglucuronid in
die Gallencapillaren

1. Erythrocytenlebensdauer und Bilirubinbildung

Die Hypothese, daß die Ursache des einfachen Neugeborenenikterus ein stark
erhöhter Erythrocytenabbau sei, dominierte bis in die fünfziger Jahre dieses
Jahrhunderts, obwohl bereits 1913 YLLPÖ seine These von der ausschließlich hepa-
togenen Entstehung des Neugeborenenikterus formuliert und durch ausgedehnte
Untersuchungen der Gallenfarbstoffausscheidung untermauert hatte. Auf
Grund von Bilirubinbelastungsversuchen und Messung der Gallenfarbstoffausscheidung kam man dann zu einer Synthese der hepatogenen und hämatogenen
Hypothese; der die Höhe und die Dauer der Hyperbilirubinämie bestimmende
Faktor sei jedoch hepatogen (Ross et al.; FASHENA; NAPP u. PLOTZ; SCHÄFER;
VEST, 1959). Seit dem Nachweis einer verminderten Glucuronyltransferase-Akti-
vität in der Leber neugeborener Nagetiere, der rund 10 Jahre später gelang, steht
die hepatogene Theorie im Vordergrund des Interesses. Nach dem heutigen Stand
unserer Kenntnisse kann mit Sicherheit gesagt werden, daß die *Lebensdauer der
Erythrocyten* reifer und unreifer neugeborener Kinder verkürzt ist. Warum diese
Frage lange umstritten war, soll hier besprochen werden.

Da der Fetus in den letzten 3 Monaten des intrauterinen Lebens sein
Blutvolumen verdreifacht (MOLLISON; GARBY et al.; ZIPURSKY), muß das
Blut bei der Geburt eine große Zahl junger Erythrocyten enthalten. Es
wurde daher angenommen, daß die bei der Geburt vorhandenen Erythrocyten
eine unterschiedliche Lebensdauer haben müßten. Überdies war lange Zeit unklar,
wie groß die Elutionsrate des zur Erythrocytenmarkierung verwendeten Chrom[51],
das an die β-Ketten des Hämoglobins A bzw. an die γ-Ketten des Hämoglobins F
gebunden wird, in Neugeborenenerythrocyten ist. Untersuchungen an Hämoglobin F-Lösungen hatten zunächst gezeigt, daß Cr^{51} von Hämoglobin F fünfmal
schneller eluiert wird als von Hämoglobin A (SUDERMAN et al.). Auf Grund dieser

Beobachtungen wurde die Aussagekraft der Bestimmung der Erythrocytenlebensdauer durch Messung der postpartalen Abnahme der Zellmasse (Schulman et al.) und des fetalen Hämoglobins nach fetomaternaler Transfusion (Pearson u. Diamond; Cohen et al.; Zipursky), durch Anwendung der Ashby-Technik (Mollison; Seelemann; Vest, 1959) und durch radioaktive Markierung mit N^{15}-Glycin (Dancis et al.; Vest et al., 1965), Cr^{51} (Hollingworth; Foconi z. Sjölin; Vest, 1959; Vest u. Grieder; Gilardi u. Miescher, Kaplan u. Hsu) und Fe^{59} (Garby et al.) lange bezweifelt, obwohl mit Ausnahme der Ashby-Technik mit allen Methoden übereinstimmend (Ausnahme mit Cr^{51} s. Kaplan u. Hsu) eine Lebensdauer von 60—90 Tagen bei reifen Neugeborenen und von rund 50 Tagen bei Frühgeborenen ermittelt wurde. Auch Reifungsstudien an Reticulocyten hatten bereits darauf hingewiesen, daß die Lebenszeit der Neugeborenenerythrocyten verkürzt sein mußte (Künzer, 1951; 1955).

Anläßlich einer kritischen Überprüfung der bisher recht unterschiedlich interpretierten Ergebnisse hat Pearson mittels Cr^{51}-Markierung bei reifen Neugeborenen eine Halbwertszeit der Radioaktivität von 23 Tagen bestimmt, was einer Erythrocytenlebensdauer von 60—80 Tagen entspricht, und gleichzeitig bestätigt, daß Cr^{51} aus intakten Neugeborenenerythrocyten praktisch gleich schnell (0,8%/ Tag) wie aus Erwachsenenerythrocyten (etwa 1%) eluiert wird (Erlandson et al.; Foconi u. Sjölin). Weiter konnte Peasron zeigen, daß der Abfall der Cr^{51}-Aktivität nicht biphasisch verläuft, daß Neugeborenenerythrocyten im Hinblick auf die Lebensdauer also eine homogene Population zu sein scheinen.

Wenn man der Berechnung des anfallenden Bilirubins eine Lebensdauer von 70 Tagen zugrunde legt, ergibt sich für ein reifes Neugeborenes (Geburtsgewicht 3,4 kg, Blutvolumen 85 ml/kg, Hämoglobin 17 g/100 ml, Gesamthämoglobin 49 g) bei einer Verminderung der Erythrocytenmasse um täglich 1,4% ein Hämoglobinabbau von 0,69 g/Tag (Pearson). Da aus 1 g Hämoglobin 35 mg Bilirubin entstehen, fallen in den ersten 3 Lebenstagen 72 mg Bilirubin an. Vorausgesetzt, daß sich Bilirubin nur im Albuminraum verteilt, der etwa doppelt so groß wie das Plasmavolumen ist (Ostrow u. Schmid), müßte, wenn kein Bilirubin ausgeschieden würde, die Bilirubinkonzentration im Plasma am 3. Lebenstag auf 26 mg/100 ml ansteigen. Da die mittlere Konzentration aber nur 7 mg/100 ml beträgt, kann angenommen werden, daß mindetsens 75% ausgeschieden werden.

Hinzu kommt noch das Bilirubin, das nicht aus den zirkulierenden Erythrocyten, sondern aus bereits im Knochenmark abgebauten Zellen, aus intracellulär abgebautem Hämoglobin, aus abgebauten Zellhäminen oder vielleicht aus anderen, noch unbekannten Stoffwechselwegen, durch die Bilirubin direkt synthetisiert wird, stammt. Es wird „*Shunt-Bilirubin*" genannt (Israels et al.). Bei Erwachsenen beträgt die Menge des Shunt-Bilirubins 10—20% der aus dem Erythrocytenabbau stammenden Menge. Bei reifen Neugeborenen ist der Anteil etwa doppelt so hoch, wie Vest et al. (1965) mit Hilfe der N^{15}-Glycinmarkierung zeigen konnten. Damit erhöht sich die täglich pro kg Körpergewicht anfallende Bilirubinmenge bei Neugeborenen auf 7,2 mg gegenüber 3,9 mg bei Erwachsenen.

Da das Verhältnis Lebergewicht:Körpergewicht bei Neugeborenen doppelt so groß ist wie bei Erwachsenen, ist die Belastung der Leber mit Bilirubin praktisch bei beiden gleich. Man muß allerdings berücksichtigen, daß die Neugeborenenleber nicht nur aus Parenchym, sondern auch aus erythropoetischem Gewebe besteht, das für die Glucuronidbildung nicht zur Verfügung steht. Sein Anteil wechselt von Tierart zu Tierart, es soll 10—20% des Lebergewichtes jedoch nicht überschreiten (NEMETH). In der Leber neugeborener reifer Kinder findet man nur noch wenige Blutbildungsherde (EMERY).

Die aus dem Erythrocytenabbau abgeleitete Berechnung des Bilirubinanfalls zeigt, daß die verkürzte Lebensdauer der Neugeborenenerythrocyten wohl die Entstehung der transitorischen Neugeborenenhyperbilirubinämie begünstigen, jedoch niemals der entscheidende Faktor in der Genese sein kann. Überdies kann eine normale Leber beim Erwachsenen bei einer Verkürzung der Erythrocytenlebensdauer auf 60—80 Tage das vermehrt anfallende Bilirubin ausscheiden, ohne daß die Bilirubinkonzentration im Plasma ansteigt. Selbstverständlich verstärken die mit einem erhöhten Erythrocytenabbau verbundenen Abweichungen vom normalen Verlauf der Geburt und der Neugeborenenperiode (späte Abnabelung, innere Blutungen, Behandlung mit hohen Vitamin K-Dosen) die Neugeborenenhyperbilirubinämie (s. S. 240).

Auch die bisher nur bei Erwachsenen bewiesene *Absorption von Bilirubin* aus dem Darm (GILBERTSEN et al.; LESTER u. SCHMID, 1963) scheint die Ausprägung der Neugeborenenhyperbilirubinämie zu fördern. Obwohl die Ausscheidung des unkonjugierten Farbstoffes mit dem Meconium und mit den Faeces erheblich schwankt (LARSEN u. WITH; WITH) konnten FASHENA und VEST (1959; 1963) doch zeigen, daß Neugeborene mit starker Hyperbilirubinämie weniger Bilirubin ausscheiden als Neugeborene mit gering ausgeprägter Hyperbilirubinämie. Es fragt sich allerdings, ob bei starker Hyperbilirubinämie weniger Bilirubin mit den Faeces ausgeschieden wird, weil die Sekretion durch die Leber vermindert oder weil die Absorption von Bilirubin im Darm erhöht ist. Da bei frühzeitiger Behandlung mit aktivierter Kohle die Bilirubinkonzentration bei Neugeborenen auf etwas geringere Werte ansteigt als bei unbehandelten Kindern (ULSTROM u. EISENKLAM; LÜCKING u. KÜNZER) kann vermutet werden, daß auch bei Neugeborenen ein Teil des unkonjugierten Bilirubins aus dem Darm resorbiert wird (BRODERSEN u. HERMANN; ULSTROM u. EISENKLAM). Quantitative Aussagen können bisher noch nicht gemacht werden.

2. Bilirubinaufnahme

Im Blut ist das unkonjugierte Bilirubin an Albumin gebunden. Da die „Barriere" zwischen Blut und Galle für große, lipid-lösliche Moleküle durchgängig ist, hat man angenommen, daß Bilirubin ohne Trennung vom Albumin in die Leberzelle gelangt (HAYWOOD u. HÖBER). Es erscheint jedoch fraglich, ob der Albuminfluß in die Leberzelle hinein und aus der Leberzelle zurück ins Blut so schnell vor sich gehen kann, daß der beobachtete Bilirubintransport gewährleistet ist. Wahrscheinlicher ist, daß Bilirubin ohne Albumin in die Zellen eindringt. Auch vor der Aufnahme in das mütterliche Blut wird Bilirubin in der Placenta vom Albumin getrennt, wie Versuche mit doppelt markiertem Bilirubin-Albumin-Komplex gezeigt haben (LESTER et al.). Es wurde vermutet, daß die Leberzelle einen Acceptor mit hoher Affinität zu Bilirubin enthält (LESTER u. SCHMID, 1964). Vielleicht ist dieser „Acceptor" aber nur die Konjugation des Pigments mit Glucuronsäure, da ja nur so viel Bilirubin in die Zelle aufgenommen werden kann, wie als Glucuronid ausgeschieden wird, weil es sonst zu einer Anhäufung von Bilirubinglucuronid in der Zelle kommen würde.

Die von Odell et al. diesbezüglich diskutierte „verzögerte Reifung" der Bilirubinaufnahme in die Leberzelle bei Hyperbilirubinämie ist bisher nicht bewiesen. Beim Gilbertschen Syndrom (Icterus juvenilis intermittens Meulengracht), dessen Kardinalsymptom ähnlich wie bei der Neugeborenenhyperbilirubinämie eine Erhöhung des unkonjugierten Bilirubins im Serum ist, wird diesem Mechanismus eine pathogenetische Bedeutung zugesprochen (Vest, 1965).

3. Bilirubinkonjugation

Einer Störung der Bilirubinkonjugation im endoplasmatischen Reticulum der Leberzelle wird gegenwärtig die größte Bedeutung in der Genese der Neugeborenenhyperbilirubinämie zugemessen, wobei die erniedrigte Glucuronyltransferase-Aktivität in der Leber als pathogenetisch entscheidender Faktor angesehen wird. Es sei aber nochmals betont, daß diese Annahme sich im wesentlichen aus Analogien zu Tierversuchen ableitet. Warum fraglich ist, ob die in vitro niedrige Glucuronyltransferase-Aktivität die Glucuronidbildung begrenzt, wurde im 2. Abschnitt des vorigen Kapitels gezeigt. Die ATP-Aktivierbarkeit des Enzyms bei neugeborenen Meerschweinchen und einige andere Befunde sprechen jedenfalls dafür, daß die Konjugationskapazität der Leber größer ist, als die Bestimmung der Enzymaktivität in vitro bei Überschuß an UDP-Glucuronsäure anzeigt. Auch die Untersuchungen von di Toro et al. (1968) lassen vermuten, daß die Glucuronyltransferase-Aktivität die Glucuronidsynthese nicht limitiert. Die Glucuronyltransferase-Aktivität stieg mit 4-Methylumbelliferon als Aglucon erst in der 8. Lebenswoche auf die Werte Erwachsener an. Bei einer Limitierung der Glucuronidsynthese durch das Enzym wäre zu erwarten, daß der Anstieg der Aktivität und der Abfall der Bilirubinkonzentration zeitlich zusammenfallen. Vermutlich täuschen Besonderheiten der Mikrosomenmembran neugeborener Tiere eine niedrige Enzymkonzentration vor (Schröter, 1970a).

Auch der Nachweis von konjugiertem Bilirubin im Serum von reifen und unreifen Neugeborenen (Schmöger; Vest, 1959; Dieckhoff u. Schmidt; Zuelzer et al.; Harris et al., 1962; Jansen et al.) und im Fruchtwasser (Brodersen et al.) zeigt, daß Feten und Neugeborene in der Lage sein müssen, Bilirubin zu konjugieren. Dagegen scheint die Placenta kein Bilirubinglucuronid zu bilden (Dutton, 1959; Schmid et al., 1959b). Hinzu kommt, daß infolge der *gesteigerten Glykogensynthese* in vivo die UDP-Glucuronsäure-Konzentration in der Leber niedriger ist als bei Erwachsenen, so daß ein Mangel an Substrat die Konjugation von Bilirubin begrenzen könnte. Tatsächlich haben Neugeborene mit Hypoglykämie (Schellong, 1962) und die im Hinblick auf ihr Geburtsgewicht relativ unreifen Neugeborenen diabetischer Mütter, deren Blutglucosekonzentration besonders niedrig ist, höhere Bilirubinkonzentrationen als normale Neugeborene (Zetterström et al.). Bei gesunden Neugeborenen ohne Hypoglykämie beeinflußt die orale Zufuhr von 2,4 g Glucose am 1. Lebenstag und von 5 g Glucose/kg Körpergewicht am 2.—4. Lebenstag (40%ige Lösung) jedoch nicht Höhe und Verlauf des Bilirubinanstiegs (Schellong, 1962). Dies könnte natürlich daran liegen, daß die Glucose überwiegend in Glykogen eingebaut und verbrannt wird und daß die bei gesteigerter

Glykogensynthese niedrige UDP-Glucosekonzentration nicht zur Bildung von UDP-Glucuronsäure ausreicht (TARNOWSKI et al.). Daß bei hohen Bilirubinkonzentrationen außerdem die Utilisation der Glucose gestört sein könnte, zeigt der anomale Verlauf der Glucosebelastung bei Neugeborenen mit Hyperbilirubinämie (STEGMANN u. BECK). Noch nicht eindeutig zu beantworten ist die Frage, ob früher oder später Beginn der Calorienzufuhr die Höhe der Hyperbilirubinämie beeinflußt (s. S. 275).

Weitere Faktoren, die die Konjugation von Bilirubin hemmen könnten, sind *Mangelernährung* [sie hemmt den Anstieg der Glucuronyltransferase-Aktivität bei neugeborenen Meerschweinchen (FLINT et al., 1963)], *Hypoxie* (s. S. 241) und bestimmte *Hormone*. Von den Hormonen ist besonders das Pregnan-3α-20β-diol zu nennen, das ARIAS und GARTNER aus der Milch von Frauen isolierten, deren Kinder eine schwere und verlängerte unkonjugierte Hyperbilirubinämie hatten. Das Hormon hemmt in vitro die Glucuronyltransferase. Die Hemmwirkung der Milch geht der Höhe der Bilirubinkonzentration im Serum der Kinder parallel (GARTNER u. ARIAS, 1966). Diese Befunde dürfen nicht verallgemeinert werden. Sie können nur bei Kindern, deren Mütter auf konstitutioneller Basis vermehrt Pregnandiol in der Milch ausscheiden, die Entstehung und besonders den protrahierten Verlauf der Hyperbilirubinämie erklären. Man kann vermuten, daß Pregnandiol die Ursache des Ikterus ist, wenn der Bilirubinanstieg das Maximum erst am 8.–10. Lebenstag erreicht und wenn der Ikterus länger als der einfache Neugeborenenikterus bestehen bleibt.

Die von LAURITZEN und LEHMANN (1965, 1966) formulierte Hypothese, nach der die Neugeborenenbilirubinämie durch die bevorzugte Konjugation der nach der Geburt „in großer Menge" anfallenden *Steroidhormone* verursacht werden soll, bedarf einer kritischen Betrachtung. Nach Ansicht der Autoren wird die verminderte Konjugationskapazität der Neugeborenenleber durch die Steroide, die von der Glucuronyltransferase bevorzugt konjugiert würden, besetzt, so daß Bilirubin nicht mehr konjugiert werden kann. Die Hypothese werde folgendermaßen gestützt:

1. Das Maximum und die Abnahme der Steroidausscheidung im Urin stimmt zeitlich mit dem Anstieg und dem Abfall der Bilirubinkonzentration überein.

2. Nach Gabe von 10 mg Östriol, 10 mg Pregnandiol oder 12,5 mg Cortison am 7.–11. Lebenstag an je zwei reife Neugeborene, deren Bilirubinkonzentration bereits das Maximum überschritten hatte, steigt die Bilirubinkonzentration erneut um 1,8–5 mg/100 ml an. Auch wenn die Hormone der stillenden Mutter verabreicht werden, steigt beim Kind die Bilirubinkonzentration im Serum an.

3. Die Glucuronide der Hormone beeinflussen die Bilirubinkonzentration nicht.

Gegen diese Interpretation der Ergebnisse ist einzuwenden: Nach den von LAURITZEN und LEHMANN (1965) zitierten Untersuchungen liegt das Maximum der Steroidausscheidung am 2. Lebenstag. Am 7. Lebenstag ist die Ausscheidung nur noch halb so hoch. Das Maximum der Neugeborenenbilirubinämie liegt aber am 4.–5. Lebenstag.

Die Gesamtmenge der in den ersten 7 Lebenstagen ausgeschiedenen Steroide beträgt nach den Angaben von LAURITZEN und LEHMANN 9,2 mg, wovon nach den Untersuchungen von DRAYER mindestens 50% als Sulfate und nicht als Glucuronide ausgeschieden werden. Im gleichen Zeitraum fallen täglich 27 mg Bilirubin aus dem Abbau von Hämoglobin und anderen Zellhäminen an, in 7 Tagen also 189 mg. Das ist eine 30—40mal größere Menge als in 7 Tagen Steroide ausgeschieden werden. Im Verhältnis zu den ausgeschiedenen Steroiden ist die anfallende Bilirubinmenge so groß, daß die durch die Hormone beanspruchte Enzymmenge den Anstieg der Bilirubinkonzentration höchstens um $^1/_{10}$ verringern könnte, wenn sie für die Bilirubinausscheidung zur Verfügung stünde. Diese Überlegung zeigt, daß die Konjugation der Steroide, selbst wenn sie gegenüber der Bilirubinkonjugation bevorzugt würde, nicht die Ursache der Neugeborenenbilirubinämie sein kann. Der Anstieg der Bilirubinkonzentration im Serum nach Steroidgabe könnte auch darauf beruhen, daß die Steroide nicht primär die Konjugation von Bilirubin sondern die Permeabilität der Leberzellen und damit die Sekretion des Bilirubins hemmen (Hargreaves). In diesem Sinne können Untersuchungen von Arias und Wolfson und von Lathe und Walker (1958b) interpretiert werden, mit denen gezeigt wurde, daß Serum von Müttern und Kindern mit hohem Pregnandiolgehalt zwar die Glucuronidbildung von Leberschnitten, jedoch nicht von Leberhomogenaten hemmen. Die Frage nach dem Wirkungsmechanismus der Steroide muß solange offen bleiben, bis bekannt ist, ob Steroide und Bilirubin durch das gleiche Enzym mit Glucuronsäure gekoppelt werden. Chloramphenicol, das ebenfalls als Glucuronid ausgeschieden wird, verstärkt selbst in hohen Dosen, die für Frühgeborene toxisch sind, die Neugeborenenhyperbilirubinämie nicht (Sutherland; Burns et al.; Jossifides et al.). Der gelegentlich bei Chloramphenicolbehandlung auftretende Ikterus scheint auf einer Leberzellschädigung zu beruhen (Gjone u. Orning).

Auch *Thyroxin* scheint die Glucuronidbildung zu beeinflussen, denn Neugeborene mit Hypothyreose haben gewöhnlich einen verlängerten Ikterus (Åkerrén, 1954; Swoboda u. Wolf, 1955; 1956; Christensen). Der Mechanismus der Thyroxinwirkung ist unbekannt. Vermutlich handelt es sich nicht um eine direkte Einwirkung auf die Glucuronyltransferase (Werder u. Yaffe). Die Zufuhr von Thyroxin beeinflußt bei Neugeborenen die Hyperbilirubinämie nicht (Westphal et al.; di Toro et al., 1961; Watson u. Madison) und fördert auch nicht die Bilirubinkonjugation bei neugeborenen Kaninchen (Flint et al., 1963).

4. Bilirubinsekretion

Man nimmt an, daß Bilirubinglucuronid aktiv durch einen bisher nicht näher analysierten Mechanismus ähnlich wie Bromsulphalein (Schenker u. Combes) aus der Leberzelle in die intercellulären Gallengänge sezerniert wird und daß auch beim Menschen die Sekretion des Pigmentes der geschwindigkeitsbegrenzende Schritt der Bilirubinausscheidung ist (Tisdale et al.; Arias et al., 1961; Schalm u. Weber; Gartner u. Arias, 1969), wobei die Voraussetzung für die Ausscheidung die Konjugation des Bilirubins mit Glucuronsäure (90%) oder mit Schwefelsäure (20%) ist (Isselbacher u. McCarthy).

Auch Fälle von chronischem nichthämolytischem Ikterus mit Erhöhung des konjugierten Bilirubins zeigen, daß Konjugation und Sekretion des Farbstoffes ebenso wie die Cystein- oder Glutathionkonjugation und die Sekretion von Bromsulphalein (Vest, 1959) voneinander getrennt verlaufende Prozesse sein müssen (Dubin; Vest et al., 1960).

Bei ausgetragenen Neugeborenen und besonders bei Frühgeborenen besteht neben der Konjugationsinsuffizienz auch eine Sekretionsinsuffizienz. Beim Morbus hämolyticus neonatorum steigt z. B. beim Abfall des Gesamtbilirubins die Konzentration an konjugiertem Bilirubin im Serum an, was beweist, daß zu diesem Zeitpunkt die Konjugation des Bilirubins größer sein muß als die Sekretion des Glucuronids (ZUELZER u. BROWN). HARRIS et al (1962), konnten bei Neugeborenen mit Rh-Erythroblastose ebenfalls erhöhte Konzentrationen von Bilirubinglucuronid im Serum nachweisen. Auch bei normalen reifen Neugeborenen (JACOBSEN et al.) und bei Frühgeborenen wurde konjugiertes Bilirubin nachgewiesen (SCHMÖGER; VEST, 1959; DIECKHOFF u. SCHMIDT).

Versuche, bei denen konjugiertes und unkonjugiertes ^{14}C-Bilirubin Meerschweinchenfeten infundiert wurde, bestätigen die Ausscheidungsstörung für konjugiertes Bilirubin. Freies und konjugiertes Bilirubin verschwanden nahezu gleich schnell aus dem Serum und erschienen in gleichen Mengen in der Galle des Feten, was beweist, daß die Konjugation nicht allein der begrenzende Schritt für die Ausscheidung sein kann (SCHENKER; SCHENKER u. SCHMID; SCHENKER et al.). Auch BILLING et al. (1963) konnten zeigen, daß die Sekretionsrate des Bilirubins den Transport des Pigmentes in der Leberzelle limitiert. Sie gaben Ratten, denen Bilirubin infundiert wurde, intravenös Bunamiodyl, ein zur Cholecystographie verwendetes Kontrastmittel, das nicht als Glucuronid ausgeschieden wird, und bestimmten die Bilirubin-Clearance der Leber. Die Substanz verminderte die Bilirubinausscheidung in der Galle um über 50%, ohne die Glucuronyltransferase zu hemmen, wie die Wiederholung der Versuche während der Infusion von Bilirubinglucuronid zeigte, dessen Ausscheidung ebenfalls gehemmt wurde. Erwachsene Menschen, die Bunamiodyl erhalten, reagieren mit einem Anstieg des unkonjugierten Bilirubins im Serum (BOLT et al.). Diese Untersuchungen zeigen, daß ein Anstieg des unkonjugierten Bilirubins nicht unbedingt auf eine direkte Hemmung der Konjugation zurückzuführen sein muß, sondern daß sie auch durch eine Verdrängung des Bilirubins bei der Sekretion durch einen anderen Stoff, der selbst nicht als Glucuronid ausgeschieden wird, verursacht werden kann. Die gleiche Wirkung entfalten Androgene und einige andere mit der Galle ausgeschiedene Substanzen (HARGREAVES u. LATHE; HARGREAVES).

In der Neugeborenenleber ist nicht nur die Sekretion von Bilirubin, sondern auch die Sekretion von zahlreichen anderen Stoffen, u. a. von Bromsulphalein, die nicht als Glucuronide ausgeschieden werden, vermindert (OBRINSKY et al.; Zusammenfassung bei VEST, 1964).

Zusammengefaßt ergibt die Fülle der Einzelbefunde: Der einfache Neugeborenenikterus ist in erster Linie eine mit dem Reifegrad des Neugeborenen gut korrelierende hepatogen bedingte Erscheinung. Er ist vermutlich auf eine ungenügende Konjugation des Bilirubins *und* auf eine ungenügende Ausscheidung zurückzuführen. Ob der verminderten Konjugation oder der verminderten Ausscheidung die größere Bedeutung zukommt, kann nach dem heutigen Stand unserer Kenntnisse nicht beantwortet werden. Sehr fraglich ist, ob eine verminderte Glucuronyltransferase-Konzentration in der Leber wirklich die Konjugation begrenzt. Andere Faktoren (UDP-Glucuronsäuremangel, ATP-Konzentration, Durchlässigkeit der Mikrosomen) scheinen die Aktivität des Enzyms entscheidend zu beeinflussen. Gefördert wird die Entstehung des Neugeborenenikterus durch vermehrten Anfall von Bilirubin in den ersten Lebenstagen, was besonders bei Frühgeborenen ins Gewicht fallen dürfte, und möglicherweise durch verschiedene postpartal vermehrt ausgeschiedene Steroide, so daß die Genese letztlich hepatogen und hämatogen ist, wobei der Leber ohne Frage die größere Bedeutung zukommt. Die stärkere Hyperbilirubinämie bei Frühgeborenen findet neben der erwähnten verkürzten Lebensdauer der Erythrocyten durch eine geringere Belastbarkeit der Konjugations- und Sekretionsmechanismen der Leber ihre Erklärung.

VI. Beeinflußbarkeit der transitorischen Neugeborenenhyperbilirubinämie

Versuche, den postpartalen Anstieg der Bilirubinkonzentration zu vermindern, sind berechtigt, da durch eine wirksame Behandlung die Anwendung der zur Verhütung der Bilirubinencephalopathie notwendigen, jedoch nicht risikolosen Austauschtransfusion eingeschränkt werden könnte. Die Begründungen für die verschiedenen Behandlungsversuche haben sich mit der jeweils geltenden Vorstellung über die Genese der transitorischen Neugeborenenhyperbilirubinämie geändert. Nach pathophysiologischen Gesichtspunkten lassen sich die Therapieversuche einteilen in Maßnahmen, die die Bildung und das Angebot von Bilirubin an die Leber vermindern bzw. die Zerstörung des bereits gebildeten Bilirubins bewirken sollen, und in solche, die die Konjugation und Ausscheidung des Bilirubins fördern.

1. Verminderung des Bilirubinangebotes an die Leber

Vom *Zeitpunkt der Abnabelung* hängen das Blutvolumen und die Hämoglobinkonzentration des Neugeborenen ab (Whipple et al.). Die bei verzögerter Durchtrennung der Nabelschnur aus der Placenta noch überlaufende Blutmenge beträgt im Mittel 60 ml (Vardi). Dies bedeutet einen Zuwachs der bereits vorhandenen Blutmenge um 20% (Usher et al.). Durch Abbau des erhöhten Hämoglobinbestandes fällt daher mehr Bilirubin an als bei früh abgenabelten Kindern. Usher und Lind haben nachweisen können, daß mit steigendem Blutvolumen die Häufigkeit der Hyperbilirubinämie zunimmt. Trotz des ungünstigen Einflusses der Spätabnabelung auf die Hyperbilirubinämie kann aber die Frühabnabelung nicht ohne Einschränkung empfohlen werden, denn die hämodynamischen Nachteile der Frühabnabelung fallen für das Neugeborene mehr ins Gewicht als der Vorteil der Hyperbilirubinämieprophylaxe. Früh abgenabelte Kinder sind durch verspätet einsetzende Atmung und durch das bei Volumenmangel häufiger auftretende Atemnotsyndrom wesentlich stärker gefährdet (Redmont et al., Chu et al., Comroe).

Ausgehend von der Überlegung, daß durch Bindung des auch beim Neugeborenen in geringer Menge ausgeschiedenen Bilirubins (s. S. 269) die *Rückresorption im Darm* vermindert werden könne, wurde versucht, die transitorische Neugeborenenhyperbilirubinämie durch Verfütterung von aktivierter Kohle zu beeinflussen (Ulstrom u. Eisenklam). Nur durch sehr frühzeitige Verfütterung der Kohle von der 4. Lebensstunde an, gelang es, bei reifen Neugeborenen die Bilirubinmaxima am 4. Lebenstag um etwa 3 mg/100 ml Serum zu senken. Ins-

gesamt wurden je 0,75 g Kohle im Abstand von 4 Std in den beiden ersten Lebenstagen gegeben. Die Kinder der Kontrollgruppe erhielten die gleichen Flüssigkeits-
und Glucosemengen, so daß eine Beeinflussung durch frühzeitige Calorienzufuhr
weitgehend ausgeschlossen ist. Lücking und Künzer konnten durch Gabe geringerer Kohlenmengen die Bilirubinkonzentrationen am 2. und 3. Lebenstag leicht
senken. Die Maximalwerte am 5. Lebenstag wurden gegenüber der Kontrollgruppe
nicht beeinflußt.

Intensive Lichteinwirkung zerstört das bereits in der Haut abgelagerte Bilirubin
und bewirkt auch eine leichte Senkung der Bilirubinkonzentration des Serums
(Cremer et al., Broughton et al.). Wegen der nicht sicher auszuschließenden
Nebenwirkungen der Abbauprodukte des Bilirubins wurde diese Behandlungs-
möglichkeit außer in Südamerika bisher wenig angewandt. Die kürzlich von
Lucey et al. (1968) an 111 Frühgeborenen durchgeführten Untersuchungen haben
jedoch eindeutig gezeigt, daß die Phototherapie wirksam und vermutlich auch
unschädlich ist. Durch Lichteinwirkung von der 12. bis zur 144. Lebensstunde
wurde das Bilirubinmaximum am 4. Lebenstag um 6 mg/100 ml gesenkt, so daß
praktisch keine Austauschtransfusion mehr nötig war.

2. Steigerung der Bilirubinkonjugation und -sekretion

Nachdem bekannt war, daß Bilirubin an Glucuronsäure gekoppelt ausgeschieden wird, wurde versucht, die transitorische Neugeborenenhyperbilirubinämie mit
Glucuronsäure und mit *Glucuronsäurelacton* zu beeinflussen. Die anfänglich von
Danoff et al. beschriebene günstige Wirkung konnte jedoch nicht bestätigt werden (Driscoll et al.; Jeliu et al.; Kaufmann et al., 1959; 1960; Kaufmann).
Auch *Saccharolacton*, ein Hemmstoff der die Hydrolyse von Bilirubinglucuronid
katalysierenden β-Glucuronidase, hatte keine Wirkung auf die Hyperbilirubinämie (Anke et al.).

Die Behandlung der transitorischen Neugeborenenhyperbilirubinämie mit
Glucocorticoiden kann theoretisch mit der Förderung der Gluconeogenese und dem
daraus resultierenden höheren Substratangebot für die Glucuronidsynthese begründet werden. Bei hungernden erwachsenen Kaninchen steigerte Prednison
12 Std nach der Applikation die Ausscheidung gepaarter Glucuronsäuren (Beck
et al., 1964; 1967). Es muß jedoch auch mit einer gewissen Hemmung der Bilirubinkonjugation gerechnet werden, zumindest bei der Gabe natürlicher Glucocorticoide (s. S. 256). Die praktische Anwendung der Glucocorticoide bei der
Behandlung der transitorischen Neugeborenenhyperbilirubinämie hat sich nicht
bewährt. Anfängliche Erfolge (Kellner u. Stoermer; Wiesener) wurden nicht
bestätigt (Desforges u. Villadolid; Plückthun u. Wille).

An dieser Stelle soll auch der Einfluß des *Fütterungsbeginns* auf die transitorische Neugeborenenhyperbilirubinämie besprochen werden. Die Vermutung, daß
ein Mangel an Glucose die Bilirubinkonjugation beim Neugeborenen hemmen
könne, wurde 1961 von Zuelzer und Brown geäußert. Beim erwachsenen Tier
und beim erwachsenen Menschen kann durch die Gabe großer Glucosemengen
die Glucuronidbildung auch gesteigert werden (Mütting; Heesen u. Heyde), beim
Neugeborenen ist die Wirkung einer frühzeitigen Zufuhr großer Glucosemengen
auf die Hyperbilirubinämie jedoch noch nicht erwiesen. Schellong und Rocholl

sowie Schellong (1962) zeigten, daß nach Gabe von 1,5 g Glucose/kg Körpergewicht/24 Std trotz Anstieg der Glucosekonzentration im Blut die Bilirubinkonzentrationen im Serum nicht beeinflußt wurden. Auch Haworth und Ford konnten keine signifikanten Unterschiede der Bilirubinkonzentrationen zwischen Frühgeborenen finden, die von der 4.—6. Lebensstunde an 3,4 g Glucose/kg Körpergewicht/Tag erhielten und einer Vergleichsgruppe, die erst mit 36 Std die erste Nahrung erhielt. Wennberg et al. wiesen dagegen nach früher Fütterung von 3,4 g Glucose/kg Körpergewicht/Tag in 5%iger Lösung an Frühgeborene signifikant niedrigere Bilirubinkonzentrationen nach. Den gleichen Effekt erzielten sie jedoch auch, wenn sie entsprechende Mengen destilliertes Wasser gaben. Eine positive Wirkung wiesen auch Hubbel et al. (1961, 1965) durch frühe Verfütterung von 3 g Glucose/kg Körpergewicht/24 Std an 48 Neugeborene diabetischer Mütter nach. Die Bilirubinkonzentrationen lagen im Alter von 96 Std um 7 mg/100 ml unter denen einer erst mit 48 Std gefütterten Kontrollgruppe. Bei den von der 4. Lebensstunde an gefütterten Kindern stieg die Bilirubinkonzentration nur 5 mal über 20 mg/100 ml an, bei den Spätgefütterten dagegen 16 mal. Bei Frühgeborenen konnten Laurance und Smith durch frühe Verfütterung von 20%iger Glucoselösung die Ikterushäufigkeit senken. Auch Theile und Reich senkten die Bilirubinkonzentrationen durch Gabe von 4,8 Glucose/kg Körpergewicht/24 Std g gering.

Diese Untersuchungen beweisen noch nicht, daß Glucosezufuhr den postpartalen Anstieg der Bilirubinkonzentration vermindert. Es wäre auch möglich, daß allein die Flüssigkeitszufuhr die Bilirubinausscheidung begünstigt, wie auf Grund der von Wennberg et al. erzielten Ergebnisse zu vermuten ist.

Ob mit *Frauenmilch* ernährte Frühgeborene eine stärkere Hyperbilirubinämie entwickeln als mit Kuhmilch ernährte (Hellmich; Damerow) kann erst nach der Untersuchung einer größeren Zahl von Kindern beurteilt werden.

Mit verschiedenen Mitteln wurde versucht, eine Steigerung der Bilirubinkonjugation durch *Induktion der Glucuronyltransferase* zu erreichen. Das als Glucuronid ausgeschiedene N-Acetyl-p-aminophenol hat als Inductor versagt (Lucey u. Driscoll). Dagegen konnten Sereni et al. an 12 Zwillingspaaren zeigen, daß das bei neugeborenen Kaninchen die Bilirubinkonjugation steigernde Diäthylnicotinamid (Coramin) bei den behandelten Zwillingen die Bilirubinkonzentrationen gegenüber den nichtbehandelten leicht senkt.

Eine Verminderung der mittleren Bilirubinkonzentrationen hat Trolle (1968 a; b; c u. d) an über 1000 reifen und unreifen Neugeborenen durch Phenobarbitalbehandlung erzielt. Den Kindern wurde 2—3 mal täglich 5 mg Phenobarbital intramuskulär injiziert. Die stärkste Wirkung wurde gesehen, wenn auch die Mütter in den beiden letzten Wochen der Schwangerschaft das Medikament erhielten. Auch Robinson erreichte durch Phenobarbitalbehandlung eine Senkung der mittleren Bilirubinkonzentrationen. Er bezweifelt allerdings mit Recht, daß die Mortalität von Frühgeborenen durch die Barbituratbehandlung abnehme (Trolle, 1968 c), da zu der nicht behandelten Kontrollgruppe mehr Kinder mit einem Gewicht von weniger als 1500 g gehörten als zur behandelten Gruppe. Cunningham und Mace haben die bilirubinsenkende Wirkung des Phenobarbitals nicht bestätigen können. Weitere Untersuchungen werden zeigen müssen, ob Barbiturate zur Behandlung der Neugeborenenhyperbilirubinämie geeignet sind. Ihre Anwendung ist theoretisch gerechtfertigt, denn an Patienten mit familiärer nichthämolytischer Hyperbilirubinämie (Crigler-Najjar-Syndrom) konnte eindeutig gezeigt werden, daß die Senkung der Bilirubinkonzentration nach Barbituratgabe mit einer Vermehrung des endoplasmatischen Reticulums in den Leberzellen verbunden ist (CRIGLER u. GOLD, 1966; 1969; YAFFE et al.; KREEK u. SLEISENGER). Beim Neugeborenen ist der Beweis, daß Barbiturate eine vermehrte Bildung des endoplasmatischen Reticulums bewirken, noch anzutreten. Bisher ist nicht erwiesen, daß Phenobarbital die Glucuronyltransferase beim Neugeborenen induziert. Es könnten auch andere an der Bilirubinelimination beteiligte Faktoren, z. B. die Permeabilität der Mikrosomen oder der Leberzellen und die Bilirubinsekretion der Leberzelle beeinflußt werden (CATZ u. YAFFE).

Der Deutschen Forschungsgemeinschaft, Bad Godesberg, danke ich für die Förderung der eigenen Untersuchungen, die im Rahmen dieses Themas in den Jahren 1964 bis 1968 durchgeführt wurden.

Aus der II. Medizinischen Klinik und Poliklinik der Universität Kiel
(Direktor: Prof. Dr. L. WEISBECKER)

Der Long-Acting Thyroid Stimulator (LATS)

K. SCHEMMEL und L. WEISBECKER

Inhalt

Literatur

ADAMS, D. D.: The presence of an abnormal thyroid-stimulating hormone in the serum of some thyrotoxic patients. J. clin. Endocr. **18**, 699—712 (1958).

— A comparison of the rates at which thyrotrophine and the human abnormal thyroid stimulator disappear from the circulating blood of the rat. Endocrinology **66**, 658—664 (1960).

— Bioassay of long-acting thyroid stimulator (LATS); the dose-response relationship. J. clin. Endocr. **21**, 799—805 (1961).

ADAMS, D. D.: Bioassay of serum TSH and LATS. Proceedings of the Second International Congress of Endocrinology. Excerpta Medica Internat. Congress 83, 316—321 (1965a).

— Pathogenesis of hyperthyroidism of Graves'disease. Brit. med. J. 1965Ib, 1015—1019.

—, and T. H. KENNEDY: Association of long-acting thyroid stimulator with the gamma globulin fraction of serum. Proc. Univ. Otago Med. School 40, 6 (1962).

— — Evidence of a normally function pituitary TSH-secretion mechanism in a patient with a high blood level of long-acting thyroid stimulator. J. clin. Endocr. 25, 571—576 (1965).

— — Occurrence in thyrotoxicosis of a gamma globulin which protects LATS from neutralization by an extract of thyroid gland. J. clin. Endocr. 27, 173—177 (1967).

— —, and H. D. PURVES: Nonspecific responses in the assay of thyrotropin and long-acting thyroid stimulator. Aust. J. Exp. Biol. med. Sci. 44, 355—364 (1966).

— — —, and N. E. SIRETT: Failure of TSH antisera to neutralize long-acting thyroid stimulator. Endocrinology 70, 701—805 (1962).

—, and H. D. PURVES: A new method of assay for thyrotropic hormone. Endocrinology 57, 17—24 (1955).

— — Abnormal responses in the assay of thyrotrophin. Proc. Univ. Otago Med. School 34, 11 (1956).

— — Thyrotrophin assay by plasma ^{131}J measurements. Canad. J. Biochem. 35, 993—1004 (1957).

— —, and N. E. SIRETT: The response of hypophysectomized mice to injections of human serum containing long-acting stimulator. Endocrinology 68, 154—155 (1961).

— — —, and D. W. BEAVEN: The presence of a short-acting abnormal thyroid stimulator in the blood of a thyrotoxic patient. J. clin. Endocr. 22, 623—626 (1962).

ANDERSON, J. R., R. B. GOUDIE, and K. G. GRAY: The "thyrotoxic" complement-fixation reaction. Scot. med. J. 4, 64—74 (1959).

ARNAUD, C. D., H. A. KNEUBUHLER, V. L. SEILING, B. K. WIGHTMAN, and N. M. ENGBRING: Responses of the normal human to infusions of plasma from patients with Graves'disease. J. clin. Invest. 44, 1287—1294 (1965).

—, V. L. WIGHTMAN, H. A. GRIFFIN, H. A. KNEUBUHLER, and N. H. ENGBRING: Effect of the infusion of Graves'plasma on the PBJ^{131}. Clin. Res. 10, 295 (1962).

BALFOUR, B. M., D. DONIACH, J. M. ROITT, and K. G. COUCHMAN: Fluorescent antibody studies in human thyroiditis: autoantibodies to an antigen of the thyroid colloid distinct from the thyroglobulin. Brit. J. exp. Path. 42, 307—316 (1961).

BANSI, H. W.: Zur Problematik der Pathogenese der Basedowschen Krankheit und Thyreotoxikose sowie der endokrinen Ophthalmopathie. Dtsch. med. Wschr. 90, 2089—2095 (1965).

— Die Bedeutung des Thymus bei schweren adynamischen Thyreotoxikosen. Med. Klin. 32, 1245—1252 (1968).

BATES, R. W., and P. G. CONDLIFFE: Studies of the chemistry and bioassay of thyrotropins from bovine pituitaries, transplantable pituitary tumors of mice, and blood plasma. Recent Progr. Hormone Res. 16, 309—352 (1960).

—, M. M. GARRISON, and T. B. HAVARD: Extraction of thyrotropin from pituary glands, mouse pituary tumours and blood plasma by percolation. Endocrinology 65, 7—17 (1959).

BEALL, G. N., and D. H. SOLOMON: Neutralization of LATS by thyroid fraction. Clin. Res. 13, 240 (1965).

— — On the immunological nature of the long-acting thyroid stimulator. J. clin. Endocr. 26, 1382—1388 (1966a).

— — Inhibition of long-acting thyroid stimulator by thyroid particulate fractions. J. clin. Invest. 45, 552—561 (1966b).

— — Proteolytic activity and inhibition of the long-acting stimulator of Graves' disease by thyroid extracts. Biochim. biophys. Acta (Amst.) 148, 498—500 (1967).

— — Thyroid-stimulating activity in the serum of rabbits immunized with thyroid microsomes. J. clin. Endocr. 28, 503—510 (1968).

BECKER, D. V.: The effects of hypophysectomy on certain parameters of thyroid function in two patients with Graves' disease. J. clin. Endocr. **19**, 840—844 (1959).

—, and E. D. FURTH: Total surgical hypophysectomy in nine patients with Graves' disease: Evidence for the extra-pituitary maintenance of this disorder. In: C. CASSANO and M. ANDREOLI: Current topics in thyroid research, p. 596—602. New York-London: Academic Press 1965.

— —, F. NIMEZ, M. HORWITH, P. E. STOKES, M. BERMAN, and B. RAY: A detailed study of persistant thyroid function following total hypophysectomy in patients with Graves' disease. In: R. V. PITT-RIVERS (Ed.): Advances in thyroid Research, p. 87—90. Oxford: Pergamon Press Inc. 1961.

BELYAVIN, G., and W. R. TROTTER: Investigations of thyroid antigens reacting with Hashimoto sera evidence for an antigen other than thyroglobulin. Lancet **1954I**, 648—652.

BENOIT, F. L., and F. S. GREENSPAN: Corticoid therapy for pretibial stimulator. Ann. intern. Med. **66**, 711—720 (1967).

BENTNER, E. H., E. J. HOLBOROW, and G. D. JOHNSON: A new fluorescent antibody method: Mixed antiglobulin immunofluorescence or labelled antigen in direct immunofluorescence staining. Nature (Lond.) **208**, 353—355 (1965).

—, and E. WITEBSKY: Studies on organ specifity. XIV. Immunofluorescent studies of thyroid reactive autoantibodies in human sera. J. Immunol. **88**, 462—475 (1962).

BERUMEN, F. O., I. L. LOBSENZ, and R. D. UTIGER: Neutralization of the long-acting thyroid stimulator by thyroid subcellular fractions. J. Lab. clin. Med. **70**, 640—649 (1967).

BJÖRKMAN, S. E., T. DENNEBERG, and I. HEDENSKOG: Clinical evaluation of the thyroid stimulating hormone activity in exophthalmos. Acta endocr. (Kbh.) **38**, 577—584 (1961).

BLUM, A. S., F. S. GREENSPAN, J. R. HARGADINE, and J. M. LÖWENSTEIN: Simultaneous detection of thyroid stimulating hormone (TSH) and long-acting thyroid stimulator (LATS). Metab. clin. Exp. **15**, 960—963 (1967).

— — — Immunofluorescent technique for simultaneous detection of thyroid-stimulating hormone (TSH) and long-acting thyroid stimulator (LATS) in human sera. In: Program of the 49th meeting of the Endocrine Society, Bel Harbor, Florida, 1967, p. 111.

BONNYNS, M.: Hormon thyrétrope (TSH) et long-acting thyroid stimulator (LATS) sériques dans l'hyperthyroidie. Communication préliminaire. Rev. franç. Etud. clin. biol. **12**, 77—79 (1967).

—, N. DEMEESTER-MIRKINE, R. CALAY, and P. A. BASTENIE: Evaluation of the relationship between long-acting thyroid stimulator, clinical and biological thyrotoxicosis and exophthalmos. Acta endocr. (Kbh.) **58**, 581—592 (1968).

BROWN, J., and D. S. MUNRO: A new in vitro assay for thyroid stimulating hormone. J. Physiol. **182**, 9—10 (1966).

BURGER, A., H. STUDER, and F. WYSS: Long-acting thyroid stimulator in the urine of euthyroid subjects and patients with Graves' disease. In: C. CASSANO and M. ANDREOLI: Current topics in thyroid research, p. 624—628. New York-London: Academic Press 1965.

BURKE, G.: On the interaction of long-acting thyroid stimulator with thyroid microsomes. J. clin. Endocr. **27**, 1095—1102 (1967a).

— Failure of immunologic reaction of long-acting thyroid stimulator (LATS) to thyroid components, and the demonstration of a plasma inhibitor of LATS. J. Lab. clin. Med. **69**, 713—727 (1967b).

— Dissociation between thyroid injury and formation of long-acting thyroid stimulator in thyrotoxicosis. Ann. intern. Med. **67**, 349—355 (1967c).

— Hyperthyroidism and demonstration of circulating long-acting thyroid stimulator following hypophysectomy for chromophobe adenoma. J. clin. Endocr. **27**, 1161—1166 (1967d).

— The long-acting thyroid stimulator of Graves' disease. Amer. J. Med. **45**, 435—450 (1968a).

— The experimental production of LATS in vivo. J. Lab. clin. Med. **72**, 17—27 (1968b).

— Effects of inorganic iodide on thyroid stimulation in vitro. Endocrinology **82**, 1170—1178 (1968c).

— On the competitive interaction of long-acting thyroid stimulator and thyrotropin in vivo. J. clin. Endocrin. **28**, 286—293 (1968d).

BURKE, G.: Comparison of early effects of thyrotropin (TSH) and long-acting thyroid stimulator (LATS) on thyroidal phospholipogenesis. In: Proceedings of Third International Congress of Endocrinology, July 1968, Mexico City. Exerpta Medica (in press).
— Effects of iodotyrosines on basal and stimulated glucose oxydation and phospholipogenesis in sheep thyroid slices. Endocrinology (in press) (1969).
—, and L. YUAN: Immunofluorescent studies of long-acting thyroid stimulator (LATS) in human sera. Clin. Res. (in press).
CARNEIRO, L., K. J. DORRINGTON, and D. S. MUNRO: Recovery of the long-acting thyroid stimulator from serum of patients with thyrotoxicosis by concentration of immunoglobulin G. Clin. Sci. 31, 215—221 (1966a).
— — — Relation between long-acting thyroid stimulator and function in thyroxicosis. Lancet 1966II, 878—880.
CASHMAN, M. R., JR., and J. C. MEEK: The mechanism of thyroid stimulation by LATS: the initial step. Clin. Res. 16, 263 (1968).
CATZ, B., and S. L. PERZIK: Subtotal VS. Total surgical ablation of the thyroid, malignant exophthalmos and its relation to remnant thyroid. In: C. CASSANO, and M. ANDREOLI: Current topics in thyroid research, p. 1183—1198. New York-London: Academic Press 1965.
CHRISTENSEN, L. K., and V. BINDER: A case of hyperthyroidism developed in spite of previous hypophysectomy. Acta med. scand. 172, 285—288 (1962).
COHEN, S., and R. B. PORTER: Structure and biological activity of immunoglobuline. Advan. Immunol. 4, 287—349 (1964).
CONDLIFFE, P. G., and R. W. BATES: Chromatography of thyroidstimulating hormone on carboxymethylcellulose. J. biol. Chem. 223, 845—852 (1956).
DEPISCH, D.: Die Bestimmung des long-acting thyroid stimulator (LATS) bei Schilddrüsenerkrankungen. Wien. Z. inn. Med. 49, 121 (1968).
—, R. HÖFER u. H. SCHATZ: Der Einfluß von immunosuppressiver Therapie auf den longacting thyroid stimulator (LATS) und das klinische Bild bei Patienten mit lokalisiertem Myxödem und Exophthalmus. Wien. klin. Wschr. 81, 8—10 (1969).
DOBYNS, B. M.: The physiology and chemistry of the exophthalmos producing substance (EPS) of the pituitary. In: G. W. HARRIS, and B. I. DONOVAN (ed.): The pituitary gland, Vol. 1, p. 411—438. London: Butterworth & Co. 1966.
—, A. RUDD, and D. LIEBE: The assay of the exophthalmos-producing substance (EPS) and the long-acting thyroid stimulator (LATS) in whole and fractionated serum of patients with progressive exophthalmos. In: C. CASSANO, and M. ANDREOLI: Current topics in thyroid research, p. 484—495. New York-London: Academic Press 1965.
—, and L. A. WILSON: An exophthalmos producing substance in patients suffering from progressive exophthalmos. J. clin. Endocr. 14, 1393—1402 (1954).
DONIACH, D., and J. M. ROITT: Clinical application of thyroidauto-antibody tests. In: Clin. aspects of immunology, p. 611—632. Ed. by G. G. H. GELL, and R. R. A. COOMS. Oxford: Blackwell 1963.
— — Autoimmunität und Schilddrüse. Documenta Geigy 4, 3 (1966).
DORRINGTON, K. J.: Observations on the nature of the long-acting thyroid stimulator. Ph. D. Thesis, Univ. of Sheffield 1964.
— Immunological studies on the long-acting thyroid stimulator. Clin. Sci. 28, 165—174 (1965).
—, L. CARNEIRO, and D. S. MUNRO: Chemical studies on the long-acting thyroid stimulator. In: C. CASSANO, and M. ANDREOLI: Current topics in thyroid research, p. 455—463. New York-London: Academic Press 1965.
— — — The proteolysis of immunoglobulin G with long-acting thyroid stimulating activity. Biochem. J. 98, 858—861 (1966a).
— — — Absorption of the long-acting thyroid stimulator by human thyroid microsomes. J. Endocr. 34, 133—134 (1966b).
—, and D. S. MUNRO: A standard for the long-acting thyroid stimulator (LATS) in the serum of patients with thyrotoxicosis. J. Endocr. 31, 21—28 (1964).
— — The long-acting thyroid stimulator. Clin. Pharm. a. Ther. (St. Louis) 7, 788—806 (1966).
— —, and L. CARNEIRO: Reduction of γ-globulin with long-acting thyroid stimulating activities. Lancet 1964II, 889—891.

El Kabir, D. J., M. Benhamao-Glynn, D. Doniach, and J. M. Roitt: Absorption of thyroid-stimulating globulin from thyrotoxic sera by organ homogenates. Nature (Lond.) 210, 319—321 (1966).

—, S. Bradbury, J. M. Roitt, and D. Doniach: The localisation of ferritin labelled thyroid stimulating globulin (LATS) in the thyroid of the mouse. In: Proceedings of third International Congress of Endocrinology June/July 1968, Mexico City. Excerpta Medica (in press).

Elsas, L. J., R. Whittemore, and G. N. Burrow: Maternal and neonatal Graves' disease. J. Amer. med. Ass. 200, 250—252 (1967).

Emrich, D., u. A. von zur Mühlen: Neue Befunde und Vorstellungen zur Pathogenese der Hyperthyreose. Arch. klin. Med. 213, 237—254 (1967).

Fajans, S. S.: Hyperthyroidism in a patient with post partum necrosis of the pituitary: Case reports and implications. J. clin. Endocr. 18, 271—277 (1958).

Federlin, K.: Autoimmunophänomene bei Erkrankungen endokriner Drüsen. Klin. Wschr. 47, 337—343 (1969).

Fellinger, K., R. Hoefer, G. Rothenbucher, H. Schatz, and B. Schober: Chromosomal investigations in Hashimoto's disease. In: C. Cassano, and M. Andreoli: Current topics in thyroid research, p. 767—772. New York-London: Academic Press 1965.

Fleischman, J. B., R. H. Pain, and R. R. Porter: Reduction of γ-globuline. Arch. Biochem. Suppl. 2, 174—180 (1962).

—, R. R. Porter, and E. M. Press: The arrangement of the peptide chains in γ-globuline. Biochem. J. 88, 220—228 (1963).

Földes, J., I. Krasznai, S. Alfalahi, and E. Piroska: Response of plasma LATS levels to L-triiodothyronine, D-thyroxine, and dexamethasone in Graves' disease. In: C. Cassano, and M. Andreoli: Current topics in thyroid research, p. 617—623. New York-London: Academic Press 1965.

— —, and E. Piroska: Effect of dexamethasome on the long-acting thyroid stimulator in the plasma of humans with Basedow's disease. Magy. belorv. Arch. 19, 8—11 (1966).

— — —, E. Geszetesi, and I. Takacs: Effect of iodine administration on the thyrotropin and long-acting thyroid stimulator levels of the plasma. Magy. belorv. Arch. 20, 187—193 (1967).

— — — — — Die Wirkung von Jodgaben auf den Thyreotrophormon- und Long-acting Thyroid Stimulator-Spiegel im Plasma. Endokrinologie 52, 80—87 (1967).

Furth, E. D., D. V. Becker, B. S. Ray, and J. W. Kane: Appearance of unilateral infiltrative exophthalmos of Graves' disease after the successful treatment of the same process in the contralateral eye by apparently total surgical hypophysectomy. J. clin. Endocr. 22, 518—524 (1962).

Good, B. F., and N. S. Stenhouse: An improved bio-assay for TSH by modification of the method of McKenzie. Endocrinology 78, 429—439 (1966).

Green, D. R., N. J. Snyder, and D. H. Solomon: Glucocorticoid-induced disappearance of the long-acting thyroid stimulator in Graves' ophthalmopathy. J. clin. Invest. 42, 939—940 (1963).

Greene, R.: Lymphadenoid change in the thyroid gland and its relation to postoperative hypothyroidism. Mem. Soc. Endocr. 1, 16—20 (1953).

Greenspan, F. S., and J. R. Hargadine: The localisation of thyrotropic hormone in thyroid cell nuclei. Clin. Res. 12, 115 (1964).

Hall, R., S. G. Owen, and G. A. Smart: Evidence for genetic predisposition to formation of thyroid autoantibodies. Lancet 1960 II, 187—188.

Halsted, W. S.: Quoted by McKenzie. Bull. Johns Hopk. Hosp. 25, 223 (1914).

Hennen, G., R. Winand, and A. Nizet: Thyrotropin (TSH), long-acting thyroid stimulator (LATS) and exophthalmos-producing substance (EPS) relationships. In: C. Cassano, and M. Andreoli: Current topics in thyroid research, p. 464—477. New York-London: Academic Press 1965.

Hoffmann, M. H., and B. S. Hetzel: The clinical significance of plasma thyroid-stimulating activity in hyperthyroidism. Aust. Ann. Med. 15, 204—209 (1966).

HORSTER, F. A.: Endokrine Ophthalmopathie. Berlin-Heidelberg-New York: Springer 1967.

—, and E. KLEIN: Influence of prednisone and D-thyroxine on thyrotropin (TSH), long-acting thyroid stimulator (LATS) and exophthalmos producing factor (EPF) in the serum of euthyroid endocrine ophthalmopathy. Acta endocr. (Kbh.) Suppl. 100, 185 (1965).

—, H. SCHLEUSENER u. K. SCHIMMELPFENNIG: Neue Befunde zur Pathogenese der Basedowschen Krankheit. Dtsch. med. Wschr. 92, 661—666 (1967a).

— — — Die Bedeutung von thyreotropem Hormon (TSH), long-acting thyroid stimulator (LATS) und exophthalmus-produzierendem Faktor (EPF) bei verschiedenen Formen der Schilddrüsenüberfunktion. Dtsch. med. Wschr. 92, 673—677 (1967b).

IRVINE, W. J.: Thyroid auto-immunity as a disorder of immunological tolerance. Quart. J. exp. Physiol. 49, 324—337 (1964).

—, S. H. DAVIES, and M. D. SUMERLING: The immunopathy of thyroid disease. In: C. CASSANO, and M. ANDREOLI: Current topics in thyroid research, p. 773—780. New York-London: Academic Press 1965.

JACOB, F., and J. MONOD: Genetic regulatory mechanisms in the synthesis of proteins. J. molec. Biol. 1961, 318—356.

KIRKHAM, K. E.: Thyrotropic substances in health and disease. Vitam. and Horm. 24, 173—266 (1966).

KOHLER, P. O., M. R. MARDINEY JR., and T. G. ROSS: Positive long-acting thyroid stimulator response in the complement-deficient mouse. Endocrinology 81, 671—672 (1967).

KREYSING, G., K. SCHEMMEL, L. WEISBECKER, H. UTHGENANNT, W. MÜLLER u. L. KIRMSE: Die Beziehung zwischen Exophthalmus produzierendem Faktor (EPF) und Schilddrüsenantikörpern. Schweiz. med. Wschr. 98, 852—854 (1968).

KRISS, J. P.: Inactivation of LATS by antikappa and antilambda antisera. J. clin. Endocr. 28, 1440—1444 (1968).

—, V. PLESHAKOV, and J. R. CHIEN: Isolation and identification of long-acting thyroid stimulator and its relation to hyperthyroidism and circumscripted pretibial myxödema. J. clin. Endocr. 24, 1005—1028 (1964).

— —, A. ROSENBLUM, and J. R. CHIEN: Studies on the formation of long-acting thyroid stimulator globulin (LATS) and the alteration of its biologic activity by enzymatic digestion and partial chemical degradation. In: C. CASSANO, and M. ANDREOLI: Current topics in thyroid research, p. 432—444. New York-London: Academic Press 1965.

— — —, M. HOLDERNESS, G. SHARP, and R. UTIGER: Studies on the pathogenesis of the ophthalmopathy of Graves' disease. J. clin. Endocr. 27, 582—593 (1967a).

— —, A. L. ROSENBLUM, and G. SHARP: Therapy with occlusive dressings of pretibial myxödema with fluocinolone acetonide. J. clin. Endocr. 27, 595—604 (196. b).

—, and M. K. WALTER: Isolation and purification of long-acting thyroid stimulator. Clin. Res. 11, 113 (1963).

KUMAHARA, Y., H. IWATSUBO, K. MIYAI, H. MASUI, and M. FUKUCHI: Abnormal thyroid-stimulating substance in the pituitaries of patients with Graves' disease. In: C. CASSANO, and M. ANDREOLI: Current topics in thyroid research, p. 603—612. New York-London: Academic Press 1965.

— — — — —, and H. ABE: Abnormal thyrotropic substance in the pituitaries of patients with Graves' disease. J. clin. Endocr. 27, 333—340 (1967).

KURIHARA, H., A. NOGUCHI, Y. OOZEKI, and S. SATO: An evaluation of long-acting thyroid stimulator in hyperthyroidism. In: C. CASSANO, and M. ANDREOLI: Current topics in thyroid research, p. 613—616. New York-London: Academic Press 1965.

LEMARCHAND-BERAUD, TH., A. VANOTTI et M. GRIESSON: Étiologie de l'hyperthyréose. Schweiz. med. Wschr. 97, 1342—1452 (1967).

LEPP, A., and L. OLINER: Failure of long-acting thyroid stimulator globulin (LATS) and serum to stimulate thyroid function in the chick. Endocrinology 80, 369—374 (1967).

LIPMAN, L. M., D. E. GREEN, N. J. SNYDER, J. C. NELSON, and D. H. SOLOMON: Relationship of long-acting thyroid stimulator to the clinical features and course of Graves' disease. Amer. J. Med. 43, 486 108 (1967).

MAJOR, P. W.: Thyroid-stimulating activity in human sera. Ph. D. Thesis, University of Sheffield 1961.

Major, P. W., and D. S. Munro: Thyroid stimulating activity in human sera. J. Endocr. **20**, 19—20 (1960).
— — Observations on the stimulation of thyroid function in mice by the injection of serum from normal subjects and from patients with thyroid disorders. Clin. Sci. **23**, 463—475 (1962).
Mandy, W. J., M. M. Rivers, and A. Nisonoff: Recombination of univalent submits derived from rabbit antibody. J. biol. Chem. **236**, 3221—3226 (1961).
Mason, E. K., B. S. Hetzel, B. F. Good, and N. S. Stenhouse: An improved bioassay for the determination of long-acting thyroid stimulator (LATS). J. clin. Endocr. **27**, 1529—1539 (1967).
McCullagh, E. P., C. W. Reynolds, and J. M. McKenzie: Hyperthyroidism after section of pituary for malignant exophthalmos. Report of case. J. clin. Endocr. **20**, 1029—1033 (1960).
McGiven, A. R., D. D. Adams, and H. D. Purves: A comparison of the heat stability of long-acting thyroid stimulator and human thyroid-stimulating hormone. J. Endocr. **32**, 29—33 (1965).
McKenzie, J. M.: The bioassay of thyrotropin in serum. Endocrinology **63**, 372—382 (1958a).
— Delayed thyroid response to serum from thyrotoxic patients. Endocrinology **62**, 865—868 (1958b).
— The thyroidactivator of hyperthyroidism. Trans. Ass. Amer. Phycns **72**, 122—130 (1959).
— Bioassay of thyrotropin in man. Physiol. Rev. **40**, 398—414 (1960a).
— Further evidence for a thyroid activator in hyperthyroidism. J. clin. Endocr. **20**, 380—388 (1960b).
— Studies on the thyroid activator of hyperthyroidism. J. clin. Endocr. **21**, 635—647 (1961a).
— An evaluation of the thyroid activator of hyperthyroidism. In: R. Pitt-Rivers (Ed.): Advances in thyroid research, p. 210—214. Oxford-London-New York-Paris: Pergamon Press 1961b.
— Fractionation of plasma containing the long-acting thyroid stimulator. J. biol. Chem. **237**, 571—572 (1962a).
— The pituitary and Graves' disease. Proc. Roy. Soc. Med. **55**, 539—540 (1962b).
— In: „Thyrotropin", S. 286. (hrsg. v. S. C. Werner). Springfield, Ill.: Thomas 1963a.
— Enzymic hydrolysis of thyrotropics and the long-acting thyroid stimulator. J. clin. Invest. **42**, 955 (Abstract) (1963b).
— Neonatal Graves' disease. J. clin. Endocr. **24**, 660—668 (1964).
— The gamma globulin of Graves' disease: thyroid stimulation by fraction and fragment. Trans. Ass. Amer. Phycns **78**, 174—179 (1965a).
— Pathogenesis of Grafes' disease: Role of the long-acting thyroid stimulator. J. clin. Endocr. **25**, 424—431 (1965b).
— The origin of the long-acting thyroid stimulator and its role in Graves' disease. Proc. Pan.-Amer. Congr. Endocrinol. 6th Mexico 1965c, publ. 1966, p. 375—380.
— On the mode of action of thyroid stimulators. J. clin. Invest. **45**, 1045 (Abstract) (1966).
— The long-acting thyroid stimulator (LATS): Its role in Graves' disease. Recent Progr. Hormone Res. **23**, 1—40 (1967a).
— Thyroid function after LATS production in rabbits. In: Program of the 59th annual Meeting of the American Society for Clinical Investigations. Atlantic City N. J. 1967b, p. 74.
— Experimental production of a thyroid-stimulating antithyroid antibody. J. clin. Endocr. **28**, 596—602 (1968).
—, and J. Fishman: Effects of antiserum in bioassay of thyrotropin and thyroid activator of hyperthyroidism. Proc. Soc. exper. Biol. **105**, 126—128 (1960).
—, and J. Gordon: The origin of long-acting thyroid stimulator. In: C. Cassano, and M. Andreoli: Current topics in thyroid research, p. 445—454. New York-London: Academic Press 1965.
— — In vitro biosynthetic lavelling of the long-acting thyroid stimulator. Program of the 47th Meeting of the Endocrine Society 1965.
—, and A. Williamson: Experience with the bioassay of long-acting thyroid stimulator. J. clin. Endocr. **26**, 518—526 (1966).

Meek, J. C.: Formation of LATS by human thyrotropin-antibody complexes. Clin. Res. **15**, 263 (1967).

—, A. E. Jones, U. J. Lewis, and W. P. van Erlaan: Characterisation of the longacting thyroid stimulator of Graves' disease. Proc. nat. Acad. Sci. (Wash.) **52**, 342—349 (1964a).

— — — — Isolation and characterisation of the long-acting thyroid stimulator of Graves' disease. J. clin. Invest. **43**, 1258—1259 (1964b).

Mellon, J. B., B. G. Tay, and D. M. Green: Mongolism and thyroid autoantibodies. J. ment. Defic. Res. **7**, 31—37 (1963).

Miyai, K., M. Fukuchi, Y. Kumahara, and H. Abe: LATS production by lymphocyte culture in patients with Graves' disease. J. clin. Endocr. **27**, 855—860 (1967).

—, and S. C. Werner: Concentration of long-acting thyroid stimulator (LATS) by sub-fractionation of γG-globulin from Graves' disease serum. J. clin. Endroc. **26**, 504—512 (1966).

Müller, W., K. Schemmel, H. Uthgenannt u. L. Weisbecker: Zur Behandlung des malignen Exophthalmus durch totale Thyreoidektomie. Dtsch. med. Wschr. **92**, 2103—2104 (1967).

—, H. Uthgenannt u. J. Weinreich: Vergleichende Untersuchungen über verschiedene Methoden zum Nachweis von Schilddrüsenantikörpern. Ärztl. Lab. **11**, 61—70 (1966).

Munro, D. S.: Observations on the discharge of radio-iodine from the thyroid glands of mice injected with human sera. J. clin. Endocr. **19**, 64—73 (1959).

Nisonoff, A., F. C. Wissler, L. N. Lipman, and D. L. Woernley: Separation of univalent fragments from the bivalent rabbit antibody molecule by reduction of disulphide bonds. Arch. Biochem. **89**, 230—244 (1960).

Noelken, M. E., C. A. Nelson, C. E. Buchley, and C. Tanford: Gross conformation of rabbit 7 S γ-immunoglobulin and its papain-produced fragments. J. biol. Chem. **240**, 218—224 (1965).

Noguchi, A., H. Kurihara, and S. Sato: Clinical studies on long-acting thyroid stimulator. J. clin. Endocr. **24**, 160—165 (1964).

Palmer, J. L., W. J. Mandy, and A. Nisonoff: Heterogenety of rabbit antibody and its subunits. Proc. nat. Acad. Sci. (Wash.) **48**, 49—53 (1962).

Pequegnat, E. P., W. E. Mayberry, W. E. McConahey, and E. P. Wyse: Large doses of radioiodide in Graves' disease: effect on ophthalmopathy and long-acting thyroid stimulator. Mayo Clin. Proc. **42**, 802—811 (1967).

Persson, P. S., J. Jonsson, and G. Biberfeld: Incidence of thyroid autoantibodies and its correlation with cytological finding in lymphoid thyroiditis in adults. Acta med. scand. Suppl. **483**, 57—69 (1968).

Pimstone, B. L., R. Hoffenberg, and E. Black: Parallel assays of thyrotrophin, long-acting thyroid stimulator and exophthalmos-producing substance in some endocrine disorders. J. clin. Endocr. **23**, 336—345 (1963).

— — — Parallel assays of thyrotrophin, long-acting thyroid stimulator and exophthalmos-producing substance in endocrine exophthalmos and pretibial myxoedema. J. clin. Endocr. **24**, 976—982 (1964).

Pinchera, A., P. Liberti, and G. Badalamenti: Thyroid-stimulating activity with prolonged action in the serum of rabbits immunised with human thyroid. Folia endocr. **18**, 522—534 (1965).

— — — Long acting thyroid stimulator and thyroid antibodies. Lancet **1966 I**, 374—375.

— —, and M. T. Frontaili: LATS assays on extracts of lymphoid tissue from a thyrotoxic patient. Folia endocr. **18**, 252—256 (1965a).

—, M. G. Pinchera, and J. B. Stanbury Thyrotropin and long-acting thyroid stimulator assays in thyroid disease. J. clin. Endocr. **25**, 189—208 (1965b).

Plunkett, E. R., P. R. Rangecroft, and F. C. Heagy: Thyroid function in patients with sex chromosomal anomalies. J. ment. Res. **8**, 25—34 (1964).

Porter, R. R.: The hydrolysis of rabbit γ-globulin and antibodies with crystalline papain. Biochem. J. **83**, 119—126 (1959),

Purves, H. D., and D. D. Adams: Thyroid-stimulating hormone. Brit. med. Bull. 16, 128—132 (1960).
— — An abnormal thyroid stimulator in the sera of hyperthyroid patients. In: Pitt-Rivers, R. (Ed.): Advances in thyroid research, p. 184—188. London: Pergamon Press 1961.
— — The long-acting thyroid stimulator in the serum of patients with Graves' disease. In: S. C. Werner: Thyrotropin. Springfield: Ch. C. Thomas 1963.
—, and W. E. Griesbach: Thyrotropic hormone in thyrotoxicosis, malignant exophthalmos and myxoedema. Brit. J. exper. Path. 30, 23—30 (1949).
Rerup, C., and A. Melander: On the bioassay of thyrotropin in plasma. Acta endocr. (Kbh.) 50, 177—194 (1965).
Robbins, J. H.: Tissue culture studies of the human lymphocyte. Science 146, 1648—1654 (1964).
Roitt, J. M., P. N. Campbell, and D. Doniach: The nature of the thyroid auto-antibodies present in patient with Hashimoto's thyroiditis. Biochem. J. 69, 248—256 (1958).
— D. Doniach, P. N. Campbell, and V. R. Hudson: Autoantibodies in Hashimoto's disease (lymphadenoid goitre). Lancet 1956 II, p. 820—821.
— — Auto-immunization in thyroid diseases. Proc. roy. Soc. Med. 50, 958—961 (1957).
Rose, N. R., and E. Witebsky: Studies on organ specifica: V. Changes in the thyroid glands of rabbits following active immunisation with rabbit thyroid extracts. J. Immunol. 76, 417—427 (1956).
Rosenberg, D. J., J. H. Milton, and D. Gilbert: Neonatal hyperthyroidism. New Engl. J. Med. 268, 292—296 (1963).
Schemmel, K., D. Streich, K. Leybold, G. Kreysing u. L. Weisbecker: Die Jodinaktivierbarkeit der thyreostimulierenden und exophthalmogenen Wirkung von TSH, LATS, EPF, von Schilddrüsenantikörpern und Serumeiweiß-Fraktionen. Klin. Wschr. 47, 879—883 (1969).
Schiller, K. F. R., G. H. Spray, A. G. Wangel, and R. Wright: Hyperthyroidism and pernicious anemia with special reference to gastric and intrinsic factor antibodies. In: Cassano, and M. Andreoli: Current topics in thyroid research, p. 795—806. New York-London: Academic Press 1965.
Scott, T. W., B. F. Good, and K. A. Ferguson: Comparative effects of long-acting thyroid stimulator and pituitary thyrotropin on the intermediate metabolism of thyroid tissue in vitro. Endocrinology 79, 949—954 (1966).
Seif, F.: LATS als Ursache der Hyperthyreose. Dtsch. med. Wschr. 92, 147—152 (1967).
Shishiba, Y., D. H. Solomon, and G. N. Beall: Comparison of early effects of thyrotropin and long-acting thyroid stimulator on thyroidal secretion. Endocrinology 80, 957—961 (1967).
— —, and W. D. Davidson: Effects of LATS and TSH on glucose oxydation by dog thyroid slices. In vitro kinetic studies. In: Proceedings of 3th International Congress of Endocrinology, Mexico City 1968. Excerpta Medica (in press).
Snyder, N. J., D. E. Green, and D. H. Solomon: Glucocorticoid-induced disappearance of long-acting thyroid stimulator in the ophthalmopathy of Graves' disease. J. clin. Endocr. 24, 1129—1135 (1964).
Solomon, D. H., and G. N. Beall: Production of LATS in rabbits by immunization. Clin. Res. 15, 127 (1967).
— — Thyroid-stimulating activity in the serum of immunized rabbits. II. Nature of the thyroidstimulating material. J. clin. Endocr. 28, 1496—1502 (1968).
—, D. E. Grun, N. J. Snyder, and J. C. Nelson: Clinical significance of the long-acting thyroid stimulator of Graves' disease. Clin. Res. 12, 119 (1964).
Sparkes, R. S., and A. G. Motulsky: Hashimoto's disease in Turner's syndrome with isochromosome X. Lancet 1963 I, 947.
Studer, H.: Hyperthyreose und "Long-acting Thyroid Stimulator" (LATS). Schweiz. med. Wschr. 97, 622—623 (1967).
Sunshine, P., H. Kusumoto, and J. P. Kriss: Servical time of circulating long-acting thyroid stimulator in neonatal thyrotoxicosis: implications for diagnosis and therapy of the disorder. Pediatrics 36, 869—876 (1965).
Sutherland, E. W., Jr., I. Oye, and R. W. Butcher: The action of epinephrine and the role of the adenyl cyclase system in hormone action. Recent Progr. Hormone Res. 21, 623—646 (1965).

Tallberg, T.: Immunological and biological properties of exophthalmos producing substance (EPS) with special reference to the effect of certain antihormone sera on experimental exophthalmos. Ann. Med. Exp. Fenn. **42**, Suppl. 3, 1—51 (1964).

Tolksdorf, M., K. Schemmel, D. Mühlenstedt, H. Uthgenannt u. W. Müller: Cytogenetische Untersuchungen bei Patienten mit Thyreoiditen und LATS- und Antikörperpositiven Hyperthyreosen. Schweiz. med. Wschr. **99**, 1082—1085 (1969).

Wayne, E. J., D. A. Kontras, and W. D. Alexander: Clinical aspects of iodine metabolism. Blackwell-Oxford: Scientific Publ. 1964.

Weaver, D. R., S. D. Deodhar, and J. B. Hazard: A characterization of focal lymphocytic thyroiditis. Cleveland Clin. Quart. **33**, 59—72 (1966).

Weisbecker, L., K. Schemmel, K. Sperber, G. Kreysing u. H. Uthgenannt: Nachweis des Exophthalmus produzierenden Faktors (EPF) bei Hyperthyreosen und seine Sensibilisierung durch Corticotropin. Schweiz. med. Wschr. **99**, 450—452 (1969).

—, H. Uthgenannt, K. Schemmel, W. Müller, H. Heesen, W. Eickenbusch u. W. Bindeballe: Untersuchungen zur Frage eines Zusammenhangs zwischen dem Vorkommen von Schilddrüsenantikörpern und LATS bei Hyperthyreosen. Med. Klin. **61**, 2062—2063 (1966).

— — — — — — — Long-acting thyroid stimulator (LATS) bei Schilddrüsenerkrankungen und seine Beziehung zu den Schilddrüsenantikörpern. Schweiz. med. Wschr. **97**, 898—904 (1967).

Werner, S. C.: „Thyrotropin" (hrsg. S. C. Werner), S. 301. Springfield, Ill.: Thomas 1963.

—, C. R. Feind, and M. Aida: Graves' disease and total thyroidectomy. Progression of severe eye changes and decrease in serum long-acting thyroid stimulation after operation. New Engl. J. Med. **276**, 132—137 (1967).

—, E. Otero-Ruiz, and B. C. Seegal: Neutralisation of human serum and pituary thyrotropic fractions with antisera to bovine pituary thyrotropin. Nature (Lond.) **185**, 472—473 (1960).

—, and S. R. Platman: Remission of hyperthyroidism (Graves' disease) and altered pattern of serum thyroxine binding induced by prednisone. Lancet **1965 II**, 751—755.

—, and J. Tierney: Neutralization of long-acting thyroid stimulator of Graves' disease by antisera to bovine pituary thyrotropin. Proc. Soc. exper. Biol. **108**, 780—784 (1961).

— —, and T. Tallberg: Thyrotropic and "Long-acting thyroid stimulator" effects from certain polypeptides. J. clin. Endocr. **24**, 339—346 (1964).

White, C.: A foetus with congenital hereditary Graves' disease. J. Obstet. Gynec. Brit. Emp. **21**, 231—233 (1912).

White, R. G.: Factors affecting the antibody response. Brit. med. Bull. **19**, 207—213 (1963).

Witebsky, E., and N. R. Rose: Studies in organ specifity; production of rabbit thyroid antibodies in rabbit. J. Immunol. **76**, 408—416 (1956).

Wong, E. T., and G. W. Litman: In vitro studies of the interaction between the long-acting thyroid stimulator (LATS) and thyroid. J. Lab. clin. Med. **70**, 1003—1003 (1967).

Yamazaki, E., A. Noguchi, S. Sato, and D. W. Slingerland: Thyrotropic activity in the serum of euthyroid, treated hyperthyroid and postoperative hypothyroid patients. J. clin. Endocr. **21**, 1127—1138 (1961).

Ziemke, A., L. Weisbecker, H. Uthgenannt, K. Schemmel, W. Müller, H. Heesen u. W. Eickenbusch: Der long-acting thyroid stimulator (LATS) bei unbehandelten und [131]J-therapierten Hyperthyreosen nach totaler Thyreoidektomie sowie seine Beziehung zu den Schilddrüsenantikörpern. Klin. Wschr. **46**, 1025—1027 (1968).

I. Theoretischer Teil

1. Entdeckung und Nomenklatur

Im Jahre 1956 entdeckten Adams und Purves im Serum eines hyperthyreoten Patienten eine Substanz, die die Schilddrüse von Meerschweinchen stimulieren konnte, sich jedoch durch zeitliches Wirkungsmaximum und Wirkungsdauer eindeutig vom thyreotropen Hormon (TSH) unterschied. Auf der Fourth International Goitre Conference in London 1960 wurde diese als "long-acting thyroid stimulator" (LATS) bezeichnet. Weitere Synonyma sind "abnormal TSH" (Adams, 1958), "abnormal thyroid stimulator" (Purves u. Adams, 1961), weiterhin "thyroid activator of hyperthyroidism" (McKenzie, 1959, 1960b, 1961a, 1961b) und schließlich "thyroid-stimulating globulin" (TSG) (Adams, 1965b).

Purves et al. (1949) wiesen schon in den Seren Hyperthyreosekranker eine Substanz nach, die histologisch eine Stimulierung von Meerschweinchenschilddrüsen verursachte. Adams und Purves (1955, 1957) entwickelten deshalb eine Methode zum quantitativen Nachweis von TSH in vivo, deren Prinzip in der Messung der ^{131}J-Abgabe von der Schilddrüse nach TSH-Injektion an thyroxinvorbehandelten Meerschweinchen bestand. Diese Methode hat, insbesondere in der Modifikation von McKenzie (1958), bis heute noch weltweite Bedeutung (s. u.). In dieser Anordnung steigert die intravenöse Gabe von TSH die Blut-^{131}J-Aktivität mit einem Maximum zwischen 2 und 3 Std. Diese Zunahme im Wirkungsmaximum ist dosisabhängig. Adams und Purves (1956) nahmen zunächst einen histologisch nachweisbaren TSH-Effekt an und versuchten, dies durch die neue Methode zu bestätigen. Sie stellten jedoch fest, daß Seren Hyperthyreosekranker bei diesem Nachweis eine schilddrüsenstimulierende Wirkung besaßen, deren Maximum jedoch nicht wie bei TSH bei 2—3 Std, sondern bei 16 Std lag (Adams, 1958) oder in der Modifikation nach McKenzie (1958, 1960a) bei 12 Std (McKenzie, 1959). Bis heute sind diese Untersuchungsergebnisse von vielen Autoren bestätigt worden. Zwar schwanken die Angaben über das zeitliche Wirkungsmaximum, jedoch sind sich alle Untersucher darüber einig, daß dieses eindeutig später als das von TSH eintritt, weshalb der Begriff "long-acting thyroid stimulator" berechtigt erscheint.

Dieser verlängerte schilddrüsenstimulierende Effekt konnte bisher an Meerschweinchen (Adams u. Purves, 1956), Mäusen (McKenzie, 1959), Ratten (Purves u. Adams, 1960), Kaninchen (Adams, 1965b) sowie beim Menschen (Arnaud et al., 1965) nachgewiesen werden, während dieses beim Huhn (Lepp u. Oliner, 1967) nicht gelang. Auch im Urin von Patienten mit Hyperthyreose konnte diese Substanz nachgewiesen werden (Burger et al., 1965). Übersichten bzw. zusammenfassende Arbeiten, die sich auch mit dem long-acting stimulator befassen, liegen bis heute vor von Purves und Adams (1963), Adams (1965b), Bansi (1965), Dorrington und Munro (1966), Kirkham (1966), Horster et al. (1967a), Lemarchand-Beraud et al. (1967), Studer (1967), Emrich und von zur Mühlen (1967), McKenzie (1967a) und von Burke (1968a).

2. Nachweismethoden

Die Methode zum Nachweis von LATS, wie sie von Adams und Purves (1956) beschrieben wurde, ist von McKenzie (1958) modifiziert worden. Diese Modifikation ist heute die am weitesten verbreitete in vivo-Methode. Dabei wird Mäusen zunächst ^{131}J intraperitoneal appliziert, durch laufende subcutane Thyroxininjektionen der Regelkreis blockiert, und somit die ^{131}J-Speicherung in der Schilddrüse konstant gehalten. Nach Entnahme einer Blutprobe zur Messung der Ausgangsaktivität aus dem Plexus ophthalmicus wird die thyreostimulierende Substanz (TSH, LATS bzw. entsprechende Seren) intravenös oder auch intraperitoneal injiziert und in nunmehr laufenden weiteren Blutentnahmen die Zunahme der ^{131}J-Aktivität im Blut bestimmt. Ausmaß und zeitliches Maximum dieser Zunahme sind die Parameter der Schilddrüsenstimulierung. Ein Vergleich der beschriebenen Variationen zum Nachweis von LATS nach McKenzie (1958) in den verschiedenen Untersuchergruppen ergibt nur verhältnismäßig geringfügige Differenzen. So unterscheiden sie sich im Geschlecht der verwendeten Mäuse, in der Art und Dosierung des Jodisotops, in der Menge und Häufigkeit der Gabe von Thyroxin, in der intravenösen und intraperitonealen Verabreichung der schilddrüsenstimulierenden Substanz und schließlich in der Wahl des günstigsten Zeitpunktes zur Messung des zeitlichen Wirkungsmaximums.

Es gibt jedoch eine Reihe von Unterschieden in der Auswertung und Bewertung der Untersuchungsergebnisse. In der ursprünglichen Form des LATS-Nachweises von McKenzie (1958) galten die Seren als LATS-positiv, deren 9 Std-Aktivität über der 2 Std-Aktivität lag. Beide Werte wurden ausgedrückt in der prozentualen Zunahme gegenüber der mit 100% eingesetzten Ausgangsaktivität. Während TSH sein Wirkungsmaximum bei 2 Std hat, liegt dieses für LATS bei 9 Std. Wenn auch nach späteren Erfahrungen (McKenzie u. Williamson, 1966; Burke, 1967d) bei LATS-positiven Seren schon der 2 Std-Wert gegenüber dem Ausgangswert erhöht ist, so sind doch die obenerwähnten Kriterien heute noch weitgehend gültig. Wichtig für methodische Vergleiche ist die Art, in welcher die Autoren die Veränderungen der ^{131}J-Aktivität angeben. Dies geschieht im allgemeinen in 3 Varianten: 1. die absolute prozentuale Zunahme gegenüber der mit 100% eingesetzten Ausgangsaktivität (z. B. Burke, 1967b), 2. die prozentuale Angabe nach Abzug von 100% (z. B. Adams et al., 1966) und 3. die prozentuale Angabe nach Abzug eines Mittelwertes von Kontrollgruppen (McKenzie u. Williamson, 1966).

In der Regel wurde statistisch die t-Verteilung nach Student benutzt, um die unterschiedlichen Effekte LATS-positiver Seren gegenüber Kontrollösungen nachzuweisen. Andere Autoren (Werner, 1963; Dorrington, 1964) kritisieren, daß auch mit Kontrollösungen gelegentlich die Aktivität signifikant zunähme. McKenzie und Williamson (1966) transformierten ihre Werte logarithmisch mit anschließender Näherung durch Kovarianzanalyse für die unabhängige Variabilität der Ausgangsmessung und hielten dies für statistisch vertretbar. Burke (1968a) versuchte eine 1- oder 2-fraktorielle gepoolte S-Varianzanalyse unter der Voraussetzung, daß eine Kovarianzanalyse unnötig sei, da die Versuchstiere zufällig in verschiedenen Gruppen zusammengefaßt waren. Ob diese statistischen Maßnahmen zur Sicherung des Nachweises brauchbar sind, ist fraglich. Bis jetzt bleibt die Ausschaltung unspezifischer Reaktionen ein ungelöstes Problem.

3. Spezifität des LATS-Nachweises

Adams (1960, 1961) hatte zunächst angenommen, daß die gegenüber TSH verzögerte Wirkung von LATS durch langsame Elimination aus dem zirkulierenden Blut zustande kommt. Darüber hinaus war die Dosisabhängigkeit von LATS ähnlich der von TSH, wenn es gleich lange zirkulierte (Major u. Munro, 1960). Doch schon Pimstone et al. (1963) wiesen auf Unterschiede in der Dosiswirkung zwischen den beiden Substanzen hin. So beschrieben sie eine deutlich steilere Neigung der Dosiswirkungskurve für LATS gegenüber TSH.

Die Spezifität des LATS-Nachweises nach McKenzie (1958) ist verschiedentlich in Frage gestellt worden. Nach Werner (1963) wirkt in Kontrollgruppen schon Kochsalzlösung bei 2% der Versuchstiere signifikant LATS-ähnlich. Auch Major und Munro (1962), Yamazaki (1961), Adams (1965) und Adams u. Kennedy (1965) fanden unspezifische LATS-gleiche Wirkung nach Injektion von Seren Gesunder bzw. Euthyreoter. Das Problem scheint in der Wahl der innerten Lösung für die Kontrollinjektionen zu liegen. Eine Reihe von Untersuchern bevorzugten Lösungen, die Protein oder andere osmotisch aktive Komponenten enthielten, um physikochemisch das zu vergleichende Serum bzw. die Proteinlösung nachzuahmen. Benutzt wurden vor allem Kochsalzlösungen, gepufferte Salzlösungen mit unterschiedlichen Konzentrationen von tierischem und menschlichem Albumin sowie Dextran-Kochsalzlösung. Dorrington (1964) fand schon einen signifikanten Unterschied in der Zunahme der Radiojodaktivität zwischen Kochsalz- und Dextran-Kochsalzinjektion. Nach Werner et al. (1964) wirken auch eine Reihe weiterer Polypeptide in dieser Versuchsanordnung TSH- oder LATS-ähnlich. In den letzten Jahren haben vor allem Rerup und Melander (1965) sowie McKenzie und Williamson (1966) auf unspezifische Reaktionen hingewiesen. Diese Kritiken beziehen sich verständlicherweise auf die schwach LATS-positiven Befunde. Carneiro et al. (1966) und Adams et al. (1966) versuchten, schwach — unter 300% — LATS-positive Seren zu konzentrieren. Bei diesen Seren ließ sich die LATS-Aktivität nur teilweise steigern, bei Seren mit einer Aktivität über 300% dagegen in jedem Falls. Adams et al. (1966) betonten, daß der Nachweis von geringen Mengen LATS im Serum ohne weitere Untersuchungen auf Spezifität nicht zuverlässig sei. Durch Anreicherung der IgG-Fraktion bzw. spezifische Inaktivierung mit Human-IgG-Antiserum (s. u.) kann die Spezifität gesteigert werden.

Das Problem der LATS-Bestimmung liegt also in der Festsetzung der unteren Nachweisgrenze. Neben der statistischen Signifikanz gegenüber Kontrollgruppen geben einzelne Arbeitsgruppen (Horster et al., 1967b; Weisbecker et al., 1967a) bestimmte prozentuale Grenzwerte an, die erreicht werden müssen, um ein Serum als LATS-positiv zu bezeichnen. Man sollte Seren mit einer Aktivitätszunahme unter 200% nicht als LATS-positiv bezeichnen und auch noch solche, mit denen 300% nicht überschritten werden, kritisch betrachten. Jedenfalls liegt in der unterschiedlichen Wahl der unteren Nachweisgrenze der Hauptgrund dafür, daß die Quote der positiven LATS-Nachweise bei Schilddrüsenerkrankungen bei den einzelnen Untersuchergruppen sehr schwankt (s. u.). Mason et al. (1967) beschrieben eine weitere Modifikation des biologischen LATS-Nachweises in Anlehnung an die Methode von Good und Stenhouse (1966) zur Bestimmung von TSH. Ihr Vorteil liegt in der Ausschaltung der Tagesschwankung und den Abweichungen gegenüber anderen Versuchskurven.

4. LATS-Standard

Eine weitere Schwierigkeit ist, daß für vergleichende LATS-Bestimmungen ein geeigneter Standard fehlte. Einmal war es bis vor kurzem (s. u.) nicht möglich, LATS im Tierexperiment zu erzeugen. Zum anderen fehlte ein geeignetes Gewebe, das LATS in hohen Konzentrationen enthielt und zur Extraktion benutzt werden konnte. DORRINGTON und MUNRO (1964) versuchten deshalb, aus Patientenseren einen hoch aktiven LATS-Standard zu gewinnen. Sie benutzten hierzu ein Serum von einer solchen Aktivität, daß selbst nach 100facher Verdünnung bei intravenöser Injektion von 0,5 ml die Aktivität um etwa 1000% zunahm. Diese Wirkung blieb über 18 Monate konstant. Ein Milliliter dieses Serums wurde als eine LATS-Einheit bezeichnet.

5. Biologische Eigenschaften von LATS

a) LATS als echter Schilddrüsenstimulator

Die wichtigste biologische Eigenschaft von LATS hat 1956 (ADAMS u. PURVES) (s. o.) zu seiner Entdeckung geführt: Die gegenüber TSH verspätet einsetzende schilddrüsenstimulierende Wirkung, wie sie dann von ADAMS (1958) beschrieben wurde.

McKENZIE (1958b) bestätigte diese Beobachtungen. Er vermutete zunächst, daß die verzögerte Wirkung durch eine Schädigung des Schilddrüsengewebes zustande komme oder daß die Effekte durch gemeinsame Wirkungen des gegebenen Serums und der endogenen TSH-Sekretion entstehen, wie auch von ADAMS (1958) angenommen wurde. Dies wurde jedoch dadurch widerlegt, daß selbst hohe Gaben von L-Thyroxin die verzögerte schilddrüsenstimulierende Wirkung nicht beeinflussen (ADAMS, 1958; MAJOR 1961). Demgegenüber lassen sich erhöhte TSH-Spiegel im Serum durch L-Thyroxin senken (ADAMS, 1958, 1965b). FÖLDES et al. (1965) haben allerdings eine ähnliche senkende Wirkung für LATS unter D-Thyroxin beobachtet, ein Befund, der von HORSTER et al. (1967b) nicht bestätigt werden konnte. Die Tatsache, daß die LATS-Aktivität durch L-Thyroxin nicht supprimierbar ist, ist einer der wesentlichen biologischen Unterschiede zu TSH. Bei den Beobachtungen von ADAMS (1958) handelt es sich um eine echte Schilddrüsenstimulierung und nicht um eine toxische Reaktion auf eine Humanseruminjektion, denn diese Effekte bestehen auch dann fort, wenn durch Dialyse bzw. Gelfiltration die Toxicität gemindert wird (MAJOR, 1965).

Die Vermutung, LATS könnte indirekt über die Hypophyse des Versuchstieres auf die Schilddrüse einwirken, wurde von MUNRO (1959) und ADAMS et al. (1961) widerlegt; denn die gleiche Wirkung trat auch bei hypophysektomierten Versuchstieren auf. Außerdem wies McKENZIE (1960b und 1961) histologische Veränderungen in den Follikelepithelien und im Colloidgehalt nach Injektion eines LATS-positiven Serums nach, zusammen mit einem signifikanten Anstieg des $PB^{131}J$. Zudem fanden MAJOR und MUNRO (1962), daß die histologischen Veränderungen an der Schilddrüse nach LATS-Applikation denen nach TSH-Gabe glichen.

MUNRO (1959) konnte zunächst keine stimulierende Wirkung von LATS-positivem Serum auf die 4 Std-^{131}J-Aufnahme der Mäuseschilddrüse und auf das Schilddrüsengewicht feststellen. McKENZIE (1960b und 1963a) zeigte dagegen, daß die ^{131}J-Aufnahme am deutlichsten war, wenn das LATS-positive Serum 12 Std nach dem ^{131}J gegeben wurde. Für TSH lag dieses Maximum bei 4 Std nach ^{131}J. MAJOR und MUNRO (1960) konnten dann ebenfalls eine vermehrte ^{131}J-Aufnahme unter LATS-Seren beobachten.

19*

McKenzie (1961 b) erklärte zunächst die zeitlich unterschiedliche Wirkung von LATS und TSH dadurch, daß diese Substanzen nicht an der Menschen-, sondern an der Mäuse- bzw. Meerschweinchen-Schilddrüse untersucht wurden. Dagegen stehen die Beobachtungen von Björkman et al. (1961) und Arnaud et al. (1962, 1965). Frisch transfundiertes Blut oder Serum von Patienten mit Hyperthyreose erhöhte bei Normalpersonen das PBJ nach 6 Std mit einem Maximum nach 30 bis 54 Std.

Unter der heute herrschenden Vorstellung vom Hormonwirkungsmechanismus über die für die Eiweißsynthese verantwortlichen Ribonucleinsäuren (RNS) wurden TSH und LATS vergleichend untersucht. Die Hemmbarkeit beider durch Antibiotica wiesen Kriss et al. (1964) nach und folgerten eine ähnliche Wirkungsweise. Auch McKenzie (1966) prüfte in vivo den Einfluß von TSH und LATS auf die Synthese von Eiweiß und RNS in Mäuseschilddrüsen in Zusammenhang mit der Abgabe von Hormonjod. Ähnlich wie nach Gabe von Thyreostatica — d. h. nach Steigerung der endogenen TSH-Ausschüttung — ließen TSH und LATS den Aminosäureeinbau in Schilddrüseneiweiß ansteigen. Diese Wirkung ließ sich durch Actinomycin D und Puromycin hemmen. Auch die Abgabe von Hormonjod erfolgte unter LATS und TSH ähnlich und ließ sich durch die beiden Antibiotica nur hemmen, wenn diese 9—15 Std vorher appliziert wurden.

Shishiba et al. (1967) verfolgten den Effekt von LATS und TSH auf die Abgabe von markiertem Hormonjod aus Schilddrüsenkolloid und das Auftreten intracellulärer Kolloidtröpfchen. Beide Stimulatoren wirkten ähnlich und unterschieden sich nur durch den Zeitpunkt des Wirkungseintritts, der bei LATS später lag.

Wichtige Ergebnisse über den Intermediärstoffwechsel der Schilddrüse unter TSH und LATS verdanken wir Scott u. Mitarb. (1966). In in vitro-Versuchen an Schilddrüsenschnitten von Schafen konnten sie zeigen, daß beide die Aufnahme und Oxydation von Glucose steigerten und die Lactatbildung erhöhten. Ähnlich war außerdem die steigernde Wirkung auf den Fettstoffwechsel. Allerdings steigerte LATS den 32-p-Orthophosphateinbau in Lecithin und Monophosphatidylinositol, während TSH fast ausschließlich den Einbau in letzteres Phospholipid vermehrte. Burke (1968 c) konnte zunächst im wesentlichen diese Befunde bestätigen. In weiteren Untersuchungen (1968e) über den Wirkungseintritt fand er für den Phosphatlipidstoffwechsel keine zeitlichen Differenzen. Zu ähnlichen Ergebnissen kamen Cashman und Meek (1968) bei ihren Untersuchungen über die gesteigerte Glucoseoxydation. Shishiba et al. (1968) zeigten, daß LATS an Schilddrüsenschnitten von Hunden die $^{14}CO_2$-Entstehung aus Glucose-1-^{14}C dosisabhängig steigert, wobei der Wirkungseintritt gegenüber TSH sogar etwas früher liegt. Einen unterschiedlichen Effekt von LATS und TSH zeigte Burke (1969) auf anorganisches Jodid und auf die Jodtyrosine. McKenzie (1967) konnte nachweisen, daß die stimulierende Wirkung auf die Hormonjodabgabe von TSH aber auch von LATS wahrscheinlich über das cyclische Adenosinmonophosphat vermittelt wird. Dieses Nucleotid entsteht aus Adenosin-5'-triphosphat. Das hierzu notwendige Fermentsystem Adenylcyclase läßt sich vor allem in der Zellmembran lokalisieren (Sutherland et al., 1965). Es kann daher auf Grund von allen hier aufgeführten Ergebnissen als sicher gelten, daß LATS einen echten Schilddrüsenstimulator darstellt.

b) Biologische Halbwertzeit von LATS

ADAMS (1960) berechnete die biologische Halbwertzeit von LATS im Serum eines hyperthyreosekranken Patienten mit 7,4—7,6 Std. Der niedrigere Wert errechnete sich aus dem Regressionskoeffizienten, der aus den Werten 2 min, 1 Std, 2 Std und 6 Std nach Applikation der Substanz gewonnen wurde. Der höhere Wert wurde berechnet nach Bestimmung der LATS-Aktivität im Blut der Versuchstiere 6 Std nach der Injektion.

McKENZIE (1961a) gab die biologische Halbwertzeit von LATS mit 8 Std an, während sie für TSH 10—20 min beträgt.

Allgemein wird für LATS eine biologische Halbwertzeit von $7^1/_2$ Std angegeben (KIRKHAM, 1966; DORRINGTON und MUNRO, 1966; BURKE, 1968a). McKENZIE (1964) gibt eine Halbwertzeit für LATS im Serum eines Neugeborenen mit congenitaler Thyreotoxikose von etwa 2 Wochen an.

c) Der extrahypophysäre Ursprung von LATS

LATS wird wahrscheinlich nicht in der Hypophyse gebildet. Aus Hypophysen von Hyperthyreotikern (MAJOR u. MUNRO, 1962; McKENZIE u. GORDON, 1965) konnte post mortem niemals LATS, dagegen nur TSH extrahiert werden. Das gleiche gilt für Hypophysenbiopsien (McKENZIE, 1962a). Außerdem ergab ein Vergleich der LATS-Werte aus dem Blut der Vena jugularis und einem gepoolten Venenblut keine Konzentrationsunterschiede (MAJOR u. MUNRO, 1962).

Weiterhin konnte LATS im Serum hyperthyreoter bzw. euthyreoter Patienten mit Hypophysenunterfunktion, nach Hypophysektomie oder Hypophysenstieldurchtrennung gefunden werden (BURKE, 1967d; McCULLAGH, 1960; McKENZIE, 1962a; FURTH et al., 1962). Die Werte dieser Autoren sind allerdings nur z. T. als LATS-positiv zu bewerten. Zusätzlich konnte die LATS-Aktivität in dem von BURKE (1967d) beobachteten Fall durch Antihuman-IgG-Antiserum neutralisiert werden. Der indirekte Nachweis wird außerdem dadurch erbracht, daß LATS im Serum in Einzelfällen nach Hypophysektomie (BURKE, 1967d; BECKER et al., 1961; BECKER, 1959; BECKER u. FURTH, 1965; CHRISTENSEN u. BINDER, 1962), nach postpartaler Hypophysennekrose (FAJANS, 1958) sowie nach ^{90}Y-Implantation wegen Akromegalie (WAYNE et al., 1964) erstmals auftrat.

Nach ADAMS und KENNEDY (1965) funktionierte der Regelkreis Hypophyse-Schilddrüse auch bei einer Patientin mit LATS-positiver Hyperthyreose normal. Durch Anreicherung konnten sie immunologisch eine TSH-Aktivität im hyperthyreoten Stadium neutralisieren, während ein hoher LATS-Spiegel weiterbestand. Nach dem die Patientin durch ^{131}J-Therapie hypothyreot wurde, waren sowohl LATS als auch TSH nachweisbar, wobei sich TSH durch L-Thyroxin supprimieren ließ.

6. Physikalische und chemische Eigenschaften von LATS

a) Einfluß von Aufbewahrung und Temperatur auf LATS

Zunächst hatte McKENZIE (1958b) beschrieben, daß die LATS-Aktivität zunehmend absank, je länger man das Serum aufbewahrte. Nach McKENZIE (1961a) ging dagegen die LATS-Aktivität nicht verloren, wenn das Serum gefroren oder lyophilisiert aufbewahrt wurde. MUNRO (1959) beobachtete die LATS-Werte eines bei 4° C aufbewahrten Serums über 70 Tage und fand keinen Aktivitätsverlust. Auch nach Purves und Adams (1961) blieb LATS biologisch stabil, wenn es bei — 20° C aufbewahrt oder lyophilisiert wurde, Befunde, die von Dorrington und Munro (1964) bestätigt wurden. Nach Kriss et al. (1964) behielt gefrorenes oder lyophilisiertes Plasma seine volle LATS-Aktivität über 16 Monate.

Die Hitzestabilität von LATS ist ebenfalls verschiedentlich untersucht worden. Nach Munro (1959) wird TSH nach Erhitzung auf 70° C für 2 Std weitestgehend inaktiviert: 83%; bei Erhitzung auf 100° C sind schon nach 1 min 94% inaktiviert. Unter gleichen Bedingungen war die LATS-Aktivität nur zu 40% zerstört. Diesen Befunden ist in den folgenden Jahren widersprochen worden. Kriss et al. (1964) wiesen nach, daß LATS eine Erwärmung auf 60° C ohne Aktivitätsverlust überstand, während es bei 80° C vollständig inaktiviert wurd. Ähnliche Befunde waren vorher von McKenzie (1962b) erhoben worden. Schließlich konnten McGiven et al. (1965) zeigen, daß LATS bei 70° C inaktiviert wird, während die TSH-Aktivität nur z. T. verloren geht. TSH ist demnach hitzestabiler als LATS. Unter den physiko-chemischen Kriterien der Hitzestabilität konnte LATS den Antikörpern zugeordnet werden (Adams, 1965b).

b) Extraktion und Darstellung von LATS als IgG-Globulin

Da zunächst der Entstehungsort von LATS völlig unbekannt war, lag es nahe, diese Substanz aus dem Serum zu extrahieren. Munro (1959) konnte mit der Stärkeblockelektrophorese noch keine spezifische Fraktion angeben, die LATS-Aktivität enthielt. McKenzie (1961a) benutzte eine ähnliche Technik und gewann vier größere Fraktionen, die in etwa den üblichen Elektrophoresefraktionen von Albumin, α-, β- und γ-Globulinen entsprachen. Auch er fand noch die LATS-Aktivität in verschiedenen Fraktionen, jedoch ließ sich der größte Aktivitätsanteil in der γ-Globulinfraktion nachweisen. Fraktionierung an DEAE-Cellulosesäulen ergab eine ähnliche Verteilung.

Um aus Seren TSH und LATS zu konzentrieren, benutzten Purves und Adams (1961) verschiedene Methoden. Unter Anwendung von CM-Cellulose in der Methodik von Condliffe und Bates (1956) konnten sie 70% der TSH- und 60% der LATS-Aktivität wiederfinden und außerdem die LATS-Aktivität um das 8- bis 12fache anreichern. Eine vollständige Trennung der biologischen Aktivitäten von TSH und LATS gelang durch die von Bates et al. (1959) beschriebene Alkoholpercolation. Hiernach ließ sich keine LATS-Aktivität mehr nachweisen, während TSH mit der gleichen Methode um das 40—60fache angereichert werden konnte. Unter Benutzung der von Bates und Condliffe (1960) angegebenen Modifikation der Percolation durch Zentrifugieren konnte McKenzie (1961a) jedoch eine geringe LATS-Aktivität in Seren von drei Patienten mit Hyperthyreose finden. McKenzie (1962b) beschrieb eine Methode zur Extraktion und Anreicherung von LATS durch Gelfiltration mit Sephadex. Hierdurch wurde die Aktivität in einer einzigen Fraktion um das 5—10fache gesteigert. Diese Ergebnisse wurden von Pinchera et al. bestätigt (1965b).

Adams und Kennedy (1962) beschrieben eine Extraktionsmethode für LATS durch kalte Äthanolpräcipitation. Da dieses Verfahren für eine γ-Globulintrennung benutzt wird, wies diese Tatsache ebenfalls auf einen Zusammenhang von

LATS und γ-Globulin hin, auch ADAMS (1965a) fand damit 86% der LATS-Aktivität wieder. DORRINGTON et al. (1965) verwandten zur Fällung 1,6 molares Ammoniumsulfat. Das Präcipitat wurde anschließend gegen 0,01 molare Phosphatpuffer in Wasser bei pH 6,6 dialysiert, darauf an DEAE-Cellulose-Säule unter Benutzung des gleichen Puffers chromatographiert. Auch mit 40%ig gesättigter Ammoniumsulfatlösung wurde LATS präcipitiert und angereichert (KRISS u. WALTER, 1963; KRISS et al., 1964). Unter Benutzung von Kaliumphosphatpuffer erreichten sie etwas bessere Ergebnisse, vor allem bei anschließender Reinigung durch Gelfiltration an DEAE-Sephadex. Die erste Fraktion, die säulen-chromatographisch gewonnen wurde, enthielt 60—80% der LATS-Aktivität bei 8—9facher Anreicherung gegenüber dem Originalserum. Die gewonnene Fraktion wurde durch Papierelektrophorese, Immunelektrophorese, Agardoppeldiffusion und Ultrazentrifuge untersucht. Es handelte sich hierbei um ein reines 7 S γ-Globulin. Auch anderen Arbeitsgruppen (DORRINGTON u. CARNEIRO, 1964; MEEK et al., 1964a; McKENZIE, 1965a; DORRINGTON et al., 1966a; BURKE, 1967b) gelang in ähnlicher Weise die Darstellung eines reinen IgG-Globulins mit hoher, etwa 10fach angereicherter LATS-Aktivität. In der Ultrazentrifuge (KRISS et al., 1964) ließ sich diese Substanz als einfacher Peak sedimentieren mit einem korrigierten Sedimentationskonstanten $(S_{20,w})$ von 6,5—6,65. Immunelektrophorese und Geldiffusion gegenAntihumanserum ergaben nur eine Präcipitationslinie an für IgG typischer Stelle. Nach Injektion dieser Präparationen ließen sich an Kaninchen nur monospezifische Antiseren erzeugen. MIYAI und WERNER (1966) isolierten LATS-IgG durch Chromatographie an DEAE-Cellulose und fraktionierten das IgG an CM-Cellulose. Sie fanden eine heterogene Verteilung der LATS-Aktivitäten in den IgG-Unterfraktionen und erreichten gegenüber dem Originalserum eine 30—37fache Konzentration.

c) Proteolyse von LATS-IgG

Die Wirkungen verschiedener proteolytischer Enzyme auf die biologische Aktivität von LATS im Serum wurde zuerst von McKENZIE (1963b) untersucht. Er fand, daß diese durch Trypsin, Subtilopeptidase, Proteasen aus dem Pankreas oder Papain nicht beeinflußt wurde. Starke Papaindigestion ergab eine Fraktion mit schilddrüsenstimulierender Aktivität, die immer noch LATS-Charakter besaß. Diese Fraktion durchlief eine Sephadex G-25-Säule wie Moleküle, deren Gewicht kleiner als 5000 war. Diese Ergebnisse haben bislang nicht bestätigt werden können.

Nach der Methode von PORTER (1959) wurde gereinigtes LATS-IgG mit Papain in einem Cystein-EDTA-aktivierten System hydrolysiert und so drei Fragmente von ungefähr gleicher Größe gewonnen. Obgleich die Originalversuche von PORTER (1959) mit Kaninchenantikörpern durchgeführt wurden, erscheint es hinreichend geklärt, daß auch Human-IgG in ähnlicher Weise von Papain gespalten wird (COHEN u. PORTER, 1964). In den Versuchen von DORRINGTON et al. (1966a) wurden die unspezifischen Sedimentationskonstanten von Human-IgG nach Papainandauung von 6,6 S auf 3,5 S verkleinert, was einer Reduzierung der Molekülgröße von etwa 150000 auf 50000 entspricht (NOELKEN et al., 1965). Diese Papainspaltung veränderte einschneidend die biologische Aktivität von LATS, wie DORRINGTON et al. (1964, 1965) und MEEK et al. (1964) nachwiesen.

Die verzögerte biologische Aktivität von LATS wurde nach der Proteolyse in eine TSH-ähnliche umgewandelt. Auch das Wirkungsmaximum war gegenüber dem intakten IgG vermindert. Die weitere säulenchromatische Aufarbeitung des Präparates an DEAE-Cellulose führte zu einer Trennung der Fab-Fragmente von den Fc-Fragmenten. Meek et al. (1964) beschrieben schilddrüsenstimulierende Wirkung ebenfalls nur für das von Porter (1959) bezeichnete Stück I von IgG, wobei es sich um die elektrophoretisch langsam wandernde Fraktion des mit Papain hydrolysierten IgG handelte (Palmer et al., 1962).

Die Tatsache, daß die Wirkungsdauer von LATS durch begrenzte Proteolyse verändert werden konnte, wurde verschieden gedeutet. Während Meek et al. (1964 b) hieraus schlossen, daß eine TSH-ähnliche Substanz an ein IgG gebunden ist, deuteten Dorrington et al. (1965) die Verkürzung der Wirkungsdauer als Folge der Molekülverkleinerung. Dorrington und Munro (1966) zeigten nämlich an einem in vitro-System (Brown u. Munro, 1966), das zur Messung der ^{131}J-Abgabe von ganzen Mäuseschilddrüsen diente, daß nach Fab-Fragment ähnlich viel ^{131}J abgegeben wurde, wie nach äquivalenten Mengen von Lats-IgG. Diese Ergebnisse, die ja unter Bedingungen gewonnen wurden, unter denen renale oder andere Formen der Clearance keine Rolle spielen, führten Dorrington u. Munro (1966) zu der Auffassung, daß Proteolyse die schilddrüsenstimulierende Aktivität von LATS-IgG nicht in dem Ausmaße reduziert, wie dies in in vivo-Versuchen gefunden wurde.

Dorrington et al. (1965) und Kriss et al. (1965) wiesen zudem nach, daß sich die Fab-Fragmente von LATS-IgG und TSH immunologisch unterschiedlich verhielten. Die verkürzte biologische Aktivität der durch Papainproteolyse gewonnenen Fab-Fragmente von LATS-IgG ließen sich durch IgG bzw. Fab-Antikörper, nicht durch Fc-Antikörper neutralisieren, während TSH-Antikörper keine Wirkung zeigten, sondern nur TSH neutralisierten. Meek (1967) berichtete allerdings über eine LATS-ähnliche Wirkung von TSH-Antikörper-komplexen, wobei jedoch die hierbei gewonnenen 8Std-Werte nicht ganz eindeutig waren.

Zu ähnlichen Ergebnissen führten Versuche, bei denen statt Papain Pepsin benutzt wurde (Dorrington et al., 1965 und 1966a; Kriss et al., 1965). In Abwesenheit eines reduzierenden Systems führte die Proteolyse von LATS-IgG mit Pepsin zu einem Fragment mit einer Sedimentationskonstanten von ungefähr 5 S entsprechend einem Molekulargewicht von 100000, welches gleichzusetzen ist mit zwei durch eine Disulfidbrücke verbundenen Fab-Fragmenten (Nisonoff et al., 1960). Diese Fragmente besaßen deutliche schilddrüsenstimulierende Wirkung wie LATS. Das Fc-Fragment war durch Pepsin weitestgehend hydrolysiert. Wurde zusätzlich ein reduzierendes System wie Cystein hinzugefügt, dann verkleinerte sich die Sedimentationskonstante des Fragmentes auf 3,2 S, ähnlich wie bei der Papainproteolyse. Die schilddrüsenstimulierende Wirkung verkürzte und verringerte sich im Wirkungsmaximum. Die durch Proteolyse mit Papain gewonnenen Fab-Fragmente von LATS-IgG und die Fab'-Fragmente nach Pepsinproteolyse verhalten sich also gleichartig, zumal sie auch bei der chemischen Analyse ähnlich waren (Mandy et al., 1961).

d) Reduktion von LATS-IgG

Das IgG besteht aus je zwei schweren und zwei leichten Ketten, die durch Disulfidbrücken miteinander verbunden sind. Diese lassen sich durch Reduktion trennen. Die schweren oder A-Ketten enthalten etwa 75% des Eiweißes, während die leichten oder B-Ketten die übrigen 25% enthalten (FLEISCHMAN et al., 1962, 1963). Reduktionsversuche mit LATS-IgG wurden von DORRINGTON et al. (1964) und von MEEK et al. (1964a) vorgenommen und ergaben unterschiedliche Resultate. Die erstere Arbeitsgruppe fand, daß die Behandlung von aktiven LATS-IgG mit 2-Mercapto-Äthanol und anschließender Alkylierung der freien Sulfhydrylgruppen mit Jodacetamid die LATS-Aktivität nicht signifikant erniedrigte und auch die Wirkungsdauer nicht veränderte. Nach MEEK et al. (1964a) verkürzte sich die Wirkungsdauer eindeutig. Beide Arbeitsgruppen fanden die Aktivität nicht in den leichten, sondern in den schweren Ketten. Allerdings war diese Aktivität der schweren Ketten bei DORRINGTON et al. (1964) wesentlich geringer. Sie fanden außerdem, daß das reduzierte LATS-IgG nur nach Dialyse gegen Essigsäure oder Propionsäure inaktiviert wurde. Das native Protein verhielt sich gegenüber solcher Behandlung außerordentlich stabil. Nach Angaben von DORRINGTON und MUNRO (1966) haben auch sie eine gegenüber LATS verkürzte schilddrüsenstimulierende Wirkung nach Verbesserung des Reduktionsverfahrens auf den schweren Ketten gefunden. Diese verkürzte Aktivität ließ sich wieder in eine LATS-ähnliche umwandeln, wenn die schweren Ketten mit den biologisch inaktiven leichten Ketten wieder verbunden wurden.

e) Zur Dissoziation von LATS und IgG

Die Tatsache, daß eine schilddrüsenstimulierende Aktivität mit einem IgG-Globulin verbunden ist, legte die Hypothese nahe, daß es sich hierbei evtl. um TSH handelt, das an einen solchen Serumeiweißkörper gebunden ist. Es wurden daher Versuche unternommen, LATS von dem IgG-Globulin zu dissoziieren. Die Behandlung mit hohen Konzentrationen von Natriumchlorid oder mit Harnstoff (DORRINGTON, 1964; McKENZIE, 1962b), mit Guanidin-Salzsäure, Essigsäure oder Ameisensäure (KRISS et al., 1965) ergab keine Abspaltung eines Proteins mit TSH-ähnlicher Aktivität, nachgewiesen durch anschließende Gelfiltration mit Sephadex-G-200.

7. Immunologische Eigenschaften

a) Entstehungsort von LATS

Nachdem feststand, daß LATS ein IgG-Globulin ist, mußte sich die Suche nach dem Entstehungsort auf die immunologisch kompetenten Zellen des reticuloendothelialen Systems konzentrieren. Tatsächlich gelang es McKENZIE und GORDON (1965a und b), in Lymphocytenkulturen von einem Patienten mit Hyperthyreose LATS zu erzeugen. In Anwesenheit von Phytohämagglutinin, welches die IgG-Synthese der immunologisch kompetenten Zellen stimuliert (ROBBINS, 1964), enthielt die Nährlösung geringe Mengen von LATS. Der Einbau ^{14}C-markierter Aminosäuren in IgG galt hierbei gleichzeitig als Nachweis der in vitro-Synthese. MIYAI et al. (1967) konnten ebenfalls mit Lymphocytenkulturen diese

Ergebnisse bestätigen und erweitern. Der größte Anteil der entstandenen LATS-Aktivität war in der IgG-Fraktion der Nährlösung zu finden und ließ sich mit Anti-IgG-Antiserum weitgehend neutralisieren. Unter der Vorstellung, daß das lymphatische Gewebe Hyperthyreosekranker mit hohem LATS-Nachweis diese Substanz besonders reichlich enthalten müßte, untersuchten Pinchera et al. (1965a) Extrakte von lymphatischem Gewebe einschl. Milz, das post mortem gewonnen wurde, ohne daß sie LATS fanden.

b) Die Neutralisation von LATS

α) Neutralisation durch Antikörper gegen Human-γ-Globulin- und TSH

Ein weiterer immunologischer Unterschied zwischen LATS und TSH scheint in ihrer unterschiedlichen Inaktivierbarkeit durch spezifische Antikörper zu liegen. Weder Adams et al. (1962) noch McKenzie und Fishman (1960) gelang es, LATS mit Antiseren gegen Human- bzw. Rinder-TSH zu inaktivieren bei vollständiger Inaktivierung von TSH. Werner et al. (1960 und 1961) konnten LATS dagegen durch Antiseren gegen Rinder-TSH neutralisieren. Allerdings handelte es sich hierbei um Hyperimmunglobulinseren. Zudem war bei der ersten Publikation eine Konzentrationsmethode von LATS verwandt worden, von der man heute weiß, daß sie LATS zerstört. Dorrington und Munro (1965) bestätigten die erstgenannten Ergebnisse, indem sie Antiseren gegen TSH und IgG-Globulin benutzten. Danach ist TSH nur durch TSH-Antikörper und LATS nur durch IgG-Antikörper neutralisierbar. Eine Kreuzreaktion zwischen TSH und LATS besteht nicht. Diese Neutralisierbarkeit von LATS mit Antiseren gegen Human-IgG-Globulin konnte auch weiterhin bestätigt werden (Dorrington et al., 1965; Kriss et al., 1964; Meek et al., 1964a).

Auch nach Proteolyse behielten die gewonnenen Fragmente mit verkürzter schilddrüsenstimulierender Aktivität ihren gegenüber TSH unterschiedlichen Antigencharakter. So ließ sich das durch Papaindigestion gewonnene Fab-Fragment von LATS-IgG mit verkürzter schilddrüsenstimulierender Aktivität zwar durch Antikörper gegen IgG und Fab neutralisieren, nicht aber mit Antikörper gegen TSH und auch nicht mit solchen gegen das Fc-Fragment (Dorrington et al., 1965; Kriss et al., 1965). Dagegen stehen allerdings die Ergebnisse von Meek (1967), der eine LATS-ähnliche Aktivität durch Bildung von TSH-Antikörper-komplexen erzielen konnte. Diese Befunde wurden jedoch kritisch betrachtet (Burke, 1968a); auf sie wird noch einzugehen sein (s. u.).

Kriss (1968) konnte nachweisen, daß mit Antiseren gegen die B-Kette von IgG, und zwar sowohl mit Anti-κ- und Anti-λ-Antiseren, LATS inaktiviert wurde.

β) LATS und Schilddrüsengewebe: Neutralisation oder Inaktivierung?

In Neutralisationsversuchen zeigten Weisbecker et al. (1967), daß LATS weder mit den bekannten Thyreoglobulinantikörpern noch mit den gegen die Mikrosomenfraktion der Schilddrüsenepithelien gerichteten komplementbindenden Antikörpern identisch sein kann. Die Neutralisationsversuche für letztere wurden allerdings nur so durchgeführt, daß die komplementbindenden Schilddrüsenantikörper neutralisiert waren, während die LATS-Aktivität erhalten blieb, d. h. bei dieser Vergleichsuntersuchung wurde nicht grundsätzlich die Frage der LATS-Inaktivierbarkeit durch Schilddrüsengewebe gestellt.

KRISS et al. (1964) inkubierten LATS-haltiges Serum mit Homogenaten von Hundeschilddrüsen sowie anderer Gewebe. Eine gewisse Reduzierung der LATS-Aktivität ließ sich durch Inkubation mit allen, außer Milzgewebe beobachten; dieser Aktivitätsverlust stieg jedoch auf das 10fache nach Inkubation mit Schilddrüsengewebe. Auch nach Inkubation mit menschlichen Schilddrüsenschnitten konnte dieser Befund bestätigt werden. Dagegen stehen die Ergebnisse von PINCHERA et al. (1965a), die die LATS-Aktivität weder inaktivieren noch verändern konnten, wenn sie LATS-positives Serum mit Schnitten bzw. Membranpräparationen toxischer Schilddrüsen inkubierten.

Zu unterschiedlichen Ergebnissen hinsichtlich der Organspezifität bei der LATS-Inaktivierung kamen DORRINGTON et al. (1966b) und EL KABIR et al. (1966). Während erstere zwar durch Inkubation mit Schilddrüsenpräparationen LATS inaktivieren konnten und mit Homogenaten vom menschlichen Myometrium keinen solchen Effekt sahen, beschrieben letztere, daß sich durch Inkubation mit Homogenaten von Nieren- bzw. Muskelgewebe LATS ähnlich wie mit Schilddrüsengewebshomogenaten inaktivieren ließ. EL KABIR et al. (1966) fanden jedoch keine Erklärung dafür, daß LATS teilweise auch durch anderes Gewebe, das nicht von der Schilddrüse stammt, inaktivierbar ist. Auch war diese Hemmwirkung mit zunehmender Konzentration von Gewebe nicht zu steigern. Beide Arbeitsgruppen gingen davon aus, daß die Hemmung der LATS-Aktivität seiner Absorption durch Gewebshomogenate bzw. durch Schilddrüsenmikrosomen entspricht. Diese Annahme konnte auch von BEALL und SOLOMON (1965, 1966a und b) bestätigt werden. Sie schlossen aus ihren Ergebnissen, daß es sich hierbei um eine Antigen-Antikörper-Reaktion handelte. LATS wurde organspezifisch von Schilddrüsenmikrosomen inaktiviert und ließ sich durch Trennung in saurem Milieu wiedergewinnen und sogar konzentrieren, wenn es vorher an die Mikrosomenfraktionen der Schilddrüse adsorbiert wurde. Das Eluat enthielt nämlich im Verhältnis zu seinem IgG-Gehalt viel mehr LATS als das Ausgangsserum. Hieraus mußten BEALL und SOLOMON schließen, daß es sich bei der Bindung um eine organspezifische Antigen-Antikörper-Reaktion handelte. Die Untersuchungen über die Reaktionen von Schilddrüsenmikrosomen mit TSH führten zu unterschiedlichen Ergebnissen. Während DORRINGTON et al. (1966b) und auch BURKE (1967a) eine mit der LATS-Inaktivierung übereinstimmende Hemmung von TSH durch Schilddrüsenmikrosomen nicht fanden, beschrieben BEALL und SOLOMON (1966b) eine solche Hemmbarkeit von Rinder-TSH durch Inkubation mit Schilddrüsenmikrosomen.

BURKE (1967b) hielt auf Grund seiner Ergebnisse die Reaktionen zwischen LATS und Schilddrüsenmikrosomen nicht für den Ausdruck einer Antigen-Antikörper-Reaktion. In einer weiteren Untersuchung (1968d) konnte er zeigen, daß die LATS-Inaktivierbarkeit durch Schilddrüsenmikrosomen vermindert bzw. aufgehoben wird, wenn man vorher mit TSH inkubiert. Er schloß hieraus, daß LATS und TSH ähnliche schilddrüsenstimulierende Gruppierungen besitzen, die jedoch keinen Antigencharakter haben, und daß die Hemmung bzw. die Absorption von LATS durch Schilddrüsenmikrosomen keine immunspezifische Neutralisation ist. Hierfür spricht auch, daß die Bindung von LATS an die Schilddrüsenmikrosomen reversibel ist (Burke, 1967a), denn LATS läßt sich unter Bedingungen von der Mikrosomenfraktion abtrennen, die ungeeignet sind für die Spaltung von Antigen-Antikörperkomplexen (Burke, 1968a). Gegen eine Antigen-Antikörperreaktion spricht auch, daß LATS seine schilddrüsenstimulierende Aktivität auch bei den Mäusen beibehält, die kein Komplement besitzen (Kohler et al., 1967).

Nach Beall und Solomon (1967) wurde durch Hemmung der proteolytischen Fermente die Inaktivierung von LATS durch Schilddrüsenmikrosomen nicht beeinflußt. Diese Befunde widersprechen der Hypothese, daß LATS enzymatisch in den Schilddrüsenmikrosomen zerstört wird. Gegenüber den Befunden von Dorrington et al. (1966b) und Beall und Solomon (1966b) fanden Berumen et al. (1967), daß nicht die Mikrosomenfraktion, sondern der Zellsaft die größte LATS-inaktivierende Wirkung besitzt.

Wong und Litman (1967) markierten mit ^{125}J das Eiweißeluat, das sie aus Schilddrüsenmikrosomen, die vorher mit LATS-haltigem Serum inkubiert waren, in saurem Milieu gewonnen hatten. Hierdurch halten sie einen in vitro-Nachweis von LATS ähnlich den Radioimmunonachweisen für Proteohormone für möglich.

Adams und Kennedy (1967) fanden im Serum Hyperthyreosekranker ein IgG-Globulin, das die Inaktivierung von LATS durch Schilddrüsenextrakte verhindern kann. Dieser "protector" von LATS ließ sich bei Hyperthyreosen in größerer Menge als LATS nachweisen. Da dieser "protector" anscheinend nicht die schilddrüsenstimulierende Wirkung von LATS stört, sondern nur seine Inaktivierbarkeit durch Schilddrüsenextrakte, kamen die Autoren zu dem Schluß, daß LATS durch zwei verschiedene aktive Gruppen auf die Schilddrüsenzelle reagiert. Die eine aktive Gruppe dürfte somit ähnlich wie TSH für die schilddrüsenstimulierende Wirkung verantwortlich sein und wird durch den "protector" nicht gestört. Die andere Gruppe dagegen bedingt die Bindung und Inaktivierung durch Schilddrüsenextrakte und wird durch den "protector" davor geschützt, indem dieser möglicherweise die größere Bindungsaffinität besitzt. In diesem Zusammenhang soll nochmals auf die Ergebnisse von Weisbecker et al. (1967) verwiesen werden, die durch Inkubation mit Schilddrüsenmikrosomen LATS nicht inaktivieren konnten, wohl aber die gegen die Mikrosomenfraktionen der Schilddrüse gerichteten komplementbindenden Antikörper. Beide IgG-Globuline waren in den untersuchten Seren nachweisbar. Es wäre deshalb möglich, daß es sich bei dem LATS-"protector" um eben diese komplementbindenden Schilddrüsenantikörper handelt, die anscheinend eine größere Affinität zur Mikrosomenfraktion besitzen.

c) Tierexperimentelle Erzeugung von LATS

Da LATS physiko-chemisch und immunologisch den IgG-Globulinen zugerechnet werden mußte und außerdem durch Inkubation mit Schilddrüsenextrakten, insbesondere mit der Mikrosomenfraktion, inaktiviert wurde, lag es nahe, das korrespondierende Antigen in der Schilddrüse, vor allem in der Mikrosomenfraktion, zu suchen und diese Vermutung durch tierexperimentelle Erzeugung von LATS zu sichern. Tatsächlich gelang es verschiedenen Arbeitsgruppen (Pinchera et al., 1965, 1966; McKenzie, 1967a, 1967b; Solomon u. Ball, 1967), durch Immunisierung von Kaninchen mit Homogenaten und/oder Mikrosomenfraktionen menschlicher Schilddrüsen ein Antiserum zu gewinnen, das an Mäusen eine LATS-ähnliche Aktivität besitzt. SOLOMON und BEALL (1968) fanden für die so gewonnene schilddrüsenstimulierende Substanz folgende Eigenschaften: 1. läßt sie sich mit 40—50%iger gesättigter Ammoniumsulfatlösung präzipitieren, 2. wandert sie bei der Säulenchromatographie mit Sephadex G 200 mit den 7-S-Globulinen, 3. läßt sie sich nicht wie TSH mit Äthanol-Kochsalz-Lösungen extrahieren, 4. wird sie wie LATS von DEAE-Cellulose grundsätzlich in der ersten Fraktion (0,01 M Phosphat) eluiert, jedoch erscheint sie auch in der zweiten und den folgenden Fraktionen wie TSH, 5. läßt sie sich einerseits durch Inkubation mit Anti-Kaninchen-γ-Globulin von Ziegen und teilweise auch Anti-TSH-γ-Globulin hemmen, 6. wird sie durch Inkubation mit Schilddrüsenmikrosomen inaktiviert. Diese Autoren (BEALL u. SOLOMON, 1968) zeigten wie auch BURKE (1968b), daß durch die Immunisierung mit Schilddrüsenmikrosomen im Kaninchenserum weitere zirkulierende Schilddrüsenantikörper in hohen Titern nachweisbar sind.

McKENZIE (1968) fand ebenfalls die Kriterien für die schilddrüsenstimulierende Substanz in Kaninchenseren, die diese von TSH unterschieden: einmal konnte sie nicht signifikant, wenn auch teilweise, durch TSH-Antiseren neutralisiert werden, zum anderen ließ sich ihre Aktivität durch Thyroxinsuppression nicht senken und außerdem ließ sie sich mit den γ-Globulinen extrahieren. Allerdings konnte McKENZIE keine Hemmung durch Anti-Kaninchen-γ-Globulin-Serum erzielen.

Über den Schilddrüsenstoffwechsel bei den immunisierten Kaninchen herrscht noch weitgehend Unklarheit. Nach BEALL und SOLOMON (1968) sind in den Seren PB^{127}J und Thyroxin vermehrt, die "resin"-Aufnahme von ^{131}J-Trijodthyronin jedoch erniedrigt. Die Aufnahme von ^{131}J durch die Schilddrüse, das Serum PB^{131}J und die Konversionsraten blieben bei Immunisierung unverändert. McKENZIE (1968) fand zumindest teilweise erhöhte ^{131}J-Aufnahmewerte. Die ^{131}J-Abgabe war zwar normal, ließ sich aber nicht durch L-Thyroxin supprimieren. Das Wirkungsmaximum dieser Substanz lag bei BEALL und SOLOMON (1968) und bei McKENZIE (1968) zwischen den typischen Zeitpunkten für TSH und LATS. Beide Arbeitsgruppen halten es für wahrscheinlich, daß neben dem schilddrüsenstimulierenden γ-Globulin auch die TSH-Werte erhöht sind. BURKE (1968b) fand eine LATS-ähnlichere Aktivität, die jedoch nach Absetzen der Immunisierung schnell zurückging und auch nur nach den ersten Immunisierungsserien nachweisbar war. Zudem wurde LATS nicht bei allen Versuchstieren gefunden im Gegensatz zu den Antikörpern gegen Schilddrüsenmikrosomen, Thyreoglobulin und gegen Ribosomen. Auch fehlten bei den immunisierten Versuchstieren Überfunktionszeichen. Während das Gesamtthyroxin im Serum zunahm, waren die Werte für das freie Thyroxin, für die ^{131}J-Aufnahme und die Hormonabgabe der Schilddrüse unverändert. Eine Korrelation zwischen schilddrüsenstimulierender Aktivität und den Titern der präzipitierenden Antikörper gegen menschliche Mikrosomen ließ sich nicht feststellen, desgleichen fanden sich keine immunologisch nachweisbaren Kreuzreaktionen in vitro zwischen Kaninchenantiseren und LATS-ähnlicher Aktivität mit Schilddrüsengewebe (BURKE, 1968a).

d) Zusammenfassende Bemerkungen zur Frage: Ist LATS ein echter Antikörper?

Betrachtet man die physiko-chemischen und die immunologischen Eigenschaften von LATS, so erscheint es evident, daß es sich hierbei um ein IgG-Globulin mit allen Eigenschaften eines Autoantikörpers handelt. Allerdings besitzt dieses IgG-Globulin zusätzlich die biologische Eigenschaft der Schilddrüsenstimulierung. Als Bildungsort für LATS müssen die immunologisch kompetenten Zellen des RES, vor allem die Lymphocyten angenommen werden. Auf eine weitere Eigenschaft von LATS, nämlich die Supprimierbarkeit durch Corticosteroide im Sinne einer Immunsuppresion, wird noch einzugehen sein, desgleichen auf das gemeinsame Vorkommen von LATS und weiteren zirkulierenden Schilddrüsenantikörpern.

Die Frage nach dem korrespondierenden Antigen für den Antikörper LATS ist bis heute nicht in letzter Konsequenz beantwortet. Vieles spricht dafür, daß dieses korrespondierende Antigen in der Schilddrüse und hier vor allem in der Mikrosomenfraktion zu suchen ist. Für diese Annahme lassen sich als wichtigste Befunde die Inaktivierbarkeit von LATS durch Inkubation mit Schilddrüsenmikrosomen und die tierexperimentelle Erzeugung einer LATS-ähnlichen Aktivität nach Immunisierung von Kaninchen mit Schilddrüsenmikrosomen anführen. Beide Befunde sind nicht ganz unwidersprochen geblieben, zumindest ist bislang ihre endgültige Beweiskraft beschränkt. Bei der tierexperimentellen Erzeugung ist eingewendet worden, daß die Schilddrüsenaktivität nur nach den ersten "booster"-Injektionen nachweisbar war und außerdem keines der verwendeten Versuchstiere an Hyperthyreose erkrankte. Erwähnt sei außerdem die Hemmung der LATS-Inaktivierbarkeit durch Schilddrüsenmikrosomen nach Vorgabe von TSH.

Alle konventionellen immunologischen Untersuchungen, die LATS als einen Antikörper gegen Schilddrüsenantigene ausweisen sollen, sind weitgehend negativ verlaufen. So konnten Dorrington und Munro (1966) unter Benutzung einer "sandwich"-Methode mit Fluorescein markiertem Antihuman-IgG von Kaninchen an Schilddrüsengefrierschnitten LATS-IgG nicht lokalisieren. Blum et al. (1967a und b) beschrieben eine Immunfluorescenzmethode zum Nachweis von TSH und LATS im menschlichen Serum. Hierbei fanden sie TSH im Kern der Schilddrüsenzelle lokalisiert, während bei Seren von Patienten mit Hyperthyreose fast ausschließlich eine Fluorescenz des Cytoplasmas nachgewiesen wurde. Allerdings ist nicht ganz klar, ob dieser Befund tatsächlich auf LATS oder auf den LATS-"protector" oder gar noch andere Schilddrüsenantikörper ohne LATS-Aktivität zurückzuführen ist. Burke (1968a) konnte durch indirekte Immunfluorescenz (Bentner et al., 1965) nicht alle Befunde von Blum et al. (1967a und b) bestätigen, wobei er ebenfalls mit TSH die Kernfluorescenz nachwies. Kürzlich beschrieben Burke und Yuan (1969) allerdings unter Benutzung eines LATS-positiven Serums und Gefrierschnitten menschlicher Schilddrüsen eine cytoplasmatische Fluorescenz, die gegen polare Lösungsmittel resistent war, fanden jedoch keine Korrelation zwischen Fluorescenztiterstufen und LATS-Aktivität im Serum.

El Kabir et al. (1968) versuchten, Ferritin-markiertes LATS-IgG in Follikelzellen der Mäuseschilddrüsen zu lokalisieren und fanden, daß LATS vor allem mit der Zellmembran reagiert.

Es gibt eine Reihe weiterer Befunde, die gegen eine Antigen-Antikörperreaktion zwischen Schilddrüsenmikrosomen und LATS-IgG sprechen. So zeigten Beall und Solomon (1966b), daß Reaktionen von menschlichem LATS und Schilddrüsenmikrosomen kein Komplement binden, obwohl, wie sie später fanden (Beall u. Solomon, 1968a), bei der tierexperimentellen Erzeugung LATS-ähnlicher Aktivitäten immer gleichzeitig komplementbindende, gegen die Mikrosomenfraktion gerichtete Antikörper entstehen. KOHLER et al. (1967) beobachteten, daß auch an Mäusen mit Komplementmangel LATS nachzuweisen ist und schlossen daraus, daß der Nachweis der LATS-Aktivität nicht von einem kompletten und intakten Komplement-System abhängt und außerdem nicht durch ein solches gesteigert wird. BURKE (1967b) konnte zeigen, daß trotz Anwendung verschiedener immunologischer Methoden eine sichere Antigen-Antikörperreaktion von LATS-IgG und Schilddrüsenzellfraktion nicht besteht. Die Frage nach dem korrespondierenden Antigen muß also letztlich noch offen bleiben.

KRISS et al. (1964), MCKENZIE (1965b und c), DORRINGTON und MUNRO (1966) sowie auch EMRICH und VON ZUR MÜHLEN (1967) diskutieren im Zuge der Theorie von JACOB und MONOD (1961), daß LATS evtl. ein Antikörper gegen den Repressor für die Synthese derjenigen Enzyme sei, welche für die Bildung der Schilddrüsenhormone verantwortlich sind. Die Tatsache (KRISS et al., 1964), daß eine Vorbehandlung der Versuchstiere mit Actinomycin D oder Puromycin den Gehalt an LATS und TSH reduzierte, ist der bislang einzige Hinweis, der diese Hypothese zu rechtfertigen scheint. Allerdings ist darauf hinzuweisen, daß beide Substanzen stark toxisch wirken und daß diese Wirkung weder spezifisch noch in diesem Zusammenhang bestätigend für diese Hypothese ist.

Offen muß auch noch bleiben, ob LATS nun tatsächlich ein reiner Antikörper gegen ein noch nicht sicher bekanntes Antigen der Schilddrüse oder ein Antigen-Antikörperkomplex mit biologischer Aktivität im Sinne einer thyreostimulierenden Wirkung ist. So schließen KIRKHAM (1966) und MEEK et al. (1964), MEEK (1967), WEISBECKER et al. (1967) diese Möglichkeit nicht aus. SCHEMMEL et al. (unveröfft.) konnten zeigen, daß die LATS-Aktivität nach Ultrafiltration in saurem Milieu im Überstand bei Renaturierung und weiterhin positivem Antikörperbefund deutlich geringer war, während dieser Überstand nach Inkubation mit einem angereicherten, bei neutralem pH gewonnenen Ultrafiltrat (Mol.-Gew. bis 50000) wiederum eindeutige schilddrüsenstimulierende Wirkung zeigte. Allerdings bleibt, selbst wenn LATS ein Anti-Antikörperkomplex ist, das Antigen weiterhin unbekannt. Man könnte diskutieren, daß es sich bei dem Antigen um einen TSH-Metaboliten der Schilddrüse handelt. Dann wären die positiven LATS-ähnlichen Nachweise nach "booster"-Injektionen weniger auf erhöhte Antikörpertiter als auf erhöhte Antigen-Antikörperkomplexe zurückzuführen.

II. Klinischer Teil

1. LATS bei Hyperthyreosen

Die bisherigen Angaben über das prozentuale Vorkommen von LATS bei Hyperthyreosen schwanken erheblich. Sowohl MCKENZIE (1965b) als auch ADAMS (1965b) weisen darauf hin, daß LATS nicht in allen Fällen von Hyperthyreose nachweisbar ist und machten hierfür die so geringe Empfindlichkeit der Methode verantwortlich. Tatsächlich gelang es, durch Konzentration die positive Nachweisrate bei Hyperthyreosen deutlich zu erhöhen (PURVES u. ADAMS, 1961, 1963; CARNEIRO et al., 1966a), während dies mit Seren von euthyreoten Kontrollpersonen nicht gelang (BURKE, 1967b; CARNEIRO et al., 1966a). Die prozentualen Anteile der positiven LATS-Nachweise bei Hyperthyreosen in den verschiedenen

Arbeitsgruppen sind von Kirkham (1966) und von Emrich und von zur Mühlen (1967) zusammengestellt worden. Emrich und von zur Mühlen (1967) kamen bei der Auswertung der Ergebnisse verschiedener Arbeitsgruppen zu folgenden Prozentzahlen: Bei Schilddrüsengesunden findet sich LATS in 14,4% (Horster et al., 1967b; Kurihara et al., 1965; McKenzie, 1961a; Major u. Munro, 1962; Pinchera et al., 1965), bei Euthyreose mit diffuser oder nodulärer Struma in 5,1% (Carneiro et al., 1966a; Hoffmann u. Hetzel, 1966; Horster et al., 1967b; Kurihara et al., 1965; Major u. Munro, 1962; Pimstone et al., 1964). Bei unbehandelten Hyperthyreosen ohne Rücksicht auf das Vorliegen einer Struma und endokriner Ophthalmopathie ließ sich LATS nach dieser Zusammenstellung in 53,5% der Fälle nachweisen (Horster et al., 1967b; Kurihara et al., 1965; McKenzie, 1961a; Major u. Munro, 1962; Pimstone et al., 1963; Pinchera et al., 1965, und Seif, 1967). Außerdem liegen Untersuchungsergebnisse für Hyperthyreosen von Burke (1967c), Carneiro et al. (1966b), Solomon et al. (1964), Weisbecker et al., (1967), Ziemke et al. (1968) und Kriss et al. (1967a) vor. Insgesamt schwanken die Angaben über den Anteil der positiven LATS-Nachweise zwischen 25 und 79%. Beim toxischen Adenom fand McKenzie (1965b) kein LATS. Eine Parallelität zwischen Vorkommen und Höhe von LATS und weiteren Parametern der Schilddrüsenüberfunktion fanden Carneiro et al. (1966), nicht dagegen Noguchi et al. (1964) und Bonnyns et al. (1968). Die erheblichen Schwankungen der LATS-Nachweise bei Hyperthyreosen werden weniger durch methodische Unterschiede als vor allem durch die unterschiedliche untere Nachweisgrenze erklärt. Burke (1968a) kommt auf Grund der Ergebnisse nach Konzentration der Seren Hyperthyreosekranker zu der Ansicht, daß wahrscheinlich LATS in fast allen Fällen von Hyperthyreose zu finden ist.

Ergänzend muß erwähnt werden, daß Kumahara et al. (1965) und Kumahara et al. (1967) in Hypophysen Hyperthyreosekranker eine weitere Abnahme schilddrüsenstimulierender Substanz fanden, die möglicherweise mit dem von Adams und Beaven (1962) im Serum nachgewiesenen "short-acting abnormal thyroid stimulator" identisch ist.

2. LATS und endokrine Ophthalmopathie

Ob und in welcher Weise LATS einen Einfluß auf die Entwicklung der endokrinen Ophthalmopathie bei der Hyperthyreose besitzt, ist bis heute nicht vollkommen geklärt. Bekanntlich sind diese Augenveränderungen häufig ein klinisches Leitsymptom bei der Hyperthyreose. Die Pathogenese dieser Erscheinungen ist im letzten unklar, obwohl hierfür ein Protein angeschuldigt wird, das diese Augenveränderungen hervorrufen und unterhalten soll. Es gelang nämlich Dobyns und Wilson (1954) erstmalig, mit Seren von Patienten mit endokriner Ophthalmopathie im Tierexperiment einen Exophthalmus auszulösen. Die hierfür verantwortliche Substanz bezeichneten sie als "Exophthalmos producing substance" (EPS). Sie wurde später von Horster (1967) „Exophthalmus produzierender Faktor" (EPF) genannt. Es kann als sicher gelten, daß es sich hierbei um ein Protein des Hypophysenvorderlappens handelt, das dem TSH nahesteht. Die Angaben über die Nachweisraten von EPS bei endokriner Ophthalmopathie schwanken jedoch erheblich bei den einzelnen Arbeitsgruppen (Weisbecker et al.,

1969). Hinsichtlich weiterer Einzelheiten über die physiologischen, chemischen, immunologischen Eigenschaften sowie über Vorkommen und Nachweismethoden von EPS sei auf die zusammenfassenden Arbeiten von DOBYNS (1966), TALLBERG (1964) und HORSTER (1967) verwiesen. Nach den Ergebnissen von HORSTER et al. (1967b) und von DOBYNS et al. (1965) ist es jedoch unwahrscheinlich, daß LATS und EPF identisch sind. Nur wenige vergleichende Untersuchungen über das gemeinsame Vorkommen von LATS und EPF liegen bis heute vor (PIMSTONE et al., 1965; DOBYNS et al., 1965; HENNEN et al., 1965; KREYSING et al., 1968). Hieraus geht hervor, daß beide Substanzen zwar häufig gemeinsam vorkommen, jedoch keinesfalls vollständig korrelieren.

Schwierigkeiten ergeben sich schon aus der Tatsache, daß Entwicklung und Fortschreiten der Augensymptome und Zunahme der Hyperthyreosezeichen keineswegs immer parallel laufen. In vielen Fällen kommt es zur endokrinen Ophthalmopathie, wenn die Schilddrüsenüberfunktion bereits abgeklungen bzw. erfolgreich behandelt worden ist. Auch dieses weist darauf hin, daß hier zwei pathogenetische Mechanismen im Spiele sein müssen. Denn auch bei klinischer Euthyreose kann die endokrine Ophthalmopathie beobachtet werden. Allerdings lassen sich auch in diesen Fällen funktionsanalytisch deutlich Störungen der Schilddrüsenfunktion nachweisen (HORSTER, 1967). Jedoch fanden sich in vielen Fällen von schwerer Ophthalmopathie auch hohe LATS-Werte (MAJOR u. MUNRO, 1962; PIMSTONE et al., 1964, 1965; McKENZIE, 1961 und NOGUCHI et al., 1964); auch hier konnten Beispiele von stark positiven LATS-Nachweisen ohne Ophthalmopathie und umgekehrt von schwerer Ophthalmopathie ohne positiven LATS-Nachweis aufgezeigt werden. MAJOR und MUNRO (1962) und McKENZIE (1962a) fanden keine Relation zwischen dem Schweregrad der Augensymptome und den LATS-Werten. LIPMAN et al. (1967) prüften an 439 Patienten das gemeinsame Vorkommen von LATS mit den verschiedenen Erscheinungen der Hyperthyreose, wobei diese einzeln als auch kombiniert vorhanden waren. Sie zeigten, daß das Vorkommen von LATS mehr mit der Zahl der Leitsymptome der Hyperthyreose (Schilddrüsenüberfunktion, Augensymptome, Hauterscheinungen) korrelierte als mit dem Schweregrad eines dieser Symptome. Dennoch halten sie für die Prognose der Ophthalmopathie laufende LATS-Bestimmungen für notwendig.

3. LATS und prätibiales Myxödem

Nach den Befunden von HOFFMANN und HETZEL (1966), KRISS et al. (1964), PIMSTONE et al. (1964) sowie PINCHERA et al. (1965) ließ sich in allen Fällen von prätibialem Myxödem bei Hyperthyreose LATS im Serum nachweisen. Dies bedeutet, daß weniger die Symptomatik der Schilddrüsenüberfunktion und auch nicht die endokrine Ophthalmopathie, sondern nur das prätibiale Myxödem mit Sicherheit einen positiven LATS-Nachweis erwarten läßt. KRISS et al. (1964) deuteten dies auch als Hauterscheinung einer Antigen-Antikörperreaktion. Jedoch ist auch hier die Pathogenese, insbesondere die direkte Bedeutung von LATS ungeklärt. PIMSTONE et al. (1965) konnten in diesem Zusammenhang nicht nur hohe LATS-Werte im Serum nachweisen. Es gelang ihnen auch, nach Extraktion von Gewebe des prätibialen Myxödems in diesem eine allerdings geringe LATS-Aktivität nachzuweisen. DORRINGTON und MUNRO (1966) und BURKE (1968a) weisen darauf hin, daß es eine Reihe von Fällen mit hohen LATS-Werten ohne prätibiales Myxödem gibt und andererseits Seren von Patienten mit prätibialem Myxödem nur geringe LATS-Werte zeigten. Es ist daher nicht anzunehmen, daß LATS nur für diese Hauterscheinungen eine pathogenetische Bedeutung zukommt, nachdem seine Rolle als echter Schilddrüsenstimulator als gesichert angesehen werden muß. Trotzdem muß das prätibiale Myxödem als ein sicherer Hinweis für vorhandene LATS-Aktivitäten gelten. Benoit und Greenspan (1967) berichteten, daß sich unter Corticoid-Therapie der Lokalbefund besserte, die LATS-Aktivitäten aber nicht korrelierend gesenkt wurden. Kriss et al. (1967 b) konnten andererseits zeigen, daß unter der Steroid-Behandlung auch LATS in geringeren Werten nachzuweisen war und sich gleichzeitig das prätibiale Myxödem zurückbildete.

4. LATS bei Neugeborenen-Hyperthyreosen

Bei der Neugeborenen-Hyperthyreose handelt es sich um ein außerordentlich seltenes Krankheitsbild. In der Literatur finden sich seit der ersten Beschreibung von White (1912) nur insgesamt 42 Fälle (McKenzie, 1964; Sunshine et al., 1965; Rosenberg et al., 1963; Elsas et al., 1967). Die Erkrankung ist dramatisch, und sechs Todesfälle sind beschrieben worden. Jedoch bildeten sich die Symptome bei den übrigen Fällen innerhalb von 1—3 Monaten vollständig zurück. Es gibt eindeutige Hinweise dafür, daß die Neugeborenen-Hyperthyreose nur dann auftritt, wenn die Mutter der Kinder während der Schwangerschaft oder kurz davor an einer Hyperthyreose erkrankt war. Die Annahme schien daher berechtigt, daß während der Schwangerschaft der pathogenetische Faktor auf den Feten durch die Placenta übertragen wurde.

Tatsächlich konnte LATS in 6 Fällen in Seren von Neugeborenen und Hyperthyreose gefunden werden (McKenzie, 1964; Sunshine et al., 1965; Elsas et al., 1967) und hierbei waren auch die Seren der Mütter LATS-positiv. Demnach hatte LATS nach Überwindung der Placentaschranke im kindlichen Kreislauf die Schilddrüse stimuliert und zur Überfunktion geführt. Hierdurch wird außerdem die Rückbildung der Krankheitssymptome nach 3—12 Wochen erklärt. Es ergab sich eine Halbwertszeit für LATS im Serum von Neugeborenen von 6—7 Tagen (Sunshine et al., 1965). Der passagere Charakter dieses Krankheitsbildes wird durch den Abbau von LATS im Neugeborenenorganismus erklärt.

5. LATS und zirkulierende Schilddrüsenantikörper

1956 beschrieben Roitt et al., 1957 Roitt und Doniach und 1958 Roitt et al. im Serum von Patienten mit Hashimoto-Thyreoiditis zirkulierende Antikörper gegen menschliches Thyreoglobulin. Gleichzeitig gelang es Witebsky und Rose (1956) und Rose und Witebsky (1956), durch Injektion von Schilddrüsenhomogenaten am Kaninchen eine Thyreoiditis auszulösen, die histologisch der menschlichen Thyreoiditis ähnlich ist. Bis heute sind insgesamt vier Schilddrüsenantigene bekannt geworden, deren zirkulierende Antikörper sich im Serum nachweisen lassen: 1. Die Thyreoglobulinantikörper, die durch passive cutane Anaphylaxie, Präcipitation, Co-Präcipitation mit ^{131}Jod-Thyreoglobulin, Agglutination an Latexpartikeln, Immunfluorescenz sowie durch die passive Hämagglutination als heute gängigste Methode nachgewiesen werden (MÜLLER et al., 1966; FEDERLIN, 1969), 2. Antikörper gegen die Mikrosomenfraktion der Schilddrüsenepithelien, die als komplementbindende Antikörper bestimmt werden (BELYAVIN u. TROTTER, 1959; ROITT u. DONIACH, 1958; ANDERSON et al., 1959), 3. Antikörper gegen ein weiteres Kolloid-Antigen, die nur mit der Immunfluorescenzmethode nachweisbar sind (BALFOUR et al., 1961), 4. in letzter Zeit sind zirkulierende Antikörper gegen ein weiteres Schilddrüsenantigen bekannt geworden, das sich an der Zelloberfläche der Follikelepithelien befindet (PERSSON et al., 1968). Untersuchungen über eine etwaige Korrelation der zirkulierenden Schilddrüsenantikörper und LATS bei Hyperthyreose führten zu unterschiedlichen Ergebnissen, so daß hier eine endgültige Aussage nicht möglich erscheint. Während einige Untersuchungsgruppen (WEISBECKER et al., 1966; ZIEMKE et al., 1968; BONNYNS, 1967) eine eindeutige Vergesellschaftung von LATS mit zirkulierenden Schilddrüsenantikörpern, vor allem Thyreoglobulinantikörpern, fanden, konnten andere Untersucher (MAJOR u. MUNRO, 1962; DEPISCH, 1968; KRISS et al., 1967a; SEIF, 1967) solche Beziehung nicht aufzeigen. Die Diskrepanz erklärt sich ganz eindeutig aus den unterschiedlichen Nachweisraten für LATS und Schilddrüsenantikörper bei den verschiedenen Untersuchungsgruppen. Es ist offensichtlich, daß bei einer relativ hohen Nachweisrate von LATS bei prozentual geringem Antikörpernachweis keine Beziehung zu erwarten ist, daß aber umgekehrt bei sehr häufigem Schilddrüsenantikörpernachweis bei prozentual geringeren positiven LATS-Befunden eine solche Korrelation sicherlich positiv sein wird. Stellt man nun die Kollektive mit der jeweils höchsten Nachweisrate — für LATS über 80% (CARNEIRO et al., 1966a) und für die Schilddrüsenantikörper ebenfalls 85% (DONIACH u. ROITT, 1963) — einander gegenüber, so dürfte die Korrelation eindeutig ausfallen. Geht man von der berechtigten Vermutung aus, daß das Antigen für LATS-IgG in der Schilddrüse zu suchen ist — und vieles spricht dafür —, so ist es unwahrscheinlich, daß dieser Autoimmunprozeß sich auf ein Antigen der Schilddrüse bezieht. Es ist daher viel wahrscheinlicher, daß bei der Störung der immunologischen Homoistase mehrere Antigene der Schilddrüse wirksam werden, zumals nachgewiesen werden konnte, daß nicht nur Antikörper gegen organspezifische Antigene zu finden sind. So ist bekannt, daß gleichzeitig gehäuft Antikörper gegen Belegzellen der Magenschleimhaut und gegen Intrinsic-Faktor auftreten (IRVINE et al., 1965; SCHILLER et al., 1965). Umgekehrt weisen 50% der Perniciosakranken nicht nur Antikörper gegen diese Zellen der Magenschleimhaut auf, sondern auch Schilddrüsenantikörper (DONIACH u. ROITT, 1966). Auch bei der chronischen aggressiven Hepatitis finden sich Schilddrüsenantikörper. Nach Durchbrechung der Immuntoleranz (IRVINE, 1964) dürften demnach sowohl mehrere organspezifische Antikörper als auch Antikörper gegen andere Organ- und Gewebsantigene nachweisbar sein.

Die Ursache für die Störung der immunologischen Homoiostase ist bis heute auch für die Schilddrüsenerkrankungen nicht geklärt. Die lymphocytären Infiltrationen in der Schilddrüse, die von GREENE (1953) und WEAVER et al. (1966) in einem hohen Prozentsatz der Hyperthyreose-Kranken gefunden wurden, bestätigen jedoch diesen Autoaggressionsprozeß. Neben der Virustheorie, die bis heute für all diese Vorgänge sicherlich die vorrangige Stellung einnimmt, sind außerdem genetische Ursachen ins Feld geführt worden. So ließ sich eine Hashimoto-Thyreoiditis bei eineiigen Zwillingen nachweisen, und auch Verwandte von

Patienten mit Thyreoiditis zeigten gehäuft Schilddrüsenantikörper (Hall et al., 1960). Zudem ist bekannt, daß bei nahen Verwandten sowohl eine Thyreoiditis vom Hashimoto-Typ als auch eine Hyperthyreose auftreten können. Bei genetischen Defekterkrankungen wie bei der Trisomie, beim Turner-Syndrom und Klinefelter-Syndrom, kommen Autoimmunphänomene gehäuft vor (Mellon et al., 1963; Plunkett et al., 1964; Sparkes u. Motulsky, 1963). Fellinger et al. (1965) konnten auch bei Patienten mit Hashimoto-Thyreoiditis chromosomale Aberrationen in einem hohen Anteil zeigen. Diese Befunde konnten jedoch von Tolksdorf et al. (1969) nicht bestätigt werden, die gleichzeitig bei LATS-positiven Hyperthyreosen mit positivem Antikörpernachweis ebenfalls keine mikroskopisch erfaßbaren chromosomalen Aberrationen nachweisen konnten. Ob sich genetische Veränderungen im submikroskopischen Bereich abspielen, läßt sich bis heute nicht sagen.

Irvine et al. (1965) berichteten über eine deutliche Vergrößerung des Thymus bei Patienten mit hohen Antikörpertitern gegen Schilddrüsengewebe. In diesem Zusammenhang sei die Beobachtung von Halsted (1914) erwähnt, der über eine eindeutige Besserung der Hyperthyreose nach chirurgischer Entfernung des Thymus berichtete. Auch Bansi (1968) hält es für wahrscheinlich, daß der Thymus bei der Pathogenese der Hyperthyreose — insbesondere der LATS-positiven — eine Bedeutung besitzt.

6. LATS unter Therapie

Im Zusammenhang mit dem Auftreten von LATS bei Hyperthyreosen ist insbesondere von Pinchera et al. (1965), aber auch noch von Kriss et al. (1967) die ^{131}J-Therapie als pathogenetischer Faktor diskutiert worden. So fanden Pinchera et al. (1965) eine deutliche Zunahme der positiven LATS-Nachweise nach ^{131}J-Therapie. Kriss et al. (1967) vermuteten daher auch, daß LATS erst durch die Zellschädigung nach ^{131}J-Behandlung auftritt und evtl. bei der Pathogenese der Hyperthyreose zunächst keine Rolle spielt, sondern mehr für die Erhaltung derselben verantwortlich ist, da das Antigen der Schilddrüse, das die LATS-Produktion ingang setzt, erst unter der Behandlung der Hyperthyreose freigesetzt wird. Nach neueren Untersuchungen (Burke, 1967e; McKenzie, 1967a; Ziemke et al., 1968) ist ein Zusammenhang zwischen dem Auftreten von LATS und ^{131}J-Therapie nicht bestätigt worden. Auch nicht markiertes Jod führt in Dosen, die eine Plummerwirkung erreichen sollen, zu keiner Veränderung der LATS-Werte (Földes et al., 1967a und b). In in vitro-Versuchen konnten Schemmel et al. (1969) zeigen, daß LATS erst bei unphysiologisch hohen Jod-Konzentrationen inaktivierbar ist, wobei dieser Befund als unspezifisch gedeutet werden muß, da gleichzeitig eine Reihe weiterer Serumeiweißkörper verändert werden.

Dagegen führt die operative Behandlung sehr häufig zu einer Veränderung der LATS-Aktivität, wobei diese gesenkt wird oder ganz verschwindet (Horster et al., 1967; Kurihara et al., 1965; Pinchera et al., 1965). Am deutlichsten zeigt sich das Verschwinden von LATS nach totaler Thyreoidektomie. Dieser Eingriff wurde in Fällen von schwerer therapieresistenter und progredienter endokriner Ophthalmopathie vorgenommen und führte fast immer zum Verschwinden der LATS-Aktivität (Catz u. Perzik, 1965; Werner et al., 1967; Müller et al., 1967; Ziemke et al., 1968). Im Gegensatz zu Catz und Perzik (1965) und Müller et al.

(1967) fanden Werner et al. (1967) und Pequegnat et al. (1967) keine Besserung der Augensymptome.

Auch bei Patienten mit Hyperthyreose, die mit Thyreostatica behandelt wurden, fand sich gegenüber unbehandelten Hyperthyreosen eine geringere Nachweisrate von LATS (Horster et al., 1967; Kurihara et al., 1965; Pinchera et al., 1965).

Besondere Aufmerksamkeit haben auch die Corticosteroide bei positivem LATS-Nachweis gefunden. Kriss et al. (1964) wiesen nach, daß die orale Gabe von Corticosteroiden in Kombination mit lokaler Steroidapplikation bei Patienten mit Hyperthyreose, prätibialem Myxödem und Exophthalmus zu einer deutlichen Erniedrigung der LATS-Aktivität führten bei gleichzeitiger Besserung des prätibialen Myxödems. Nach Absetzen der Corticosteroide stiegen die LATS-Werte wiederum an. Eine Senkung der LATS-Werte durch Corticosteroide wurde außerdem von Pimstone et al. (1965), Benoit und Greenspan (1967), Snyder et al. (1964), Horster und Klein (1965), Földes und Piroska (1966), Green et al. (1963) und Horster et al. (1967b) beschrieben. Auch Werner und Platman (1965) zeigten eine Remission der Hyperthyreosezeichen. Diese Senkung der LATS-Aktivität durch Corticosteroide muß als immunsuppressiver Effekt dieser Substanz (White, 1963) angesehen werden. In diesem Sinne müssen auch die Befunde von Depisch et al. (1968) gedeutet werden, die mit Immunsuppressionstherapie eine deutliche Senkung des LATS-Spiegels erzielten.

Namenverzeichnis

Die *kursiven* Seitenzahlen beziehen sich auf die Literatur. Die in eckigen Klammern
stehenden Ziffern bedeuten die Nummern der betreffenden Literaturzitate

Sachverzeichnis

Inhalt der Bände 1—29 der Neuen Folge

Es erschienen:

I. Namenverzeichnis

II. Sachverzeichnis

GPSR Compliance
The European Union's (EU) General Product Safety Regulation (GPSR) is a set
of rules that requires consumer products to be safe and our obligations to
ensure this.

If you have any concerns about our products, you can contact us on

ProductSafety@springernature.com

In case Publisher is established outside the EU, the EU authorized
representative is:

Springer Nature Customer Service Center GmbH
Europaplatz 3
69115 Heidelberg, Germany